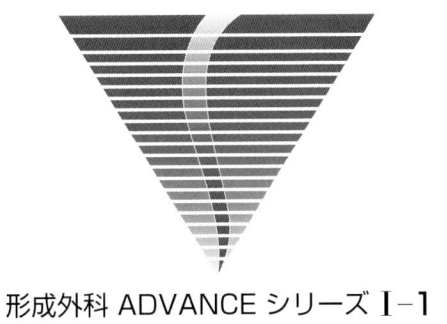

形成外科 ADVANCE シリーズ I-1

頭頸部再建外科
最近の進歩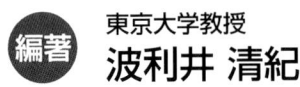

編著 東京大学教授
波利井 清紀

克誠堂出版

執筆者一覧

（五十音順）

朝戸	裕貴	東京大学医学部形成外科
上田	和毅	福島県立医科大学形成外科
大森	喜太郎	東京警察病院形成外科
小川	豊	関西医科大学形成外科
梶	彰吾	松江赤十字病院形成外科
木股	敬裕	国立がんセンター東病院形成外科
清川	兼輔	久留米大学医学部形成外科
熊谷	憲夫	聖マリアンナ医科大学形成外科
小林	誠一郎	岩手医科大学形成外科
西條	正城	形成外科西條クリニック
桜井	伴子	もりおか静眠堂医院
佐々木	健司	日本大学医学部形成外科
澤泉	雅之	東邦大学医学部形成外科
新冨	芳尚	蘇春堂形成外科
新橋	武	新橋形成外科クリニック
菅原	康志	自治医科大学形成外科
杉原	平樹	北海道大学医学部形成外科
田井	良明	久留米大学医学部形成外科
高戸	毅	東京大学医学部顎口腔外科
多久嶋	亮彦	東京大学医学部形成外科
田嶋	定夫	前大阪医科大学形成外科
田原	真也	神戸大学医学部形成外科
塚田	貞夫	金沢医科大学名誉教授
鳥居	修平	名古屋大学医学部形成外科
中嶋	英雄	慶応義塾大学医学部形成外科
中塚	貴志	埼玉医科大学形成外科
西川	邦男	国立病院四国がんセンター耳鼻咽喉科頭頸部外科
西嶌	渡	埼玉県立がんセンター耳鼻咽喉科
野崎	幹弘	東京女子医科大学形成外科
野平	久仁彦	蘇春堂形成外科
秦	維郎	東京医科歯科大学形成外科
原科	孝雄	埼玉医科大学総合医療センター形成外科
波利井	清紀	東京大学医学部形成外科
藤井	徹	長崎大学医学部形成外科
前川	二郎	横浜市立大学医学部形成外科
丸山	優	東邦大学医学部形成外科
皆川	英彦	北海道大学医学部形成外科
梁井	皎	順天堂大学医学部形成外科
山田	敦	東北大学医学部形成外科
山本	有平	北海道大学医学部形成外科
吉田	豊一	横浜市立大学医学部形成外科

形成外科 ADVANCE シリーズ
刊行にあたって

　最近の形成外科の進歩には目を見張るものがあり，過去15年間においてもマイクロサージャリーをはじめ，クラニオフェイシャルサージャリー，レーザーサージャリー，さらにはティッシュ・エキスパンション法など，つぎつぎと新しい技術が導入されている。また，皮弁一つをとっても，McGregor 以来，金科玉条とされていた axial-random pattern flap の概念から大きく発展し，いわゆる筋皮弁や筋膜皮弁の他，最近さかんに行なわれている venous flap や secondary vascularized flap などと，既存の概念に当てはまらない皮弁の開発が相次いでいる。

　われわれはこのような日進月歩の知識を雑誌や学会発表を通じて日頃より吸収しているが，ばらばらに吸収された知識を必要に応じて活用するのは，なかなか難しい。このたび刊行される「形成外科 ADVANCE シリーズ」は，このような up-to-date な知識を集約して，その領域でもっとも活躍されている方々に執筆して頂くものである。

　本書を企画するに当たっては，執筆項目などのスタイルをできるだけ統一して頂き，各論文を比較して，すみやかに理解できるようにした。また，判を大きくし，図や写真を見やすくするとともに，2色刷りとして必要な部分を強調した。

　医師の生涯教育がさかんに論じられている昨今であるが，本シリーズは形成外科専門医の生涯教育に役立つのみならず，研修医や他科の医師が形成外科の新しい知識をいちはやく習得するのに役立つものと信じる。

1992年11月

東京大学医学部形成外科学教室

波利井　清紀

第2版 序

　形成外科領域における最新の知識をもりこんだアドバンスシリーズが企画されてから早いもので，すでに10年が過ぎようとしている。この間，シリーズⅠとして10巻が，シリーズⅡとして8巻が刊行され形成外科専門医のみならず，研修医や他科の医師に形成外科の最新の情報を多岐にわたって提供してきたと信じている。

　特に，シリーズの第1巻として刊行された『頭頸部再建外科：最近の進歩』は，日々進歩しつつある頭頸部領域の再建術が紹介されており，読者諸氏に大変好評であった。しかし，10年を経過し新たな手技が開発され，新しい知見も得られているため，今回，改訂版を出版することになった。

　改訂に当たっては，新知見があればできるだけ加えて頂くようにお願いするとともに，数人の方々に新たに開発された手技を執筆して頂いた。

　頭頸部領域の再建は，手術によりQOLの向上を目指す形成外科医にとって，もっとも重要な手技であり最新の知識が要求される。本書が，より良い頭頸部再建を目指す読者諸氏にとって，座右の書となることを願うものである。

2002年1月

東京大学医学部形成外科学教室

波利井　清紀

初版　序

　頭頸部は身体の中でも食物の摂取（咀嚼や嚥下）という，生命維持のもっとも基本的な機能を営むのみならず，発語・構音といった社会生活に不可欠な機能を担当している。また，顔貌は人間個人としてのidentityにも強く関わっており，癌の切除や外傷による頭頸部の破壊は，その機能のみならず，外貌の損傷ゆえに，患者の社会復帰に大きな障害となる。

　しかし，このような頭頸部の再建手術に，形成外科医がその真価を発揮し始めたのは，1960年に入ってからであり，いわゆる癌切除に伴う頭頸部再建がMcGregorやBakamjianにより，さかんに行なわれるようになった。とくにBakamjianのdeltopectoral flapは頭頸部の大きな欠損の修復に威力を発揮し，1970年中頃に筋皮弁が登場するまでは，頭頸部再建にとって不可欠な手技であった。一方，1970年に入って臨床応用がさかんになったマイクロサージャリーによる遊離皮弁移植は，その手技の難しさゆえに，失敗が直接患者の生命を脅かす頭頸部癌切除後の再建には，なかなか応用されなかった。

　これに対し，最近10年間で頭頸部再建術は大きく様変りをしてきている。すなわち，deltopectoral flapに取って替わるほどの勢いで登場した筋皮弁にも，有茎皮弁の持つ限界があり，とくに複雑な形態をした口腔や咽頭の再建には，遊離皮弁の方が多用されるようになったことである。1970年代には手技の難しさゆえに特殊視されていた遊離皮弁も，筋皮弁や筋膜皮弁の開発でその手技がやさしくなったことと，また，皮弁以外の組織や臓器の移植が開発されたことも，これに拍車をかけている。

　もちろん，deltopectoral flapや筋皮弁などの利用価値も依然として高く，最近では手技の選択に迷うほど多くの方法が開発されている。本書では，このように急速に発展してきた頭頸部再建外科の最近の進歩を紹介する。

1992年11月

東京大学医学部形成外科学教室

波利井　清紀

目　次

I　頭蓋の再建

1．Free flap による頭蓋軟部組織の再建 …………3
(小林誠一郎，大森喜太郎)

- はじめに　3
- A．概念　3
- B．術前の評価　3
- C．手技　4
- D．術後管理　5
- E．症例　5
- F．考察　7

2．頭蓋底への craniofacial approach …………12
(田嶋定夫)

- A．前頭蓋底へのアプローチ　12
- B．側頭下窩，翼突窩，中頭蓋底へのアプローチ　14
- C．前頭蓋底後半—中頭蓋底の正中部，鼻咽腔，翼突窩前部へのアプローチ：Maxillotomy-mandible splitting approach　15

3．Galea，pericranial flap による前頭蓋底の再建 …………18
(新橋　武)

- はじめに　18
- A．概念　18
- B．解剖　18
- C．手技　20
- D．症例　21
- E．考察　21

4．遊離腹直筋皮弁による頭蓋底の再建 …………24
(山田　敦)

- はじめに　24
- A．概念　24
- B．解剖　25
- C．手技　25
- D．症例　26
- E．考察　27

5．Tissue expansion 法による頭皮欠損の閉鎖 …………32
(皆川英彦)

- はじめに　32
- A．概念　32
- B．解剖　32
- C．術前の評価　33
- D．手技　34
- E．術後管理　35
- F．症例　35
- G．考察　35

6．Calvarial bone graft による頭蓋骨再建 …………38
(菅原康志)

- はじめに　38
- A．術前検査　38
- B．手技　38
- C．術後管理　41
- D．症例　42
- E．考察　42

II　顔面・頸部の再建

7．皮下茎皮弁による顔面の再建 …………47
(小川　豊)

- はじめに　47
- A．概念　47
- B．解剖　48
- C．術前の評価　49
- D．手技　50
- E．術後管理　51
- F．症例　53
- G．考察　55

8. D-P皮弁による上顎癌切除後の再建 ……58
(熊谷憲夫)

　はじめに　58
　A．上顎癌術後の問題点　58
　B．拡大上顎全摘術後変形の再建　59
　C．Deltopectoral flap による再建の実際　59
　D．症例　61
　E．考察　64

9. Angular branch を利用した肩甲骨皮弁による顔面の再建 ……68
(西川邦男)

　はじめに　68
　A．上顎硬性再建の概念　68
　B．解剖　69
　C．手技　70
　D．考察　78
　まとめ　81

10. Maxillary buttress：上顎骨性再建の治療指針 ……82
(山本有平，杉原平樹)

　はじめに　82
　A．概念　82
　B．術前の評価　83
　C．手技　84
　D．術後管理　85
　E．症例　86
　F．考察　87

11. De-epithelialized free flap による顔面陥凹変形の治療 ……90
(野平久仁彦，新冨芳尚)

　はじめに　90
　A．概念　90
　B．解剖　91
　C．術前の評価　91
　D．手技　91
　E．術後管理　93
　F．症例　93
　G．考察　93

12. Free flap による顔面・頸部の再建 ……96
(梁井皎)

　はじめに　96
　A．Free flap による再建術の特徴　96
　B．解剖　97
　C．術前の評価　97
　D．手技と症例　98
　E．術後管理　99
　F．考察　101

13. 顔面神経麻痺の形成外科的治療 ……105
(上田和毅，波利井清紀)

　はじめに　105
　A．形成外科的治療　105
　まとめ　118

14. 一期的広背筋移植による顔面神経麻痺の再建 ……120
(朝戸裕貴，波利井清紀)

　はじめに　120
　A．概念　120
　B．術前の評価　121
　C．手技　121
　D．術後管理　125
　E．症例　126
　F．考察　126

15. 有茎拡大広背筋皮弁による顔面頸部の再建 ……130
(中嶋英雄)

　はじめに　130
　A．拡大筋皮弁の概念　131
　B．拡大広背筋皮弁　132
　C．広背筋皮弁のその他の応用　134
　D．考察　137
　まとめ　138

16. Tissue expansion 法による顔面・頸部皮膚欠損創の閉鎖 ……140
(塚田貞夫，桜井伴子)

　はじめに　140
　A．概念　140
　B．解剖　140
　C．術前の評価　141
　D．手技　141
　E．術後管理　142
　F．症例　142
　G．考察　142

17. Calvarial bone を利用した顔面骨の再建 ……………………………………147
(秦　維郎)

- はじめに　147
- A．概念　147
- B．解剖　147
- C．術前の評価　149
- D．手技　149
- E．術後管理　151
- F．症例　152
- G．考察　153

III　下顎の再建

18. 血管柄付遊離肩甲骨皮弁移植による下顎の再建 ……………………………159
(中塚貴志)

- はじめに　159
- A．肩甲骨皮弁の概念と歴史　159
- B．解剖　160
- C．手技　160
- D．術後管理　162
- E．症例　162
- F．考察　162

19. 血管柄付遊離腸骨移植による下顎の再建 ……………………………………165
(梶　彰吾，藤井　徹)

- はじめに　165
- A．概念　165
- B．解剖　165
- C．術前の評価　166
- D．手技　166
- E．術後管理　167
- F．症例　168
- G．考察　171

20. 血管柄付遊離腓骨移植による下顎の再建 ……………………………………173
(多久嶋亮彦，波利井清紀)

- はじめに　173
- A．概念　173
- B．解剖　173
- C．術前の評価　174
- D．手技　175
- E．術後管理　176
- F．症例　176
- G．考察　176

21. 有茎骨筋皮弁による下顎の再建 ………………………………………………181
(丸山　優，澤泉雅之)

- はじめに　181
- A．概念　181
- B．有茎骨筋皮弁　182
- C．考察　185

22. 骨延長による腫瘍切除後の下顎再建 …………………………………………188
(高戸　毅)

- はじめに　188
- A．概念　189
- B．術前の評価　191
- C．手技　191
- D．術後管理　191
- E．症例　191
- F．考察　193

IV　口腔・咽頭の再建

23. Free flap による口腔・中咽頭の再建 …………………………………………199
(波利井清紀，中塚貴志)

- はじめに　199
- A．概念　199
- B．再建領域の特徴　200
- C．適応と術前の評価　200
- D．手技　201
- E．術後管理と合併症　204
- F．成績　206
- G．考察　208

24. 有茎筋皮弁による口腔・咽頭の再建 …………………………………………212
(前川二郎，西條正城)

- はじめに　212
- A．筋皮弁の組織構成と血行形態　212
- B．各筋皮弁について　212
- C．術後管理　217
- D．考察　217
- まとめ　219

25. 外側への拡大大胸筋皮弁による頭頸部広範囲欠損の再建 ················221
(清川兼輔，田井良明)

- はじめに　221
- A．概念と解剖（血行形態と動態）　221
- B．手技　222
- C．術後管理　222
- D．症例　223
- E．考察　224

26. 遊離前腕皮弁および足背皮弁による口腔・中咽頭の再建 ················226
(鳥居修平)

- はじめに　226
- A．概念　226
- B．解剖　226
- C．術前の評価　228
- D．手技　229
- E．症例　231
- F．考察　231

27. 遊離筋皮弁による口腔・中咽頭の再建 ················234
(吉田豊一)

- はじめに　234
- A．概念　235
- B．解剖　235
- C．術前の評価　236
- D．手技　237
- E．術後管理　239
- F．症例　239
- G．考察　240

28. 術後機能評価に基づく口腔・中咽頭の再建 ················246
(木股敬裕)

- はじめに　246
- A．概念　246
- B．再建形態と術後機能　246
- C．手技　249
- D．症例　251
- E．考察　251

29. 遊離小腸移植による頸部食道再建術 ················255
(原科孝雄)

- はじめに　255
- A．解剖　255
- B．適応　255
- C．手技　256
- D．術後管理　258
- E．考察　260

30. 遊離皮弁による頸部食道の再建 ················261
(野崎幹弘，西嶌　渡)

- はじめに　261
- A．手術手技　261
- B．術後管理　264
- C．症例　264
- D．考察　265

31. Pectoral arcade flap による下咽頭頸部食道の再建 ················268
(田井良明)

- はじめに　268
- A．概念　268
- B．解剖　268
- C．皮弁の作図　268
- D．手技　269
- E．術後管理　269
- F．症例　270
- G．考察　271

32. TJ シャント法による音声の再建 ················273
(田原真也)

- はじめに　273
- A．概念　273
- B．術前の評価　274
- C．手技　274
- D．術後管理　275
- E．発声のメカニズム　276
- F．考察　276

33．咽喉食摘後の音声再建—遊離空腸移植によるエレファント型シャント法— ……278
（佐々木健司，野崎幹弘）

  はじめに 278
  A．概念 278
  B．術前の評価 278
  C．手技 278
  D．術後管理および発声訓練 279
  E．結果および症例 279
  F．考察 281

索引 ……285

I 頭蓋の再建

1 Free flap による頭蓋軟部組織の再建
2 頭蓋底への craniofacial approach
3 Galea, pericranial flap による前頭蓋底の再建
4 遊離腹直筋皮弁による頭蓋底の再建
5 Tissue expansion 法による頭皮欠損の閉鎖
6 Calvarial bone graft による頭蓋骨再建

I 頭蓋の再建

1 Free flap による頭蓋軟部組織の再建

SUMMARY

頭蓋軟部組織欠損に対する遊離組織移植術の導入は，従来法では難しかった大きな欠損の修復を一期的に行うことを可能とし，悪性腫瘍の切除などにおいてもより根治的な治療ができるようになった．さらに，この手技の導入により禿髪の治療などの整容的再建法においても改善度は著しい．

遊離組織移植術による頭蓋軟部組織欠損の再建においては，各種欠損の形態に応じた再建法および移植組織を選択する必要がある．すなわち，頭皮欠損のみのもの，骨欠損を伴うもの，硬膜閉鎖を必要とするものなどにより，最適な再建法と移植組織を選択することが重要である．有毛頭皮の再建は有毛頭皮を使うのが理想である．しかし，採取できる皮弁の大きさに限りがあるため，一期的再建の必要がある広範囲な欠損に対しては，薄い，vascular territory が広くかつ安定した，比較的太い血管柄をもつ皮弁が有用である．骨欠損，硬膜欠損を合併する場合の頭蓋軟部組織欠損の再建においては，血管柄付組織移植に遊離骨移植，人工硬膜の併用で事足りる場合が多い．しかし，難治の感染を伴うような症例では，骨，硬膜の欠損に対しても血管柄付遊離組織移植術を用いる場合がある．

はじめに

頭蓋軟部組織の再建では，植皮術で閉鎖不可能なものに対して隣接頭皮を利用した局所皮弁が使われてきた．しかし，頭蓋領域においては局所組織の利用が限定されるため，ある程度以上の大きさの欠損に対して，信頼性ある安全な一期的再建法がなかった．また，局所皮弁で欠損の閉鎖が可能な場合においても，毛流の問題など，必ずしも満足いく結果が得られたわけではない．

McLean と Buncke の大網移植[1]，波利井らの groin flap[2] 移植に始まるこの部位へのマイクロサージャリーによる遊離組織移植術の導入は，従来不可能であった大きさの欠損をも一期的に再建することを可能とし，腫瘍切除や外傷後の頭蓋軟部組織欠損再建への道を大いに進めた[3〜6]．現在ではさまざまな皮弁採取部が開発され，欠損の単なる閉鎖のみではなく，整容的にも欠損形態に応じた種々の再建法を選択できるようになっている[7]．

本稿では頭蓋骨を覆う軟部組織欠損を，皮膚欠損のみのもの，頭蓋骨を含む欠損，頭蓋内腔の閉鎖を必要とするもの，さらに，禿髪に対する遊離皮弁移植術に分け，血管柄付遊離組織移植術による再建法と遊離組織移植術施行上の問題点を述べる．

A 概念

頭蓋軟部組織欠損への遊離組織移植術による再建は，欠損の深達度により再建の主目的は異なる．硬膜の欠損を伴うものには，その閉鎖を安全に施行できることを主眼とした再建法と移植組織を選択する．同様に，頭蓋骨の欠損を伴う軟部組織欠損に対しては，頭蓋形態を考慮した軟部組織の再建を可能な限り考慮すべきである．さらに，頭皮の再建においては，整容的意味合いをふまえた再建法と遊離皮弁の選択が望まれる．

B 術前の評価

移植床か，またはその近傍に損傷の少ない吻合血管があり，それに安全に吻合しうる血管柄をもつ，血行の安定した移植組織があることが，遊離組織移植術を安全に行う上での要件である[8]．さらに，再建すべき欠損の深達度に十分注意をはらい，欠損の形態および機能に最適な移植組織の選択を行うことはいうまでもない．しかし，術中に骨，硬膜の欠損が生じる場合もあり，その可能性を十分考慮し，採取皮弁，組織の選択を行う．

C 手　技

1. 移植床での吻合血管の選択

移植部吻合血管の選択においては，たとえ移植部近傍にあるからといって損傷の強い血管を用いるべきではなく，移植部より離れていても，状態の良好と思われる血管を選択する。必要な場合には静脈移植を用いる。

頭部に皮弁移植する場合は浅側頭動静脈を用いることが多い。それは，吻合のやさしい血管径を有し，比較的浅層を走行しているため剝離が容易で，耳前部ではほぼ直線状に動静脈が伴走しているからである。その他，症例により中側頭動静脈，後頭動静脈などが選択できるが，顔面に欠損が及ぶような場合などでは，長い血管柄を有する皮弁を選択し，顔面動静脈に吻合した方がよい。

2. 欠損の種類と皮弁の選択

再建すべき欠損の形態と機能的特徴を十分考慮し皮弁の選択を行う。同時に皮弁の採取後の整容的・機能的問題も十分配慮し，患者の年齢，状態に応じて移植組織の選択を行う。

a. 頭部皮膚欠損に対する血管柄付遊離皮弁移植術

外傷や腫瘍切除後の頭蓋骨の大きく露出した症例に用いる場合が多い。頭皮皮弁以外では，なるべく薄く，血管柄の長く採取できる皮弁がよい。薄いものでは前腕皮弁が使いやすく，前額などに移植した場合 texture match, color match が比較的良好である（症例3）。ある程度以上の大きさのものでは肩甲皮弁[5]，大腿皮弁[9]などがあり，薄い adipofascial flap としても移植可能である[10]。やや bulky ではあるが筋皮弁では広背筋皮弁（症例1）[6]，腹直筋皮弁[3]などが安定した皮弁であり，広範囲の欠損や凹凸の大きい欠損に対しては，広背筋弁などに分層植皮を併用することもできる[5]。この場合，移植組織は移植床によく密着し，死腔ができにくい。また，皮弁採取部の瘢痕も少ない。

b. 頭蓋骨欠損を含むもの

皮膚欠損がなく感染を伴わない場合の頭蓋形成は，従来通りの遊離骨移植や人工物で事足りる場合が多い。つまり，遊離組織移植術が適応となるのは，

①皮膚欠損を伴う頭蓋骨欠損や感染を伴うような骨欠損の場合
②脳組織の体積減少により頭蓋内腔に大きな死腔が生じるような場合

などである。こういった場合の頭蓋骨を含む再建法には，

①遊離組織移植術と遊離骨移植を併用して，一期的にまたは二期的に再建を行う方法（症例2，3）
②皮膚欠損と骨欠損を血管柄付骨付皮弁により一期的に再建する方法（症例1）

がある。頭蓋形成を行う目的は，硬組織による脳の防御と良好な頭蓋形態の再現にあることから，骨付皮弁を用いる場合，採取部の選択にはとくに注意が必要である。というのは，骨付皮弁の多くでは皮弁・骨弁の位置関係と，骨の形態にある程度の制限があるためである。この点，前者の方法では血管柄付組織移植に遊離骨移植（半切肋骨，頭蓋骨外板など）を併用するため，移植骨の細工なども容易となり，頭蓋形態を再現しやすい。われわれの経験からは，この方法による骨吸収は意外に少なく，有用な方法と考えている。どちらの方法をとるにせよ，一期的に頭蓋形成を行うか二期的に行うかは，現在のところ議論のあるところであり，症例により十分検討する必要がある[4,11]。

c. 硬膜の欠損を伴う場合

一般的脳外科手術による硬膜の欠損に対しては人工硬膜，遊離腱膜移植が用いられる（症例3）。しかし，こういった手術の後で髄液瘻が生じた症例や髄膜炎を併発した症例では，硬膜の再建自体を血行をもった組織で行うことが必要となり，血管柄付遊離組織移植術が適応となる。従来，広範囲にわたる欠損に対して大網が移植された。しかし，大網はその体積に個人差があり，肥満した人の場合では採取に手間取る。また，肥満の程度によりその体積に個人差がある。さらに，開腹術が必要であることを十分考慮すべきである[12,13]。現在では，前腕からの橈骨動静脈を血管柄とする筋膜弁なども移植することが可能である。また，死腔の大きな場合には筋弁の移植も一手段である（症例2）。しかし，死腔閉鎖のために筋弁を移植する場合は，手術後移植筋が脱神経されて萎縮し，その体積を大幅に減少することを考慮すべきである。このため，筋弁で死腔の閉鎖を行う場合は死腔の体積よりかなり大きめの筋肉を移植する必要がある（症例2）。

d. 禿髪に対する遊離頭皮皮弁移植術

従来，禿髪の治療にはいろいろな局所皮弁が報告されてきた。しかし，これらの皮弁による再建が不満足に終わる原因の一つは，自然な毛流が得られなかったことにある。禿髪に対する理想的な皮弁移植術の基本原則は，

①皮弁採取部の瘢痕が毛流と直角に近くなるように皮弁のデザインをおく。すなわち皮弁採取部のまわりの毛髪で皮弁採取部の瘢痕を覆う。
②移植皮弁の毛流を移植部の毛流に合わせることである。

このため，移植皮弁はつむじを中心としてつむじの回転方向に移行し，移植されることとなる．以上のことから有茎皮弁による禿髪の再建には限度があり，症例によりマイクロサージャリーを用いた再建法が選択される．

頭部において利用できる皮弁には temporo-occipital flap, occipito-temporal flap, occopito-occopital flap, temporo-occipito-parietal flap の4種類がある[7]．前額部生え際の再建には，通常 temporo-occipital flap の移植が良好な結果を生む．さらに長い皮弁が必要な場合は，後に述べるような皮弁を移植することもできる（症例5）．また，側頭部の生え際の再建には temporo-parietal flap[14]が良好な毛流を再現する（症例4）．さらに，われわれの経験から，5～6 cm 程度の生え際を含む側頭部皮膚欠損に対しては，有毛部を含む後耳介皮弁[15]による再建が整容的に優れている．

D 術後管理

1．移植組織のモニター

決定的なモニター法のない現在，われわれは吻合後6時間目に移植組織の色調の変化，ピンプリックによる出血の速度，色調のチェックを行う．良好な場合，さらに翌日の朝と夕の2回チェックを行い，24時間良好な血行が認められた場合はほとんど問題がない．しかし，移植組織が直接観察できない場合は，あまり有用な手段はない．このような場合，高度な顔面の腫張，血腫などは静脈血栓の可能性を示唆することがある．また，ドップラー血流計なども確実とはいえないまでも参考となる．できれば移植組織の一部を直視下に観察できるようにするのがよい．

2．術後安静期間とその他の注意点

遊離頭皮皮弁移植のように，頭部のみで手術が終わる場合は，翌日より歩行可能である．その他の組織を移植する場合はおもに皮弁採取部の安静度により異なる．しかし，最長でも2週間を越えることは少ない．その他，頭蓋形成を同時に行うような場合では，開頭術後と同様の注意が必要である．血腫，脳浮腫の状態には十分注意する必要がある．

E 症例

【症例1】 13歳，男，頭蓋顔面巨大過誤腫

幼少児期より切除再発を繰り返していた巨大腫瘤は左頭皮，顔面に及び，骨の変形を伴っていた（図1・1）．繰り返す再発と頭蓋顔面の高度な変形のため広範囲切除を行った．前回の手術で頭蓋骨は広範囲に切除され，レジンによる頭蓋形成が行われていた．頭皮を切除し，レジンを除去したところ，硬膜外に骨の新生を認め，十分な強度をもっていたため，欠損した頭蓋底と皮膚欠損の再建を行った．大きな皮膚欠損と頭蓋底骨欠損を同時に再建する必要があったため，広背筋弁に肩甲骨を付けて移植した（図1・2）．肩甲回旋動脈は胸背動脈と common trunk を形成しておらず，肩甲下動脈を血管柄とするこ

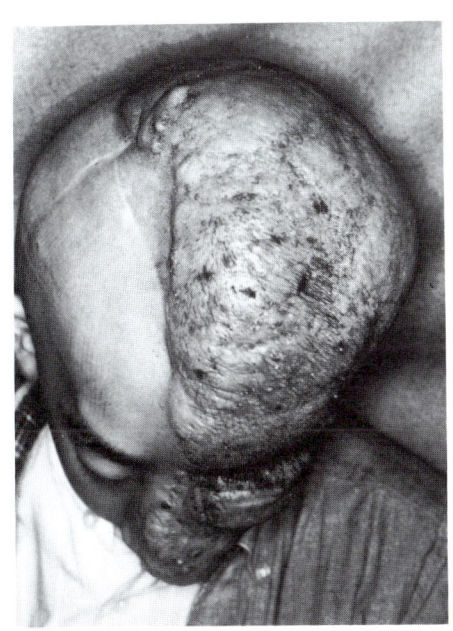

図1・1 症例1，術前
腫瘤は左上顎から頭頂部を越えている．

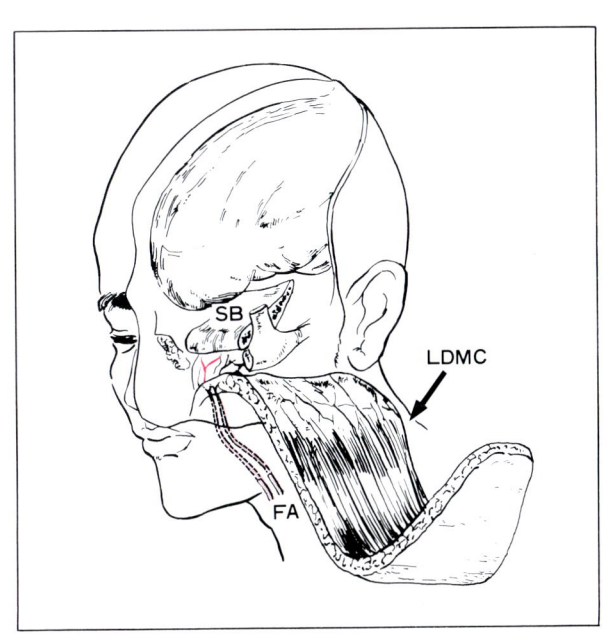

図1・2 症例1，術式のシェーマ
SB：肩甲骨，LDMC：広背筋皮弁，FA：顔面動静脈

6　I．頭蓋の再建

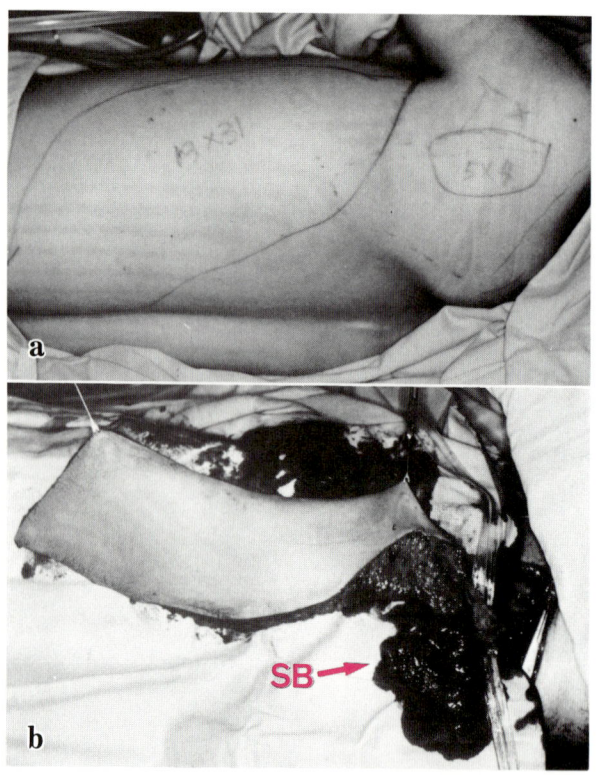

（a）皮弁のデザイン
（b）挙上した肩甲骨付き広背筋皮弁（SB：肩甲骨）
図 1・3　症例 1

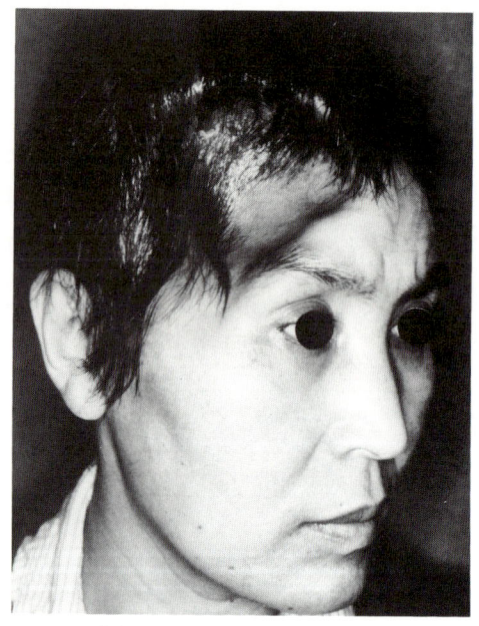

図 1・5　症例 2，術前の状態
骨欠損部は陥凹しており，頭皮には
潰瘍の形成を認める。

とができなかった。しかし，胸背動脈の上行枝が大円筋を通り肩甲骨外側縁に至っていたため，この枝を含め頭蓋底再建に必要な肩甲骨と 13×32 cm の皮膚島を含む広背筋皮弁を挙上した（図 1・3）。胸背動静脈を顔面動静脈に吻合し，移植した骨付筋皮弁は完全生着し，また，骨弁は移植床の状態が悪かったにもかかわらず良好な生

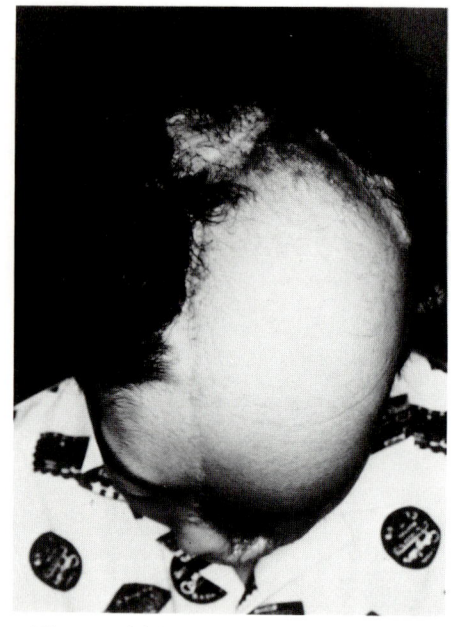

図 1・4　症例 1，術後 1 年 3 カ月の状態

着状態を示した（図 1・4）。

【症例 2】　51歳，女，開頭術後変形
　脳動脈瘤のクリッピングを 2 回受け，V-P シャントが置かれた。開頭蓋骨欠損に対しては術後レジンプレートによる頭蓋骨形成術が行われた。術後 8 カ月頃より頭皮に感染を繰り返し，数回のデブリードマン縫合を行うも改善せず，1 年 4 カ月後，レジンは抜去された。その 1 年後，頭蓋形成目的にて当科紹介となった。脳の体積が減少し，単なる骨移植では死腔を生じ，移植骨の陥凹が生じると思われた（図 1・5）。同部に広背筋弁を充塡し，その上に半切した肋骨を移植し，再建した（図 1・6）。しかし，脳体積の欠損量より大きく移植した筋弁は術後萎縮し，骨再建を行わなかった部位に再び陥凹変形を認めた（図 1・7）。

【症例 3】　72歳，女，前額部悪性腫瘍切除後欠損
　術前放射線治療の行われていた腫瘍は，皮膚，骨に及び硬膜に接していたため，硬膜，頭蓋骨，前額部皮膚を切除した（図 1・8）。硬膜欠損部は人工硬膜にて再建し，頭蓋骨外板，腸骨にて頭蓋形成を行った。前頭洞は解放され，頭蓋内と鼻腔は交通した。前額部皮膚と比較的色調，肌合いの良好な前腕皮弁に周囲筋膜を大きく含め移植した。筋膜は，鼻腔との交通を遮断する目的と，移植骨に良好な移植床を作る目的のために用いた（図 1・9）。術後皮弁の膨隆を認めるも，移植皮弁の色調は良好であり，移植骨の吸収も認めない（図 1・10）。

【症例 4】　46歳，女，側頭部禿髪および耳介部分欠損
　1 歳時，熱湯にて顔面側頭部熱傷を受けた。側頭部の毛流によく合う temporo-parietal flap による側頭部生

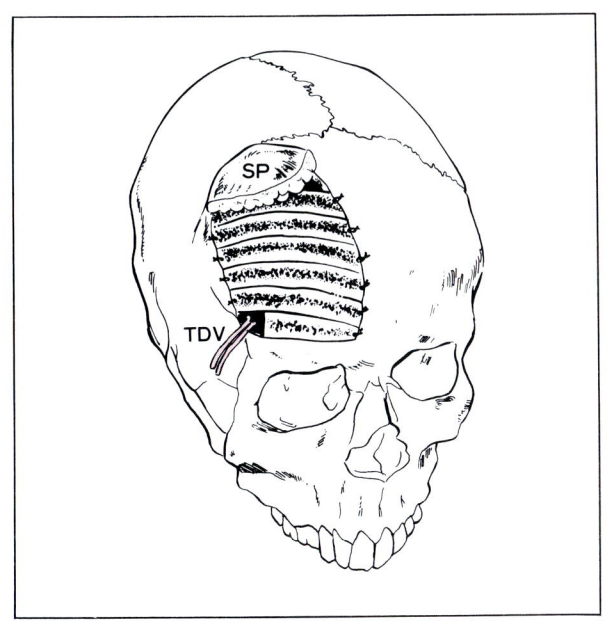

図1・6 症例2，術式のシェーマ
広背筋弁を硬膜外の死腔に充填し，半切肋骨により頭蓋形成を行った後，胸背動静脈（TDV）を浅側頭動静脈に吻合し，移動した。皮膚島（SP）は頭皮欠損部に移植した。

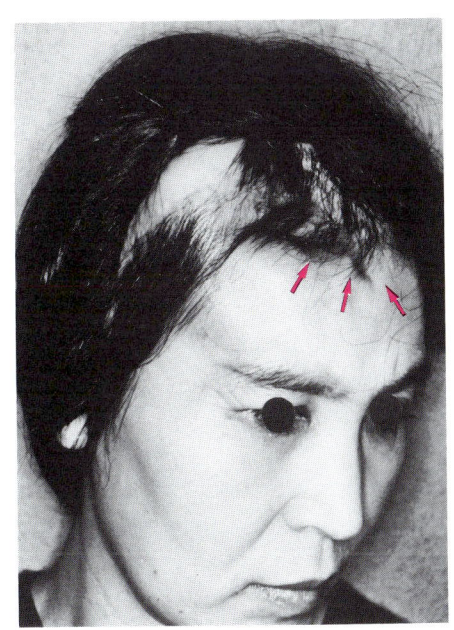

図1・7 症例2，術後の状態
頭蓋の形態は良く再建されているが，骨移植のされていない部位に再陥凹を認める（矢印）。

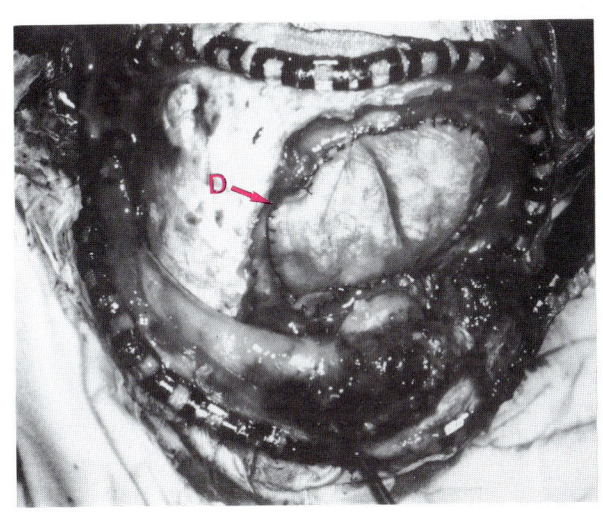

図1・8 症例3，腫瘍切除後，硬膜欠損部を人工硬膜で閉鎖した状態（D：硬膜閉鎖部）

え際の再建と同時に，耳介再建を行なった（図1・11）。反対側側頭部より 3×13cm の temporo-parietal flap の前方に浅側頭筋膜を含めた皮弁を挙上し，患側浅側頭動静脈に吻合し，移植した。耳介は移植した浅側頭筋膜を軟骨で作成したフレームの上にかぶせ，全層植皮を行い再建した（図1・12）。皮弁，植皮とも完全生着し，5カ月後，耳起こしを行った（図1・13）。

【症例5】 54歳，女，禿髪

3年前頃より前頭部から徐々に脱毛を来した。内服外用による治療でも改善せず，来院した（図1・14）。後頭部の毛量が多く，長い皮弁を必要としたため，4.5×24cm の左後頭動静脈を血管柄とし，反対側側頭部に至る皮弁を採取し，血管柄を右浅側頭動静脈に吻合し，前額部生え際に移植した（図1・15）。移植皮弁は完全生着し，術後結果は良好である（図1・16）。

F 考 察

マイクロサージャリーを用いた遊離組織移植術の導入により，頭蓋軟部組織の再建は著しい進歩を遂げた。その一つは，従来不可能であった広範囲な組織欠損をも一期的に再建可能としたことである[4)～6)]。もう一つは，遊離頭皮皮弁移植術に代表されるように，従来法では不可能であった整容的に優れた再建を可能としたことである[7)14)]。

欠損の閉鎖を一期的に行う必要があるもののうち，局所皮弁などで閉鎖不可能なものが，遊離組織移植術の絶対適応となる。たとえば，ある程度以上の大きさで頭蓋内外が交通している症例や，頭蓋内腔が露出していたり，またはそれに至らなくても頭蓋骨が大きく露出し感染を伴う場合など，遊離皮弁移植術または遊離組織移植術が適応となることが多い。現在では，さまざまな血管柄付遊離組織が安全に移植できるようになり，上記の絶対適応に述べたもの以外にも，禿髪の治療など整容的再建法に対しても free flap の適応は大きく拡大されている。頭頸部における遊離皮弁移植術は，四肢などに比べ移植床の血管柄の状態が良好なことが多く，われわれの経験

8　I.頭蓋の再建

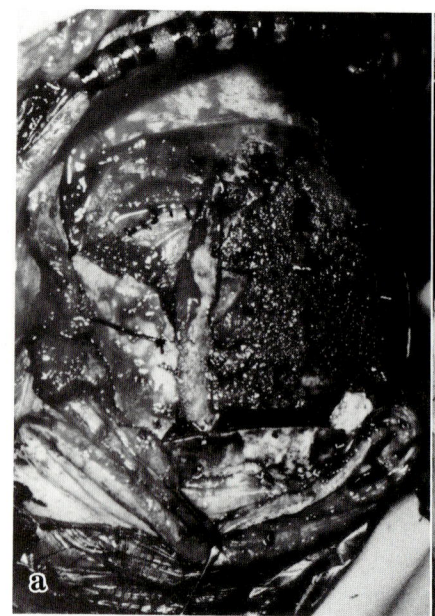
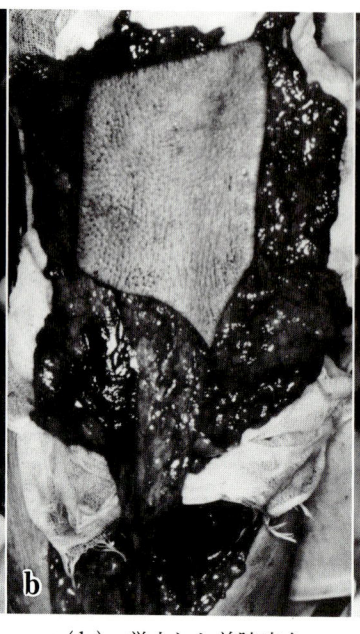
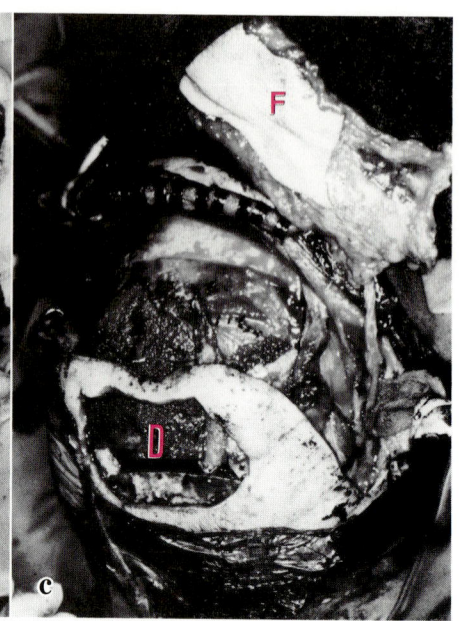

図 1・9　(a)　腸骨，頭蓋骨外板により頭蓋形成を行った状態。
(b)　挙上した前腕皮弁　周囲腱膜を大きく含め，移植骨を十分覆い，鼻腔との交通を遮断した。
(c)　血管吻合を終了した状態　皮弁(F)の下方に皮膚欠損部(D)がある。

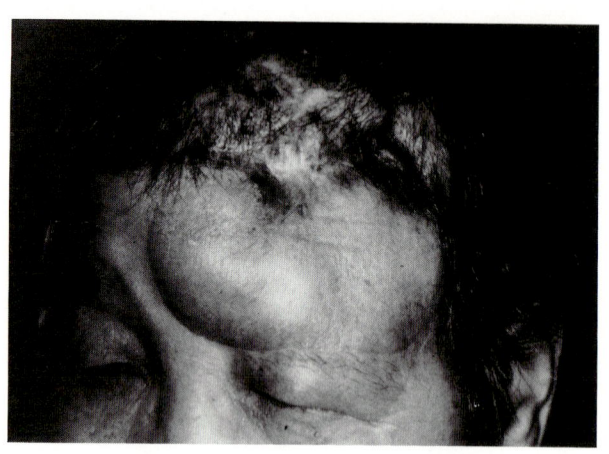

図 1・10　症例3，術後3年の状態　皮弁はやや膨隆している。

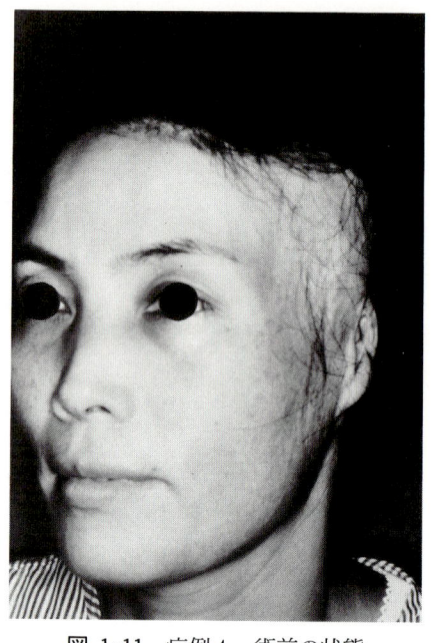

図 1・11　症例4，術前の状態　側頭部の禿髪と耳介の部分欠損を認める。

からもその移植成績は良い。ある程度以上の大きさの軟部組織欠損の再建においては，とくに頭蓋領域では局所の組織の利用が限定されるため，遊離組織移植術の有用性は高い。また，感染などを併発し，従来法では移植の難しい場合にも，血管柄付組織移植術では信頼性高く再建できる[16]。

遊離組織移植における禁忌は，一般外科手術などと同様に全身状態が手術の施行を許さないような場合のみであり，本術式そのものの禁忌となるものはあまりない。本法に習熟したマイクロサージャンが手術する限りにおいて，従来法より結果と手術の煩雑さにおいて劣ると判断される場合のみ，本法の適用はない。技術的進歩の著しいこの分野においては，血管変性の多いと思われる高齢者においてさえ，その適応は広がりつつある。それは遠隔部位の組織を，血行を豊富にもった状態で一期的に移植できるという本法の特色によるものであり，整容面・機能面で従来を大きく凌ぐものがある。

遊離組織移植術における最大の合併症は移植組織の壊死である。移植組織の部分壊死は，移植組織そのものの選択や挙上手技によることが多く，救済の手段がほとんどない。しかし，吻合血管の血栓形成によるものは吻合

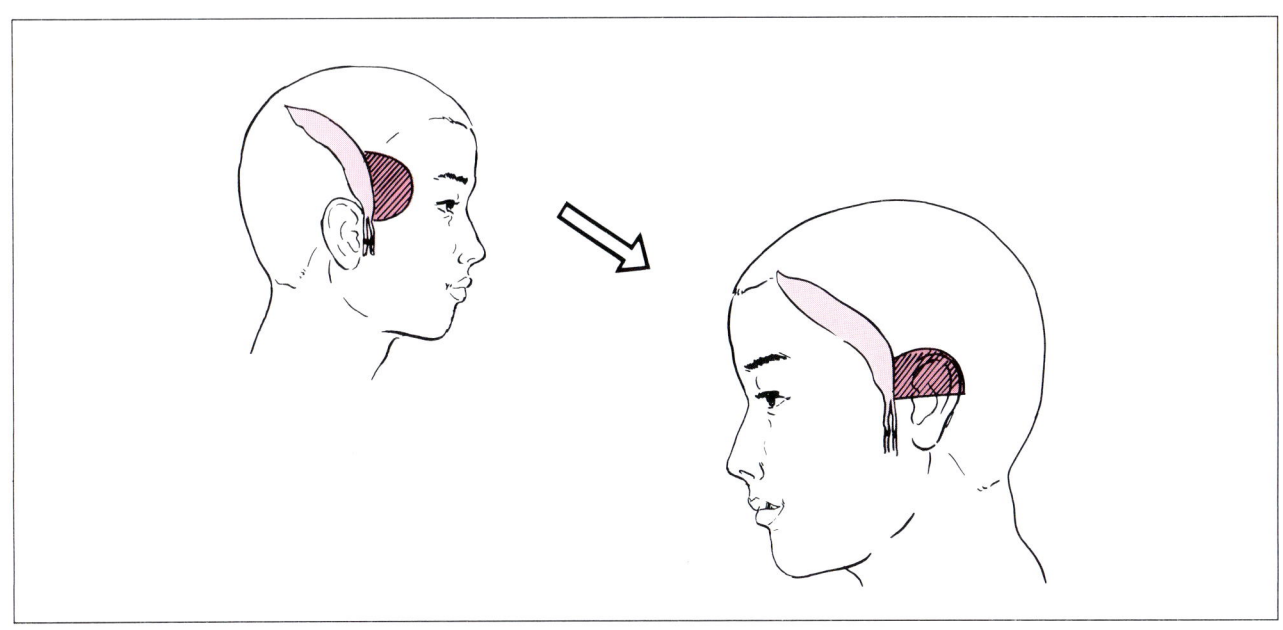

図 1・12 症例 4, 術式シェーマ
Flap の前方に浅側頭筋膜(斜線部)を含めて移植した。筋膜は耳介再建に用いた。

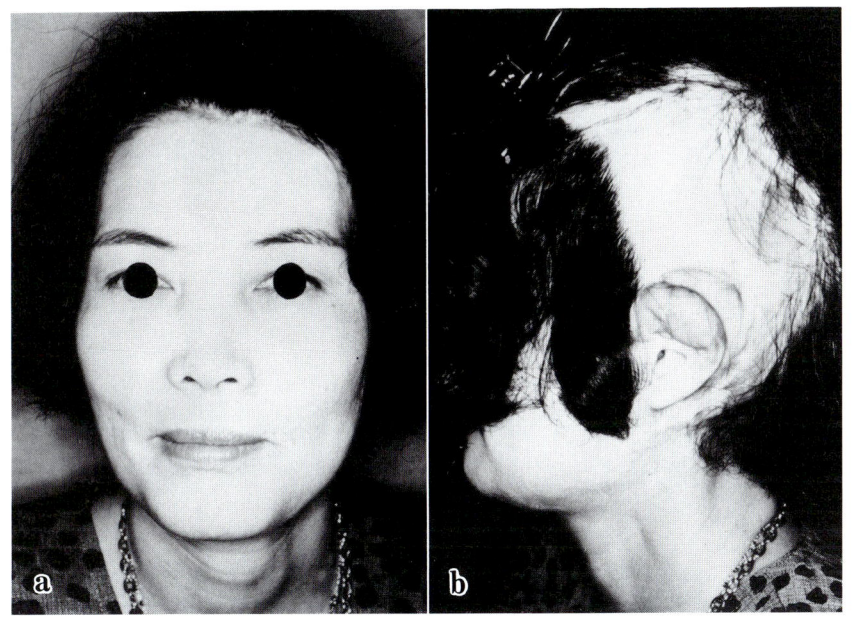

図 1・13 症例 4, 術後 8 カ月の状態
再建耳介は筋膜が厚かったためか, やや bulky である。

血管の reexploration により救済の可能性がある。機を逸した再吻合は移植組織救済の可能性が少なく, この点で術後の移植組織の監視はたいへん重要なものとなる。

整容的問題である形態と脳組織の防御という特殊性に加え, 局所の組織の利用性に乏しい頭蓋領域において, 遊離組織移植術の果たす役割は大きく, 広く用いられるべき手術法と思われる。　　　(小林誠一郎, 大森喜太郎)

文　献

1) McLeen, D. H., Buncke, H. J., Jr.: Autotransplant of omentum to a large scalp defect with microsurgical revascularization. Plast. Reconstr. Surg., 49 : 268-274, 1972.
2) Harii, K., Ohmori, K., Ohmori, S.: Successful clinical transfer of ten free flaps by microvascular anastomoses. Plast. Reconstr. Surg., 53 : 259-270, 1974.
3) Fisher, J., Jackson, I. T.: Microvascular surgery as an adjunct to craniomaxirofacial reconstruction. Br. J. Plast. Surg., 42 : 146-154, 1989.
4) Jones, N. F., Hardesty, R. A., Swartz, W. M., et al.: Extensive and complex defects of the scalp, middle third of the face, and palate: the role of microsurgical reconstruction. Plast. Reconstr. Surg., 82 : 937-950, 1988.

10　Ⅰ．頭蓋の再建

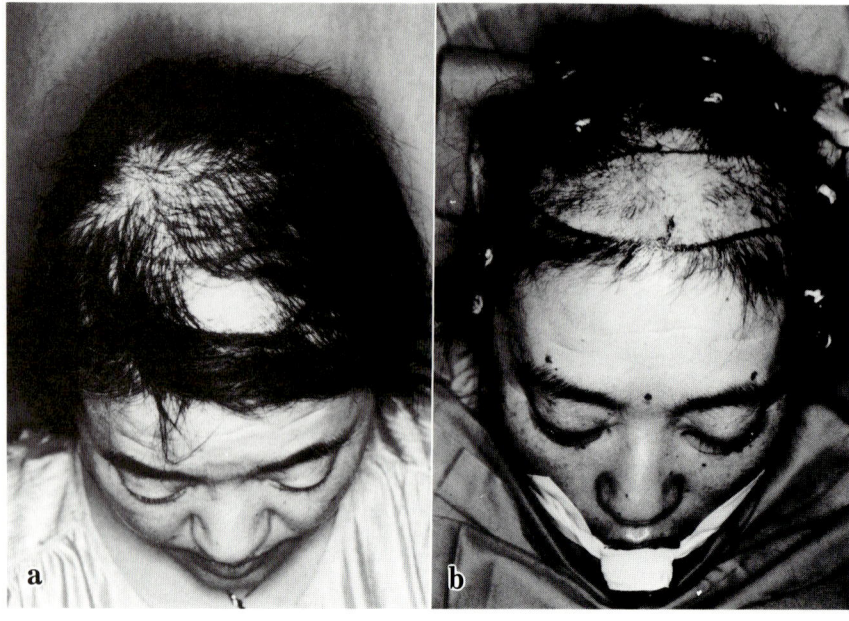

図 1・14　症例 5
(a) 術前の状態
(b) 皮弁移植部のデザイン

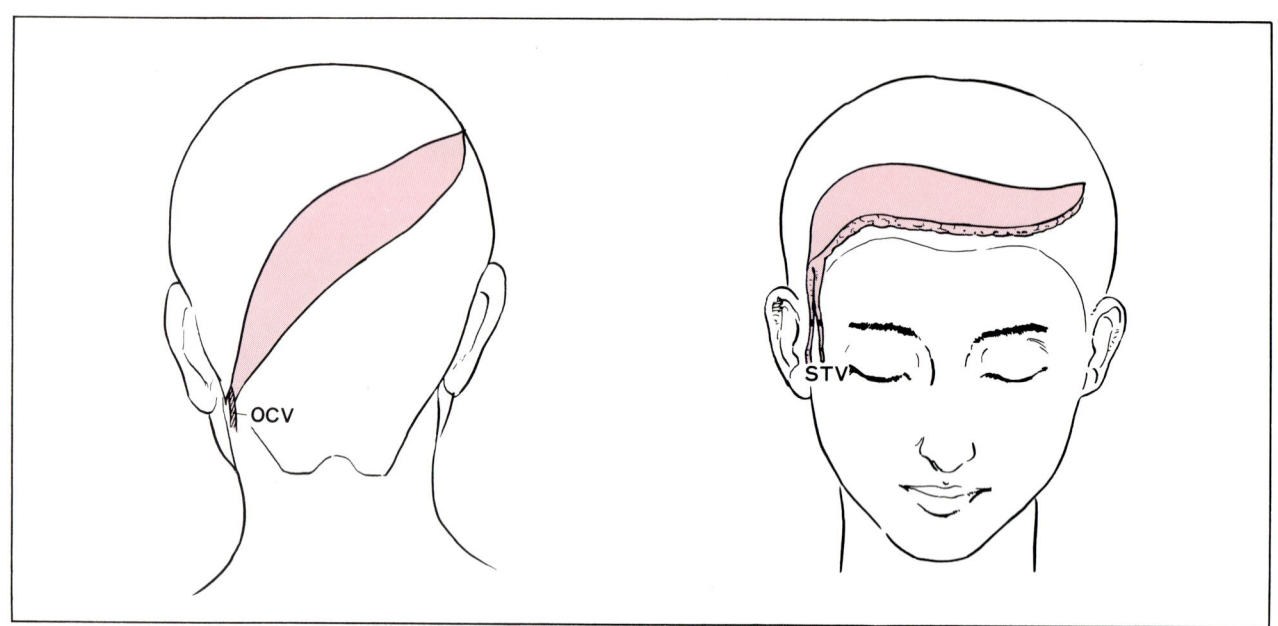

図 1・15　症例 5，術式のシェーマ
(a) 皮弁のデザイン
　　OCV：後頭動静脈
(b) 皮弁を移植した状態
　　STV：浅側頭動静脈

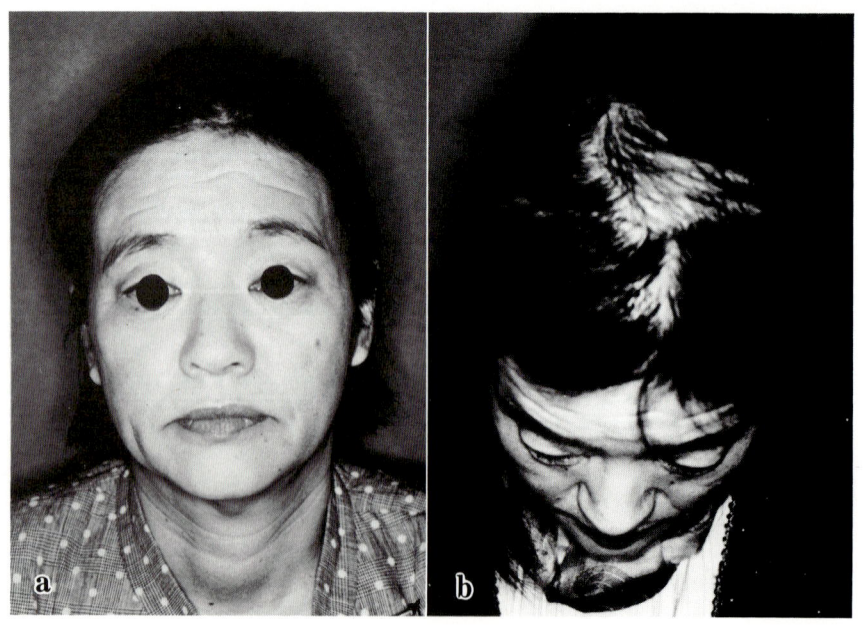

図 1・16　症例 5，術後 1 年 6 カ月の状態

5) Pennington, D. G., Stern, H. S., Lee, K. K. : Free-flap reconstruction of large defects of the scalp and calvarium. Plast. Reconstr. Surg., 83 : 655-661, 1989.
6) Robson, M. C., Zachary, L. S., Schmidt, D. R., et al. : Reconstruction of large cranial defects in the presence of heavy radiation damage and infection utilizing tissue transferred by microvascular anastomoses. Plast. Reconstr. Surg., 83 : 438-442, 1989.
7) Ohmori, K. : Restration of the anterior hairline with microsurgical free scalp flaps. Plastic Surgery of the Head and Neck, edited by R. B., Stalk, pp. 38-45, Churchill Livingstone, New York, 1987.
8) 波利井清紀：血管柄付遊離組織移植術．微小血管外科, pp. 88-96, 克誠堂出版，東京，1977.
9) Baek, Se-Min : Two new cutaneous free flaps ; the medial and lateral thigh flap. Plast. Reconstr. Surg., 71 : 354-363, 1983.
10) Kimata, Y., Sekido, M., Ebihara, S., et al. : Free adipofascial flap for scalp reconstruction : case report. J. Reconstr. Microsurg., 15 : 109-114, 1999.
11) Sugawara, Y., Harii, K., Yamada, A., et al. : Reconstruction of skull defects with vascularized omentum transfer and split calvarial bone graft : two case report. J. Reconstr. Microsurg., 14 : 101-108, 1998.
12) Harii, K. : Clinical application of free omental flap transfer. Clin. Plast. Surg., 5 : 273-281, 1986.
13) Kobayashi, S., Ohmori, K. : Chronic abcess and parital scalp defect by vascularized free omentum transfer. Textbook of Microsurgery, edited by Brunelli, G., pp. 1035-1038, Masson S. P. A., Milano, 1988.
14) Harii, K., Ohmori, K., Ohmori, S. : Hair transplantation with free scalp flaps. Plast. Reconstr. Surg., 53 : 410～413, 1974.
15) Fujino, T., Harashina, T., Nakajima, T. : Free skin flap from the retroauricular region to the nose. Plast. Reconstr. Surg., 57 : 338-341, 1976.
16) Mates, S. J., Alpert, B. S., Chang, N. : Use of the muscle flap in chronic osteomyelitis : Experimental and clinical correlation. Plast. Reconstr. Surg., 69 : 815-828, 1982.

I 頭蓋の再建

2 頭蓋底への craniofacial approach

SUMMARY

いわゆる major な craniofacial surgery の手術手技の確立によって，以前にはアプローチに難渋していた部位や，手が届き難かった部位に対しても，容易にアプローチできるようになった．新しいアプローチの主目標は，合併症が少なく，安全確実で，良好な直達術野の獲得であり，腫瘍切除後の再建手段の進歩とともに，腫瘍の切除率の向上に貢献するものである．ここでは，形成外科医が関与する機会の多い前頭蓋底と中頭蓋底へのアプローチについて述べる．前頭蓋へのアプローチの大要は，頭蓋骨縫合早期癒合症に対する fronto-orbital advancement の手術手技そのものの応用であるが，腫瘍切除後の一期的再建が重要であるため，症例ごとに再建を念頭に置いたアプローチであることが大切である．

中頭蓋底と翼突窩へのアプローチに対しては，筆者らは lateral からの方法を使用しており，その方法について詳述する．前頭蓋底～中頭蓋底の正中部へのアプローチは Le Fort I maxillotomy を行って下方から到達する方法がほかの方法には代えがたい良好な術野を提供すると考えるので，その詳細について述べた．

A 前頭蓋底へのアプローチ

腫瘍切除に際してのアプローチの詳細は，腫瘍の部位，種類，進展方向と程度などによって症例ごとに決めるのが適切であるが，ここでは前頭蓋底を中心とした一般的なアプローチと，前頭蓋底から鼻側に大きく進展した腫瘍の切除について記述する．いずれも major craniofacial surgery の領域に属するもので，それらの歴史は比較的新しい．

1. 前頭蓋底へのアプローチ

要約すれば，いわゆる craniosynostosis に対する術式の一部と同様で，前頭大開頭を行い，supraorbital bar を切除することによって，前頭蓋底は広く展開することができる（図 2・1）．

a．切開と剥離

切開線は両側の耳珠前を結ぶ bicoronal（または bitemporal）incision である．切開線は生え際より 4～5 cm 後方であることが望ましく，また正中部は前方凸，両側頭部は後方凸の波状とする．側頭線（側頭筋の起始）の 1 cm 上方（頭頂側寄り）で骨膜を切開しつつ，頭皮弁を骨膜下で剥離，挙上していく．眼窩上縁では眼窩上孔の内・外の骨棘をノミで破折して眼窩上神経血管束を開放し，上斜筋滑車部は骨面を削るように剥離した後，眼窩上壁を骨膜下に剥離する．鼻根部では剥離反転した頭皮弁の骨膜に縦切開を加えつつ，下方に視野を拡大し，内眼角靱帯前葉の停止部を確認し，これを糸針でマークした後，骨面から剥離する．涙嚢は涙嚢窩から掘り起こした後，眼窩内側壁を骨膜下に展開していく．前篩骨動静脈はバイポーラーコアギュレーターで止血切断する．

頭皮弁の側頭部における剥離挙上は，側頭筋膜直上に接して頬骨弓まで達する．この際に，側頭筋膜を穿通する静脈を 2～3 本止血切断する．眼窩外側縁の骨膜を切開して，眼窩外側壁を下眼窩裂まで骨膜下に剥離する．側頭窩も側頭筋の前方部を剥離して，前方部を展開する．さらに，必要に応じて眼窩下縁外側の骨膜を切開すれば，眼窩下壁も展開される．

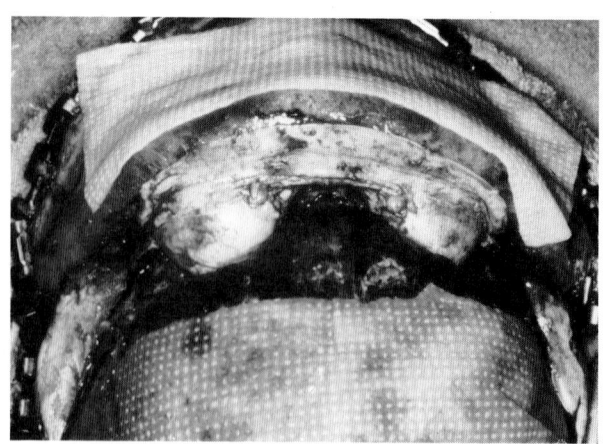

図 2・1 Craniosynostosis の症例に対して supraorbital bar を切除し，前頭蓋底を展開した所見

b．開頭と前頭洞の位置

　腫瘍が篩骨洞天蓋や篩板などの正中部に進展していない場合には，前頭洞を開洞しない片側前頭開頭でよい。正中部に腫瘍が存在する場合には，前頭洞の位置にとらわれることなく，できるだけ低い位置で両側開頭を行う。通常は眼窩上縁から1cm未満が好ましく，前頭洞は横断されることが多い。左右的には，側頭線を越えて側頭に及ぶ大きな開頭の方が，硬膜の剥離挙上に際して脳への圧迫が少ない。Supraorbital bar の大きさも腫瘍の部位，進展方向によって異なるが，前頭鼻骨縫合，前頭頬骨縫合を一応の目安とする。必要によっては，頬骨弓起始部近くまで含めることもある。側頭部の骨切り位置は任意である。前頭蓋底では盲孔の前方を通る骨切りでよく，眼窩上壁相当部も比較的前方で鋸断すればよい。前頭蓋底の深部への硬膜剥離，鶏冠の展開，嗅神経の切断などの処置は，supraorbital bar を切除してから行う方が，脳への圧迫を軽減できる。以上の操作によって，前頭蓋底の腫瘍は直視下に切除される。

2．前頭蓋底から鼻側への展開

　上述の操作で，前頭蓋底から鼻腔に向かって進展した腫瘍の切除も可能である。さらに，下方まで進展した大きな腫瘍の切除には，鼻骨および上顎骨前頭突起を骨切り，剥出してアプローチする。これでも不十分の場合には，剥離挙上した頭皮弁を正中で分割し，鼻骨下端まで正中切開を延長した後，鼻骨と上顎骨前頭突起をより広い範囲に切除してアプローチする。この際に，可能ならば，涙嚢は涙嚢窩から剥離挙上し保存する。鼻涙管を含めて上顎骨前頭突起を大きく切除する必要のある時には，涙嚢―鼻涙管をできるだけ下方まで剥離した後に切断し，挙上する。術後には鼻涙管断端の粘膜が裏返るように反転し，糸針で数針固定した後，鼻腔内に導いておけばよい。

　左右に進展した腫瘍でも，眼窩内容が保存できる場合には，蝶形骨大翼を含めて眼窩外側壁・頬骨を骨切り切除して，眼窩内容を外方に圧排することにより，広い術野を確保する。

　腫瘍切除後には鼻骨，頬骨，上顎骨前頭突起などを元の位置に戻して，ミニプレートやマイクロプレート，ワイヤーなどで強固に固定することが必要である。鼻骨と前頭突起の一部は鼻腔粘膜で覆われないが，まれに腐骨化する例を除き，大部分は大過なく経過する。しかし，年余経過後には骨吸収による鞍鼻などの変形は避けられず，これに対しては，必要あれば後日修正を加える。最近では鼻骨や前頭突起を切除することなく，鼻腔側の腫瘍，とくに蝶形洞より後部の腫瘍に対しては内視鏡手術で剥離切除して頭蓋側腫瘍とともに一塊として剔除する試みもある。しかし，篩骨洞より前方の腫瘍に対しては内視鏡のスペースという面からみるとやや難があり，従来の方法の方がより適しているとも考えられる。

3．上部副鼻腔の処置と前頭蓋底の再建

　前頭開頭骨片や supraorbital bar に前頭洞が含まれる場合には，その後壁を切除し，粘膜を除去し，前壁の裏面の表面を薄く削除し，cranialization を行う。鼻腔側に前頭洞が残されていれば，島状の galea-frontalis flap または pericranial flap を頭蓋内に引き入れて蓋をする。また，骨切りに際して切断端の頭蓋側に篩骨洞や鼻腔の一部が開孔した場合も同様であり，非吸収性の異物などを用いて蓋をすることは禁忌と考えられる。

　前頭蓋底下や篩骨洞に進展した腫瘍の切除後には，篩骨洞の lateral recessus の処置に注意を要する。切除縁の周辺の lateral recessus を放置すると，鼻腔への交通が途絶される可能性があり，感染の原因ともなりうる。切除範囲に含まれなくとも，洞の周辺部は腫瘍とともに切除することが必要である。

　前頭蓋底正中部の腫瘍切除後に鼻腔と交通する欠損には，硬膜を確実に閉鎖した後に galea-frontalis flap や pericranial flap などの血行をもった組織で，しっかりと再建を行うことが必要である。示指頭大以上の欠損には腸骨髄質骨片で欠損孔を被覆し，その上に上記の flap を敷き込む。皮質骨片は flap の上（硬膜側）に置かねばならないが，flap による鼻腔との遮断が不完全な場合には，皮質骨片は感染の原因となりやすい。これに対して，髄質骨片は鼻腔に露出していても問題はなく，早晩上皮化される。鼻腔とは連続しない眼窩上壁の欠損に対しては，小指頭大以上の壁欠損であれば，頭蓋冠外板の骨を移植する。Pericranial flap や galea-frontalis flap の取り扱いには細心の注意が必要であり，閉頭・閉創に際して茎部が圧迫されたり，鋭角的に屈曲したりしないように配慮する。

　前頭蓋底腫瘍切除後の再建に対して，脳ヘルニア予防などの面で硬性再建（骨移植）が必要か否かについて，議論があった。眼窩壁が保存でき，欠損が篩骨洞天蓋にとどまる限り硬性再建は不要である。筆者らの行う腸骨ずい質片移植の目的は galea-frontalis flap などの安定保持のための一時的支持であり，硬性再建を目的としたものではない。

　硬性再建が必要となるのは，眼窩剔除を伴う前頭蓋底欠損に対してである。この場合には有茎前頭骨外板移植

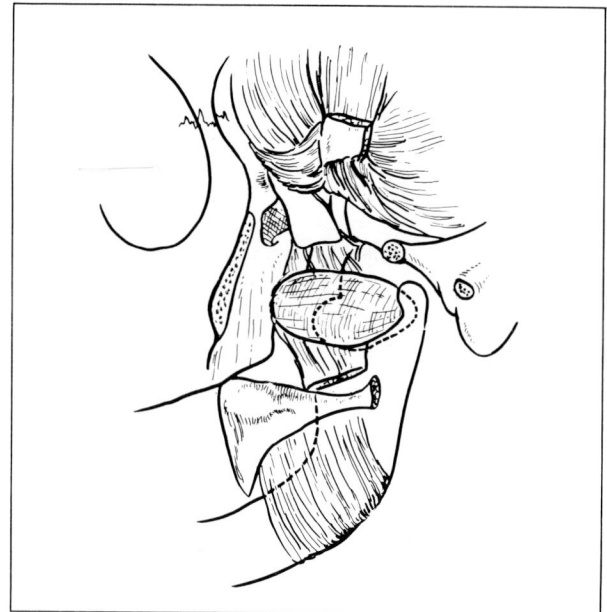

図2・2 翼突窩，中頭蓋底に対する double door approach
術野展開に必要であれば，頬骨および関節突起を切開することにより，広い視野が得られる。

などが良い適応と考えられる。しかし，このような欠損の再建には下方から free flap を移植して頭蓋と鼻・口腔を遮断することが通例であり，flap の下垂を予防するための手段としては望ましいが，必ずしも必須ではない。眼窩壁の切除後の眼窩壁再建は視機能の保全のためには一期的再建が不可欠である。二期的再建では十分な手術操作に制限があり，結果も不満足のことが多い。これらの詳細および眼窩内容と腫瘍との合併切除後の再建については，別項を参照されたい。

B 側頭下窩，翼突窩，中頭蓋底へのアプローチ

翼突窩や中頭蓋底へのアプローチは，前方から，上方から，下方からと種々の方法がある[1〜5]。それぞれに長所と短所があり，症例に応じて選択すべきものである。

前方からのアプローチは，上顎癌の後方進展例を主対象としたものであるが，
①顔面に長い創痕を作ること
②顔面神経側頭枝を切断すること
③そのままでは視野が不十分で中頭蓋底部分は展開されない
などの欠点がある。しかし，切開に先立って顔面神経側頭枝（2〜3本）を頬骨弓の位置で剝離・確認し，目印をつけて切断し，術終了時に神経吻合を行うこと，眼窩外側壁を含めて頬骨体を骨切り・切除する，などの工夫

によって，広い術野を得ることができる。

筆者らは以前より，craniofacial lateral approach，または double door approach と仮称する方法を用いているので，本法を中心に述べる（図2・2）。

1．翼突窩へのアプローチ

a．切開と剝離

前頭蓋底へのアプローチと同様に bitemporal incision を用いる。耳前部の切開は耳珠を越えて耳垂付着部近くまで延長する。骨膜下，側頭筋膜上で頭皮弁を剝離挙上する。腫瘍のある反対側の眼窩上壁，内側壁も骨膜下に眼窩内を広く剝離し，鼻根部も涙嚢窩の位置まで剝離する。腫瘍と同側の眼窩内は，内・上・外側壁を十分に剝離する。反対側の眼窩内まで剝離することにより，頭皮弁を可及的下方まで圧排することができる。

側頭部では側頭筋膜上をこするように剝離し，頬骨弓上縁で筋膜と骨膜を切開して，眼窩外側縁の骨膜切開と連続させる。側頭筋は前方1/2を側頭骨から剝離し，頬骨の裏面からも剝離しておく。切開の耳前部からは顎関節包，下顎骨関節突起を展開する。

b．骨切り

頬骨弓を後方は関節結節直前で，前方は頬骨体との移行部で鋸断する。ついで，前頭骨頬骨突起→眼窩外側壁→下眼窩裂，眼窩下縁→下眼窩裂と骨切りして頬骨を切除する。

鋸断した頬骨弓を外下方に圧排していくと，頬骨弓後面から下顎骨筋突起に至る筋束 m. zygomatico-mandibularis が現われるので，これを切断する。さらに頬骨弓を下方に圧排していくと，側頭筋に覆われた下顎骨筋突起が確認される。筋の周辺部のみを突起から剝離した後，大半の筋の停止を保ったまま，筋突起をできるだけ大きな骨片として骨切りする。これを上方に反転すると，中頭蓋底の卵円孔からの深側頭神経および顎動静脈からの2〜3本の深側頭動静脈が索状物として確認され，内外翼突筋に覆われた翼突窩が直視下に展開される。側頭筋を上方に反転する操作の要点の一つは，頬骨弓側頭側断端を交叉して側頭筋膜下に入っていく中側頭動静脈を切断することなく，側頭骨頬骨突起基部の溝から側頭筋を掘り出して，頬骨弓断端の外側に引き出すことである。

翼突窩を後方まで十分に術野に収めるためには，筋突起を切断する代わりに，下顎枝を下顎孔の上部で横断した後，顎関節を下関節腔で離断（関節円板は残して，上関節腔は保存される）することにより，筋突起と関節突起を側頭筋の pedicle として上方に反転する。

c．骨片の固定と術後の処置

　腫瘍切除後には頬骨体と頬骨弓は元に戻して，ワイヤーまたはミニプレートで固定する。筋突起は放置する。側頭筋を pedicle として筋突起と関節突起を上方に反転した場合には，骨片を正しい位置に戻して，下顎枝をミニプレートで固定する。関節突起の復位には，寸分の狂いも許されない。したがって，あらかじめ下顎枝の切断に先立って切断予定線に複数のミニプレートを当てて，骨孔を開けてプレートを仮固定する。そして，これを撤去してから骨切りする。術終了時には再びこのプレートを用いて本固定することにより，下顎頭は正確な位置に復元される。

　術後における開口障害は必発であるが，開口訓練によって4～5カ月後には十分な開口を得ることができる。

　本法では咬筋への支配神経を保存することは困難であり，術後に咬筋の萎縮が発生する。下顎切痕を越えて咬筋に入る支配神経は十分に確認できるので，症例によっては術終了時に神経吻合できる可能性はある。腫瘍が翼突窩に限局している場合には，側頭筋への支配神経（深側頭神経）は保存することが可能である。

2．中頭蓋底へのアプローチ

　上述の展開ののち，側頭筋を側頭窩面から剥離挙上し，中側頭動静脈による島状弁として後方によけた後，側頭窩下開頭を行い，中頭蓋底の骨を少量ずつ鉗除していけば（中硬膜動静脈は棘孔の上下で止血切断する），卵円孔の上下はもちろんのこと，中頭蓋の上・下面は傍正中まで十分に展開され，脳の圧排はほとんど必要としない。

　頭蓋底の腫瘍切除後に大きな死腔を残す場合には，中側頭動静脈により島状筋・筋膜弁となった側頭筋を充填してもよい。症例によっては深側頭動静脈を茎とする側頭筋深部だけを用いてもよく，残りの大半の筋は中側頭動静脈の島状弁として残すことにより，側頭部の陥凹を最小限にとどめることができる。中頭蓋底のより後方，内方で内頸動脈や鞍背などにアプローチするには，1の方法に加えて，顎関節窩の外側2/3を含めて下顎関節突起を低位で骨切りし，顎関節そのものを側頭動静脈分枝による有茎複合体として後下方に圧迫することにより，十分な術野を得ている。本法は triple door approach と仮称しているが，中頭蓋底のほぼ正中までを，脳をほとんど圧排することなく，側方から術野に収めることができる。術終了時に関節窩や下顎頭が寸分の違いもなく復位されるためには，すべての骨切りに先立ってプレートを仮固定し，これを撤去してから骨切りを行ない，術後

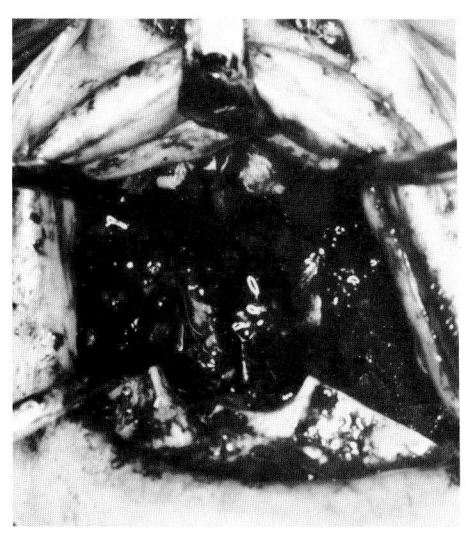

図 2・3　Le Fort I maxillotomy-mandible splitting approach
Le Fort I 骨切り展開から，頭蓋底をアプローチする。

は同一のプレートで固定すればよい。本法では術野の展開は良好であるが，術後の開口障害はしばしば高度であった。そこで変法として，関節突起部での骨切りの代わりに下顎正中離断を行って顎関節―下顎半側の複合体として術野から圧排すると術後の開口障害は改善される。

C 前頭蓋底後半―中頭蓋底の正中部，鼻咽腔，翼突窩前部へのアプローチ：Maxillotomy-mandible splitting approach

　本法は Le Fort I 型骨切りを行なって上顎を下方に引き降ろし，その間隙から頭蓋底へのアプローチを行なう術式である[6]。頭蓋底では蝶形洞を中心として前方は後篩骨洞，後方は斜台の最下端までが展開される。左右的には比較的狭い術野であり，頭蓋底の上下を問わず内頸動脈の内側の範囲であるが，蝶形骨翼状突起を切除することにより，翼突窩の前部も展開することができる（図2・3）。

1．切開とミニプレートの仮固定

　術中の出血抑制と下行口蓋動脈の不測の大出血を予防するために，浅側頭動脈から逆行性にバルーンによる顎動脈の止血を行うことが有用と考えている。その結果，骨切り展開までは，出血量は僅少ですますことができる。

　切開は上口腔前庭の左右第2小臼歯間であり，両端は頬側に少し back cut する。上顎前面から頬骨下稜を越えて，翼上顎裂まで骨膜下剥離を行う。梨状孔内は最小

限に剥離し，前鼻棘突を露出しておくだけでよい。上顎前面にLe Fort I型の骨切り線をマークした後，左右の梨状孔縁にL型またはX型のミニプレートを，頰骨下稜を中心に頰骨体から上顎骨体にかけて直線状のミニプレートを圧抵し，ビス孔を開けてミニプレートを仮固定する。ついで，プレートを撤去してからLe Fort I型の骨切りを行う。術終了時には同じ骨孔に同じミニプレートを固定することにより，上顎は寸分の狂いもなく元の位置に戻すことができる。

2．骨切りと展開

予定したLe Fort I型骨切り線に沿って，上顎骨前頭突起を上顎洞粘膜および鼻腔側壁粘膜とともに，約2cm深部までサジタルソーで骨切り（下鼻甲介基部の下部で）した後，上顎洞前壁→側壁も洞粘膜とともに鋸断する。翼上顎裂は弯曲鈍ノミを用いて離断する（前方から上顎洞側に沿ってノミを滑らせていき，行き止まったところが翼上顎裂である）。鼻中隔は鼻中隔ノミを用いて，口腔から後鼻孔に廻した示指に向けて粘膜とともに離断する（ただし，transseptal transsphenoidal approachに準ずる程度の術野で十分な場合には，下鼻道から粘膜を剝離挙上して，鼻中隔軟骨と鋤骨だけを低位で離断する）。最後部はメッツェンバラムなどの剪刀を用いてもよい。上顎洞，鼻中隔，鼻腔外側壁（この最後部は骨切りせず，自然の離断に任せる）はすべて粘膜とともに切断されたことになる。骨切り終了後は上顎鉗子を用いてdown fractureすると，梨状孔縁の骨切り部で約4〜5 cmの上下的間口をもつ視野が得られる。上顎をdown fractureの位置に保つには，われわれは上顎開創器を製作して使用している。これは，骨切り部を強力な力で展開しても，薄い上顎の骨壁を破損しないように工夫したものである。展開部から頭蓋側鼻中隔，下鼻甲介後半部などを必要に応じて切除していけば十分な術野が得られ，上述の部位が直視下に確保される。後篩骨洞，蝶形洞を開放すれば，前方では前頭蓋底後半部と視神経管隆起が展開される。後方では鼻中隔粘骨膜を分けるとともに上咽頭天蓋粘膜を正中切開すると，斜台が展開される。外側は翼状突起を鉗除しつつ上方に向かい，蝶口蓋動脈などを止血すれば，より外側への術野が得られる。

梨状孔縁の骨切り部の展開幅について述べると，上下いずれかが無歯顎の際には60 mm前後の展開ができる。上下ともに有歯顎の場合には，術野展開の間口は40〜50 mm止まりである。さらに広い術野を確保するため，上顎をさらに引き降ろす必要のある場合には，下顎を正中で離断し，下顎歯列弓を拡大して，この中に上顎を落とし込むことによって60 mm程度の展開が可能である。下顎の正中離断には下口腔前庭切開を行い，オトガイ部を露出する。正中をまたいでX型のミニプレートを仮固定（ビス孔は根尖から離れた位置に開ける）した後，これを撤去して正中離断を行う。離断にはサジタルソーを用いるが，槽間中隔を含めて下顎骨の唇側2/3のみを骨切りし，舌側1/3は薄刃ノミを用いて離断した方が，術後の骨癒合に好都合である。術終了時には仮固定したプレートを本固定すれば，寸分のずれもなく固定される。

3．腫瘍の切除と本法の限界

本法はほかの方法に代えることができない大きな利点を有しているが，術野が狭くなりやすいのが欠点である。通常の視野とは異なった方向からの展開であるため，局所の解剖は十分に確認しておかねばならない。とくに腫瘍による頭蓋内外の内頸動脈への圧迫や浸潤などは，術前の画像診断で十分に検討しておく必要がある。また，狭い術野のため，頭蓋内に入り，硬膜の欠損を生ずると，その修復は容易ではない。とくに斜台前方部で硬膜損傷を生じた場合には狭く深い穴底での損傷となるので修復は難しい。周囲の骨を可能な限り削って皿状とした後に真皮移植などによる欠損部へのパッチと，浅側頭動静脈の島状帽状腱膜片の縫着（翼状突起を切除して口腔内に導いてくる）などの処置が必要となる。

術前所見からあらかじめ硬膜損傷や欠損が予想される場合には鼻中隔粘骨膜弁を準備しておく。すなわち鼻中隔から鼻腔底までの粘骨膜を鼻腔天蓋の部分を茎として前方部分を少しback-cutして使用することにより大きな欠損でもカバーできる。硬膜損傷部に筋膜などを圧着した後，粘骨膜を余裕をもって周囲粘膜を縫合し，吸収糸でtie-overする。なお，腫瘍切除時に粘骨膜弁の茎部を損傷しないように留意する。

4．上顎の血行

上顎を60 mm以上展開する必要のある場合や，外方への術野が必要な場合には，下行口蓋動脈を切断することが必要となる。上顎をdown fractureすると視野の両側に索状物として認められるので，バイポーラーコアギュレーターで十分に焼灼して切断すればよい。両側の下行口蓋動脈を切断した場合の上顎の血行は，軟口蓋からの血行と大臼歯部の頰粘膜，および一部の後上歯槽動脈の分枝からの血行に頼ることになる（口腔前庭切開に際し，その後端を大臼歯まで切開せず，小臼歯部から頰側にback-cutすることにより，頰粘膜からの血行をよ

り多く保存できると考えられる)。両側の下行口蓋動静脈を切断した自験症例は4例であるが，上顎の血行にはまったく問題がなかった。しかし，術前あるいは過去に大量の照射を行った症例や動注症例では，両側の下行口蓋動脈の切断は必ずしも安全ではないであろう。とくにLe Fort I 骨切りに加えて上顎の正中離断（術野拡大のため）を行うことは，血行の面ではさらに不利となるであろう。そのためこのような症例では，術野拡大を上顎正中離断に頼るよりも，下顎正中離断に頼る方が得策であると考えられる。

5. 骨切りの変法

Le Fort I 骨切りと上顎正中離断を行って上顎を左右に hinge down すれば広い術野が得られる。また，腫瘍の部位により片側の Le Fort I と上顎正中離断で片側上顎を hinge down してもよい。また，Le Fort I 骨切りを行い，down fracture する代わりに左右いずれかに hinge down して術野展開を図る方法もある。

6. 閉創と術後処置

腫瘍切除後は上顎の down fracture を緩めて上顎洞後部の出血点を止血する。そして上顎を元の位置に戻し，あらかじめ撤去しておいたミニプレート4個を同じ位置に固定する。下顎離断を行った場合も同様である。ミニプレートの固定力は強固であるため顎間固定は不要で，

2〜3週間は軟らかい食事を摂るように指導するだけでよい。術後約1カ月間は鼻洗を励行する。

（田嶋　定夫）

文　献

1) Jackson, I. T., Hide, T. A. H. : A Systematic approach to tumours of the cranial base of skull. J. Maxillofac. Surg., 10 : 92-98, 1982.
2) 田嶋定夫：Craniofacial Surgery による側頭下窩—翼突窩—中頭蓋底への手術的アプローチの経験．日形会誌，711-712, 1983.
3) Fisch, U. : The infratemporal fossa approach for nasopharyngeal tumors. Laryngoscope, 93 : 36-44, 1983.
4) Hakuba, A., Liu, Shu-shan, Nishimura, S. : Orbitozygomatic infratemporal approach : A new surgical technique. Surg. Neurol., 26 : 271-276, 1986.
5) Secker, L. N., Schramm, V. L., Jr., Jones, N. F. : Subtemporal-preauricular infratemporal approach to large lateral and posterior cranial base neoplasmas. J. Neurosurg., 67 : 488-499, 1987.
6) 田嶋定夫：翼突窩，側頭下窩，中頭蓋底へのアプローチ．頭頸部腫瘍，17 : 109-112, 1991.
7) Hasegawa, M., Torii, S., Fukuta, K., et al. : Reconstruction of the anterior cranial base with the galea myofascial flap and the vascularized outer table calvarial bone graft. Neurosurg., 36 : 725-731, 1995.
8) 久徳茂雄，安井浩司，川上勝弘ほか：前頭蓋底再建のための vascularized frontal outer table (VFOT) flap について．日頭頸顔会誌，16 : 74-79, 2000.

3 Galea, pericranial flap による前頭蓋底の再建

SUMMARY

前頭蓋底に対する積極的な治療の必要性は今後ますます高まってくるものと思われるが，良好な治療成績を得るためには，前頭蓋底に対する確実な再建が必要不可欠となる。再建に際してもっとも大事なことは，頭蓋腔と鼻腔の間を確実に遮断することである。再建材料としては，血行が良く，強靱でかつ薄く，しなやかであること，十分な大きさが容易に採取でき，広い可動範囲をもつ，などの条件を満たしていることが望ましい。これらの点からも，前頭蓋底の再建材料としては，帽状腱膜，pericranium が適当であると考えられる。Pericranial flap はもっともポピュラーな再建法であり，前頭蓋底正中部の小欠損がもっとも良い適応である。さらに大きい欠損に対しては galeal flap が適応となる。血行や支持性の点からも，galeal flap は骨膜や深側頭動脈を含めて galeal-periosteal flap とした方がより効果的であると考える。この2つの flap を適宜組み合わせることにより，前頭蓋底全域にわたる再建が可能である。

はじめに

Craniofacial surgery の発達に伴い，最近では頭蓋底に対しても積極的なアプローチが試みられるようになってきた。中でも前頭蓋底は種々の腫瘍の浸潤を見ることが多く，この部に対する積極的な治療の必要性は，今後ますます高まっていくものと思われる。また，その際には，腫瘍摘出後の前頭蓋底の再建が大きな問題となってくる。本稿では帽状腱膜，pericranium を用いた頭蓋底の再建について，その解剖，手術手技を中心に述べる。

A 概　念

Dandy[1] に始まり，Ketcham[2~4] らによって確立された combined approach は，lateral rhinotomy などの顔面からのアプローチと craniofacial approach を併用したものであり，これにより前頭蓋底の展開が容易になった。この方法は，
①前頭蓋底における腫瘍の広がりを直視下に確実に把握できる。
②脳を保護しながら，腫瘍を一塊として摘出することが可能である。
③十分な止血操作が可能である。
など多くの利点を有する[5,6]。しかし，その反面，頭蓋腔と鼻咽腔が直接交通することになり，上行性感染に代表されるさまざまな合併症の発生に十分留意しなければならない。ちなみに，この術式の合併症に関する Ketcham の初期の報告[5]では，31例中27例に何らかの術後感染が見られている。これらの合併症を防止するためには，脳に対して十分な支持性のあるもので頭蓋底を再建し，頭蓋腔と鼻腔の間を確実に遮断することが必要である。前頭蓋底の再建材料としては，
①良好な血行
②薄さ，しなやかさ
③十分な大きさ
④容易な採取手技
⑤広い可動範囲
などの条件を満たしていることが望ましい[7]。これらの点より，前頭蓋底の再建材料としては帽状腱膜，pericranium を第一選択とすべきであると考える。両者を組み合わせることにより，前頭蓋底部はすべてカバーできるといっても過言ではない。欠損の大きさと範囲によっては，骨移植を併用したり，free flap が適応となることがあるが，ここでは帽状腱膜と pericranium の応用に限って述べる。

B 解　剖

1. 前頭蓋底

前頭蓋底は，前頭葉，眼窩，前頭洞，篩骨洞，蝶形洞などを擁しており，前頭骨眼窩板，篩骨篩板，蝶形骨小翼，蝶形骨体部の前方部分からなっている。中頭蓋底と

は蝶形骨小翼の後縁，交叉溝前縁で境されている。前頭洞や篩骨洞などの鼻副鼻腔腫瘍や眼窩腫瘍，鼻咽頭腫瘍などは，しばしば直接前頭蓋底に浸潤する。

2．帽状腱膜，pericranium

頭皮は一般に皮膚，皮下組織，帽状腱膜，帽状腱膜下組織，骨膜の各層に分けられる（図3・1）。このうち，帽状腱膜下組織と骨膜を合わせて pericranium と称する。頭皮の解剖については，最近諸家により，側頭部を中心としてさらに詳細な検討が加えられている。側頭筋膜についてはいくつかの名称が用いられているが，本稿では Abul-Hussan[8] に従い，浅側頭筋膜と深側頭筋膜と称することにする。Casanova[9] は subperiosteum の存在と，側頭部における innominate fascia の存在を提唱している。Innominate fascia は，深側頭筋膜と側頭筋の表層で明らかに認められる層であると定義されている。この層は，Abul-Hussan[8]，Kaplan[10]らが述べているように，浅側頭筋膜または帽状腱膜直下にある，血行の乏しい loose areolar tissue layer と一致する。この層は従来あまり注目されることがなかったが，Casanova は，この innominate fascia は前頭頭頂部における骨膜に相当し，いわば側頭部における頭頂部骨膜の延長であると主張している。しかし，一方では Cutting[11]，Snyderman[12]らが述べているように，骨膜は深側頭筋膜と連続しているとする意見も多い。また，Casanova は，subperiosteum は前頭頭頂部では骨膜と骨の間に，側頭部では側頭筋と側頭骨の間に存在しており，薄く，血行の良い層であると述べている。彼はこの subperiosteum が真の骨膜であり，従来，前頭頭頂部で骨膜といわれてきたものは側頭部における innominate fascia の延長ではないかと推察している。しかし，Snyderman は，側頭筋の下には筋膜もしくは骨膜に相当する層は見られない，としている。また，Argenta[13] は，骨膜は組織学的に，血管神経に富む線維性結合織からなる外層と，密な弾性線維を含み，細胞成分が多く，血行に乏しい内層の2つの層からなると報告しているが，この骨膜の内層の部分が subperiosteum に相当する可能性もある。

Casanova によれば，頭皮の軟部組織の各層は部位により異なり，前頭頭頂部では皮膚，皮下組織，帽状腱膜，帽状腱膜下組織（Merkel's gap），骨膜・subperiosteum の各層に分かれ，側頭部では皮膚，皮下組織，浅側頭筋膜，innominate fascia，深側頭筋膜，側頭筋，subperiosteum のおのおのに分かれるという（図3・2）。いずれにしろ，帽状腱膜は毛嚢下層に存在するもっとも表層の fascial layer であり，頭蓋表筋の aponeurosis である。その厚さは約 0.5～0.75 mm であり，前方は前頭筋と，後方は後頭筋と，また側方では浅側頭筋膜，subcutaneous musculoaponeurotic system（SMAS）と連続し，

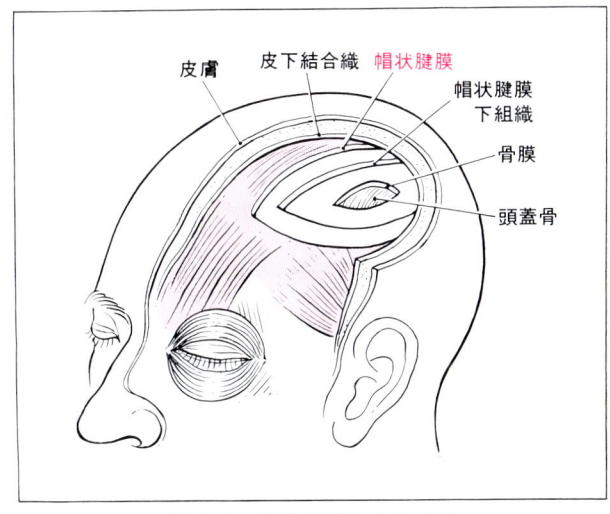

図 3・1　頭皮を構成する各層

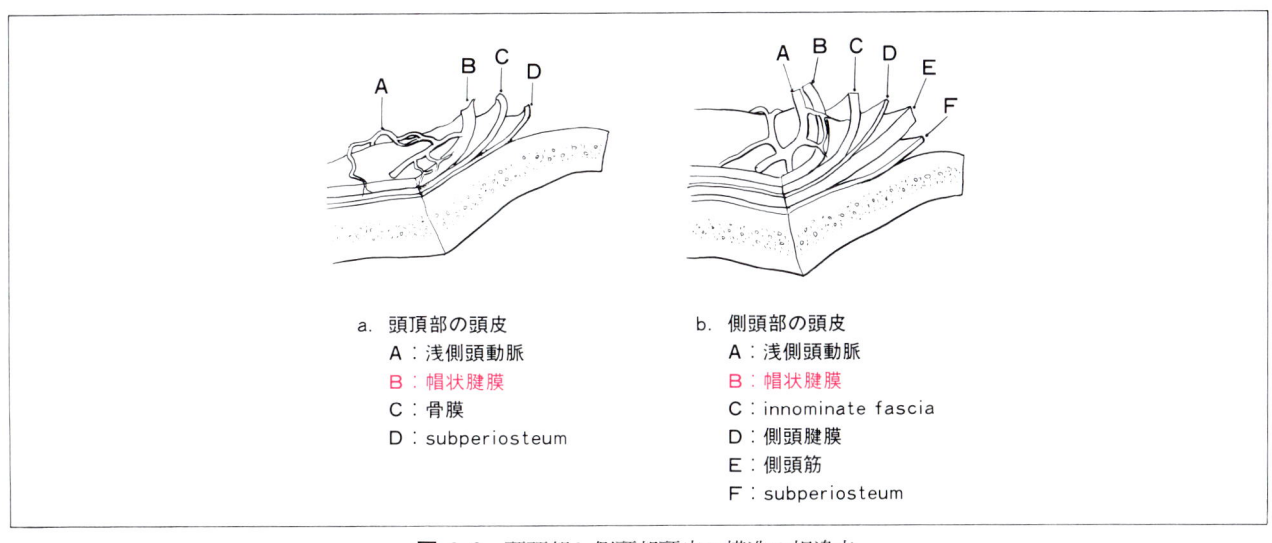

図 3・2　頭頂部と側頭部頭皮の構造の相違点

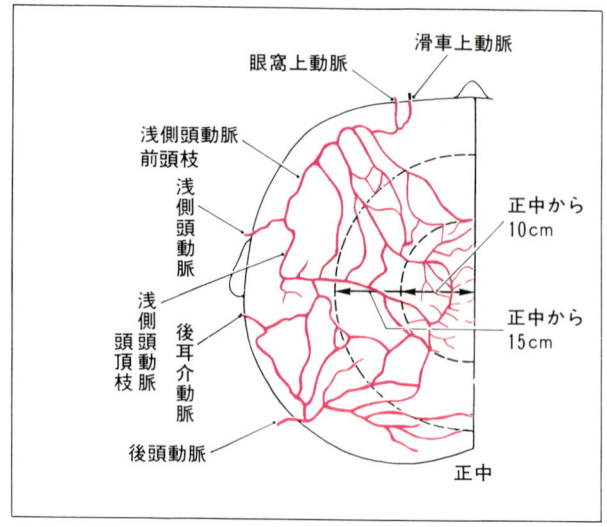

図 3・3　頭皮の動脈の分布状態

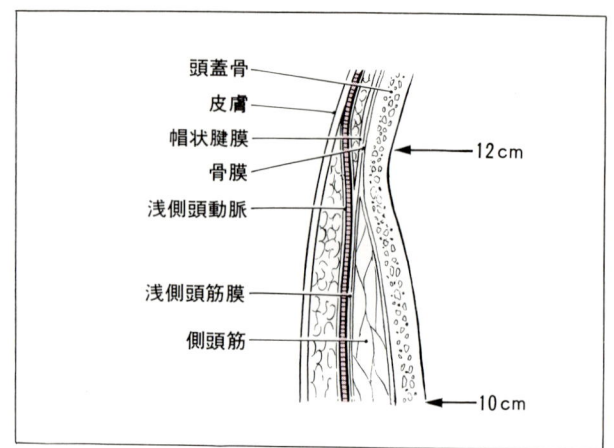

図 3・4　浅側頭動脈は耳輪脚から 12 cm のところで表層の皮下血管網の中に入っていく。

頭蓋のほぼ全範囲に存在している。前方は眼窩上縁，鼻根部まで連続し，後方は nuchal line に達する。

　帽状腱膜は良好な血行を有しており，前方は眼窩上動脈，滑車上動脈，側方は浅側頭動脈，後方は後耳介動脈から栄養される。これらの動脈の相互の関連性については，Marty[14] の詳細な報告がある（図3・3）。それによれば，これらの血管は互いに密に吻合しているが，頭頂部正中から約 10 cm の範囲がもっとも密に吻合しており，ついで，外側に 15 cm 程度の範囲がそれに続き，末梢にいくにしたがって吻合はしだいに疎になってくるという。また，頭頂部では反対側の血管ともよく連絡しているので，一側の血管によって反対側の頭皮も十分に栄養される。これらの動脈の中でも，もっとも主要な役割を果たしているのは浅側頭動脈である。Upton[15] によれば，80％の浅側頭動脈は頬骨弓の直上で前頭枝と頭頂枝に分かれるという。さらに浅側頭動脈の走行する層について，Schaefer[16]，Byrd[17] は，浅側頭動脈は耳輪脚から 10 cm 頭側のレベルではまだ浅側頭筋膜上を走るが，12 cm になると側頭筋膜上から表層の皮下血管網の中に入っていくと報告している（図3・4）。眼動脈の枝である眼窩上動脈と滑車上動脈は，眼窩上縁を出てすぐ浅層と深層の2層に分かれる。浅層の血管は太く，帽状腱膜上を走る。深層の血管は細く，骨膜に沿って走り，pericranial flap の血管柄を形成する。Marty によれば，眼窩上動脈と滑車上動脈，浅側頭動脈は互いに連絡するが，吻合枝は細く，それほど密ではないという。Pericranium は帽状腱膜からも多くの穿通枝で栄養される。なお，innominate fascia と深側頭筋膜は浅側頭動脈と深側頭動脈から，側頭筋は顎動脈の枝である前深側頭動脈と中深側頭動脈で栄養される。

C 手　技

　まず術前にドップラーにより，浅側頭動脈の走行をマークしておく。皮切は両側冠状切開を用い，頭皮を毛囊下層で剥離する（図3・5）。この操作は側頭部では容易であるが，頭頂部に進むにつれ，帽状腱膜と皮下結合織とが密に結合しているため剥離しにくくなる。頭頂部であまり薄く頭皮を剥がすと，頭皮の壊死や alopecia を来すことになる。浅側頭動脈は耳輪脚から約 12 cm 頭側で浅側頭膜上から皮下組織に入っていくため，その部分で結紮する。後で pericranial flap を作成しやすいように，切開線より前方では頭皮は骨膜下に剥離し，前方へ翻転する。この際，眼窩上縁で眼窩上動脈や滑車上動脈を損傷しないように注意する。以上の操作の後，腫瘍の摘出に移る。

　腫瘍の摘出に際しては，lateral rhinotomy を併用した combined approach で行う。Intracranial および extracranial から腫瘍の浸潤の状態を十分に把握し，一塊として摘出後，さらに周囲の骨軟部組織を広範囲に切除する。

　ついで，前頭蓋底の再建に移る。まず，骨膜下に剥離した前頭部の頭皮より，眼窩上動脈と滑車上動脈を栄養血管とした pericranial flap を作成する（図3・6）。Flap の幅は欠損の大きさによって適宜決める。長さは通常，眼窩上縁から冠状切開のところまででも，約 10 cm は十分作成できる。

　つぎに，浅側頭動脈を含んだ galeal-periosteal flap を作成する。Flap は側頭部に向かって骨膜下に起こしていく。側頭線のところでは骨膜と深側頭筋膜が連続しているため，この筋膜を損傷しないよう，注意深く剥離する。側頭部では深側頭筋膜下に flap を起こしていく。前頭蓋底の欠損部にまず前頭部からの pericranial flap を移植

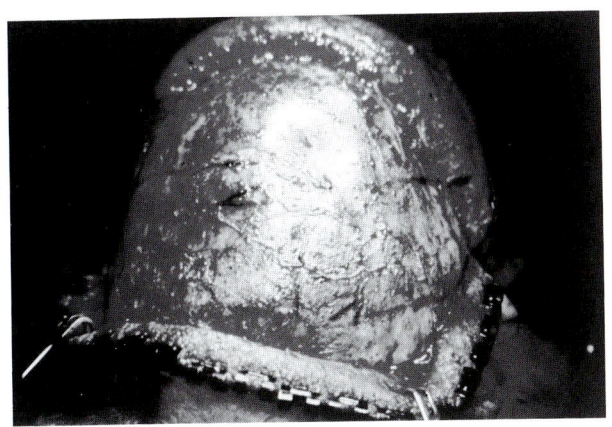
図 3・5 頭皮を毛囊下層で剥離する。

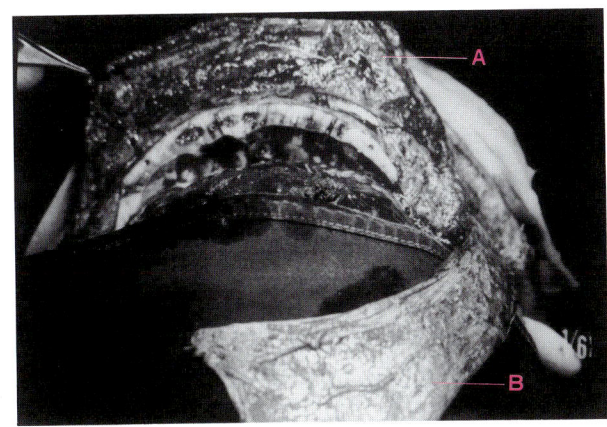
図 3・6 作成した pericranial flap と galeal-periosteal flap
A：pericranial flap, B：galeal-periosteal flap

する。この際，鶏冠付近の前方部分で flap がテント張りにならないように注意する。Flap と前頭蓋底との間にフィブリン糊を用いると，flap を前頭蓋底にぴったり密着させることができる。欠損が大きく，前床突起に近い前頭蓋底の後方部分の再建が不十分になる場合には，galeal-periosteal flap で補う。前頭蓋底の欠損が直径 2 cm 以上の時は，頭蓋骨移植による再建を行う。骨移植を行った場合には，移植骨の上に galeal-periosteal flap を，骨膜面を下にして移植する。鼻腔側の flap の露出面には，鼻腔側から植皮を行う。固定は鼻腔内からのパッキングによる。これにより前頭蓋底欠損部は，pericranial flap もしくは galeal-periosteal flap と植皮片で，または galeal-periosteal flap, 移植骨, pericranial flap, 植皮片の順に確実に再建される。各層間の固定にはフィブリン糊が有用である。

再建終了時，前頭骨を戻す際に，各 flap が通るところは一部骨を切除し，flap の茎を圧迫しないようにする。

D 症　例

47歳，男。眼球突出を主訴とした，篩骨洞の扁平上皮癌である。CT 像より腫瘍は右眼窩内および頭蓋底から頭蓋内に浸潤していた（図3・7-a）ため，combined approach により手術を施行した。右側眼球，篩板，篩骨洞，鼻中隔，反対側篩骨洞を含めて，腫瘍を一塊として摘出した。その結果，前頭蓋底には 4×5 cm の欠損が生じた（図3・7-b）。欠損部は pericranial flap, 移植骨, galeal-periosteal flap, 植皮によって再建した（図3・7-c, d）。頭皮の一部に壊死を見たが，保存療法により治癒した。術後，総量 50 Gy の放射線療法を施行した。術後 1 年，再発もなく経過は良好である。

E 考　察

Pericranial flap や galeal flap が種々の前頭蓋底欠損に対する再建の良い適応であることは，諸家[18)~20)]の報告からも明らかである。とくに pericranial flap は Shah[21)] による報告以来，現在ではもっともポピュラーな前頭蓋底の再建材料であるといえよう。Stiernberg も述べているように，前頭蓋底正中部の比較的小さな欠損がもっとも良い適応である。Price[22)] は，この flap で前床突起部まで十分カバーできると述べているが，鶏冠などの前方の部分ではテント張りになりやすいため，実際には前頭蓋底中央ぐらいまでが限界であると考える。それより後方部分では無理をせず，galeal flap の応用を考えるべきであろう。Galeal flap の適応範囲は pericranial flap よりさらに広く，前頭蓋底のほぼ全域をカバーすることができる。筆者[23)] は単なる galeal flap ではなく，Horowitz[24)] の報告にもあるように，galeal-periosteal flap とした方がより効果的であると考えている。これは，

①骨膜や深側頭筋膜を含めることにより，浅側頭動脈以外に深側頭動脈の血行も期待できること
②骨膜の存在によるより強固な支持力の獲得

の 2 点がその大きな理由である。とくに悪性腫瘍の治療に際しては，術前後の放射線療法や感染など，移植床の状態に問題があることも多く，少しでも良い血行を獲得した方がよいと考える。また，欠損が大きく，骨による支持が必要な場合には，移植骨とこれらの flap をサンドイッチ状にすることにより，より効果的な再建が期待できる。ただ，欠損が顔面の方にも広範に及んでいる場合には，やはり free flap による再建を考えるべきであろう。さらに，これらの flap は採取が容易であるため，再

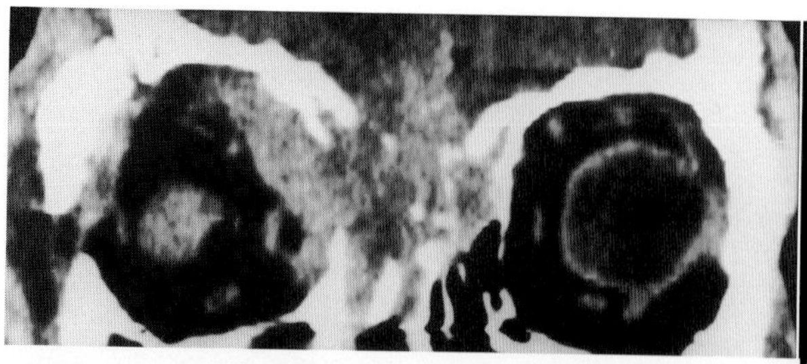

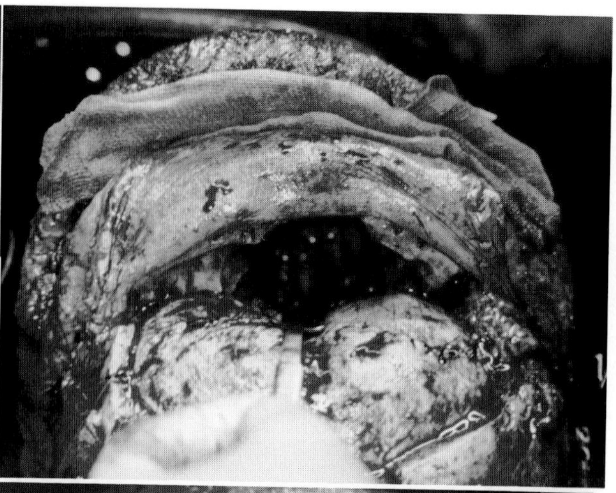

図 3・7　(a)　術前前額断 CT 像
　　　　　　　腫瘍は右眼窩内，頭蓋内へ浸潤している。
a|b
c|d
　　　　　(b)　前頭蓋底に生じた 4×5 cm の欠損
　　　　　(c)　欠損部に pericranial flap を敷き，その上に骨を移植する。
　　　　　(d)　Galeal-periosteal flap を移植

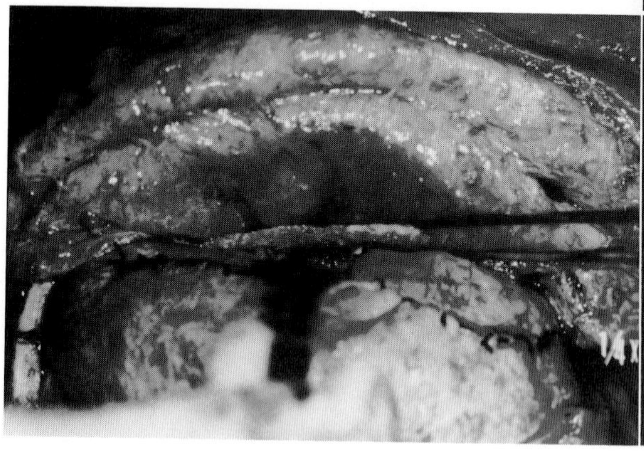

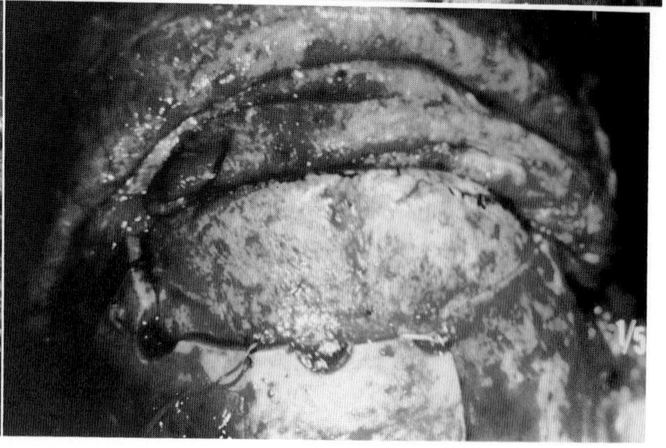

建に要する時間も出血も少なくてすむ。高齢者における手術では，考慮すべき条件の一つであろう。鼻腔側の露出面に植皮をするかどうかについては賛否両論あるが，われわれは植皮をした方が上皮化がスムーズであると考えている。

本法の欠点としては，

①頭皮の剝離がやや面倒であり，毛根を傷つけやすいこと

②前額部の陥凹変形や知覚異常

などがある。いずれにしても，これらの flap を適宜組み合わせることにより，前頭蓋底全域にわたる良好な再建が可能である。　　　　　　　　　　　　　　（新橋　武）

文　献

1) Dandy, W. E. : Orbital tumors, results following the transcranial operative attack, p.168, Osker Piest, New York, 1941.
2) Ketcham, A. S., Wilkins, R. H., Van Buren, J. M., et al. : A combined intracranial facial approach to the paranasal sinuses. Am. J. Surg., 106 : 698-703, 1963.
3) Van Buren, J. M., Ommaya, A. K., Ketcham, A. S. : Ten year's experience with radical combined craniofacial resection of malignant tumors of the paranasal sinuses. J. Neuro Surg., 28 : 341-351, 1968.
4) Ketcham, A. S., Chretion, P. B., Van Buren, J. M., et al. : The ethmoid sinuses : Are-evaluation of surgical resection. Am. J. Surg., 126 : 469-476, 1973.
5) Ketcham, A. S., Hoye, R. C., Van Buren, J. M., et al. : Complication of intracranial facial resection for tumors of the paranasal sinuses. Am. J. Surg., 112 : 591-596, 1966.
6) Jackson, I. T., Marsh, W. R. : Anterior cranial fossa tumors. Ann. Plast. Surg., 11 : 479-489, 1983.
7) Stiernberg, C. M., Baily, B. J., Weiner, R. L., et al. : Reconstruction of the anterior skull base following craniofacial resection. Arch. Otol. Head Neck Surg., 113 : 710-719, 1987.
8) Abul-Hussan, H. S., Ascher, G. D., Acland, R. D. : Surgical anatomy and blood supply of the fascial layers of the temporal region. Plast. Reconstr. Surg., 77 : 17-24, 1986.
9) Casanova, R., Cavalcanto, D., Grotting, J. C., et al. : Anatomic basis for vascularized outer-table calvarial bone flaps plast. Reconstr. Surg., 78 : 300-308, 1986.
10) Kaplan, I. B., Gilbert, P. A., Tersis, J. K. : The vascularized fascia of the scalp. J. Reconstr. Microsurg., 5 : 7-15, 1989.
11) Cutting, C. B., McCarthy, J. G., Knize, D. M. : Repair and grafting of bone. Plastic Surgery, edited by J. G. McCarthy, pp. 583-629, W. B. Saunders Co., Philadelphia, 1990.
12) Snyderman, C. H., Janecka, I. P., Sekher, L. N., et al. : Anterior cranial base reconstruction : Role of galeal and pericranial flaps. Laryngoscope, 100 : 607-614,

13) Argenta, L. C., Friedman, R. J., Dingman, R. O., et al. : The versatility of pericranial flaps. Plast. Reconstr. Surg., 76 : 695, 1985.
14) Marty, F., Montandon, D., Gumener, R., et al. : Subcutaneous tissue in the scalp : Anatomical, physiological and clinical study. Ann. Plast. Surg., 16 : 368-376, 1986.
15) Upton, J. : In discussion : Abul-Hassan, H., Ascher, G. D., Acland, R. D., Surgical anatomy and blood supply of the fascial layers of the temporal region Plast. Reconstr. Surg., 77 : 25-28, 1986.
16) Schaefer, S. D., Close, L. G., Micky, B. E. : Axial subcutaneous scalp flaps in the reconstruction of the anterior cranial fossa. Arch. Otolaryngol., 112 : 745-749, 1986.
17) Byrd, H. S. : Temporoparietal (Superficial temporal artery) fascial flap. Grabb's encyclopedia of flaps, edited by Strauch, B., Vasconez, L. O., Hall-Findlay, E. J., pp. 27-31, Little, Brown and Co., Boston, 1990.
18) Arden, R. L., Matheg, R. H., Thomas, L. H., et al. : Temporalis muscle-galea flap in craniofacial reconstruction. Laryngoscope, 97 : 1336-1342, 1987.
19) 新橋 武, 久保英一, 前沢尚美ほか：Vascularized calvarial bone graft による前頭蓋底再建の1例. 形成外科, 33 : 387-393, 1990.
20) Post, K. D., Blitzer, A. : Surgery of the skull base Plasic techniques in neurosurgery, edited by Goodrich, J. T., pp. 125-147, Thieme Medical Publishers, New York, 1991.
21) Shah, J. P., Galicich, J. H. : Craniofacial resection for malignant tumors of ethmoid and anterior skull base. Arch. Otolaryngol., 103 : 514-517, 1977.
22) Price, J. C., Loury, M., Johns, M. E., et al. : The pericranial flap for reconstruction of anterior skull base defects. Laryngoscope, 98 : 1159-1164, 1988.
23) 新橋 武, 久保英一, 前沢尚美：我々の行なっている前頭蓋底再建法について. 形成外科, 34 : 139-146, 1991.
24) Horowitz, J. H., Persing, J. A., Nichter, L. S., et al. : Galeal-pericranial flaps in head and neck reconstruction. Am. J. Surg., 148 : 489-497, 1984.

I 頭蓋の再建

4 遊離腹直筋皮弁による頭蓋底の再建

SUMMARY

頭蓋底の再建材料として一般には側頭筋弁，pericranial flap, galeal flap が応用され，安全かつ確実な頭蓋底の再建ができるようになってきた。しかし，数回の開頭術や多量の放射線照射を受けている場合や，皮膚軟部組織の再建も同時に必要な症例では，これらの局所皮弁が利用できない場合が多くなる。これに対し，頭蓋底再建のための再建材料としての筋（筋皮）弁は，①血行豊富であるので骨や硬膜の露出壊死による感染を硬実に避けることができる，②術後早期より放射線照射治療が可能である，③三次元的に複雑な欠損に対して正確に組織充填できるので，髄液漏や膿貯留が起こりにくい，④大きな欠損にも対応できる，などの利点を有している。これらの筋（皮）弁の中でも遊離腹直筋（皮）弁は，①術中の体位変換が必要でない，②長い血管柄が得られる，③大きな頭蓋底再建が可能な比較的大きな皮弁および筋体が採取できる，④採取が容易である，など多くの利点を有しているので，近年この領域の再建にも多用されるようになっている。本稿では，浅側頭動静脈あるいは顔面動脈などに深下腹壁動静脈を吻合して移植する遊離腹直筋弁（筋皮弁）にて頭蓋底を再建する術式を紹介する。

はじめに

頭蓋底に浸潤した腫瘍は従来手術困難とされていたが，近年，頭蓋底外科が発達し，これらの腫瘍に対しても切除手術が行われるようになった。これは CT や MRI などによる診断技術の進歩とあいまって，再建手技の進歩とさまざまな再建材料の開発，さらには craniofacial surgery の発達などにより，安全確実な頭蓋底再建が実現できるようになったためである[1〜4]。

現在，再建材料として一般には側頭筋弁，pericranial flap, galeal flap が利用されている[5〜9]。しかし，数回の開頭術や多量の放射線照射を受けている場合や，皮膚軟部組織の再建も同時に必要な症例では，これらの局所皮弁が利用できない場合が多くなる。このような状況では有茎の僧帽筋皮弁[10]，大胸筋皮弁[11]などが利用されていたが，有茎で移植されるため，再建上の制約が多い。

この欠点を補う目的で，近年では遊離腹直筋皮弁（筋皮弁）にて欠損部を充填する術式が好んで用いられている[12〜15]。

A 概 念

頭蓋底再建の基本は，血行の良い組織で頭蓋底欠損部を再建し，鼻腔と頭蓋内を遮断し，髄膜炎などの合併症を避けることである。頭蓋底再建のための再建材料としての筋（筋皮）弁は，

① 血行豊富であるので，骨や硬膜の露出壊死による感染を確実に避けることができる，
② 術後早期より放射線照射治療可能である，
③ 三次元的に複雑な欠損に対して正確に組織充填できるので髄液漏や膿貯留が起こりにくい，
④ 大きな欠損にも対応できる，

などの利点を有している。側頭筋弁は早くから利用されているが，側頭部周辺の小さな欠損にしか利用できない欠点があった。そのため，有茎の僧帽筋皮弁，大胸筋皮弁が利用されたが，有茎であるので前者は術中の体位変換が必要であり，後者は筋皮弁の茎が露出しているため，これを切断する二次的手術が必要で，その間，髄液漏を起こしやすい。また，有茎であるため移動範囲に制限があり，部分壊死などの合併症も起こしやすい欠点がある。したがって，有茎であるためのこれらの欠点をなくす目的で，遊離筋（筋皮）弁が推奨されるようになった。中でも遊離腹直筋皮弁は，

① 術中の体位変換の必要がない
② 長い血管柄が得られる
③ 大きな範囲の頭蓋底再建が可能な，比較的大きな皮弁や筋体が採取できる
④ 採取が容易である
⑤ 顔面皮膚欠損も同時再建可能である

など多くの利点を有しているので，近年この領域の再建にも多用されるようになっている。

B 解　剖

腹直筋は筋体後面より流入する上腹壁動静脈と下腹壁動静脈とで栄養されているが，前者よりも下腹壁動脈の方が血液の流入量が多いので，free flap として利用する場合は，下腹壁動静脈を血管柄として利用する。この下腹壁動静脈血管柄のみで一側の腹直筋全体の血行を維持できるので，腹直筋全体の採取が可能である。下腹壁動静脈は外腸骨動静脈より分枝した後，上方へ走行し，途中腹直筋へ数本の筋枝を出しながら，臍部の高さまで筋体後面に接して走行する。そして，この高さあたりで本幹も筋体内に流入している。したがって，筋体内に血管が埋没するまで，この本幹より出ている筋枝を筋体より切断することにより，血管柄を筋体より分離できる。

頭蓋底は，解剖学的に前頭蓋底，中頭蓋底，後頭蓋底に分けられている。前頭蓋底は前頭蓋窩に一致し，中頭蓋底は蝶形骨大翼と錐体部後縁の間，後頭蓋底は錐体部後縁より後頭骨内面である。Jackson ら[1]は，頭蓋底腫瘍の部位と臨床症状との関連性を考慮した解剖学的分類を報告している。頭蓋底を anterior area と posterior area に分け，anterior area は前頭蓋窩に一致し，posterior area を anterior segment（蝶形骨大翼と錐体骨前縁まで），central segment（錐体骨部），postrerior segment（錐体骨後縁より後頭蓋窩正中まで）に分けている。

前・中頭蓋底欠損では副鼻腔や咽頭側と頭蓋内が交通する場合があり，その際は何らかの血行のある組織で頭蓋底を再建し，外部との交通を一期的に遮断しなければならない。後頭蓋底欠損では，硬膜再建以外は一般に頭蓋底再建の必要はない。

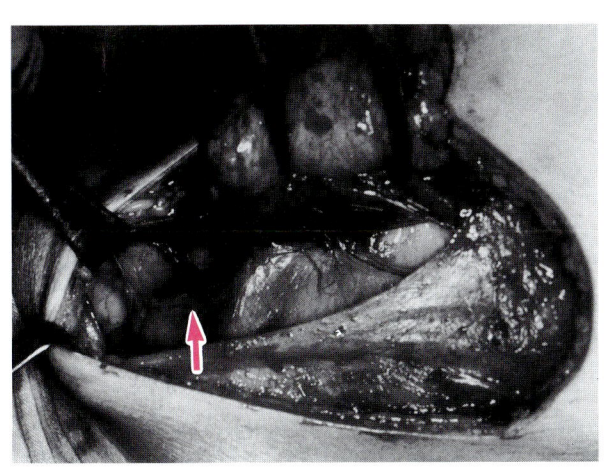

図 4・1　腹直筋の解剖
矢印は下腹壁動静脈を示している。

C 手　技

1．腹直筋弁（あるいは筋皮弁）の採取

正中傍切開により腹直筋前鞘に達し，腹直筋前鞘に縦切開を加えて前鞘を腹直筋前面より剥離し，筋体を露出する。臍のレベルより尾側の筋体外側より筋体後面に達し，深下腹壁動静脈を確認し，この血管柄を作成するために，外腸骨動静脈よりの分岐部より頭側へ適宜分枝を切断しながら剥離する。多くの場合，長い血管柄が必要なので，筋体後面へ流入する数本の筋枝を切断すると，臍のレベルあたりまで血管柄として筋体より剥離でき，約 12～15 cm の血管柄が作成できる（図 4・1）。硬膜再建や咽頭側再建のために筋膜が必要な場合は，腹直筋前鞘を筋体に付着させたままか，あるいは遊離で採取する。顔面などの皮膚欠損や鼻咽腔の粘膜欠損の再建が必要な場合には筋皮弁として採取するが，その挙上に関しては成書に譲る[16]。

2．遊離筋弁による再建

前頭蓋底においては，腫瘍切除後の組織欠損部に筋体を充填して頭蓋内腔と鼻咽腔側とを遮断し，篩骨洞や蝶形骨洞の欠損部の死腔を閉鎖して再建する。骨断端部に穴を開けて筋体を縫合固定するが，このような骨固定が不可能な場合には，鼻腔側粘膜断端に筋膜をハンモック状に縫合して筋体を保持し，筋体の鼻腔側への脱落を防ぐ。この際，咽頭側に筋体あるいは筋膜が露出していても問題はなく，短期間で粘膜様の瘢痕組織で覆われる[14]。

移植床の吻合血管としては，浅側頭動静脈と顔面動静脈が利用できる。浅側頭動静脈に血管吻合するには，頭蓋骨側頭部に直径 5 mm 程度の穴を開け，ここより血管柄を通して血管吻合する。前頭蓋底腫瘍へのアプローチとして，頭蓋外法と頭蓋内法を合わせた複合法が採用されることが多く，頭蓋外法として lateral rhinotomy が顔面に加えられている際には，この皮切部より下方へ向かう頬部皮下トンネルを作成し，ここに血管柄を通して顔面動静脈と血管吻合する（図 4・2）。

中・後頭蓋底腫瘍切除後，側頭葉あるいは後頭葉部の硬膜再建部の被覆，骨欠損部の充填，鼻咽腔後壁あるいは側壁欠損の閉鎖，皮下軟部組織欠損部の充填などの目的で，腹直筋体を移植する[17,18]。硬膜再建が必要な場合には，腹直筋前鞘を筋体に付着させた状態で利用できる。移植床血管としては，外頸動脈の本幹あるいは分枝が利用できる（図 4・3）。

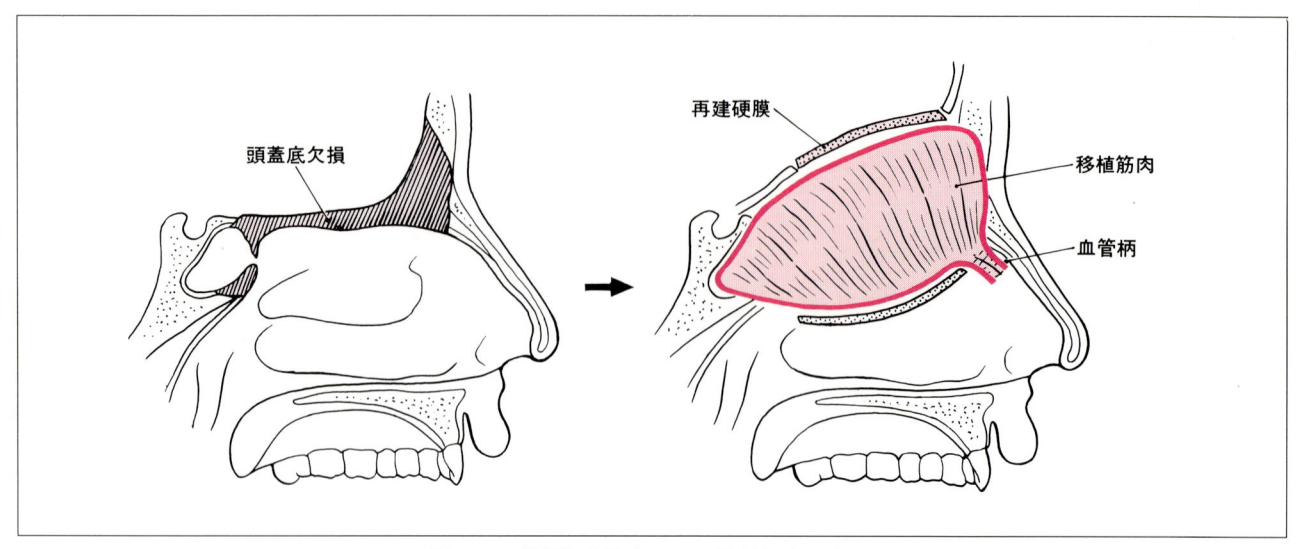

図 4・2　遊離腹直筋弁による前頭蓋底再建術

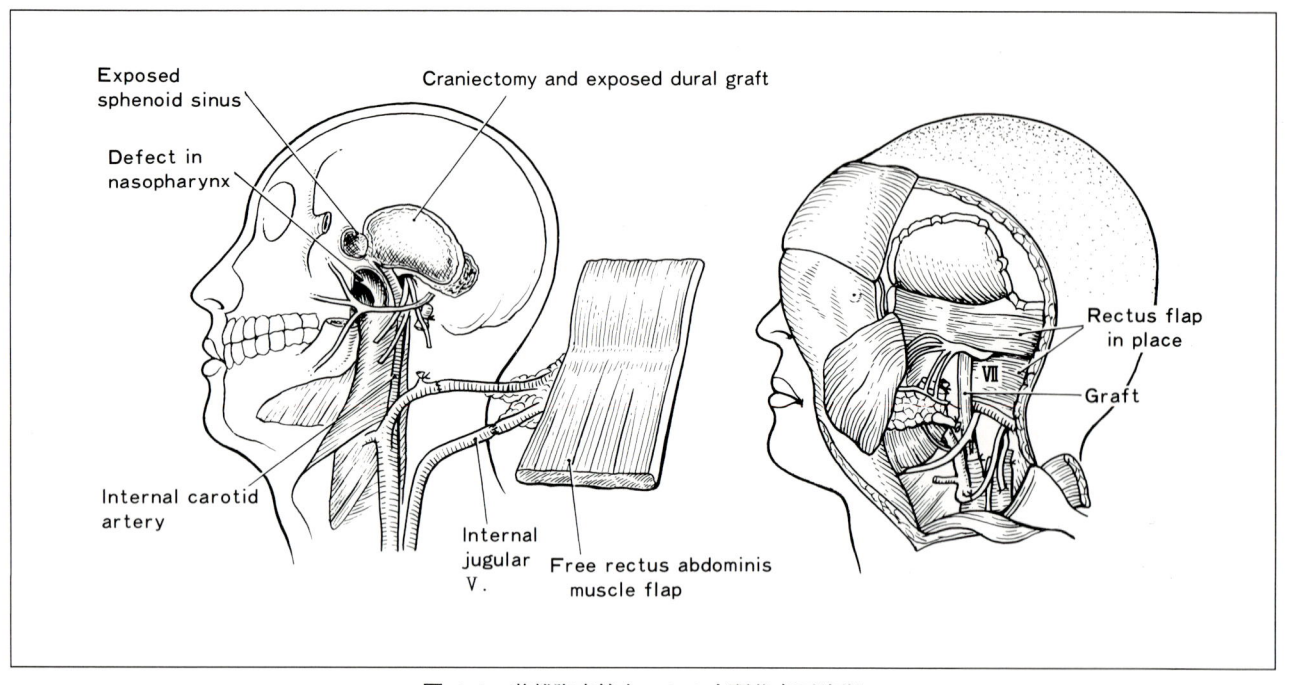

図 4・3　遊離腹直筋弁による中頭蓋底再建術
(Jones, N. F., Sekhar, L. N. and Schramm, V. L. : Free rectus abdominis muscle flap reconstruction of the middle and posterior cranial base. Plast. Reconstr. Surg., 78：471-477, 1986 より引用)

3．遊離筋皮弁による再建

　基本的には遊離筋弁と再建法は同じであるが，前頭蓋底部では顔面軟部組織の欠損を伴っている場合，あるいは上顎拡大全摘術がなされ顔面皮下に大きな空間ができた状態に対して，顔面の陥凹を防ぎ，鼻腔側壁・上壁を再建する場合に，筋皮弁として利用する（図 4・4）[19]。中・後頭蓋底部では，腫瘍切除後，皮膚欠損も再建しなければならない場合に，この筋皮弁が利用されている[20]。

D 症　例

【症例1】　22歳，女，悪性メニンジオーマ
　5年前に頭蓋内にメニンジオーマが発生し，以後3年間に4回の開頭術による腫瘍切除術と 50 Gy のコバルト照射を受けている。鼻腔，前頭洞，篩骨洞，上顎洞，眼窩上壁に腫瘍が再発した。
　脳外科により両側冠状皮切下に両側前頭開頭され，頭蓋内より前頭蓋底を露出した。つぎに，耳鼻科により外側鼻切開下に鼻外法にて腫瘍に達し，頭蓋内外の2方向

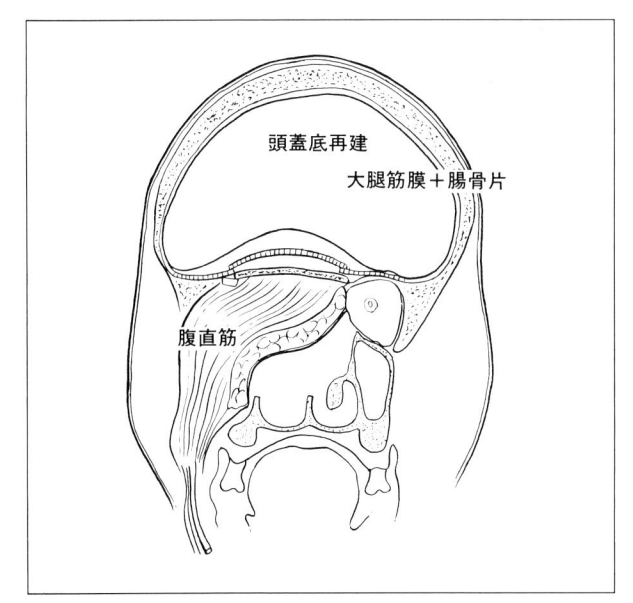

図 4・4　遊離腹直筋皮弁による前頭蓋底再建
(鎌田信悦：鼻副鼻腔悪性腫瘍の頭蓋底浸潤に対する切除法と再建法，頭頸部腫瘍，15：132-135，1988．より引用)

より一塊として腫瘍切除が施行された。大腿筋膜による硬膜再建と，頭蓋骨外板移植による右眼窩上壁再建がなされた。

ついで，形成外科により遊離腹直筋弁による前頭蓋底再建が行われた。11 cm の血管柄を有する 10 cm の遊離腹直筋弁を採取し，前頭蓋底骨欠損部に遊離筋弁を充填し，移植骨を被覆した。大腿筋膜を鼻腔側粘膜断端部にハンモック状に縫合し，筋肉の脱落を防止した。右梨状孔縁より右下顎下縁の顔面動脈の間に頰部皮下トンネルを作成し，ここへ遊離筋弁の血管柄である深下腹壁動静脈を通し，下顎下縁で顔面動静脈と血管吻合した。術後は髄膜炎や髄液漏などの合併症もなく，経過良好であった（図 4・5-a〜g）。

【症例 2】 52 歳，男，上顎癌

眼球突出を伴う左上顎癌に対して，化学療法と 60 Gy の放射線療法が施行されたが反応なく，腫瘍が篩骨洞，上顎洞，眼窩，前頭蓋底に及んでいる。

脳外科による開頭術後，前頭蓋底よりの腫瘍切除と耳鼻咽喉科による顔面からの腫瘍切除により，硬膜，篩骨洞，上顎洞，眼窩および眼窩内容物，頰骨，前頭蓋底，浄化眼瞼，頰部皮膚が一塊として切除された。硬膜は大腿筋膜により再建した。8×8，14×18 cm の皮島を有する腹直筋皮弁を採取後，前頭蓋底は腹直筋遠位部により再建し，鼻腔外側壁と顔面を皮弁により再建した。顔面動静脈と深下腹壁動静脈とを血管縫合した。術後は合併症もなく経過良好であった。再建術後 7 カ月に皮弁近位部の脂肪除去術が施行されている。術後 3 年，再発はない（図 4・6）。

E 考　察

形成外科領域に筋皮弁の概念が広く取り入れられるようになり，実験的および臨床的にこの筋皮弁が細菌感染に対して抵抗力が強いことが明らかになった。また，複雑な三次元的死腔を十分に充填できるので術後膿瘍が予防でき，血行豊富であるので創傷治癒が早く，術後早期より放射線照射が可能であるなどの利点に着目して，筋弁あるいは筋皮弁が頭蓋底再建に利用されるようになった。早期より側頭筋弁は眼窩や前頭蓋窩の外側壁の再建に利用されていたが，より内側の大きな欠損の再建には組織量が不足する欠点があった。大胸筋皮弁は眼窩周辺部や側頭骨などの腫瘍切除後の再建に利用されたが，頭蓋底再建のためには，筋皮弁の筋肉柄が露出した状態で，二次的な切断の必要があり，切断するまでの間に髄液漏形成の危険性があるなどの欠点を有している[11]。僧帽筋皮弁（extended trapezius musclocutaneous flap）は，筋皮弁の先端が反対側の眼窩上壁まで達することができ，一期的に再建可能であるが，この筋皮弁挙上に際して腹臥位が必要であるので，2 回の体位変換をしなければならないのが最大の欠点である[10]。また，有茎で移動されるこれらの筋皮弁は，おのずから移動範囲に制限があり，適応が限られる。

これに対し，遊離腹直筋皮弁は，
①体位変換の必要がなく，頭部手術と同時に皮弁採取が可能である
②頭蓋底再建に十分な筋体と皮弁が採取できる
③血管径が大きく，長い血管柄が確実に得られる
などの多くの利点を有しているので，近年は頭蓋底再建にも広く利用されている[12]〜[15]。手術用顕微鏡下の血管吻合が必要であるが，微小血管吻合に習熟していれば安全である。筋皮弁として利用する場合は，皮弁の色調により血栓形成のチェックができるが，筋弁として利用された場合は，ドップラー血流計で皮下動脈の血栓形成の有無は判断できるが，静脈血栓形成の判断ができないのがこの方法の欠点である。

前頭蓋底再建時における骨再建の必要性に関しては，部位，大きさなどの点で意見が分かれており，本稿では言及しないが，ほとんどの症例で骨移植は必要ないとする報告も少なくない。ただし，眼球が温存されている場合には，術後の眼球陥没予防のために上壁，内側壁の骨移植による再建を行う。われわれの経験でも，篩骨洞および蝶形骨洞の欠損に対して腹直筋のみで再建した症例

28　I．頭蓋の再建

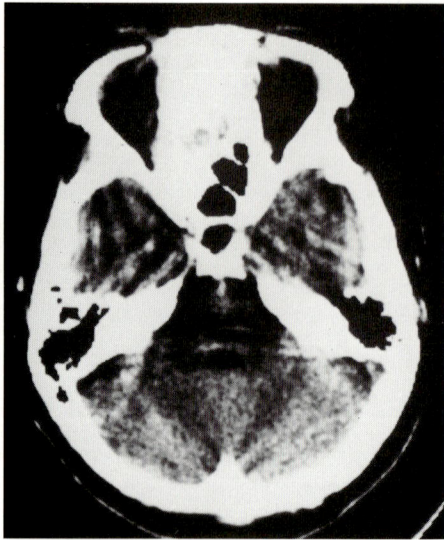

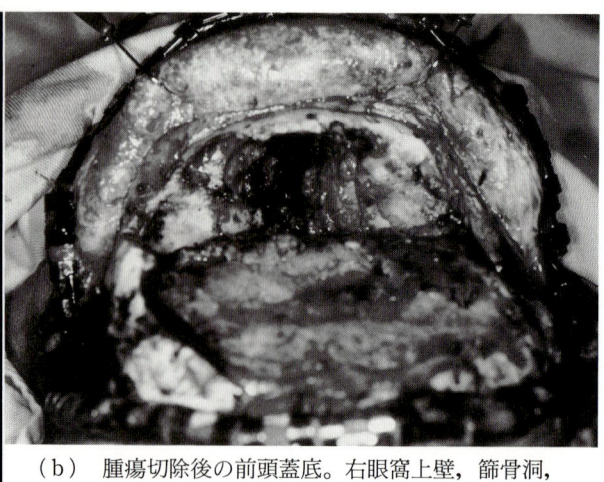

(a) 術前 CT。眼窩間の篩骨洞の腫瘍

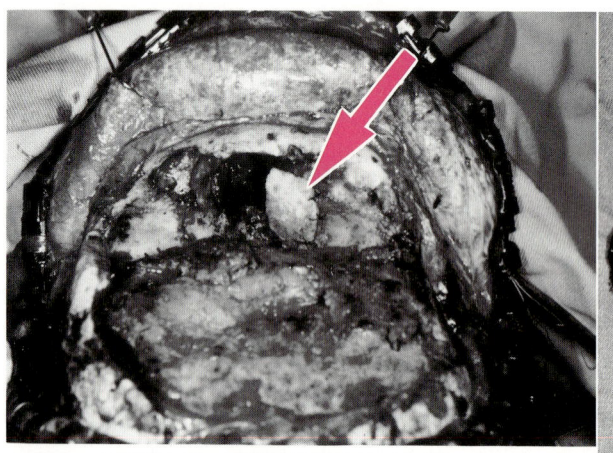

(b) 腫瘍切除後の前頭蓋底。右眼窩上壁，篩骨洞，前頭洞骨欠損

▲(c) 右眼窩上壁に頭蓋骨外板移植（矢印）
▶(d) 大腿筋膜片と遊離腹直筋

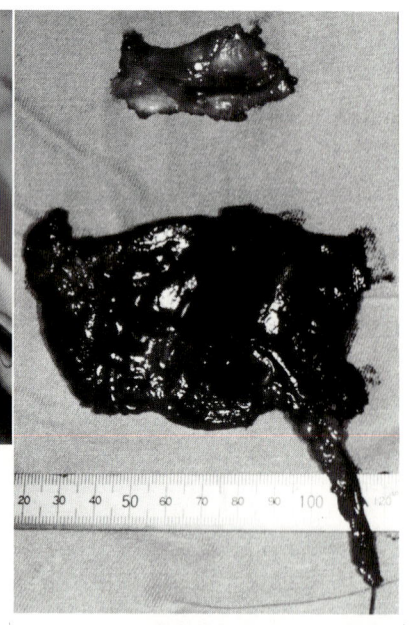

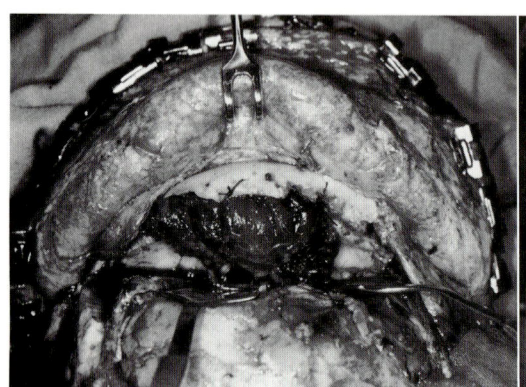

(e) 遊離腹直筋弁による組織欠損部の充填

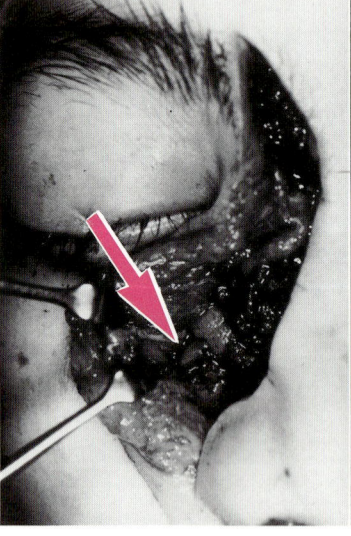

(f) 血管柄を頬部皮下に通して血管吻合，矢印は血管柄基部を示す。

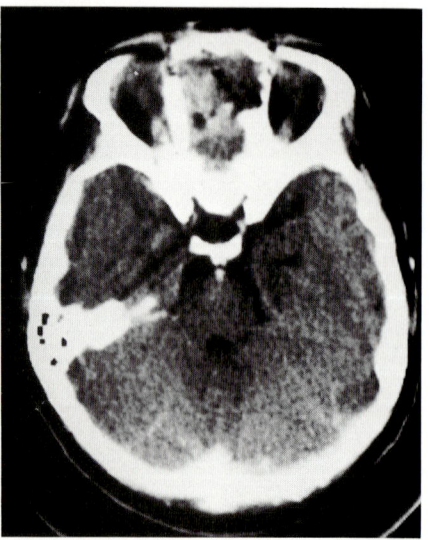

(g) 術後1カ月の CT

図 4・5　症例1：22歳，女，悪性メニンジオーマ

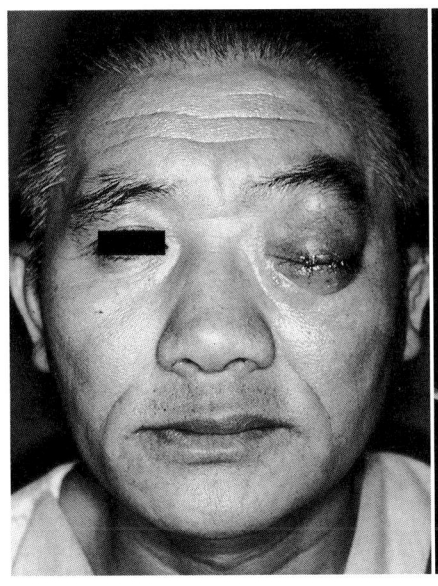

(a) 術前顔貌。左眼球の突出を認める。

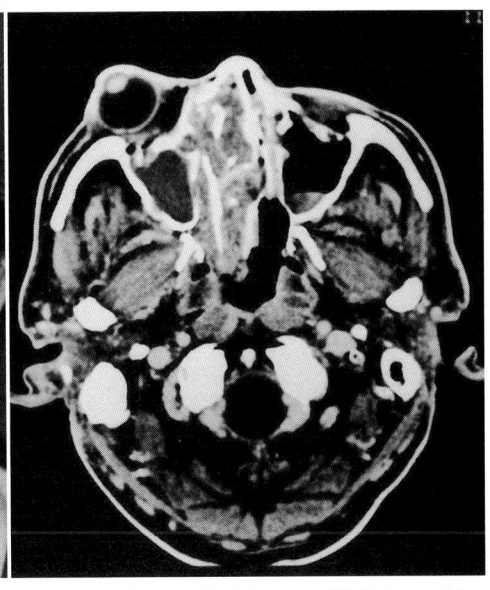

(b) 術前 CT。篩骨洞および眼窩内への腫瘍浸潤を認める。

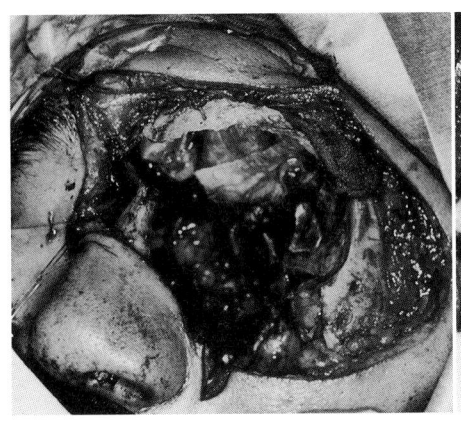

(c) 腫瘍一塊切除後の状態。眼窩上・内・下壁，篩骨洞，上顎洞，眼瞼，顔面皮膚が切除されている。

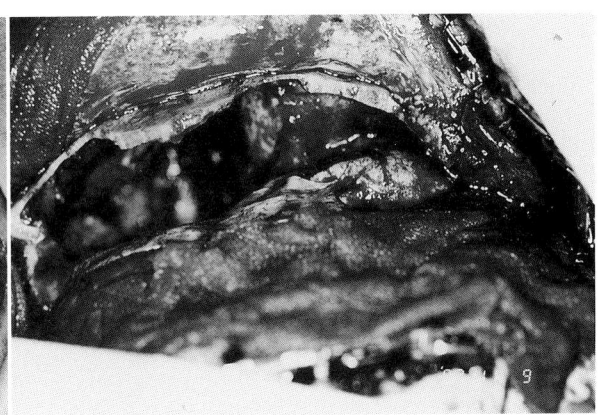

(d) 左前頭蓋底が前欠損している。

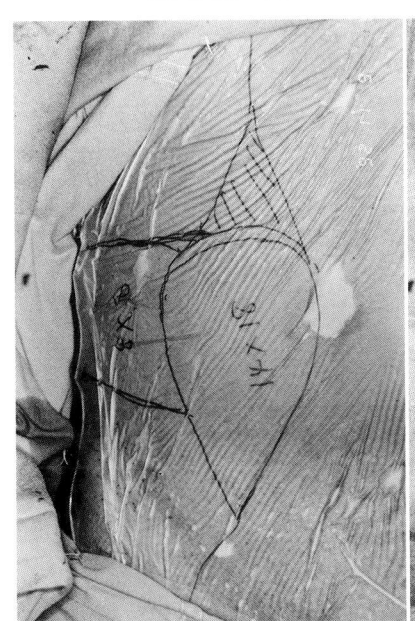

(e) 8×8, 14×18 cm の皮島を有する腹直筋皮弁をデザインした。

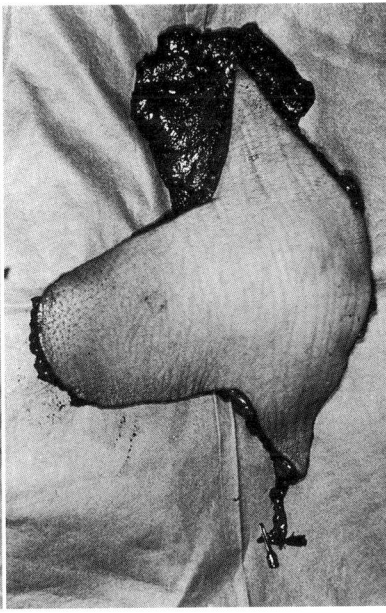

(f) 採取された遊離腹直筋皮弁。

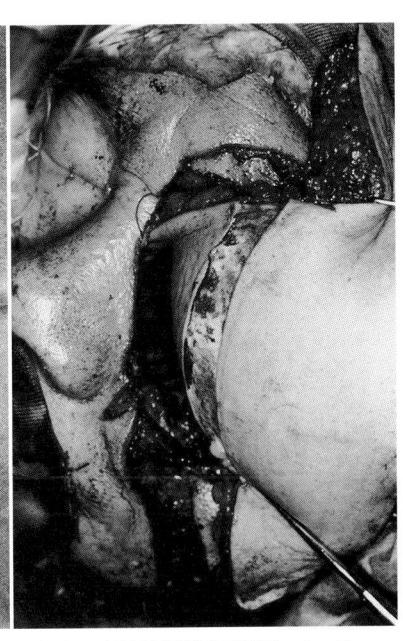

(g) 鼻腔外側壁を再建している。

図 4・6 症例 2：52 歳，男，上顎癌

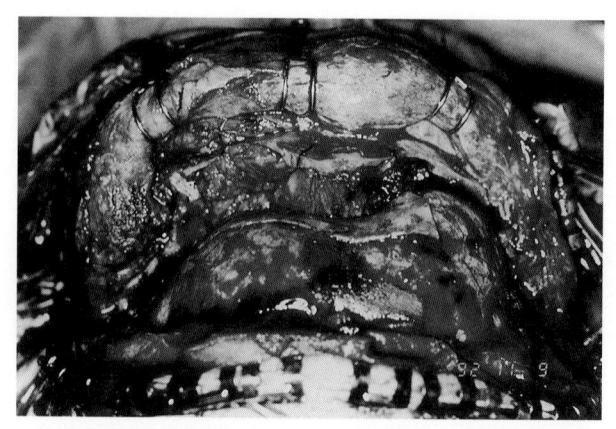

(h) 硬膜は大腿筋膜で再建し，頭蓋底に腹直筋が充填されている。

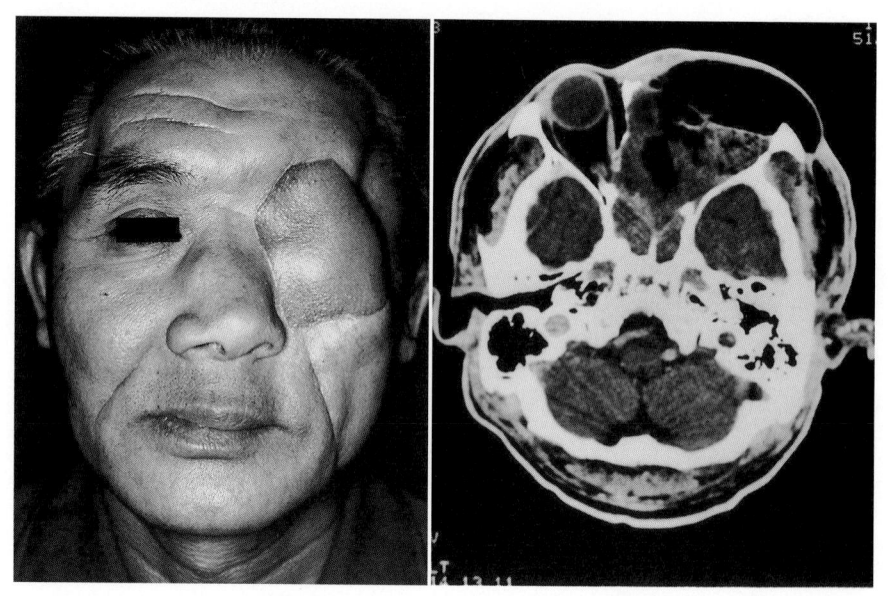

(i) 術後3年の顔貌　　(j) 術後4カ月のCT

図 4・6　つづき

で，1年後の再手術の際に瘢痕化した良好な頭蓋底を確認している。骨移植が施行された場合でも，筋体で骨を十分に被覆できるので，感染の危険性も少ない。

鼻咽腔側に露出した筋体あるいは筋膜に対して，鼻咽腔にガーゼを充塡し，圧迫固定して遊離植皮を行っている報告もある。しかし，鼻咽腔への術後ガーゼ充塡は術後膿瘍の危険性があるので，われわれは遊離植皮は行わないで，筋体あるいは筋膜を露出したままにして，1～2カ月で粘膜化するのを待っている。　　　　（山田　敦）

文献

1) Jackson, I. T., Marsh, W. R. : Anterior cranial fossa tumors. Ann. Plast. Surg., 11 : 479-489, 1983.
2) Jackson, I. T., Marsh, W. R., Hide, T. A. H. : Treatment of tumors involving the anterior cranial fossa. Head Neck Surg., 6 : 901-913, 1984.
3) 山田　敦，波利井清紀：頭蓋底腫瘍の摘出と形成再建術. 医学のあゆみ，151：162, 1989.
4) Jackson, I. T. : Plastic Surgery, Vol. 5, pp. 3375-3411, W. B. Saunders Co., Philadelphia, 1990.
5) Jackson, I. T., Adham, M. N., Marsh, W. R. : Use of the galeal frontlis myofascial flap in craniofacial surgery. Plast. Reconstr. Surg., 77 : 905-910, 1986.
6) Snyderman, C. H., Janecka, I. P., Sekhar, L. N., et al. : Anterior cranial base reconstruction : role of galeal and pericranial flaps. Laryngoscope, 100 : 607-614, 1990.
7) Casanova, R., Cavalcante, D., Grotting, J. D., et al. : Anatomic basis for vascularized outer-table calvarial bone flaps. Plast. Reconstr. Surg., 78 : 300-317, 1986.
8) Argenta, L. C., Friedman, R. J., Dingman, R. O., et al. : The versatility of pericranial flaps. Plast. Reconstr. Surg., 76 : 695, 1985.
9) Price, J. C., et al. : The pericranial flap for reconstruction of anterior skull base defects. Laryngoscope, 98 : 1159-1164, 1988.
10) Rosen, H. M. : The extended trapezius musculocutaneous flap for cranio-orbital facial reconstruction. Plast. Reconstr. Surg., 75 : 318-324, 1985.

11) Sasaki, C. L., Ariyan, S., Spencer, D., et al. : Pectoralis major myocutaneous reconstruction of the anterior skull base. Larybgoscope, 95：162-166, 1985.

12) 山田　敦，波利井清紀：メニンジオーマ術後の頭蓋底の再建．Clin. Neurosci., 9：318-320, 1991.

13) Jones, N. F., Schramm, V. L., Sekhar, L. N. : Reconstruction of the cranial base following tumor resection. Br. J. Plast. Surg., 40：155-162, 1987.

14) Jones, N. F., Sekhar, L. N., Schramm, V. L. : Free rectus abdominis muscle flap reconstruction of the middle and posterior cranial base. Plast. Reconstr. Surg., 78：471-477, 1986.

15) Guelinckx, P. J., Lejour, M. : Free muscle transplants for chronic infection of fronto-cranial region. Eur. J. Plast. Surg., 9：88-93, 1986.

16) Harii, K. : Inferior rectus abdominis flaps. Microsurgical Reconstruction of the Head and Neck, edited by Baker, S. R., pp. 191-210, Churchill Livingstone, New York, 1989.

17) Sekhar, L. N., Schramm, V. L., Jones, N. F. : Subtemporal-preauricular fossa approach to large lateral and posterior cranial base neoplasms. J. Neurosurg., 67：488-499, 1987.

18) Yamada, A., Harii, K., Ueda, K., et al. : Free rectus abdominis muscle reconstruction of the anterior skull base. Br. J. Plast. Surg., 45：302-306, 1922.

19) 鎌田信悦：鼻副鼻腔悪性腫瘍の頭蓋底浸潤に対する切除法と再建法．頭頸部腫瘍, 15：132-135, 1988.

20) 田中嘉雄，田嶋定夫，上田晃一ほか：遊離腹直筋皮弁によって再建した頭蓋底腫瘍の症例．形成外科, 33：1111-1118, 1990.

5 Tissue expansion 法による頭皮欠損の閉鎖

SUMMARY

Tissue expansion 法は，皮下・筋肉下にシリコン製の tissue expander を埋入させ，これに生理食塩水を注入して膨らませることで tissue expander 上の組織の伸展を図り，欠損の再建に利用する方法である。

とくに，被髪頭部では，体の他部位に同様の有毛性の組織を求めることができないため，tissue expansion 法がよく用いられている。隣接した組織を用いて再建できるので，整容的にも知覚の獲得の点でも優れた方法である。

術前計画はたいへん重要である。頭皮の血行を考慮して，切開線や伸展すべき部位を決定する。第1回目の手術では，切除されるべき病変部位や既存の瘢痕に切開を入れ，帽状腱膜下に tissue expander を埋入させる。その後，切開線の治癒を待って，tissue expander に生理食塩水を注入し，頭皮の伸展を行う。十分な伸展が得られたことを確認して，第2回手術を行う。この手術では，tissue expander を除去し，伸展によって得られた組織を用いて再建を行う。伸展された頭皮は，術前計画により局所皮弁や遊離皮弁として用いることができる。

合併症は，tissue expander の露出，血腫，皮膚壊死，感染，疼痛などがある。

本法を用いることで，頭部において，遊離植皮，遊離皮弁などを用いずに切除・再建が可能な病変の大きさははるかに拡大した。

はじめに

Tissue expansion 法は 1957 年，Neumann が外傷性耳介欠損にゴム製のバルーンを用い，皮膚および軟部組織を伸展して再建を行ったのをはじめとしている[1]。この後，1976 年，Radovan[2] がシリコン製の tissue expander を用いた臨床症例を発表して以来，各種再建に多用されるようになった。日本でも 1984 年以来，多数の臨床報告や基礎研究報告が発表されている。

頭部に tissue expansion 法を用いたさまざまな報告がなされており，外傷や熱傷後の瘢痕[3〜5]，頭皮良性腫瘍の切除，頭蓋癒合症の離断[6]，男性型禿頭[7] などさまざまな疾患に使用されている[3〜10]。

A 概念

Tissue expansion 法は，
① tissue expander を埋入する手術
② 生理食塩水の注入により tissue expander を膨らませ，軟部組織の伸展を図る段階
③ tissue expander を取り出し，伸展された軟部組織を利用して欠損部の再建を行う手術

の3段階により完成する手術術式である。

B 解剖

頭皮は，皮膚，皮下脂肪，帽状腱膜 galea からなる。Galea の下に疎性結合組織，骨膜，骨がある（図5・1）。

Galea は前頭筋と後頭筋の停止部である。前頭筋は鼻根・内眼角・眉間の皮膚，後頭筋は後頭骨最上項線，上項線をそれぞれ起始部とする。各筋の起始部までは，galea，前頭筋，後頭筋の下は，骨膜との間に非常に疎な結合組織しか存在しない。皮下脂肪と galea・前頭筋・後頭筋の間には，多数の血管や神経が存在する。galea の外側縁は下側頭線に付着しているが，一部は耳介・側頭部の皮下組織，頬骨弓にも付着している。

このような構造を考えると，galea 下で，鼻根，内眼角，眉間から後頭骨最上項線，外側は側頭筋膜上に tissue expander を埋入すると，血管や神経を損傷することが少ない。

しかし，側頭部皮下には耳介前方で頬骨弓を越えて前上方に向かう顔面神経側頭枝があるので注意を要する。

頭皮の血管は左右対になって存在し，互いに吻合している。前方から眼窩上動脈，浅側頭動脈，後耳介動脈，後頭動脈があり，同名の静脈が伴走している。これらの

血管を少なくとも1本以上伸展される部位に含めるようにすると，安全に手術を行うことができる（図5・2）[10]。

Tissue expander 埋入後の組織学的変化としては，tissue expander 上の皮膚では表皮が肥厚し，真皮が薄くなる。また，皮下脂肪や筋層も薄くなる，という所見が確認されている。また，汗腺や毛囊などの皮膚付属器には変化は見られず，tissue expander の周囲に線維性のカプセル形成の像が見られる。このカプセルは，放置しても自然に吸収されると考えられる。また，tissue expander の皮膚は vascularity が増して，いわゆる delay 効果の状態にあると報告されている[11)12)]。

C 術前の評価

Tissue expansion 法の適応は，
①外傷後の頭皮欠損
②熱傷後の頭皮欠損
③母斑や皮膚腫瘍切除後の頭皮欠損
④先天性頭皮形成不全
⑤男性型禿頭

などである。また，頭蓋骨再建に先立って，頭皮に余裕をつけるためにも，しばしば用いられる。

禁忌は，
①局所に悪性腫瘍の残存の恐れのある症例
②感染のある症例
③放射線照射により組織の線維化の強い部位
④末梢循環障害のある症例
⑤精神的に問題のある症例

などである。2回の手術と，2〜3カ月の期間を要するので，手術に耐えうる全身状態と時間的余裕が必要である。感染や腫瘍の残存がある場合は，あらかじめ処置する必要がある。

手術のデザインに際して，再建すべき欠損部の大きさ，形を測定する。伸展を予定する軟部組織に瘢痕がないかどうか，また，tissue expander を埋入する底面に支えとなる硬組織があり，脳を圧迫することがないかを確認する。支えとなる頭蓋骨がない場合には，レジンやシリコンで一時的に硬組織を再建すべきである。伸展された軟部組織は皮弁として利用されることになるが，この皮弁に主要な血管系が含まれた作図となっているかを考えねばならない。また，伸展中に，tissue expander や reservoir が圧迫されないかどうかも考慮すべきである。

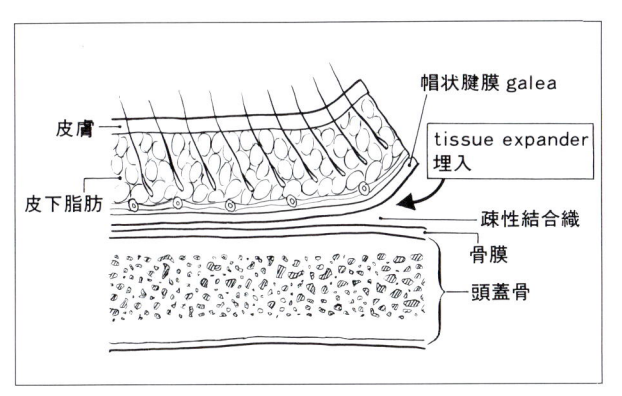

図 5・1 頭皮の構造と tissue expander の埋入位置

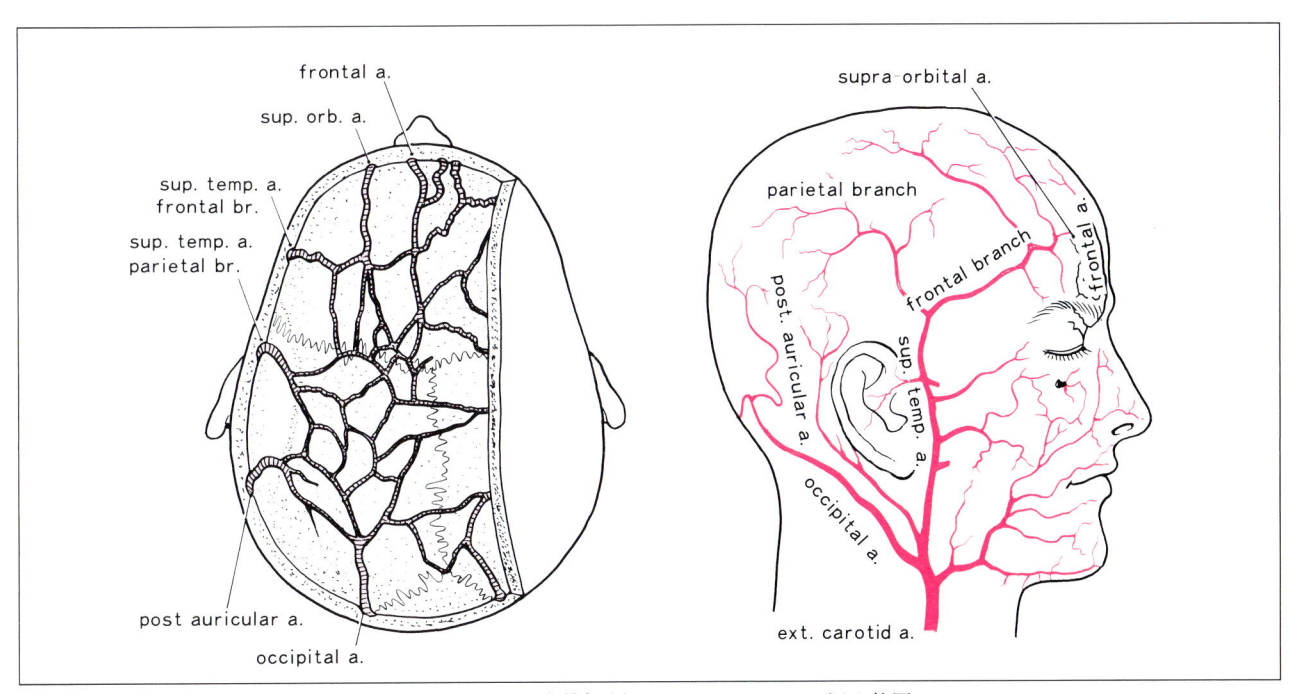

図 5・2 頭部の血管解剖と tissue expander 埋入位置
(Dingman, R. O., Argenta, L. C.：The surgical repair of traumatic defect of scalp. Clin. Plast. Surg., 9：131, 1982. より引用)

D 手 技

1. Tissue expander について

　一般的には，tissue expander はシリコン製で，軟らかい袋状の本体と，生理食塩水を注入するための硬いドーム状の reservoir, これらを連結するチューブからなる。チューブは，コネクターを用いることで，適当な長さに調節することができる（図 5・3）。

　Tissue expander の容量は，最小 1.5 ml から最大 1,400 ml のものが市販されている。

　Tissue expander の形状は，半球状，直方体のものが一般的であるが，卵状，三日月形，球状，筒状などさまざまな形のものが市販されている。これらさまざまな形の中から，組織欠損の程度に合わせて適当なものを選ぶとよい。半球状のものより，直方体や三日月形の方が伸展率が良いとの報告がある[13]。

　埋入する tissue expander の大きさと数は，欠損部の大きさにより決定される。さまざまな報告があるが，Rappard[13] は欠損部の 2.5 倍の底面積をもつ tissue expander が適当であると報告しており，臨床に即していると考えられる。

　埋入する tissue expander の数を増すことで，各 tissue expander の大きさは小さくすることができる。

　初回の tissue expander 埋入手術の作図の段階から，再建後の瘢痕の位置，皮弁の血行，毛流などを考慮した計画を立てることが重要である。

　Reservoir の位置により，remote valve type と self-contained valve type がある。しかし，後者は valve が硬いために valve 直上の皮膚に障害を起こしやすいという欠点があり，頭部にはあまり適当でない。Reservoir を体外に出しておく方法もある[14]。Reservoir を入れるための剥離を省略し，注入時に痛みがなく，注入が容易であるという利点があるが，感染の頻度がやや高く，日常生活における管理の点などに問題を残している。

2. Tissue expander 埋入手術

　Tissue expander を埋入する層および部位は，解剖の項で述べたように，galea 下で，鼻根・内眼角・眉間から後頭骨最上項線，外側は側頭筋膜上に tissue expander を埋入すると，血管や神経を損傷することが少ない。

　多くの場合には，再建を行う隣接部位や，皮弁として用いる部位に埋入する。

　皮膚切開を入れる部位は，二次手術の際に切除する部位（たとえば母斑や瘢痕内）か，すでにある瘢痕内とする。皮弁採取部などでは，その血行を障害しないよう，皮切に配慮しなければならない。

　Reservoir は，術後，皮膚表面から生理食塩水注入のしやすい部位で，本体が膨れても見失わないように，本体と数 cm 離しておく。また，reservoir は硬いので，圧迫がかかり露出しやすいため，後頭部のように圧迫されやすい位置には置くべきではない。

　Tissue expander 本体と reservoir に漏れがないか確かめてから，皮下に埋入させる。この際，止血を確認し，陰圧ドレーンを留置した方がよい。死腔をなくすため，

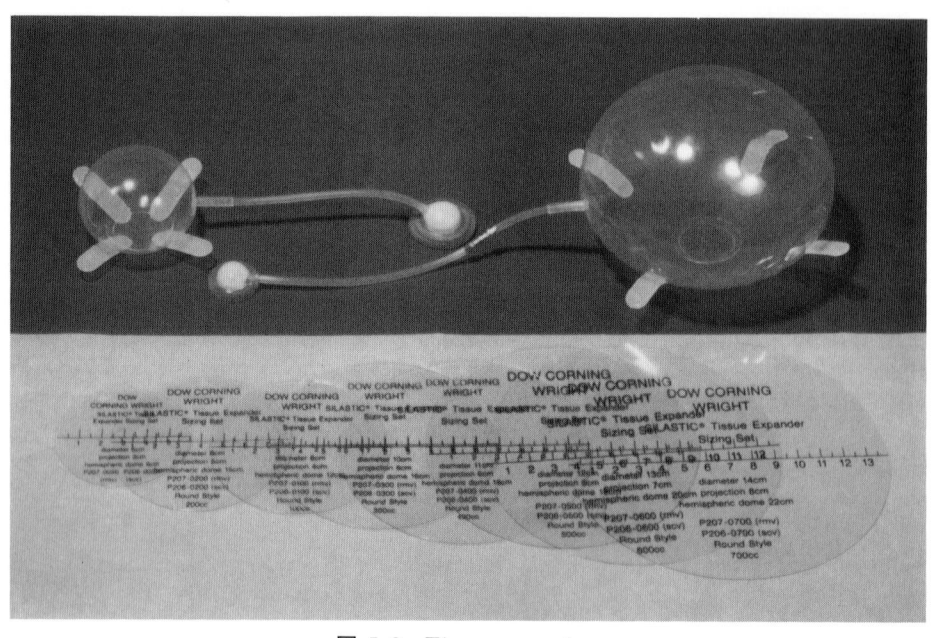

図 5・3　Tissue expander
上：round type, 下：remote valve

あらかじめ tissue expander には 10〜20％の生理食塩水の注入を行っておいた方がよい。

抗生剤投与は手術の際は一般の手術と同様に行うが，伸展の期間中はとくに投与していない。

3．生理食塩水の注入による頭皮の伸展

伸展がうまくいくかどうかはこの手術法のもっとも重要な点であるので，細心の注意が必要である。

初回手術の創が治癒した時点，初回手術の 7〜10 日後から生理食塩水の注入を開始する。注入は，23 G または 25 G 注射針を用いて，ゆっくり行う。感染を防ぐために無菌的操作を必要とする。

注入の量や頻度に関しては，tissue expander の容量や埋入した部位の状態によるので，一定のことはいえないが，一般的には容量の約 10〜20％を 3 日から 2 週の間隔で注入する。Tissue expander 上の皮膚の緊張，色調，血行の状態を観察しつつ注入する。患者の疼痛も注入の重要な指標になる。皮膚の蒼白化を生じた時点で注入を中止する。数分で回復するが，回復しない場合には少し deflate した方がよい。疼痛は一過性のものであるが，個体差があるので，各症例に応じた注入計画が必要と思われる。

注入のモニター法としては，内圧，tissue expander 上の皮膚の酸素分圧，Bio-skin tensionmeter による expander 上の皮膚の伸展性，レーザードップラー血流計による皮膚血流量などの測定の報告がある[15)16)]。

容量の 10〜20％以上の over inflation も可能である[17)]。

4．Tissue expander の除去および組織の再建

Tissue expander の容量を注入し，頭皮が十分に伸展され 1〜2 週後に，tissue expander を除去し，伸展された皮膚および軟部組織を利用して再建を行なう。

Expander の周囲には，シリコンによるカプセル形成が見られる。このカプセルをすべて切除することは，皮弁の血行を妨げ好ましくないので，カプセルの切除は行わない方がよい。もし，厚いカプセルが皮弁の移動を妨げる場合には，カプセルに切開を加えるとよい。カプセルは時間と経過とともに吸収される。

E 術後管理

合併症として重要なものは，
① 感染[18)]
② 血腫[19)]
③ tissue expander の露出
④ 本体と reservoir の接合不全
⑤ 皮膚の血行障害
⑥ 疼痛
⑦ reservoir の移動
⑧ 生理食塩水の漏出・圧迫による神経麻痺
などが挙げられる。

感染が生じた場合には，ただちに tissue expander を除去し，局所の洗浄，抗生剤の全身投与を行うべきである。

これらの合併症を防ぐため，
① 術前の適切な計画
② 手術時の無菌的操作
③ tissue expander を損傷しない丁寧な取り扱い
④ tissue expander の漏れの確認
⑤ 適切な位置への reservoir の設置
⑥ 十分な止血
⑦ 注意深い注入
⑧ 伸展された皮膚の慎重な経過観察
などが要求される。

F 症 例

【症例 1】 55 歳，男

55 歳時に右側頭部の熱傷瘢痕癌の切除，分層植皮を施行された（図 5・4-a）。再発を認めないため，左側頭から頭頂部に 300 ml の rectangular type tissue expander を埋入させ，12 週で 320 ml まで注入を行なった（図 5・4-b）。血管柄付き遊離皮弁として右側頭部に移植し，もみ上げから前頭部生え際を再建した（図 5・4-c）。

【症例 2】 7 歳，女

直径 6.5 cm の頭頂部の熱傷瘢痕（図 5・5-a）。160 ml の tissue expander 2 個を埋入させ，11 週で各 190 ml，185 ml まで注入した（図 5・5-b）。Tissue expander を除去，瘢痕切除し，局所皮弁で再建した（図 5・5-c）。

G 考 察

従来の頭皮の再建法には，皮膚移植，有茎皮弁，遊離皮弁などがあった。頭髪を再建する方法としては，毛の遊離移植の有毛部からの皮弁移植，serial excision などが行われてきた。

Tissue expansion 法は，つぎのような利点がある。
① 軟部組織の拡大と頭髪移植を同時に行えるという点で，従来法に比較してたいへん優れている。
② 有毛部の拡大を図ることで，隣接部位から質感，色

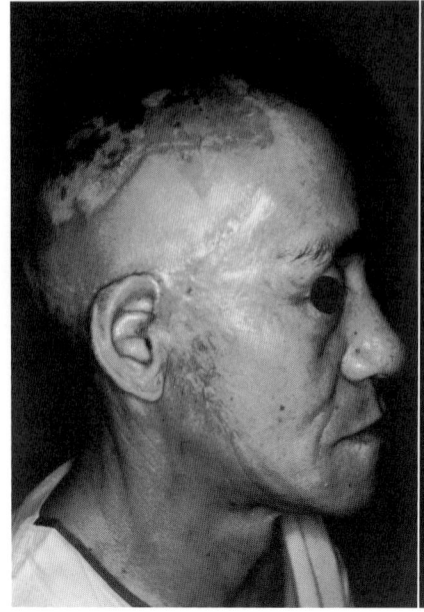

(a) 右側頭部の熱傷瘢痕癌の切除，分層植皮を施行された。

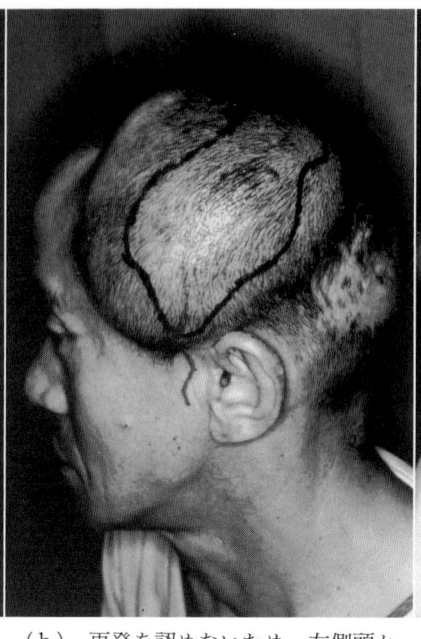

(b) 再発を認めないため，左側頭から頭頂部に 300 ml の rectangular type tissue expander を埋入させ，12 週で 320 ml まで注入を行なった。

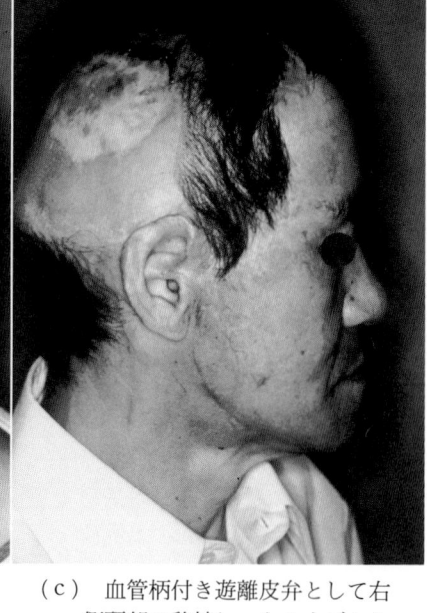

(c) 血管柄付き遊離皮弁として右側頭部に移植し，もみ上げから前頭部生え際を再建した。採皮部は一次縫縮した。

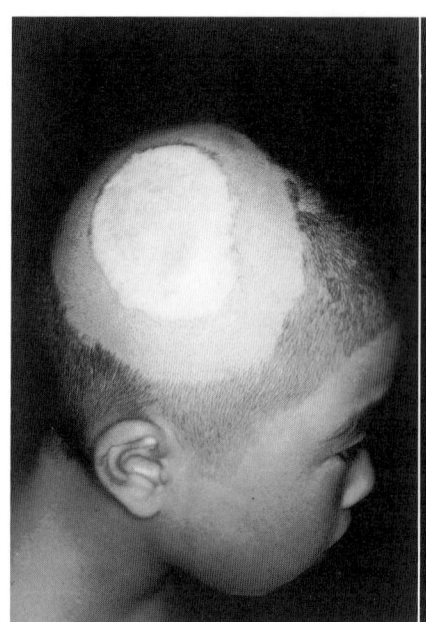

図 5・4 症例 1：55 歳，男

(a) 直径 6.5 cm の頭頂部の熱傷瘢痕

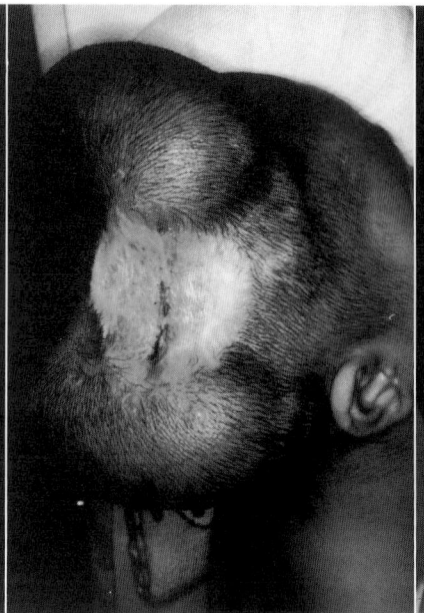

(b) 160 ml の tissue expander 2 個を埋入させ，11 週で各 190 ml，185 ml まで注入した。

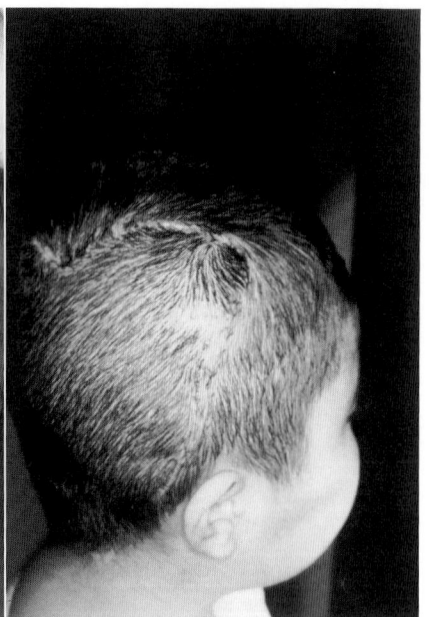

(c) Tissue expander を除去，瘢痕切除し，局所皮弁で再建した。

図 5・5 症例 2：7 歳，女

調，性状，厚さの比較的均一な組織によって再建でき，隣接部位からの再建であるため，知覚の獲得が早い。

③硬組織再建を前堤とした軟部組織の伸展により，立体的再建が可能である。

④手術手技が簡単で，tissue exapander 埋入により，底部からの血行を遮断することによる delay 効果があるため，皮弁を安全に移動できる。

⑤同一症例に繰り返し tissue expansion 法を行うことも可能である。

一方，欠点としては，つぎのようなものが挙げられる。

①2回の手術を要し，再建が完了するまでに2～3カ月といった比較的長期間を要するので，緊急の症例にはこの方法を用いることはできない。

②Tissue expansion を行う期間に日常生活の制限，外貌の変形による精神的苦痛を伴う。

③人工物である tissue expander を埋入するので，感染の恐れがある症例では使用できない。

しかし，製品面，手術手技，伸展の方法などにいまだ改良の余地を残しており，長期の経過観察や病理組織や，生理学的に検討すべき問題も残している。これが解明されることにより，tissue expansion 法の今後の発展が期待できる。　　　　　　　　　　　　（皆川　英彦）

文　献

1) Neumann, C. G. : The expansion of an area of skin by progressive distension of a subcutaneous baloon. Plast. Reconstr. Surg., 19 : 124-130, 1957.

2) Rodvan, C. : Development of adjacent flaps using a temporary expander. Plast. Surg. Forum, 2 : 62, 1979.

3) Buhrer, D. P., Haung, T. T., Yee, H. W., et al. : Treatment of burn alopecia with tissue expanders in children. Plast. Reconstr. Surg., 81 : 512-515, 1988.

4) Manders, E. K., Graham, W. P., Schenden, M. J., et al. : Skin expansion to eliminate large scalp defect. Ann. Plast. Surg., 12 : 305-312, 1984.

5) Nordstrom, R. E. A., Devine, J. W. : Scalp stretching with a tissue expander for closure of scalp defects. Plast. Reconstr. Surg., 75 : 578-581, 1985.

6) Shively, R. E., Bermont, M. A., Bucholz, R. D. : Separation of craniopagus twins utilizing tissue expander. Plast. Reconstr. Surg., 76 : 765-772, 1985.

7) Manders, E. K., Au, V. K., Wong, R. K, M. : Scalp expansion for male pattern baldness. Clin. Plast. Surg., 14 : 469-475, 1987.

8) Leonard, A. G., Small, J. O. : Tissue expansion in the treatment of alopecia. Br. J. Plast. Surg., 39 : 42-56, 1986.

9) Leighton, W. D., Johnson, M. L., Friedland, J. A. : Use of the temporary soft-tissue expander in post-traumatic alopecia. Plast. Reconstr. Surg., 77 : 737-743, 1986.

10) Dingman, R. O., Argenta, L. C. : The surgical repair of traumatic defect of scalp. Clin. Plast. Surg., 9 : 131, 1982.

11) Cherry, G. C., Austad, E. D., Pasyk, K. A., et al. : Increased survival and vascurarity of random pattern skin flaps elevated in controlled, expanded skin. Plast. Reconstr. Surg., 72 : 680-685, 1983.

12) Austad, E. D., Pasyk, K. A., MacClatchey, K. D., et al : Histomorphologic evaluation of ginea pig skin and soft tissue after controlled tissue expansion. Plast. Reconstr. Surg., 70 : 704-710, 1982.

13) van Rappard, J. H. A. : Controlled Tissue Expansion in Reconstructive Surgery, p. 67, Nijmegen, 1988,

14) Jackson, I. T., Sharpe, D. T., Polley, J., et al. : Use ofexternal reservoirs in tissue expansion. Plast. Reconstr. Surg., 80 : 266-271, 1987.

15) 菅野弘之，大浦武彦，杉原平樹ほか : Tissue expansion に伴う皮膚伸展性の変化. 日形会誌, 31 : 612-621, 1988.

16) Hallock, G. G., Rice, D. C. : Objective monitoring for safe tissue expansion. Plast. Reconstr. Surg., 77 : 416-420, 1986.

17) Hallock, G. G. : Maximum overinflation of tissue expander. Plast. Reconstr. Surg., 80 : 567-569, 1987.

18) Geter, R. K., Puckett, C. L. : Salvage of infected expanded scalp without loss of flap length. Plast. Reconstr. Surg., 80 : 720-723, 1987.

19) Ashall, G., Quaba, A. : A hemorrhagic hazard of tissue expansion. Plast. Reconstr. Surg., 80 : 627-630, 1987.

I 頭蓋の再建

6 Calvarial bone graft による頭蓋骨再建

SUMMARY

Calvarial bone graft による頭蓋骨再建は，同一術野から採骨できる点でほかの自家組織に優っており，形態的にも満足できるものが再建できる。

適応としては，①前頭洞が骨欠損部に連続している症例，②再建部の頭皮が瘢痕性で血行が悪い，あるいは骨欠損部に縫合線，とくに3点縫合部が存在する症例，③感染の既往のある症例，④術後に放射線照射を受けた症例，⑤頭蓋骨の成長が見込まれる小児の頭蓋骨欠損などである。再建部位の条件が悪い場合に適応となることが多いが，遊離骨移植であり，手術時の感染のリスクは人工物と差はないと考えた方がよい。ただし，いったん生着すればその後の感染のリスクはほとんどない点で，人工物に優る。

再建を成功させるキーポイントとしては，①できるだけ良好な血行の軟部組織による緊張の少ない被覆，②副鼻腔との完全な交通遮断，③死腔の管理，④移植骨の強固な固定，⑤移植床が完全に治癒していること，に要約される。

はじめに

頭蓋骨形成は脳実質の保護と整容の目的で行われる。Calvarial bone graft による頭蓋骨再建は，頭蓋骨腫瘍などで頭蓋骨が切除された場合に行われることもあるが，一般的には人工物による再建が感染などの理由でうまくいかなかった症例など，二期的再建の場合に適応となることが多い。同一術野から採骨できる点や，吸収が少ない点でほかの自家組織に勝っており，形態的にも良好なものが再建できる。

A 術前検査

単純X線，CT，三次元 CT を撮影し欠損部の大きさ，位置を確認しておく。また，前頭洞との連続性を確認しておくことが重要である。さらに，採骨予定部位の骨の厚さが十分であるかどうか検討しておく。実体モデルが作製できれば術前シミュレーションを行うことができるため，手術を正確に早く行うことができる（図6・1）。

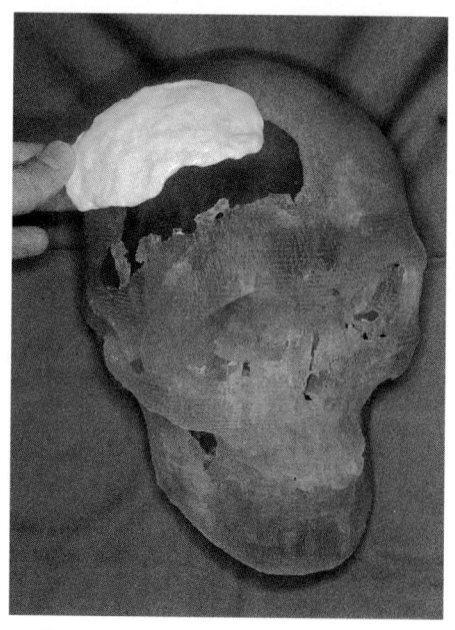

図 6・1 実体モデルにより，術前シミュレーションを行っておくことで手術時間の短縮が図れる。

B 手 技

1. 器 械

①開頭用セット
②ミニプレート，ワイヤー（0.3 mm〜0.4 mm）
③レシプロケーティング・ソー
④サジタル・ソー
⑤ドリル
⑥1.5ミリ径のキルシュナー鋼線（テンプレート用）

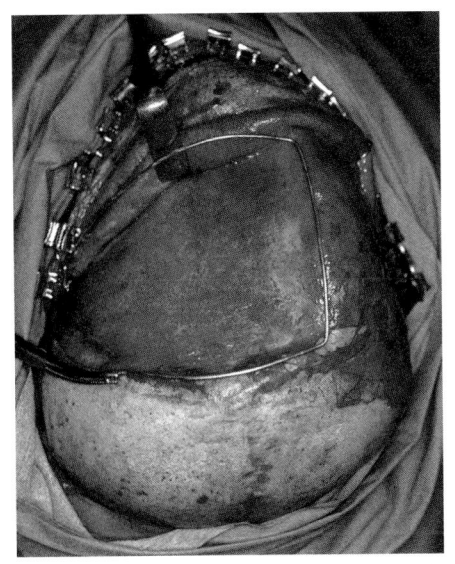

figure 6・2　1.5 mm径のキルシュナー鋼線をテンプレートとして用い，骨欠損部の大きさを写し取る。

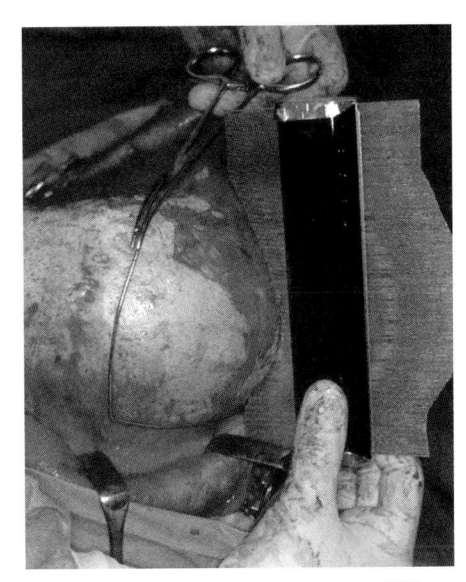

図 6・3　写し取ったキルシュナー鋼線の弯曲ができるだけフィットする部分を探す。全体のcontourは，別のワイヤーや特殊な工具を用いチェックしておく。

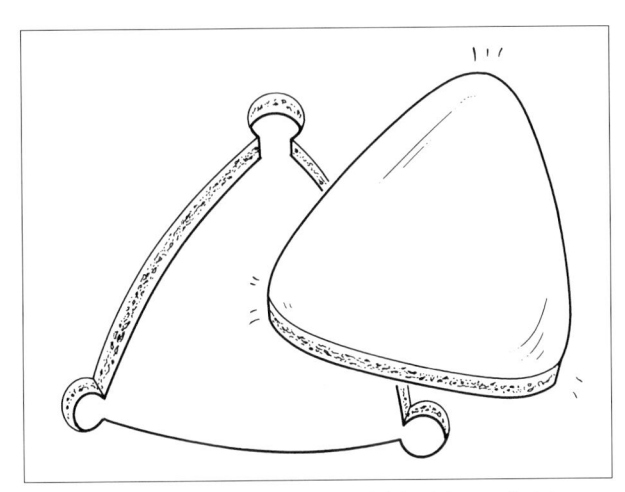

図 6・4　採骨の際は原則として全層で行い，デザインした骨の外側にバーホールを置くようにする。

2．皮膚切開

皮膚切開は症例により異なるが，感染の既往のある症例の場合が多く皮弁が瘢痕化しているため，皮膚切開線の設定には注意を払う。基本的には，以下のことに留意してデザインする。

①できるだけ3点縫合を避け単純なデザインとする。
②挙上した頭皮の血行が十分に保たれるようにする。
③採骨部の展開が容易になるように皮切を工夫する。
④骨欠損部上の皮膚は瘢痕化により伸展度が悪く，また術後の収縮も加わっているため，頭蓋骨再建後の閉創時には必ず緊張が強くなる。このため頭皮の縫合閉鎖が困難となった際に対応できるよう，回転弁などのデザインをあらかじめ考えておく。

⑤縫合線が再建部上にこないようにする。しかし，実際には皮切が開頭骨切り周囲ぎりぎりにおいてあることが多く，どうしても再建部にかかってしまうことも少なくない。

3．頭皮剝離

帽状腱膜下剝離の方が，骨欠損辺縁部で皮下と硬膜間の剝離層に移行する際に容易である。また止血が電気凝固で行えるため容易である。硬膜上の剝離は，瘢痕化により厚くなっているので層を間違えなければ比較的容易だが，硬膜を損傷しないように注意する。

4．骨採取

骨欠損部の辺縁を十分に露出した後，1.5 mm径のキルシュナー鋼線をテンプレートとして用い，骨欠損部の大きさを写し取る（図 6・2）。ついで周辺の弯曲ができるだけ合致する部分を探す。リスクを軽減させるため矢状静脈洞の近く（矢状部4 cm幅）からの採骨は避けた方がよい。また，採骨部はできるだけ頭髪で覆われる部分を選択する。頭蓋骨の厚さは人種，体重，性別により異なるが[1]，側頭部は薄く分割できないこともあり，できるだけ頭頂骨から採骨するようにする。ワイヤーフレームでは周囲のフィッティングは得られるが全体のcontourは分からないので，別のワイヤーや特殊な工具を用い弯曲の程度を確認しておく（図 6・3）。

周囲が完全にフィットする部分がないこともあるが，

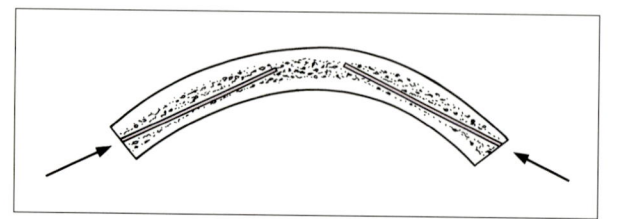

図 6・5 分割は，骨の弯曲に合わせるのではなくストレートにすると無理なく分割できる。

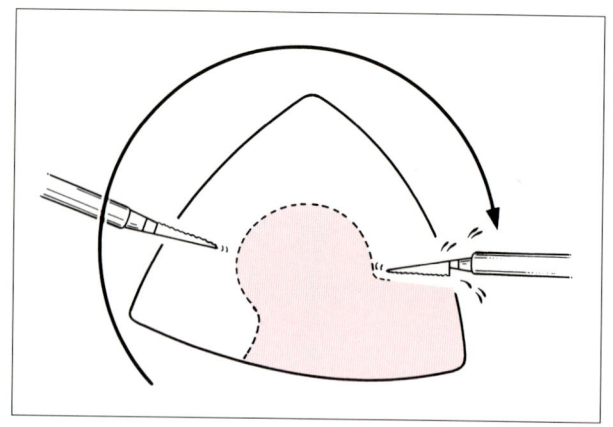

図 6・6 多方向から切り込むと二重に切れて無駄になることがあるので，できるだけ一方向から連続して切り込んでいく。

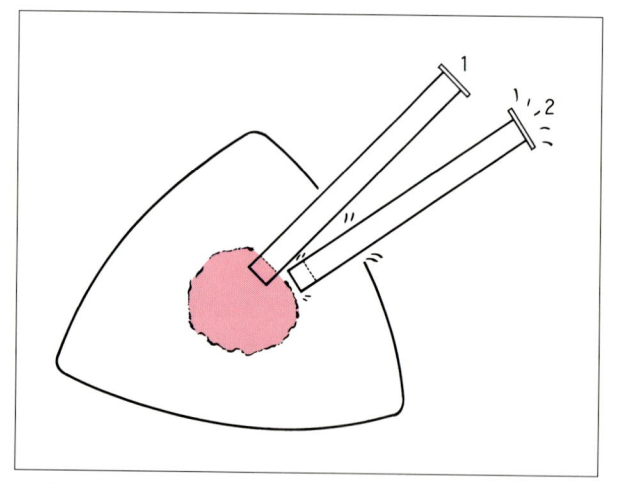

図 6・7 薄刃のノミを2本使い分割する。1を打ち込んだら抜かないで2のノミを打ち込む。ついで1を抜き2の横に打ち込む。これを繰り返す。

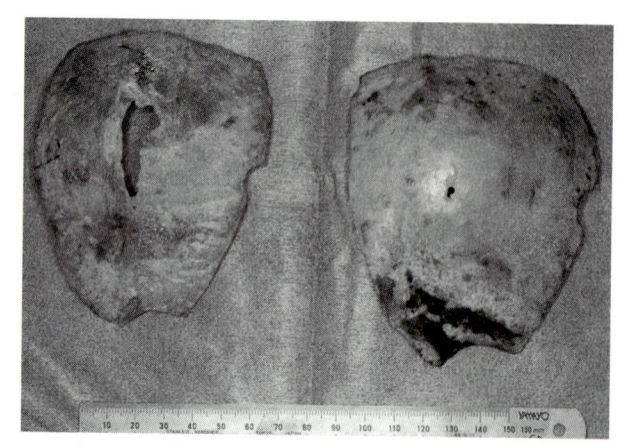

図 6・8 分割した採取頭蓋骨
弯曲が強くソー，ノミが入らない場合は，内板側の分割できない部分を外板側に付けるようにバーで周囲を削り出し分割する。

この場合は前額部，こめかみ部など審美的に重要なポイントをできるだけ合わせるようにし，もち上がったり下がり過ぎたりする部分は頭髪内に隠れるようにする。場合によっては分割して弯曲の調整をする。側頭筋の萎縮がある場合は，これを補うようにやや隆起させる。欠損部周囲が不整なことが多いので，若干大きめに骨を採取し欠損部をトリミングしながら形を正確に合わせるようにすると，術後に継ぎ目が目立たない。

採骨は全層採取を原則とする。バーホールを開ける位置に注意し，デザインした骨の外側に置くようにする（図6・4）。

5．分割法

レシプロあるいはサジタルソーを用い，周囲より板間を均等に少しずつ切り込んでいく。この際のブレードの方向は，骨の弯曲に関係なくストレートになるようにすると無理なく分割できる（図6・5）。多方向から切り込むと二重に切れて無駄骨を折ることになる場合があるので，一方向から行うようにする（図6・6）。

骨把持鉗子を用いてしっかりと固定するとスムースに切れる。熱による損傷を減らすため生理食塩水でクーリングを行いながら分割する。ブレードの長さによっては最終的に中心部が分割できずに残ることがある。薄い刃のノミを2本使い分割するが，一方を打ち込んだら抜かないでつぎのノミを打ち込んでいく。こうすることで先のノミを簡単に抜くことができ，また先に打ち込んだノミがくさびの役割になりつぎのノミを板間に挿入しやすくなる（図6・7）。無理をするとヒビが入ったり割れたりすることがあり，少しずつ時間をかけ丁寧に行う。

弯曲が強くソー，ノミが入らない場合や大きな骨片でソーが届かない場合は無理をせず2つ，あるいは3つの骨片に切り分けて分割するか，内板側の分割できない部分を外板側に付けるようにバーで周囲を削り出してしまう方がよい（図6・8）。ただし，この場合は欠損部分ができるだけ小さくなるようにする。

6．固定法

欠損部をトリミングしながら移植骨との形を正確に合

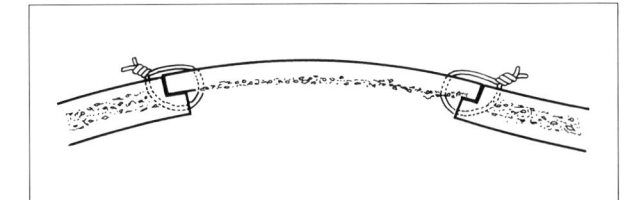

図 6・9 欠損部をトリミングし移植骨との形を正確に合わせるようにすると,術後に継ぎ目が目立たず固定性も良い。

わせるようにすると,術後に継ぎ目が目立たず固定性もよい(図6・9)。固定材料はワイヤーが安価で早い。縫合糸でもよいが,かなり正確に骨片の細工がなされていないとしっかりとした固定は難しい。ステンレス製のプレートはMR撮影に支障があるため,今後撮影の予定があればチタン製プレートを選択する。ただし,前額部は目立ちやすいので,なるべく薄いものを用いる。前額部でステップや溝が生じる場合は,メッシュプレートなどを用い目立たないようにする。

　内板は採骨部に戻す。骨癒合を得るために骨片を一方に寄せることと,内板側を頭蓋骨表面と段差ができないようにもち上げることにより,骨切部が他方で拡大し5〜8mm前後の欠損となる。したがって,ここが目立たない部分にくるように設定するか,あるいはcranioplasty用のプレートやメッシュプレートを用い溝を埋めるように固定する。

　骨再建部の硬膜の吊り上げ(tenting)は,瘢痕化が強く挙上できないため通常は行わない。採骨部は行ってもよい。

7. 閉　創

　硬膜外ドレーンの留置はどちらでもよい。留置した場合には逆行性の感染を予防するため24時間で抜去する。皮下縫合の後,ステープラーで閉創する。縫合創の緊張が強い場合には,帽状腱膜に切開を加え伸展度を増すようにするか,補助切開を置き回転皮弁などを用い閉創する。術後早期の創の解離は感染のリスクを高めるので十分な余裕をもって閉創する。

8. 副鼻腔の処置

　前頭洞が術中に開放される恐れがある場合には,まず副鼻腔の処置を行い6カ月以後,できれば1年以降に頭蓋を再建する。しかし,術後の硬膜外腔が早期に閉鎖されると予想される場合には,副鼻腔の処置と同時に頭蓋再建を行うことも不可能ではない。この場合には,粘膜を完全に除去したのち,pericranial flap, cancelous bone,などを用い交通を断つか,前頭洞の脳実質側を大きく開放し,頭蓋化しておく。しかし,再手術症例では硬膜の瘢痕化により死腔の閉鎖に長期間かかることが多いので,同時再建が可能か否か術前に十分検討しておく。

C 術後管理

　硬膜外死腔が長期に残存すると見込まれる症例では,抗生剤の投与を2週間行う。術中の汚染による感染が明らかとなるのには10日から2週間かかる場合が多いので[2],この期間の創の観察を欠かさないようにする。骨癒

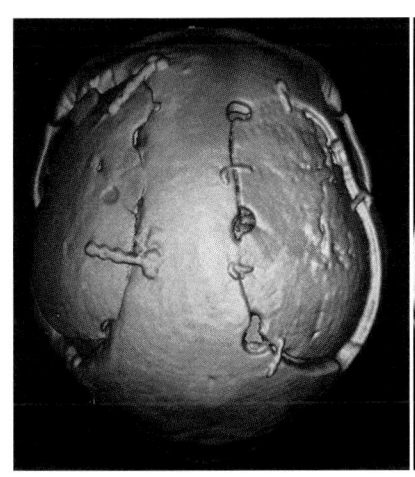

(a) 3回の人工物による再建が失敗に終わった症例。8×12cmの頭蓋骨を分割し再建した。術後1カ月のCT像。
左:移植骨,右:採骨部に戻した内板

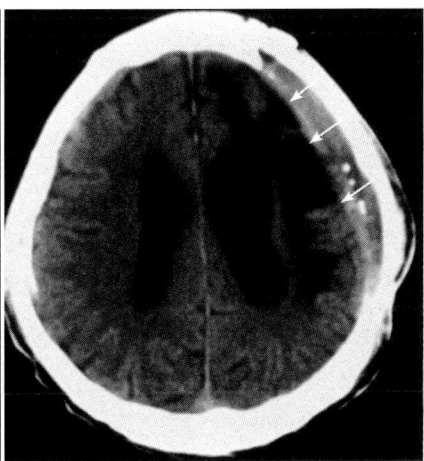

(b) 術後に残存した硬膜外の死腔(矢印)。

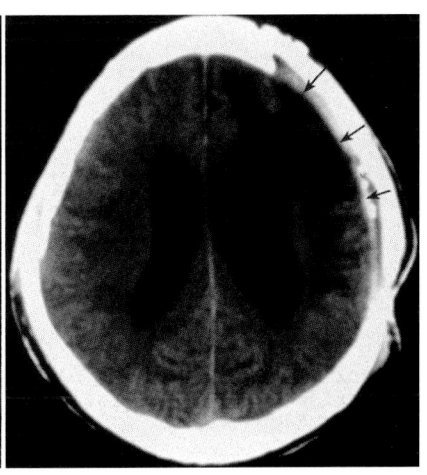

(c) 約7カ月でほぼ閉鎖された(矢印)。

図 6・10　症例1:44歳,男

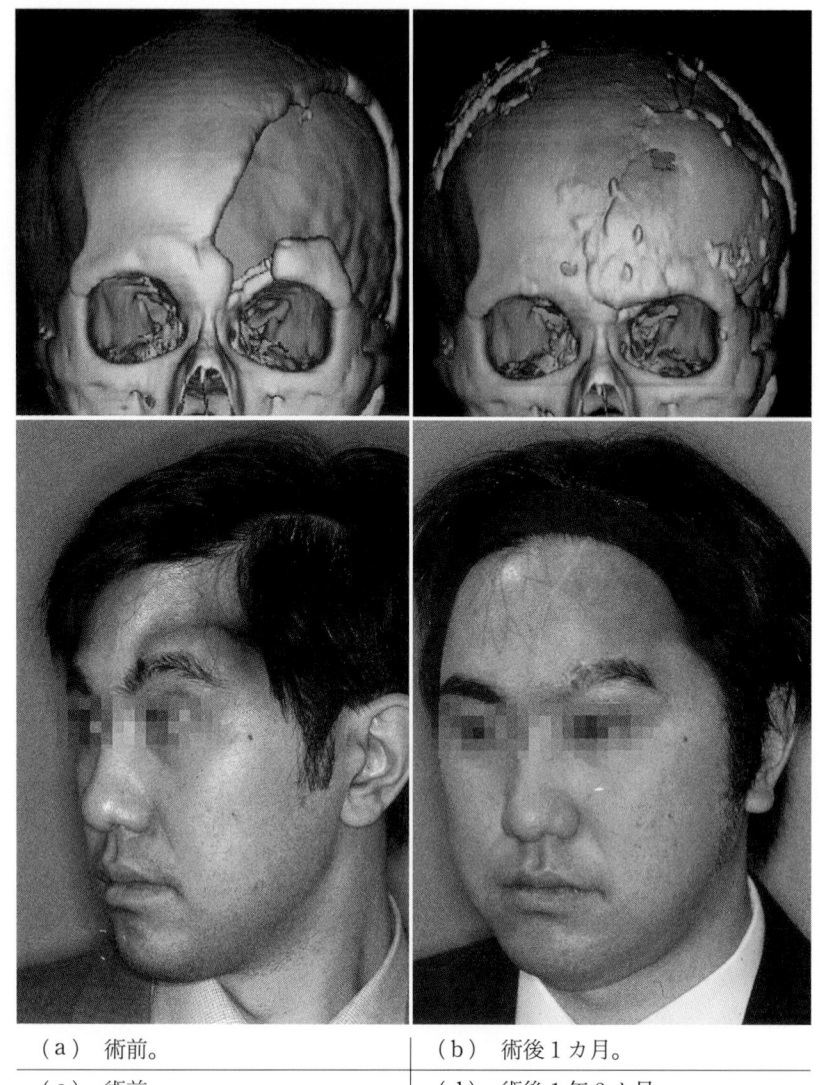

| (a) 術前。 | (b) 術後1カ月。 |
| (c) 術前。 | (d) 術後1年2カ月。 |

図 6・11　症例2：28歳，男
前頭洞にかかる骨欠損の症例。前頭洞炎を起こしたため開窓ドレナージを行った。処置後10カ月目に再建を行った。12×10 cmの頭蓋骨を採取し再建した。手術中に前頭洞は開放しなかったため，処置は必要なかった。

合には6カ月前後かかるため，この間は強い外圧が加わらないように注意させる。

D 症　例

【症例1】　44歳，男

頭部外傷による硬膜外血腫除去，減圧開頭術後，2カ月目にmethyl methacrylateによる頭蓋骨再建が行われたが，9カ月後に感染により除去された。その後，methyl methacrylate，ハイドロキシアパタイトにより2回の再建が行われたが，いずれも感染により除去されている。8×12 cmの頭蓋骨を採取し分割したのち外板で再建し，内板を採骨部に戻した。ミニプレート，およびワイヤーにより固定した（図6・10-a）。術後に残存した硬膜外の死腔は，術後7カ月で閉鎖された（図6・10-b，c）。術後1年6カ月で感染の徴候は見られていない。

【症例2】　28歳，男

交通事故による硬膜下血腫のため減圧開頭術を受けた。その後前頭洞炎を併発し2回の開窓ドレナージを行った。手術中に前頭洞が開放される危険があったため，自家組織による再建を計画した。12×10 cmの頭蓋骨を採取し再建した（図6・11-a，c）。術中，前頭洞との交通は生じなかったため副鼻腔の処置は行っていない。術後1年2カ月で骨の吸収も少なく良好な形態を保っている（図6・11-b，d）。

E 考　察

一般的に頭蓋骨の欠損の再建は，methyl methacrylateなどのプラスチック系や，チタンなどの金属系，

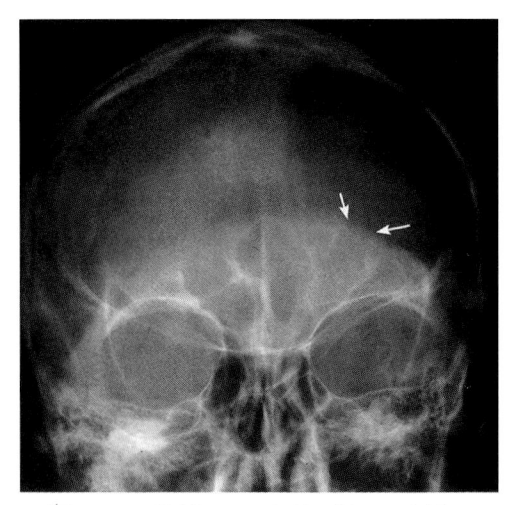

図 6・12　前頭洞との交通を認めた症例の
　　　　　X線像。

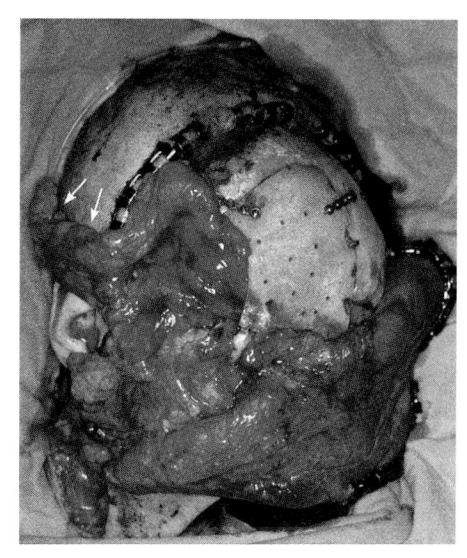

図 6・13　副鼻腔と交通し，しかも硬膜の
　　　　　瘢痕化が強い場合は，大網などを
　　　　　用いて死腔を閉鎖しておいた方
　　　　　がよい。矢印はモニターとして創
　　　　　外に出した大網。
(Sugawara, Y., Harii, K., Yamada, A., et al.: Reconstruction of skull defects with vascularized omentum transfer and split calvarial bone graft: two case reports. J. Reconstr. Microsurg., 14, 101-108, 1998. より引用)

　最近ではハイドロキシアパタイトなどの人工物を用いて行われることが多い。頭蓋形成後の感染率についてはこれまで多くの報告があるが，5％以内とするものがほとんどである。ただし，感染の既往のある場合の二次再建では，感染率は0～32％（平均14％）と高くなることが示されている[3]。また，感染率と関連するものとして，前頭洞の開放が挙げられる。前頭部の再建における感染率は，頭蓋再建全体での感染率の約2倍になるとする報告がある[4)5]。人工の再建材料の種類と感染との関連については，感染の既往のない場合にはとくに認められないとされている[3]。

　頭蓋再建における自家骨移植の利点は，いったん生着すればその後の感染のリスクはほとんどない，ということに尽きる。人工物のように長期間経過後の露出やゆるみなどはきわめてまれである。このため人工物による感染の既往をもつ患者にとって，手術後は不安なく生活を送ることができるというメリットがある。

　ただし，手術時の感染のリスクは人工物と差はないと考えた方がよい。あるいは有意に高いとする報告もある[3]。つまり，自家骨移植とはいえ，遊離骨移植であることを認識すべきである。感染を起こせば移植骨片の除去を余儀なくされることもある。

　自家頭蓋骨による再建術の適応はつぎのようにまとめられる[6]。
　①前頭洞が骨欠損部に連続している症例。
　②再建部の頭皮が瘢痕性で血行が悪い。あるいは骨欠
　　損部に縫合線，とくに3点縫合部が存在する症例。
　③感染の既往のある症例。
　④術後に放射線照射を受けた症例。
　⑤頭蓋骨の成長が見込まれる小児の頭蓋骨欠損。
　また再建を成功させるキーポイントとしては，

　①できるだけ良好な血行の軟部組織による緊張の少な
　　い被覆
　②副鼻腔との完全な交通遮断
　③死腔の管理
　④移植骨の強固な固定
　⑤移植床が完全に治癒していること
の5項目に要約される。以下，順に解説する。
　①頭皮は瘢痕化していることが多く，過緊張により容
　　易に血行不良となる。創の解離や部分壊死により骨
　　の露出，感染を引き起こすことがある。このため症
　　例によっては tissue expander の使用も考慮す
　　る[7]。
　②副鼻腔が術中に開放する可能性があるか，X線写真
　　やCTスキャンでよく確認しておく（図 6・12）。骨欠
　　損部に連続している場合は，再建に先立ち副鼻腔の
　　処置を行っておく。予期せぬ開放や一期的に行う場
　　合には，完全に交通を断つような処置を施す。
　③硬膜と再建した頭蓋との間に生じる死腔の処置につ
　　いては，議論の多いところである。術後1年経過し
　　ても残存することがあり，とくに①脳実質の欠損の
　　ある場合，②硬膜の修復がされている場合，③石灰
　　化している場合，などでは完全に死腔が閉鎖するこ
　　とを期待するのは難しい。このため，再建後15カ月

目で死腔に感染した報告もある[7]。

したがって，死腔の閉鎖が期待できないと判断した場合，とくに副鼻腔との交通が生じる場合には，血管柄付遊離組織移植により（大網，筋弁など）閉鎖しておいた方がよい[8]（図6・13）。しかし，血管柄付遊離組織を用いることは手術時間も延長し，術後の浮腫による一時的な頭蓋内圧上昇も危惧されるので慎重に適応を決めるのが望ましい。あるいは，頭髪で覆われる部位についてはあえてcontourを犠牲にし，死腔が生じないようにフラットに再建する方法もある。しかし，この場合は正常な脳の拡大を制限することとなり，脳神経外科的な立場での検討が必要である。

④移植骨を強固に固定することは，骨吸収を少なくし良好な形態を再建するのに重要である。

⑤再建の時期としては，感染の既往のある症例では，感染が治癒してから1年以上経過してから再建を行う。1年以上の待機により劇的に感染率が低下することが示されている[9]。前頭洞の処置を行った場合でもできれば1年の待機が望ましい。

Calvarial bone以外には肋骨による再建も可能であるが[10]，侵襲がほかの部位に及び，また気胸などの合併症のリスクが増すこと，術後の疼痛が大きいこと，ウォッシュボード変形と呼ばれる再建頭蓋の凸凹を生じやすく，また吸収が多く強度不足となりやすいこと，などの理由により頭蓋に採骨部を求められない場合や，不足する場合に限り用いる方がよい。

インフォームドコンセント

【形態的】
①人工物で行うよりも形態的に劣る場合がある。
②継ぎ目が目立ったり，術後の吸収により凸凹が生じる場合がある。
③採骨部が若干へこんだり凸凹になる場合がある。

【術中・術後合併症】
①硬膜損傷により髄膜炎を起こす場合がある。
②矢状静脈洞の損傷による出血。
③硬膜外血腫。
④死腔が閉鎖されるまでは，感染の可能性がある。
⑤感染による移植骨片の除去。　　　　（菅原　康志）

文　献

1) Pensler, J., McCarthy, J. G. : The calvarial donor site ; an anatomic study in cadavers. Plast. Reconstr. Surg., 75 : 648-651, 1985.
2) Fearon, J. A., Yu, J., Bartlett, S. P., et al. : Infections in cranifacial surgery ; a combined report of 567 procedures from two centers. Plast. Reconstr. Surg., 100 : 862-868, 1997.
3) Manson, P. N., Crawley, W. A., Hoopes, J. E. : Frontal cranioplasty : risk factors and choice of cranial vault reconstructive material. Plast. Reconstr. Surg., 77 : 888-904, 1986.
4) White, J. C. : Late complications following cranioplasty with alloplastic plates. Ann. Surg., 128 : 743, 1948.
5) Benzel, E. C., Thammavaram, K., Kesterson, L. : The diagnosis of infections associated with acrylic cranioplasties. Neuroradiology, 32 : 151-153, 1990.
6) Blum, K. S., Schneider, S. J., Rosenthal, A. D. : Methyl methacrylate cranioplasty in children : long-term results. Pediatr. Neurosurg., 26 : 33-35, 1997.
7) Lee, C., Antonyshyn, O. M., Forrest, C. R. : Cranioplasty : indications, technique, and early results of autogenous split skull cranial vault reconstruction. J. Craniomaxillofac. Surg., 23 : 133-142, 1995.
8) Sugawara, Y., Harii, K., Yamada, A., et al. : Reconstruction of skull defects with vascularized omentum transfer and split calvarial bone graft : two case reports. J. Reconstr. Microsurg., 14 : 101-108., 1998.
9) Rish, B. L., Dillon, J. D., Meirowsky, A. M., et al. : Cranioplasty : a review of 1030 cases of penetrating head injury. Neurosurgery, 4 : 381-385, 1979.
10) Munro, I. R., Guyuron, B. : Split-rib cranioplasty. Ann. Plast. Surg., 7 : 341-346, 1981.

II 顔面・頸部の再建

7　皮下茎皮弁による顔面の再建

8　D-P 皮弁による上顎癌切除後の再建

9　Angular branch を利用した肩甲骨皮弁による顔面の再建

10　Maxillary buttress：上顎骨性再建の治療指針

11　De-epithelialized free flap による顔面陥凹変形の治療

12　Free flap による顔面・頸部の再建

13　顔面神経麻痺の形成外科的治療

14　一期的広背筋移植による顔面神経麻痺の再建

15　有茎拡大広背筋皮弁による顔面頸部の再建

16　Tissue expansion 法による顔面・頸部皮膚欠損創の閉鎖

17　Calvarial bone を利用した顔面骨の再建

II 顔面・頸部の再建

7 皮下茎皮弁による顔面の再建

SUMMARY

顔面の局所皮弁のうち，利用範囲の広い皮下茎皮弁につき詳述する。皮弁採取部の部位により呼称されるつぎの12種の皮下茎皮弁を取り上げる。

①median forehead flap, ②nasolabial flap, ③lateral orbital flap, ④preauricular flap, ⑤mandibulo-marginal flap, ⑥submandibular flap, ⑦dorsal nasal flap, ⑧para alar (para nasal) flap, ⑨eye brow flap, ⑩palpebral flap, ⑪cheek flap, ⑫post-auricular flap。

このうち，③，④，⑤，⑦は筆者による呼称である。Median forehead flap の通常型のほかに，皮弁を水平方向に作図する horizontal median forehead flap（筆者呼称）がある。Nasolabial flap の全層型である gate flap は，元来下口唇再建法であるが，上口唇全層再建にも利用できる。

Lateral orbital flap は眼窩結膜嚢再建にもきわめて有用である。眉毛再建は現実的には眉毛によって再建するのがよく，眉毛部分欠損の再建には皮下茎皮弁が優れている。

はじめに

顔面は，美容的再建がもっとも要求される部位である。そのために移植床にもっとも適合した皮弁採取部と，皮弁採取部の特質をできるだけ損傷しない手技とが選ばれなければならない。この目標に合致した手法として，まず局所皮弁が挙げられるであろう。局所皮弁は皮弁採取部を移植床に近接した部位に選ぶために，皮膚性状の近似性という利点と，皮弁採取部に残る醜形という欠点が共存する。顔面再建のポイントはこの利点を最大限に利用し，欠点を最小限に抑える工夫にあるといえる。幸いなことに，顔面皮膚は血管に富んでいるために，かなり自由に局所皮弁の作図が可能であり，皮弁採取の部位をそれだけ自由に選ぶことが可能となる[1)2)]。

顔面に作図される局所皮弁には，軸走型と乱走型が存在する。乱走型は含まれる血管に制約されないから，自由に皮弁採取部が選べて，きわめて実用的といえる。本稿では顔面の局所皮弁として，皮下茎皮弁について詳述する。

A 概　念

皮下組織あるいは真皮下層と皮下組織を茎とする局所皮弁である。茎は，

①浅層の皮下組織のみからなる場合
②SMAS 以下の脂肪織を含む場合
③表情筋を含む場合

とに分けられる。

表面から見ると，移動される皮弁は一続きの閉鎖された皮切から成り立ち，一見遊離植皮と同じである。皮下茎皮弁にも軸走型と乱走型とがある。乱走型皮弁では顔面のいずれの部位にも作図し，皮弁を挙上することができるが，皮弁採取部となる部位にはつぎの原則が必要である。

①創が目立ちにくいこと。
②皮弁採取部を閉鎖するにあたって変形を生じないこと。
③必要な大きさの皮弁が得られること。

この原則に則して，以下のごとき種々の皮下茎皮弁が得られる。その名称は皮弁採取の部位による。

①median forehead flap
②nasolabial flap
③lateral orbital flap
④preauricular flap
⑤mandibulo-marginal flap
⑥submandibular flap
⑦dorsal nasal flap
⑧para alar (para nasal) flap
⑨eye brow flap

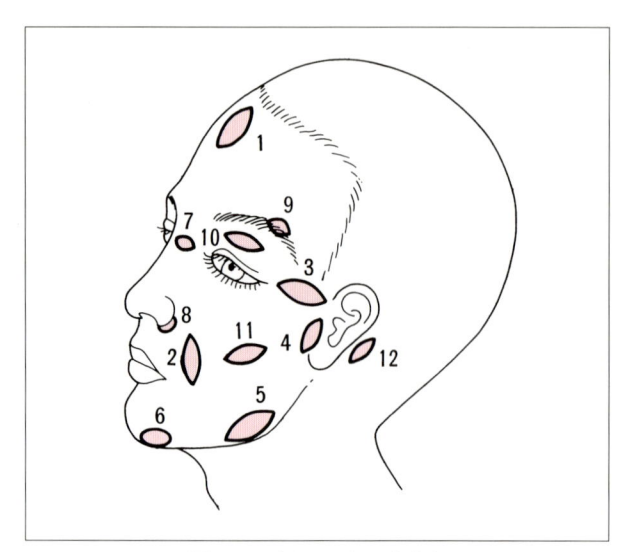

図 7・1 顔面の皮下茎皮弁
1：median forehead flap, 2：nasolabial flap, 3：lateral orbital flap, 4：preauricular flap, 5：mandibulo-marginal flap, 6：submandibular flap, 7：dorsal nasal flap, 8：para alar (para nasal) flap, 9：eye brow flap, 10：palpebral flap, 11：cheek flap, 12：post-auricular flap
（小川　豊：顔面における種々の皮下茎皮弁．各種局所皮弁による顔面の再建：最近の進歩，小川豊編著，pp. 34-44, 克誠堂出版，東京，2000．より引用一部改変）

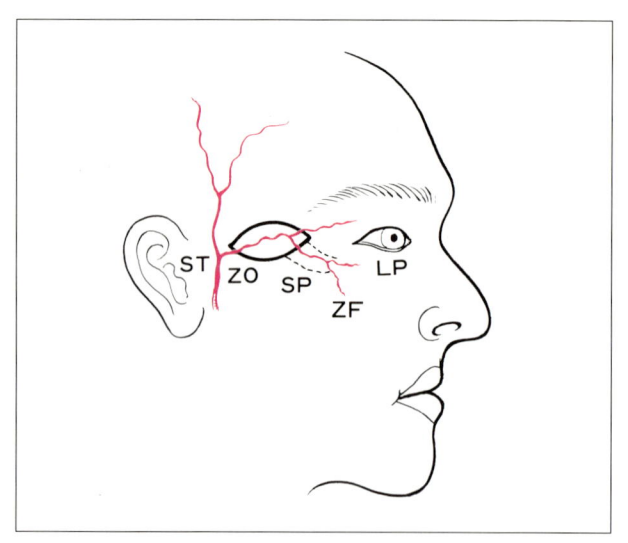

図 7・2　Lateral orbital flap
ST：浅側頭動脈，ZO：頬骨眼窩枝，LP：外側眼瞼動脈，ZF：頬骨顔面枝，SP：皮下茎

⑩palpebral flap
⑪cheek flap
⑫post-auricular flap

B 解剖

顔面の主たる皮下茎皮弁を図 7・1 に示す．このうち，median forehead flap（正中前額皮弁）のみ，純然たる軸走型皮弁である．

Nasolabial flap（鼻唇溝皮弁），preauricular flap（耳介前部皮弁），dorsal nasal flap（鼻背皮弁），post-auricular flap（耳後部皮弁）はときには軸走型皮弁となるが，多くは乱走型である．Lateral orbital flap, mandibulo-marginal flap, submandibular flap, para alar flap, eye brow flap, palpebral flap, cheek flap などは，いずれも乱走型皮弁である．

①Median forehead flap（正中前額皮弁）

滑車上動脈を栄養動脈とするが，鼻背動脈の上行枝も関与しているようである．滑車上動脈は眼動脈の枝として，眼窩の上内側角から眼窩の外へ出て，ほぼまっすぐ上方に向かう[3]．その位置は正中より約 1 cm 外方である．滑車上動脈は上眼窩動脈や反対側の滑車上動脈と吻合する．滑車上動脈に栄養される領域は，眼窩内側点から外方へ約 1.5 cm であるが，variation が多い．上方は髪の生え際よりさらに上方に及ぶ．

②Nasolabial flap（鼻唇溝皮弁）

顔面動脈を栄養動脈とする軸走型皮弁と，これを含まない乱走型とがある．顔面動脈は下顎下縁で，咬筋前縁の部で深筋膜を貫いて出てくる．これより上内側へ走り，笑筋，大頬骨筋下を通って，上唇鼻翼挙筋の中を通過して内眼角へ至る[4]．すなわち，口角部では表面よりかなり深層を走行している．鼻翼より上方の部位に皮弁を作図する場合か，鼻翼下部では粘膜を含めた全層の皮弁を作図する時，軸走型として顔面動脈を含む．

③Lateral orbital flap

この名称は，筆者が名づけたものである．側頭筋より浅層で，外眼角ともみあげとの間に皮弁を作成する．外側から浅側頭動脈の枝である頬骨眼窩枝が，頬骨弓上縁を水平に内側に向かい，外側眼瞼動脈や涙腺動脈あるいは眼動脈の枝で頬骨顔面孔から出る頬骨顔面枝と吻合する．この皮弁は茎を内側にもち，眼窩周辺の再建に利用することから，軸走型となれば頬骨眼窩枝が逆行性に利用される[5]（図 7・2）．

④Preauricular flap

浅側頭動脈の表面の皮弁であるが，ほとんど乱走型皮弁である．

⑤Mandibulo-marginal flap

下顎骨下縁に沿って作成する皮弁で，乱走型である．

⑥Submandibular flap

オトガイ部より下後方の，いわゆる"あご"の下面に皮弁を作図する．上口唇や下口唇の再建に利用するため，茎は上外方に作られるので，口角下制筋と広頸筋の一部が茎に含まれる[5]．

表 7・1 顔面の皮下茎皮弁の特徴

皮弁の種類	難易度	color & texture match	皮弁採取部の目立ちにくさ	生着の安全性
median forehead flap	比較的容易	外鼻に優，眼瞼に良	優〜良	安　全
nasolabial flap	容　易	下眼瞼に良，外鼻，上口唇に優	優，若年者で時に目立つ	安　全
lateral orbital flap	比較的容易	眼瞼に優	優	安　全
preauricular flap	容　易	優	優	安　全
mandibulo-marginal flap	容　易	優	優〜良	安　全
submandibular flap	難	優	良	ときに部分壊死を生じることがある
dorsal nasal flap	容　易	優	優	安　全
para alar (para nasal) flap	容　易	優	優	安　全
eye brow flap	やや難	優	優	安　全
palpebral flap	やや難	優	優	安　全
cheek flap	容　易	優	優〜良	安　全
post-auricular flap	やや難	優〜良	優	ときに壊死

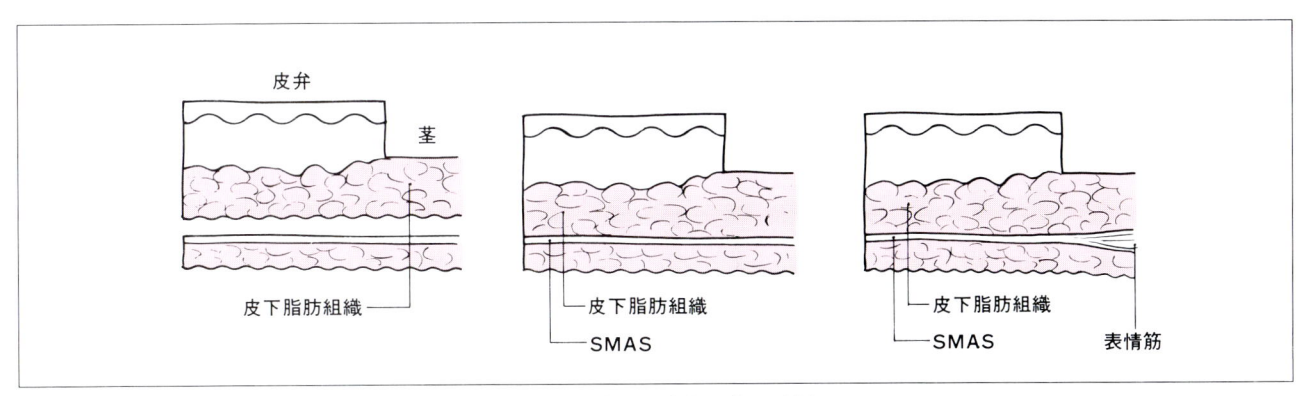

図 7・3　皮下茎皮弁の茎の分類

⑦**Dorsal nasal flap**

鼻背動脈の領域である。鼻背動脈は内眼角内側から出て多方向に分枝するが，幹枝は下内側に向かう。この皮弁は内眼角と同じ高さの鼻背に作成し，内眼角周辺の再建に使うもので，明確な軸走型をとらなくても鼻背動脈の分枝の一つを含むことができ，きわめて安全な皮弁となる。

⑧**Para alar flap (para nasal flap)**
⑨**Eyebrow flap**
⑩**Palpebral flap**
⑪**Cheek flap**

⑧〜⑪はすべて乱走型である。

⑫**Post-auricular flap**

後耳介動脈が後頭動脈の起始部より少し上方で外頸動脈後壁より起こり，後上方に走り耳介付着部下半で耳介枝と後頭枝に分岐し浅側頭動脈の枝と交通する。これらは耳介上部の頭蓋および皮膚に分布する[6]。耳介後部に皮弁を作る場合，耳介後部上方でこの分枝を含ませることができる。

顔面での皮下茎皮弁は，その茎の深さによって，
①SMASより上層の皮下脂肪組織のみのもの
②SMASを含むもの
③表情筋を含むもの
に分けられる（図7・3）。①は茎の短いものに限られ，皮弁の大きさも爪甲大程度となる。皮下茎皮弁のほとんどはSMASを含む。茎に表情筋を含むのは正中前額皮弁（前頭筋を含む），lateral orbital flap（眼輪筋），submandibular flap（口角下制筋，広頸筋），mandibulo-marginal flap（広頸筋）などである。

C 術前の評価

以下の項目の評価基準に基づいた各皮弁の評価を**表 7・1**に総括する。

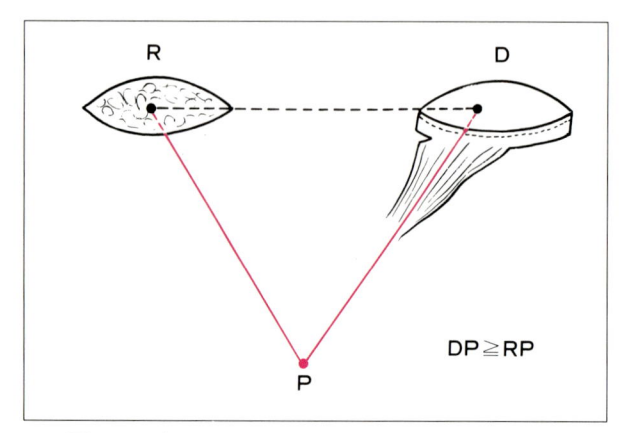

図 7・4 皮弁採取部，移植床と pivot point の関係
D：皮弁採取部，R：移植床，P：pivot point
皮弁採取部と移植床は pivot point を挟んでほぼ二等辺三角形となる。

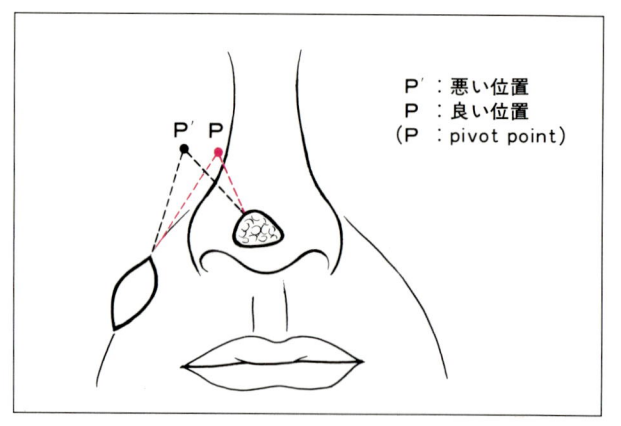

図 7・5 Nasolabial flap は pivot point を鼻内側縁に作らないと tenting を生じる。
P, P'：pivot point

①技術的難易度
②color and texture match
③皮弁採取創の目立ちにくさ
④生着の安全性

D 手 技

乱走型の場合，茎は太目となる。Pivot point から皮弁採取部の中心に直線を引いた時，この直線に平行な方向の皮弁の幅より 10％程度細い長さを茎の幅とする。緊張なく皮弁を横方向に移動できるために，pivot point を挟んで皮弁採取部と移植床は二等辺三角形となる。実際には図 7・4 のごとく皮弁採取部側の距離をやや長目とする。茎は皮弁より小さいが，茎の皮弁への接合面は皮弁の移動方向側とする。茎と皮弁内血流とが順行性になるようにするためである。皮弁の trap door 現象を少なくするために，図 7・4 のごとく茎接合部の皮弁に 2〜3 mm の back cut を加えることが重要である[7]。皮弁の膨隆を防ぐため皮弁と茎を逆行性に接合することもある[8]が，血流に注意しなければならない。

①Median forehead flap
皮弁を前額正中に作図し，茎を正中よりやや外側に作成する。Pivot point は眉毛内側下縁になる。皮弁を挙上し，その下縁より pivot point の 5 mm 上方まで縦に皮切を加え，切開創より前額皮膚を少し反転すると，滑車上動脈の走行あるいは鼻背動脈の上行枝が確認できるので，太い方を残すように皮下茎を作る。皮弁の横幅は 3 cm 程度まで取れる。眼瞼再建に利用する時は，皮弁を薄くする。

②Nasolabial flap
皮弁の中心が鼻唇溝の上に来るように作図する。術前に皮膚の余裕を予知して行うが，症例によっては最大幅 2 cm まで取ることができる。鼻再建に使う場合は pivot point をできるだけ内側に取り，鼻頬境界線まで及ばないと，茎による tenting を生じる（図 7・5）。

③Lateral orbital flap
外眼角外方ともみあげの間で，上下幅 3 cm までの皮弁が作図できる。茎は眼輪筋を含んで，下眼瞼外側にもって来る。Sliding による移動と rotation による移動とが可能で，後者の場合，移植床と皮弁採取部は点対称に作図することに留意する[1]。下眼瞼外反を伴った下垂の再建では，皮弁採取部の縫縮に際し，骨膜にアンカー縫合を行って下垂の矯正を補助する（図 7・6）。

④Preauricular flap
耳前部に 2×4 cm 大までの皮弁が作図できる。浅側頭動脈を逆行性に含むと軸走型皮弁となり，長い茎が得られる。前額部外側の小範囲の再建に利用できる。

⑤Mandibulo-marginal flap
顎角部を中心に下顎下縁に沿った部分を皮弁採取部として，4×7 cm 大の皮弁が作図できる。耳介周辺の再建には茎を上方に取る。オトガイ部から下口唇の再建には，下内方に茎を作製する。広頸筋を茎の中に含める。Rotation による 180 度回転や sliding による移動方式をとる。この部位は皮膚にかなりの余裕があり，縫縮は容易である。

⑥Submandibular flap
オトガイから下口唇にかけての再建には，皮弁の両側に上外方に向かう茎を作成する（図 7・7）。茎は広頸筋を含むことが多い。成人男性の上口唇のひげを含んだ再建には，口角下制筋と広頸筋を含む茎を上外方向に作成する。口角を挟んで長距離を移動し，移動角も大きいため，茎のねじれが生じるので，delay を必要とする場合もあ

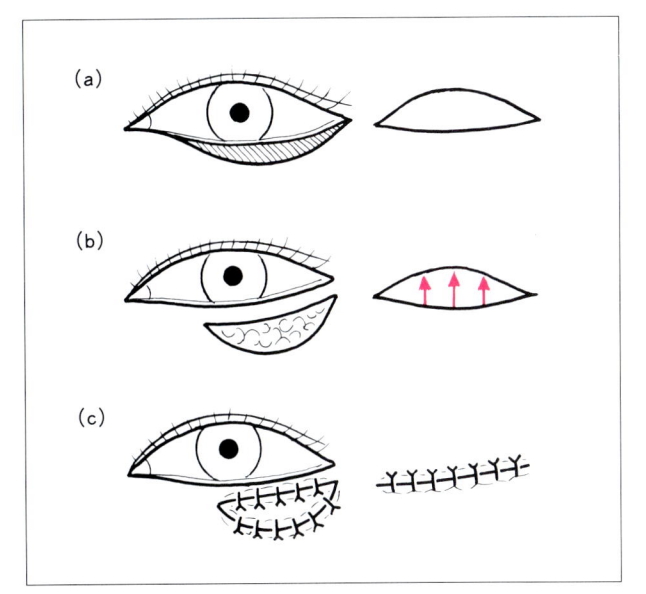

図 7・6 Lateral orbital flap による兎眼の形成手術
Lateral orbital flap により下眼瞼兎眼を矯正する場合，（b）のごとく皮弁採取部下縁を上縁の骨膜に固定する。

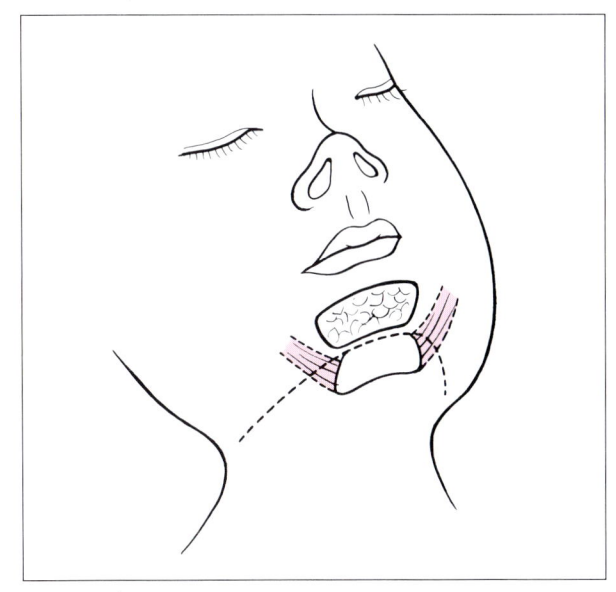

図 7・7 広頸筋を含む双茎の submandibular flap はオトガイ部再建に使われる。

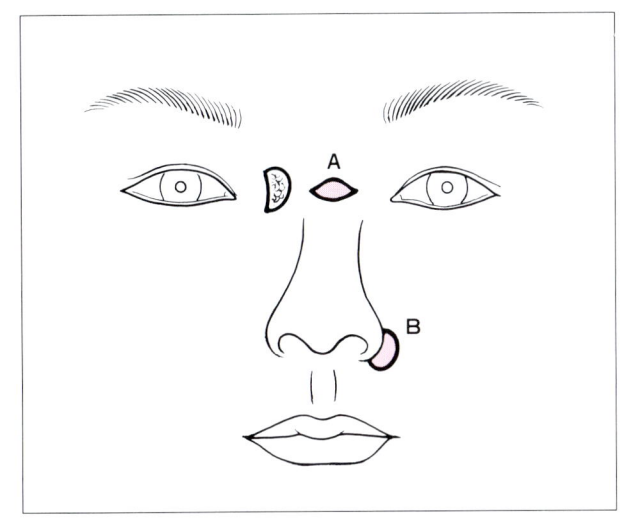

図 7・8 Dorsal nasal flap は内眼角部再建に便利である。A：dorsal nasal flap, B：para alar flap (para nasal flap)

る。

⑦Dorsal nasal flap
内眼角の高さで，鼻背に爪甲大の乱走型皮弁を作る。茎を内下方に作成し，内眼角付近の小欠損に利用する（図7・8）。

⑧Para alar flap (para nasal flap)
鼻翼に接して三日月型の皮弁を作図する。
茎を内下方に作成すると，上口唇正中の再建が可能である。三日月型皮弁採取部はそのまま縫縮する（図7・8）。

⑨Eyebrow flap
眉毛部分欠損の場合に，残存部を上下に二分して slide させる。内側部分欠損の場合，外側残存部を二分せず，そのまま内側に slide させて内側を再建することもある。

⑩Palpebral flap
上眼瞼前葉を皮下茎皮弁として利用する。上眼瞼内側欠損の再建に対し外側に上眼瞼の高さいっぱいに皮弁を作図し，内方に移動することができる。茎に眼輪筋が含まれ，血行は安定している。高齢者では眉毛直下に上下幅1cmの皮弁が作図でき単純縫縮で採皮部が閉鎖できる。

⑪Cheek flap
伸回転皮弁とは異なる皮下茎皮弁としての cheek flap は頬部中央や外側に乱走型皮弁として作図する。高齢者では 3〜4 cm 幅の皮弁が眼瞼などに偏位を生じることなく縫縮でき，口角部の再建に利用できる[9]。

⑫Post-auricular flap
Washio flap は浅側頭動脈と後耳介動脈の吻合を利用し，茎を浅側頭動脈側にもつ軸走皮弁である。後耳介動脈を順行性に茎に入れた皮弁を耳後部に作ることができる。後耳介動脈後頭枝は後耳介筋の下を走行するので同筋を切離して茎を作成する。皮弁は薄いので耳介再建に適するが採皮部は多くは植皮を必要とする。

E 術後管理

皮弁の拘縮予防のため，やや圧迫気味にドレッシングを行う。
Trap door 現象の傾向が見えたり，皮弁が膨隆している場合は，術後4週よりトリアムシノロンの局注を1週

52 Ⅱ．顔面・頸部の再建

|a|b|
|c|d|

図 7・9 症例 1：36 歳，男，交通外傷
(a) 術　前
(b) Median forehead flap の作図
(c) 皮弁の移動
(d) 術後 1 年，義眼装着

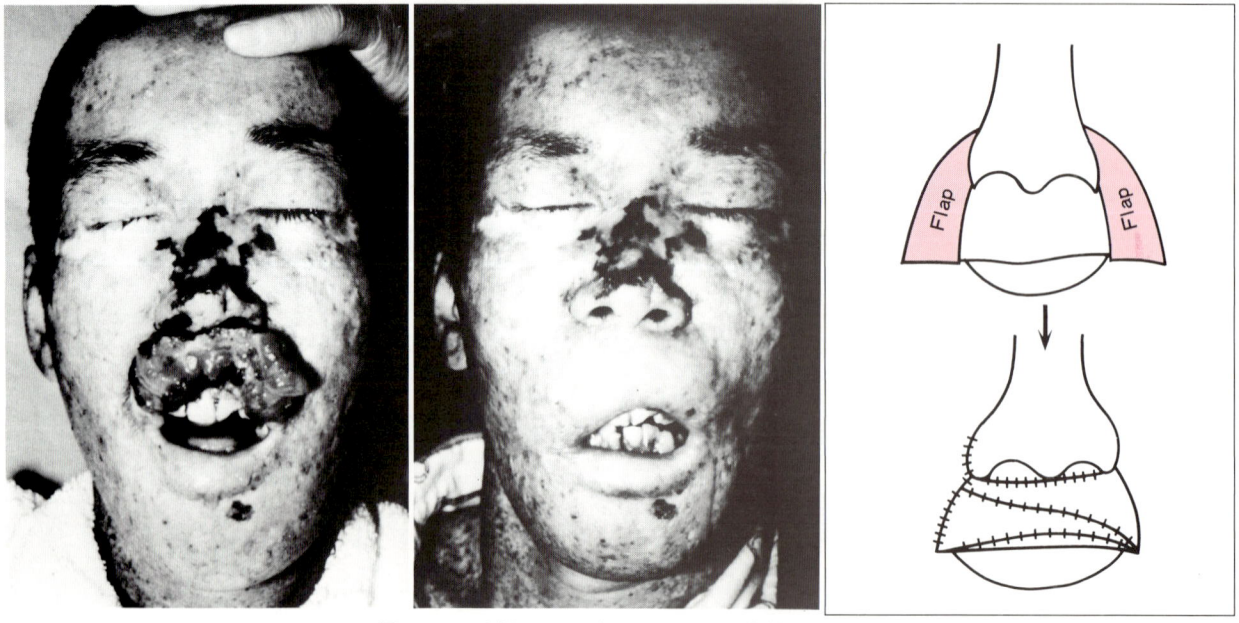

図 7・10 症例 2：17 歳，男，上口唇有棘細胞癌
（左）術前，（中）全層の nasolabial flap (gate flap) による再建術後 6 カ月，（右）gate flap の作図

図 7・11 症例 3（33 歳，男），眼瞼変形
 (a) 術　前
 (b) Lateral orbital flap の作図
 (c) 皮弁移動
 (d) 術後 1 年
 (e) 義眼装着

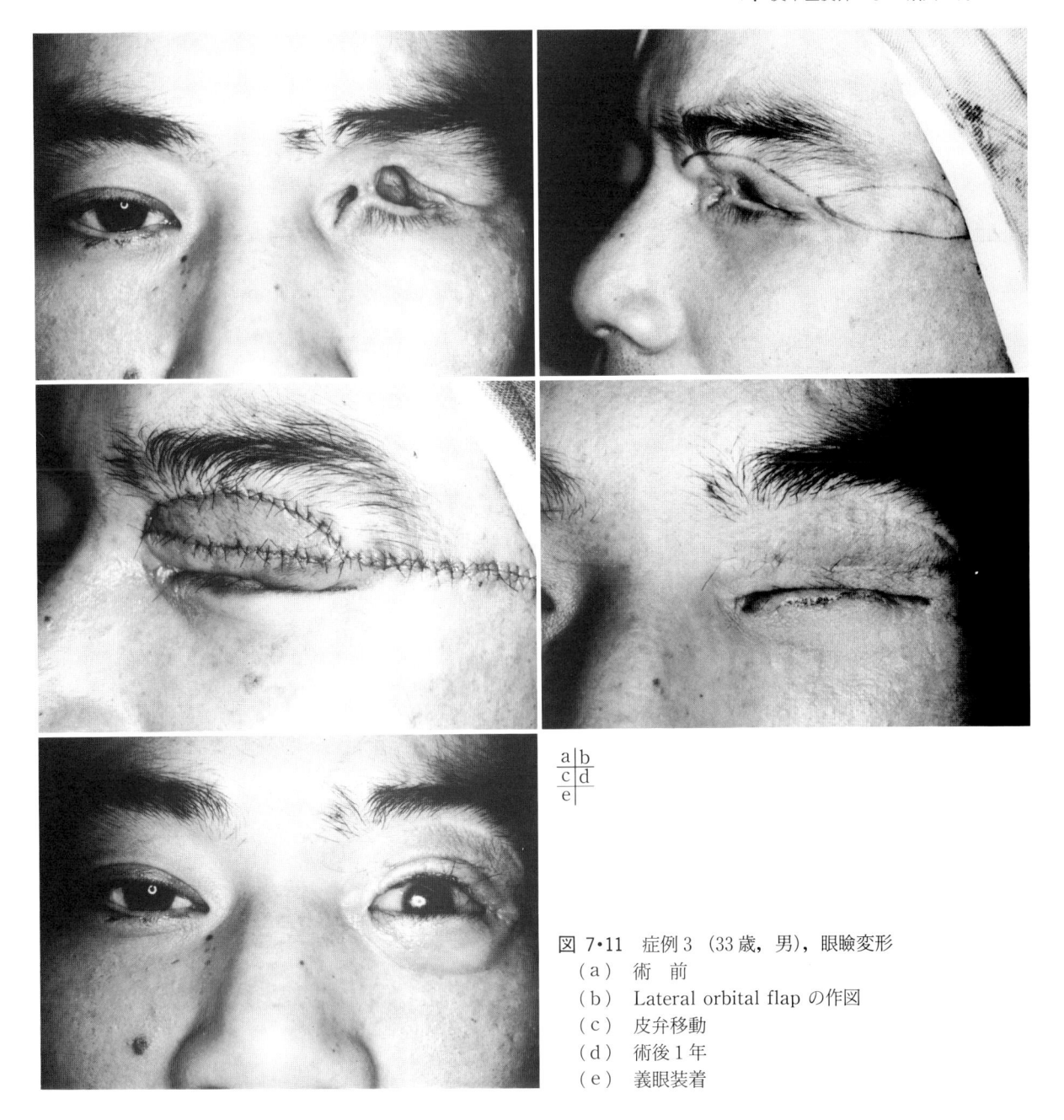

間隔で 2〜3 回行い，同時にスポンジ圧迫を行うと，著明に改善される。

Trap door 現象の有無にかかわらず，術後 3〜4 カ月間スポンジ圧迫を厳密に実行する。

F 症　例

【症例 1】 36 歳，男

交通外傷により左上眼瞼内側の部分欠損と瘢痕拘縮，左眼球癆が生じた。瘢痕切除により生じた左上眼瞼前葉欠損に対し，欠損と同型の正中前額皮弁を作図し，皮弁を薄くして移動した。眼球癆に対しては義眼を装着した（図 7・9）。皮弁採取部は縫縮を行った。

【症例 2】 17 歳，男

色素性乾皮症を基礎疾患として，上口唇に有棘細胞癌を生じた。患者は知能障害があり，術後管理が困難なため，一期的再建の必要があった。上口唇を全層で全切除し，両側鼻唇溝に全層の鼻唇溝皮弁を作成した。茎は下方に持ち，顔面動脈を含ませる軸走皮弁とした。2 つの皮弁をそれぞれ内側に回転移動し，上下に並べて上口唇を再建した。皮弁作成時，粘膜側を 1 cm 幅広く取り，赤唇を同時再建した（図 7・10）。

【症例 3】 33 歳，男

左球結膜の悪性黒色腫の切除を他院で受けた。上眼瞼は全幅に及び中度の欠損が見られ，一部で上下眼瞼に癒着が生じていた。眉毛下に横切開を加え，それより下方の皮膚を hinge flap 様に反転して，後葉として利用し，新たに生じる前葉欠損を lateral orbital flap で再建す

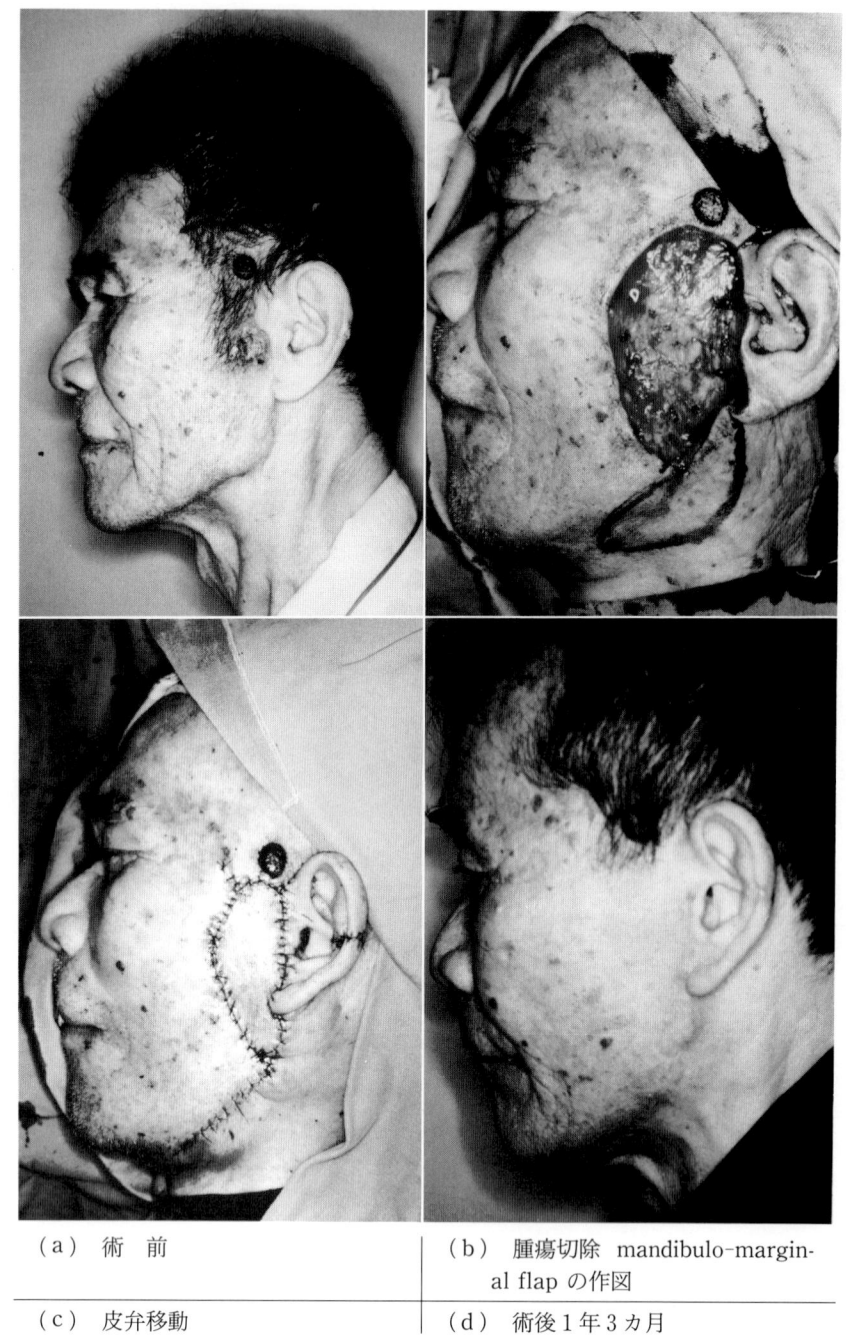

(a) 術前　　　　　　　　　　(b) 腫瘍切除 mandibulo-marginal flap の作図
(c) 皮弁移動　　　　　　　　(d) 術後1年3カ月

図 7・12　症例4：73歳，男，有棘細胞癌

るように作図した。皮弁は外眼角部を pivot point として 180 度回転移動させた。術後，皮弁はスポンジ固定を3カ月間施行し，眼瞼にふさわしい柔軟性と薄さを確保した。眉毛を使って睫毛再建を行い，重瞼を作成して，義眼装着を行った（図 7・11）。

【症例4】　73歳，男

左耳前部の有棘細胞癌に対し，切除後 mandibulo-marginal flap にて再建した。皮弁は 180 度回転するため，欠損部の形状と皮弁の形状は pivot point を挟んで点対称とした（図 7・12）。

【症例5】　23歳，男

右上口唇の単純性血管腫である。ひげの再建が必要な

ため，下顎部のひげのある部分に submandibular flap を作成した。茎を外上方に取り，皮下トンネルをくぐらせて上口唇に移動した。Delay なしで行ったところ一部表層の壊死を生じたが，ある程度ひげの再建が行えた（図 7・13）。

【症例6】　70歳，女

微小嚢胞性付属器癌で右鼻翼，頬部，上口唇の一部を切除した。鼻翼を scalping forehead flap で，頬部を伸回転 cheek 皮弁で再建後，上口唇の上方偏位に対し，右口角外方に作図した cheek flap で修復し，採皮部は縫縮した（図 7・14）。

(a) 術前	(b) 含髭 submandibular flap を挙上したところ
(c) 皮弁の移動	(d) 術後2年

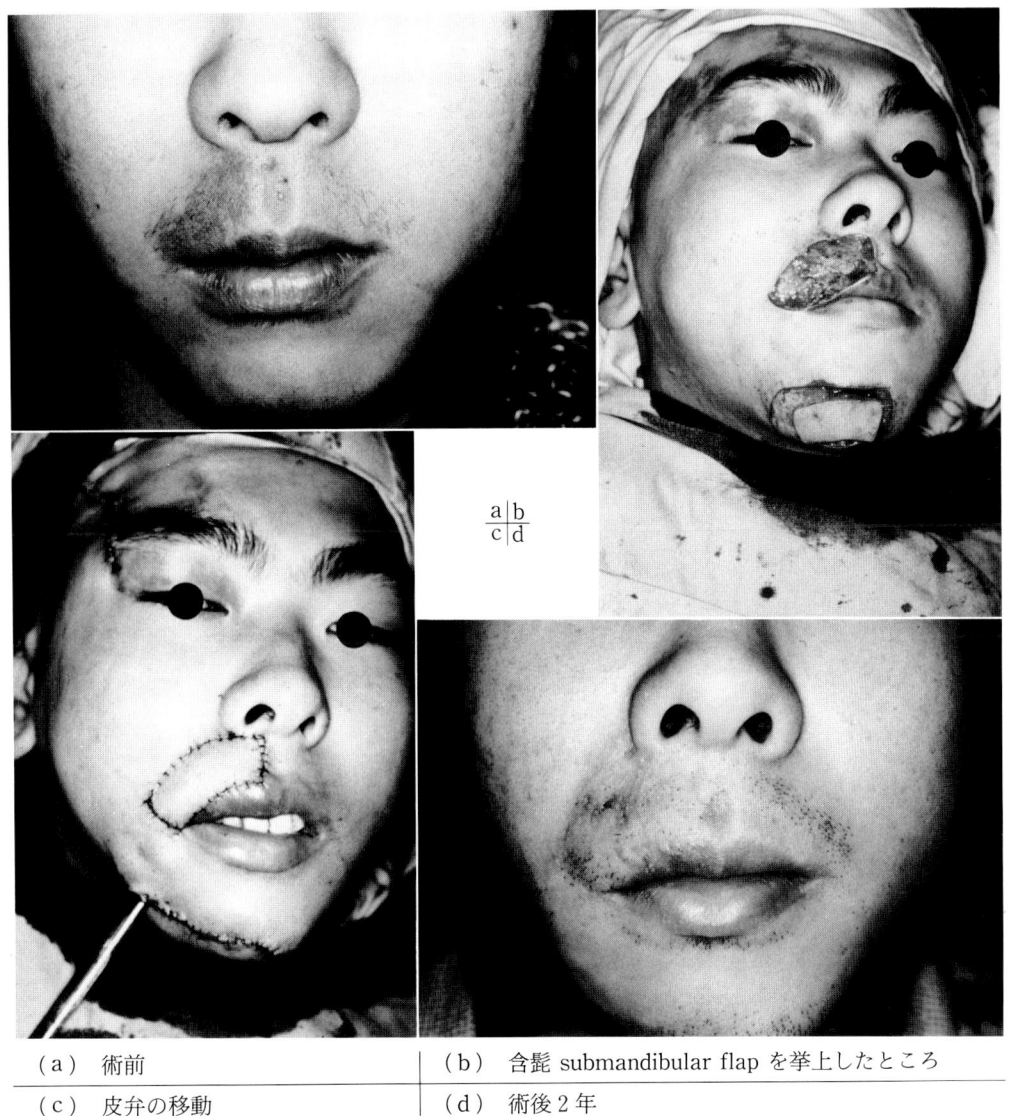

図 7・13 症例5：23歳，男，単純性血管腫

G 考 察

顔面の皮下茎皮弁の長所はつぎのごとくである。
①微細な修正術を除けば，一期的再建ができる。
②皮弁採取部と移植床の大きさ，形状を一致させられ，余分な皮切が省ける。
③回転，伸展など，皮弁の移動が通常の皮弁より容易である。
④乱走型として皮弁採取部の選択にある程度の自由度がある。
⑤局所皮弁であるから，color match, texture match に優れている。

短所としてつぎのものが挙げられる。
①皮弁採取部の瘢痕が移植床の近くに生じる。
②皮弁が厚く膨隆する。
③Trap door 現象が生じやすい。
④茎通過の皮下トンネル部が膨隆したり，瘢痕拘縮を生じて，皮弁を後戻りさせることがある。
⑤皮下トンネル内で出血すると血腫となり，壊死の原因となる。
⑥広範囲再建には適さない。

しかし，顔面の比較的小範囲の再建では，その種々の利点のため局所皮弁，とりわけ皮下茎皮弁が第一選択となることが多い。

正中前額皮弁は従来，滑車上動脈によって栄養されるとされている。茎を正中上に細く取ると壊死に陥ることがあり，滑車上動脈の役割は依然重要であるが，鼻背動脈の上行枝もまた重要と思われる。皮弁採取部縫縮時の正中に生じる縦方向の瘢痕は，意外と目立たない。しかし，前額では当然水平方向の瘢痕がさらに目立たないので，皮弁を横方向に作図することもできる（筆者は horizontal median forehead flap と仮称）。この際，皮弁の横の長さは 3cm が限度で，それ以上だと茎を太くしな

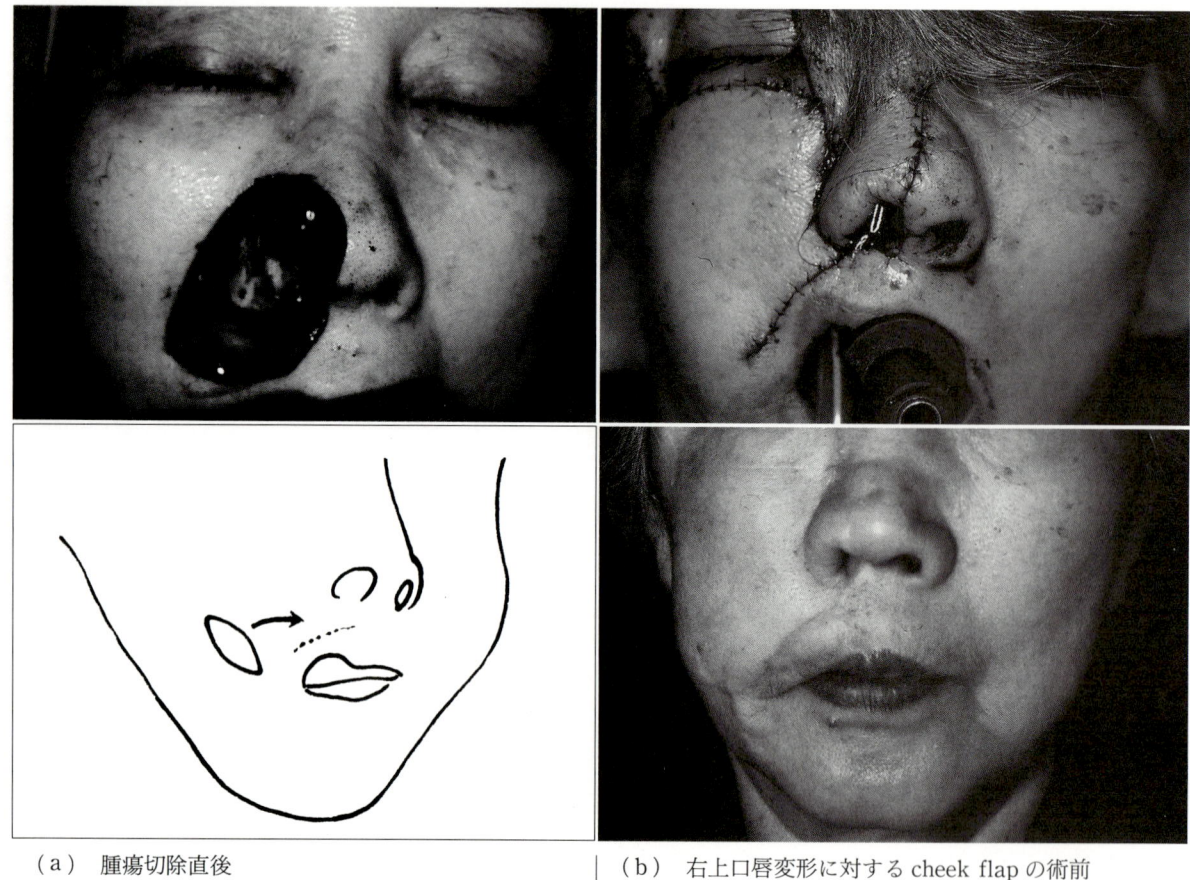

56　II．顔面・頸部の再建

| (a) 腫瘍切除直後 | (b) 右上口唇変形に対する cheek flap の術前 |
| (c) cheek flap 作図 | (d) 術後 |

図7・14　症例6：70歳，女，微小嚢胞性付属器癌

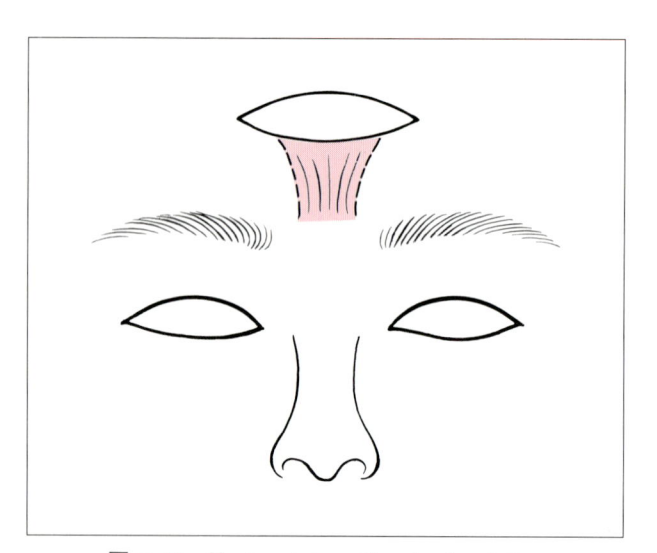

図7・15　Horizontal median forehead flap

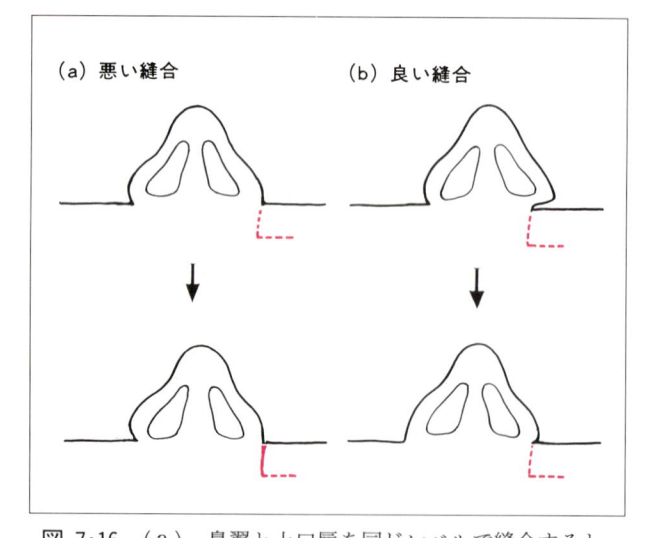

図7・16　(a) 鼻翼と上口唇を同じレベルで縫合すると，術後鼻翼がめり込み状態となる。
(b) 上口唇の上に鼻翼を騎乗位に縫合するのが良い。

いと壊死に陥る（図7・15）。しかし，前額の血管は吻合が豊富なので[10]，delay などにより茎が細く，長さの長い horizontal median forehead flap が作図可能と思われる。

鼻唇溝皮弁の全層型は gate flap として，冨士森が下口唇再建法として報告した[11]。この方法は症例2に示すごとく，上口唇再建にも利用できる。粘膜，赤唇部の同時一期的再建が可能で，上口唇再建にも有用な方法である。

Lateral orbital flap は，その薄さの点で眼瞼再建に適している。皮下組織を十分付けると，結膜嚢形成など眼窩再建にも利用できる[12]。茎を内側に取る限り，顔面神経

の側頭枝を損傷する危険はない。外眼角を挟んで上・下眼瞼外側の前葉欠損再建には，皮弁を桜の花びら形に作図することにより，その部分の同時再建ができる[1]。

Preauricular flap や mandibulo-marginal flap は，皮弁採取部の術後瘢痕が目立たない。とくに後者ではかなり大きな皮弁が作成でき，耳介周辺の再建に適している。

Submandibular flap はひげの移植に都合がよいが，血流が不十分で，delay を要することがある。

Dorsal nasal flap は皮弁採取部を縫縮した瘢痕が陥凹性となることがある。内眼角部の再建には皮弁の厚さや解剖学的位置の点で，ほかの皮弁が使いにくく，位置的には dorsal nasal flap は好都合であり，皮膚の厚さもそれほど違和感がない。

Para alar flap は Suzuki により報告されたが[13][14]，para nasal flap の名称で筆者らも同時期に報告した[15]。最大の利点は，皮弁採取部の瘢痕が鼻翼溝に一致して隠されてしまうことである。その反面，皮弁の形状が三日月形で，大きさにも限界がある。上口唇の小範囲再建には好都合である。皮弁採取部の縫縮に際して注意する点は，上口唇側皮膚が鼻翼の下方（後方）にもぐり込むようにしないと，鼻翼がめり込んだ状態となり，瘢痕が目立ってしまうことである（図7・16）。

Eye brow flap は残存眉毛を分割して欠損部を再建したり，内側を重視して外側眉毛を内側へ移動したり，睫毛再建などに利用される[16]。理想的には，眉毛は頭毛では代用され得ないからである。

症例6で示したように，瞼縁の皮膚の水平方向の欠損と睫毛欠損が合併している場合，遊離移植よりは，皮膚を含めた眉毛の皮下茎皮弁による再建がより確実で，より整容的である。

Palbebral flap は眼瞼を眼瞼皮膚で再建する意味で質的に優れているので適応を選べば利用すべき皮弁である。

Cheek flap は頬部中央の広い皮膚を利用するので眼瞼，鼻翼など周辺組織に偏位を引き起こすことが少ない。口角周辺の再建に便利である。

Post-auricular flap は耳介再建に適しているが血行にやや難がある。

顔面の皮下茎皮弁は皮弁採取部の瘢痕という欠点を考慮しても，余り有る多くの利点をもっている。その最大のものは整容的な優秀さと，皮弁採取部選択の自由さである。
　　　　　　　　　　　　　　　　　　　（小川　豊）

文　献

1) 小川　豊，野添恒幹，坂口知香子：顔面における皮下茎皮弁の利用．倉敷中病年報，55：39-48，1986．
2) Spira, M., Gerow, F. J., Hardy, S. B.: Subcutaneous pedicle flap on the face. Br. J. Plast. Surg., 27: 258-263, 1974.
3) Cormark, G. C., Lamberty, B. G. H.: The Arterial Anatomy of Skin Flaps. p. 123, Churchill Livingstone, Edinburgh, 1986.
4) Berkovitz, B. K. B., Moxham, B. J.: A Textbook of Head and Neck Anatomy. p. 161, Wolfe Medical Publications, London, 1988.
5) 楠本健司，小川　豊：眼周囲と口周囲，とくに上口唇髭部再建に対する皮下茎皮弁の解剖学的検討―Lateral orbital flap と Submandibular flap の血行について―．形成外科，36：601-608，1993．
6) 上條雍彦：図説口腔解剖学3；脈管学．pp. 479-484，アナトーム社，東京，1990．
7) 小川　豊：皮下茎皮弁の作り方と応用．形成外科，39：S 119-S 123，1996．
8) Nakajima, T., Yoshimura, Y., Kami, T.: The subcutaneous pedicle flap: Widening of its applications. Ann. Plast. Surg., 19: 103-116, 1987.
9) 小川　豊：顔面の植皮，局所皮弁の適応と実際．形成外科，40：S 19-S 29，1997．
10) Salmon, M.: Arteries of the Skin. pp. 72-80, Churchill Livingstone, London, 1988.
11) Fujimori, R.: "Gate flap" for the total reconstruction of the lower lip. Br. J. Plast. Surg., 33: 340-345, 1980.
12) 小川　豊：義眼床萎縮に対する再建術（形成外科医の観点から）．眼科手術，11：23-28，1998．
13) 鈴木茂彦：鼻翼辺縁皮弁による鼻孔底および人中付近の小皮膚欠損の再建について．日形会誌，8：1404-1405，1988．
14) Suzuki, S.: Para-alar crescentic subcutaneous pedicle flap for repair of skin defects in the philtrum. Ann. Plast. Surg., 23: 442-446, 1989.
15) 小川　豊：上記11）追加発言．日形会誌，8：1405，1988．
16) Kasai, K., Ogawa, Y.: Partial eyebrow reconstruction using subcutaneous pedicle flaps to preserve the natural hair direction. Ann. Plast. Surg., 24: 117-125, 1990.

II. 顔面・頸部の再建

8 D-P 皮弁による上顎癌切除後の再建

SUMMARY

眼窩を含めた拡大上顎全摘出術後には，顔貌の醜状はもとより，眼球機能の喪失，開口制限，構音障害などの症状を見る。筆者はこのような症例に対し，鼻腔の lining と顔面皮膚を deltopectoral flap（以下 D-P 皮弁）により，眼窩の支持組織を遊離骨移植により再建した。加えて，顎義歯プロテーゼにより口蓋瘻孔部を閉鎖し，機能的にもほぼ満足する結果が得られた。

手術はまず鼻腔内の瘢痕を極力切除し，その上を D-P 皮弁で被覆して鼻腔内 lining を形成する。その後，皮弁を茎部で切離，開いて顔面頬部と eye socket を再建する。軟部組織の再建が終わった後に支持組織を移植する。これにより，安定化した顔の形が得られるようになる。口蓋瘻孔部は原則として顎義歯プロテーゼでふさぎ，特殊な義眼を装着して再建手術を完了する。

最近，遊離皮弁による軟部組織の再建法が報告されている。しかし，用いる皮弁が bulky なため，①defatting が必要，②プロテーゼの装着が難しい，③顔面皮膚との color match が合わない，などの問題点が報告されている。この点，D-P 皮弁による再建法では，手術回数が多いという欠点はあるものの，上記のような問題点は見られず，優れた手術成績が得られるものと考える。

はじめに

最近の拡大上顎全摘出術の成績は5年生存率60％を超え，治療成績も向上してきた[1]。しかし，癌腫摘出に伴い上顎および周囲組織が欠損するため，顔貌はもとより，口腔，鼻腔，眼球機能の著しい損失を見る。まだ50～60歳台という働き盛りに，精神的・肉体的苦痛を抱えたまま社会復帰できないでいる人も多く，上顎癌治療の上で大きな問題点となっている。

癌治療が最終的に目指すものは，患者の quality of life を向上させ，社会復帰を促すことである。再建による顔貌の修正，機能の回復といった点で，形成外科医の果たす役割は大きいものと考える。

本稿では，眼窩を含めた拡大上顎全摘出後の上顎・眼窩・口蓋の再建法について言及する。

A 上顎癌術後の問題点

上顎癌の手術は最近縮小手術の傾向にあるが，進展癌や再発癌では以前から行われてきた拡大上顎全摘出術がとられることが多い。即時再建される症例もあるが，切除創を raw surface のままにして，あるいは皮膚を移植して，数年後再発のないのを確認してから，再建に回されるケースが大半である。この結果，整容・機能上の面でさまざまな問題点が生じる。

1．顔貌の変形

上顎骨，頬骨，眼窩周囲骨，口蓋骨などの支持組織および顔面軟部組織の広範な欠損を見る。術後の瘢痕拘縮に伴って，顔貌はよりいっそう複雑な変形を示すようになる。下眼瞼から頬部にかけての陥凹変形がもっとも目立つ変形である。また，口角，鼻翼部は挙上し，外鼻孔の変形，狭小化が見られる。頬部皮膚の切除，眼窩内容除去手術により，顔面に大きな瘻孔ができる。患部に放射線照射が行われていれば，変形，障害ともに高度なものとなる。

2．機能障害

翼突筋，咬筋，側頭筋などの咀嚼筋，それに口腔内粘膜，脂肪織の切除により関節突起，筋突起周辺を中心に高度の瘢痕ができ，これによって開口が制限される。1横指開口もできない症例があり，この場合，顎義歯の装着ができず，食事摂取にも不便を来す。また，口内に食物残渣や痂皮が蓄積して不潔になり，ひいては悪臭を示す。鼻腔と口腔とが交通しているため構音障害を生じ，

日常の会話にも支障が生じる。とくに無歯顎例では，口蓋プロテーゼで leak なしに口蓋の瘻孔をふさぐことが難しいため，口蓋部をいかに再建するかが問題となってくる。

このほか，眼球が温存されている症例では眼球運動障害が問題となり，それによって複視などの症状を見る。

B 拡大上顎全摘術後変形の再建

術後の瘢痕性の拘縮を取り除き，癌腫摘出時の状態に戻す。その上で頬部，眼窩，口蓋を形成し，口腔・鼻腔機能を良好に保てるようにする。このことが形態の維持にとっても良い結果をもたらす。顔面の中央部分であるため，顔面の皮膚とマッチした皮弁を選ぶようにする。さらに顎義歯，義眼の装着が必要となるので，プロテーゼをうまく利用するような再建の手順を立てておかねばならない。

C Deltopectoral flap による再建の実際

つぎに，拡大上顎全摘出術後の頬部・眼窩欠損の再建手術法について述べる。

1．D-P 皮弁の delay

【症例1】

Delay ではアドレナリンを含まない局所麻酔剤を使用する。U字型に皮弁周囲を筋膜まで切開し，肩の裏側から cephalic vein を越えた部分まで筋層上で剥離・挙上する（図8・1）。成人では通常，皮弁の幅は 11 cm，長さが 30 cm 前後になる。このくらいの幅と長さをとれば，上眼瞼から頭蓋底，口腔に及ぶ広範囲の raw surface を容易に裏打ちできる。また，皮弁の基部まで利用すれば，頬部の皮膚および eye socket の再建も同時に行える。Delay の期間は2週間おく。

2．鼻腔内瘢痕の除去と皮弁による裏打ち

腫瘍摘出時の皮膚切開線に沿って，顔面皮膚を全層に切開する。口唇・頬部皮弁を翻転してから，頬部・頭蓋底，下顎骨筋突起，顎関節周囲組織の瘢痕を切除する。その際，開口制限が著明な例では，下顎を手で把持し，用手的に開口運動を行いながら，開口制限が取れるまで瘢痕を切除する（図8・2-a）。症例によっては，筋突起を落としたり，顎関節を開放することもある。頬部皮膚の瘢痕が高度な症例，あるいは大量に放射線照射されてい

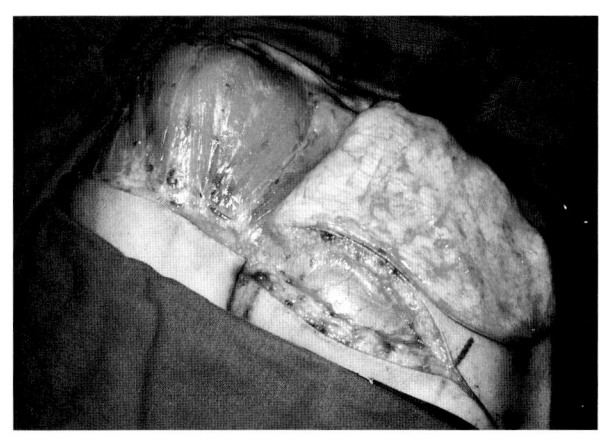

図 8・1 Deltopectoral flap の delay （症例1）
皮弁の辺縁をU字型に切開し，皮弁の distal 部より cephalic vein を越えた部分まで剥離挙上し，delay を行なう。

る症例で，あとで頬部皮弁の血行が悪くなると予想されるような場合には，皮膚を切除し，皮弁で顔面の皮膚を再建するようにする。

上眼瞼から頭蓋底，翼突窩，頬部の raw surface 部を D-P 皮弁でカバーする。皮弁の移植床となる部分をできるだけ広く取るようにし，皮弁へ豊富に血行が再開するようにする。これによって皮弁を切り離しても安全に移動でき，しかも皮弁の細かい操作が可能となる。Air tight になるように皮弁を縫合し，キーポイントとなる部分は mold bar で下床に縫合固定する。持続陰圧吸引チューブを皮弁下に置き，血腫予防とともに，移植床と皮弁の密着性を図ることが重要である（図8・2-b）。皮弁の基部はチューブ状にして縫合する。

3．D-P 皮弁の切離と頬部の再建

2週間後に皮弁を基部で切り離し，チューブ状になった部分を開く（図8・3-a）。変形している外鼻，口唇を正しい位置に戻し，鼻腔側と皮膚側に分ける。折りたたんだ部分の皮弁の端を皮下脂肪織の直上で切り開き，眼窩，外鼻，口唇にかけて鼻腔側および皮膚側どうしを縫合し，瘻孔を閉鎖する（図8・3-b）。皮弁の先端は一部 denude して，頬部・側頭部皮下に埋め込み，陥凹を修正する。以上の操作により，鼻腔の lining と頬部皮膚が完成する。

術後早期より開口訓練を行い，十分な開口が得られた後，顎義歯を作る（図8・4）。歯肉，硬口蓋の瘻孔は顎義歯で完全に閉鎖されるため，構音・咀嚼機能は回復する。鼻腔内の観察や清掃も容易で，また頬部，眼窩底をこのプロテーゼで裏から支えているため，頬部の膨らみを出すことができる（図8・5）。

以上示した方法が D-P 皮弁による上顎癌切除後の再

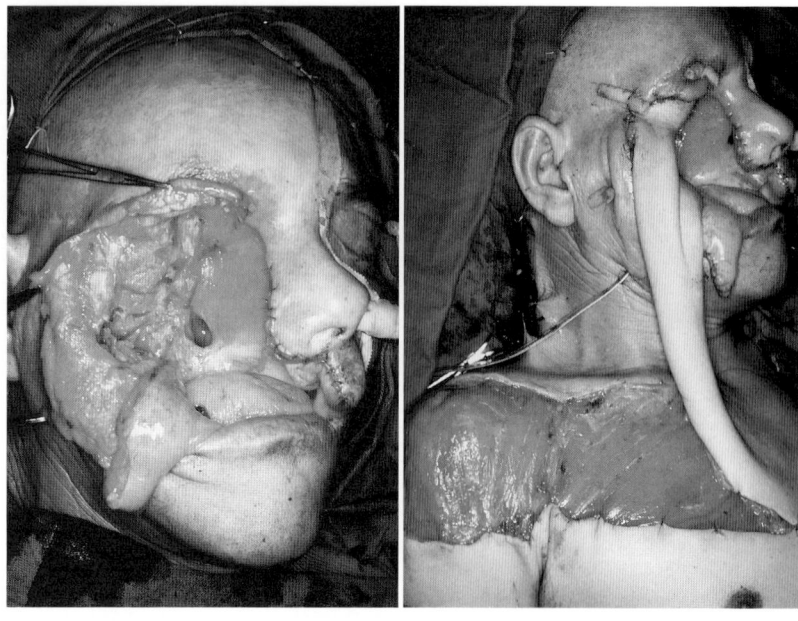

(a) 口唇，頬部皮弁の展開と鼻腔内瘢痕除去
(b) D-P皮弁による頭蓋底，翼突窩，頬部の lining

図 8・2　頬部の処理と D-P 皮弁の移植（症例1）

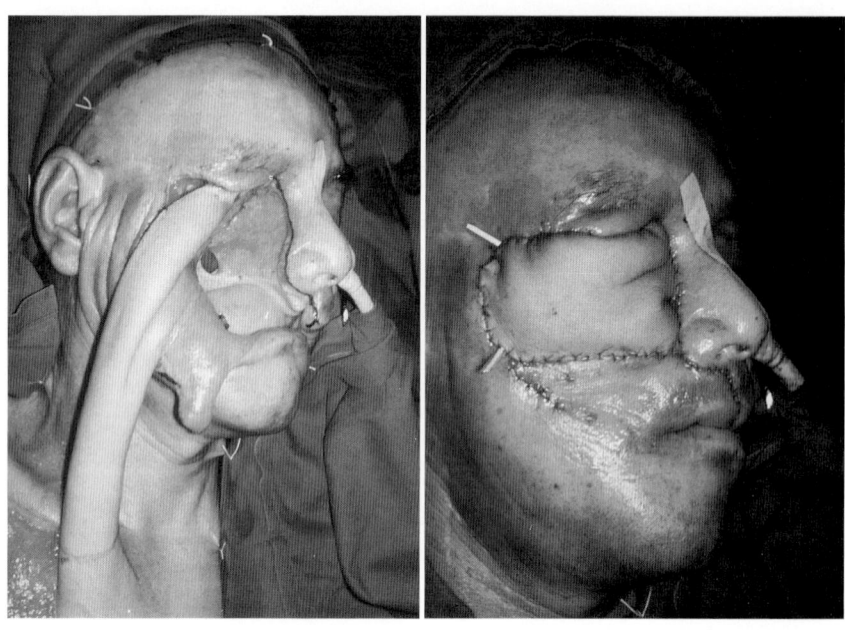

(a) D-P 皮弁の切離。切離の部位は，頬部欠損の程度に応じて決める。
(b) 切離した D-P 皮弁を折りたたみ，頬部皮膚側を再建する。

図 8・3　D-P 皮弁の切離と頬部皮膚の再建（症例1）

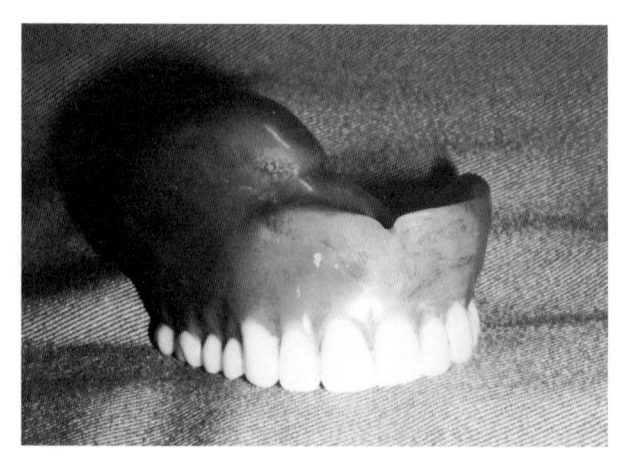

図 8・4　顎義歯プロテーゼ
プロテーゼにより，口蓋瘻孔を閉鎖し，頬部皮膚を支える。

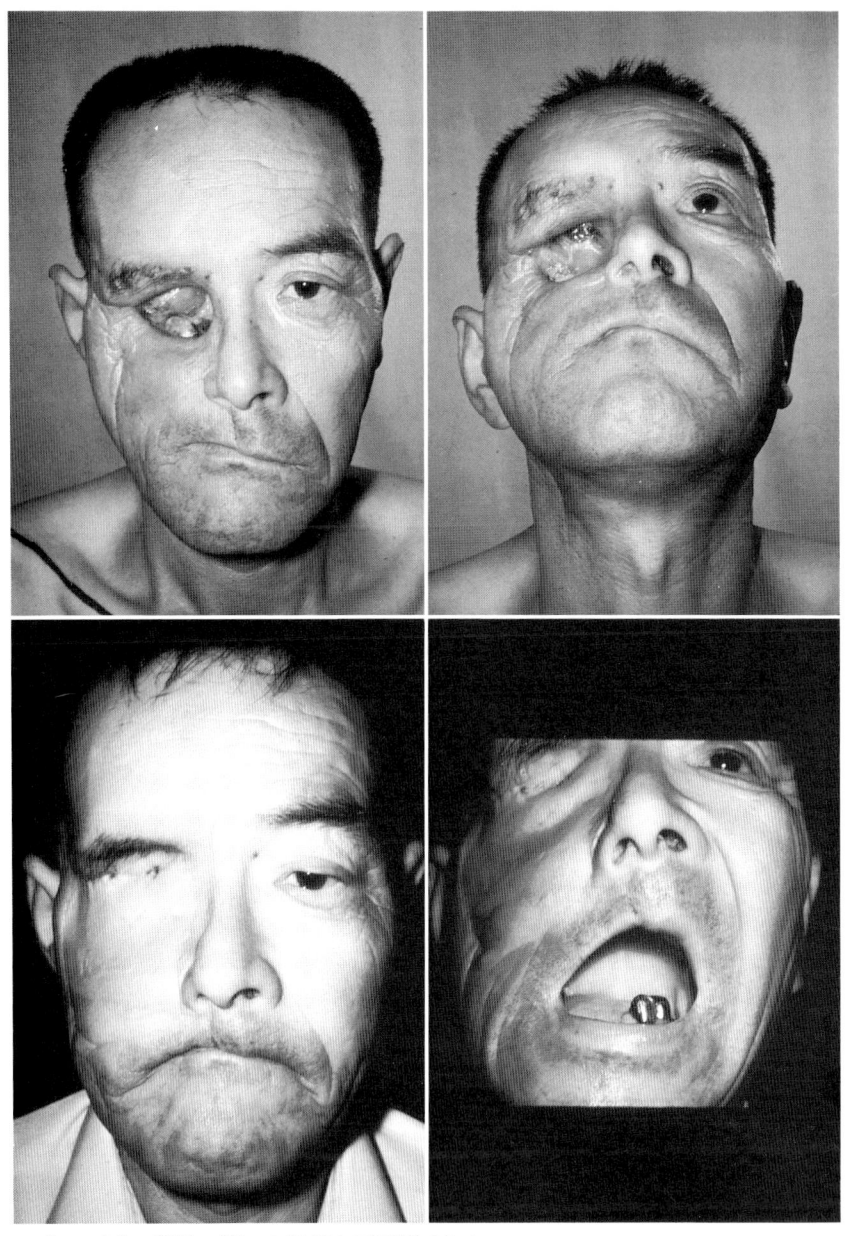

(a，b) 術前。開口1横指も不可能である。
(c，d) 術後。鼻腔内瘢痕除去と lining 作成により，2.5横指まで開口可能となった。

図 8・5　D-P 皮弁による上顎癌術後再建（症例1）

建の基本的術式であるが，皮弁の血行が良いため，同時に以下に示すような操作も可能である。

D 症　例

【症例2】　眼窩，上眼瞼の再建例

頭蓋底部の lining の皮弁と D-P 皮弁を折りたたんだ眼窩部分の皮弁を鼻腔側，皮膚側に分け，eye socket を再建する。この症例では頬部皮膚が温存できたため，denude した皮弁を挿し込み，頬部の陥凹を修正した（図8・6）。図8・7は，本症例における皮弁の状態を示す。

Eye socket は皮弁でできているため，術後の拘縮は少ないが，多少の拘縮を考え，やや大き目に作るようにし，あとは眼球プロテーゼで形を整える。Eye socket の形態を維持し，また眼窩縁から頬部の隆起を出すためには，支持組織の移植は必要である。このため，軟部組織の再建が終了後，皮弁の安定化を図る意味から，早めに支持組織の再建に取りかかる。鼻骨から眼窩下縁，頬骨突起にかけ，遊離の肋骨および肋軟骨を細工して橋渡しし，それぞれの断端をワイヤーで縫合固定する（図8・8）。

Median forehead flap で上眼瞼の軟部組織を，耳介軟骨で瞼板を，そして，側頭筋膜による dynamic suspension を行い，上・下眼瞼を再建する。義眼と義眼床が一体となったプロテーゼ（図8・9）を作り，再建が完了した

62　II．顔面・頸部の再建

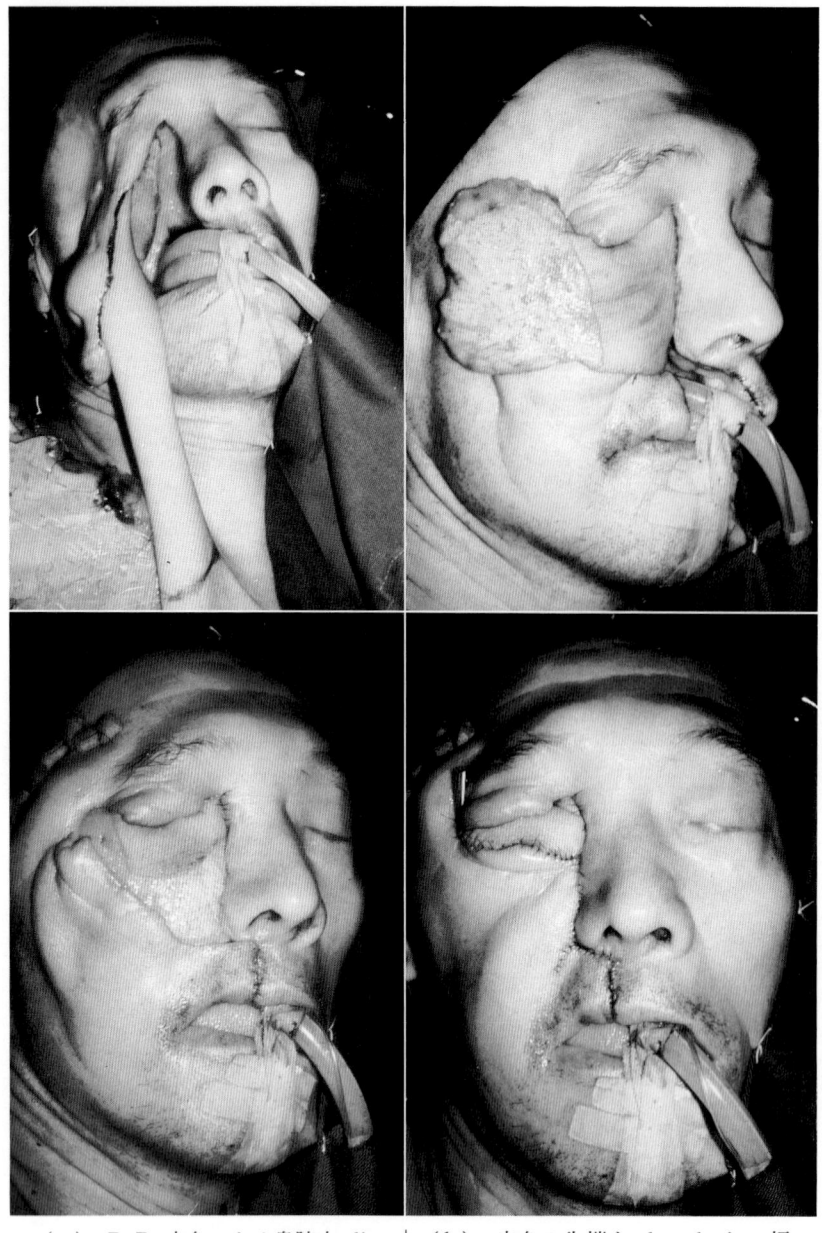

(a) D-P 皮弁による鼻腔内 lining	(b) 皮弁の先端を denude し，頬部，側頭部の陥没修正
(c) 頬部皮下に denude した D-P 皮弁を挿入	(d) D-P 皮弁で eye socket を再建

図 8・6　D-P 皮弁による鼻腔内 lining と眼窩の再建（症例2）

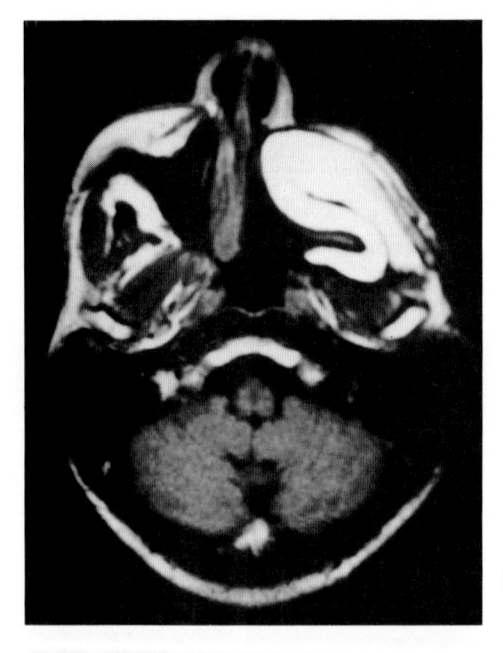

図 8・7　MRI による D-P 皮弁の折りたたみ状態を示す（症例2）。

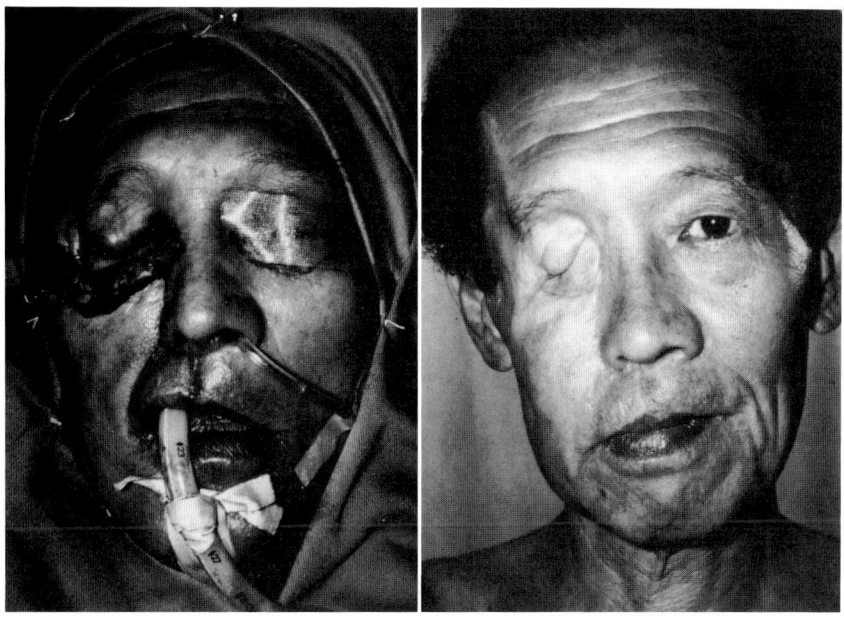

図 8・8 支持組織の移植（症例 2）
（左）　鼻骨から頬骨隆起にかけて，肋骨および肋軟骨を移植，（右）　術後

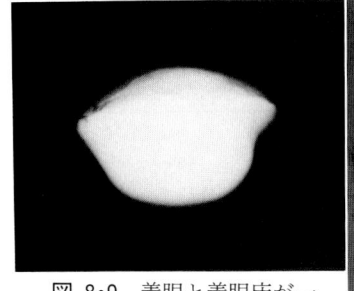

図 8・9　義眼と義眼床が一体となったプロテーゼ（症例 2）

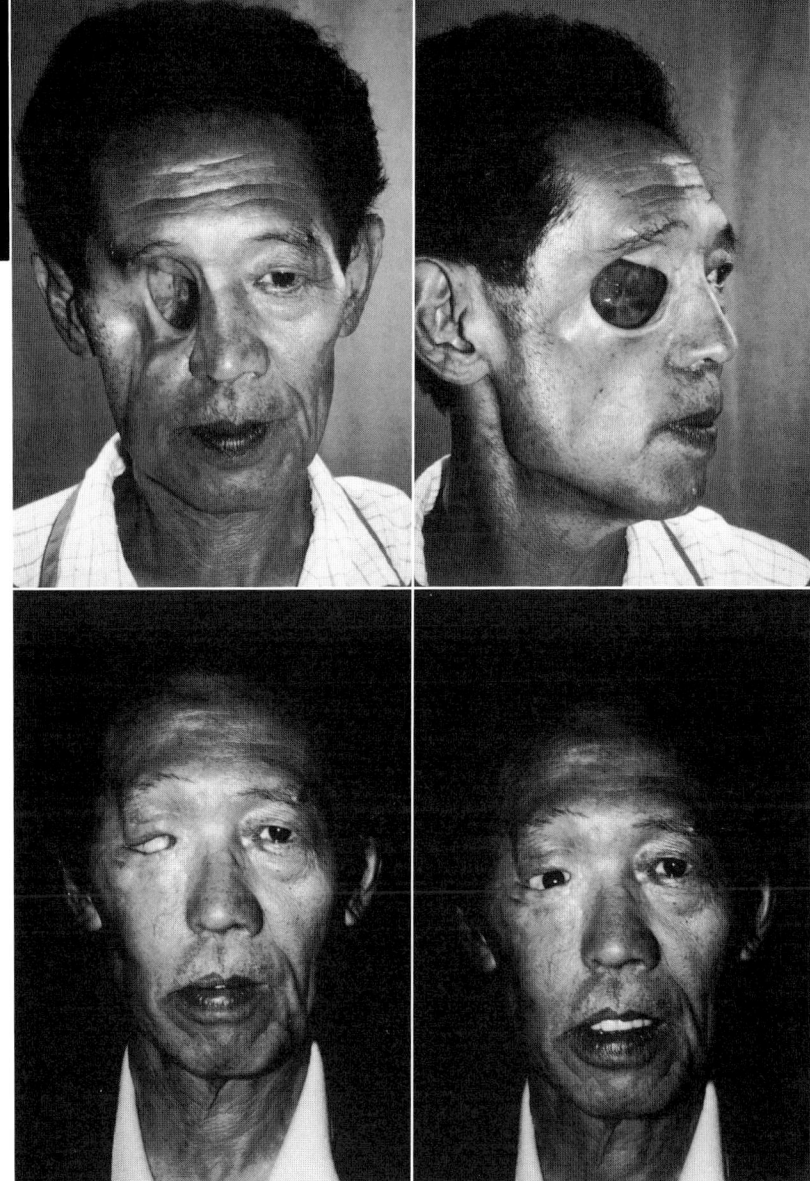

図 8・10　D-P 皮弁による上顎癌術後再建（症例 2）
（a，b）術　前
（c，d）術　後

a	b
c	d

(図 8・10)。

【症例 3】 頬部，眼窩，上眼瞼の再建例

症例 2 と同じような組織欠損の程度であるが，頬部の皮膚は D-P 皮弁でできている。皮弁の色調も顔面の皮膚とよく似通っている（図 8・11）。

【症例 4】 頬部，口蓋，眼窩，上・下眼瞼，外鼻再建例

本症例で見るように，硬口蓋のみならず軟口蓋まで欠損し，しかも無歯顎に近い例では，顎義歯プロテーゼでの口蓋閉鎖はできないため，皮弁で口蓋を再建する必要がある。

D-P 皮弁で鼻腔を lining する。ついで，皮弁の基部で切離し，チューブのままに皮弁を欠損辺縁に縫合する。その後，チューブ状の皮弁を開いて，頬部，口蓋を閉鎖する。上記の処理により，口腔と鼻腔との交通は遮断され，構音機能の改善を見る（図 8・12）。本症例ではその後，外鼻支持組織を腸骨および肋骨で，軟部組織には scalping flap を用いて全外鼻を再建した（図 8・13）。また，subcutaneous median forehead flap を眼窩の base に移植して eye socket を作り，義眼を装着して手術が完了した（図 8・14）。

E 考　察

上顎癌摘出に伴う組織欠損および機能障害の程度は，手術侵襲の度合いによりさまざまで，再建法も症例に応

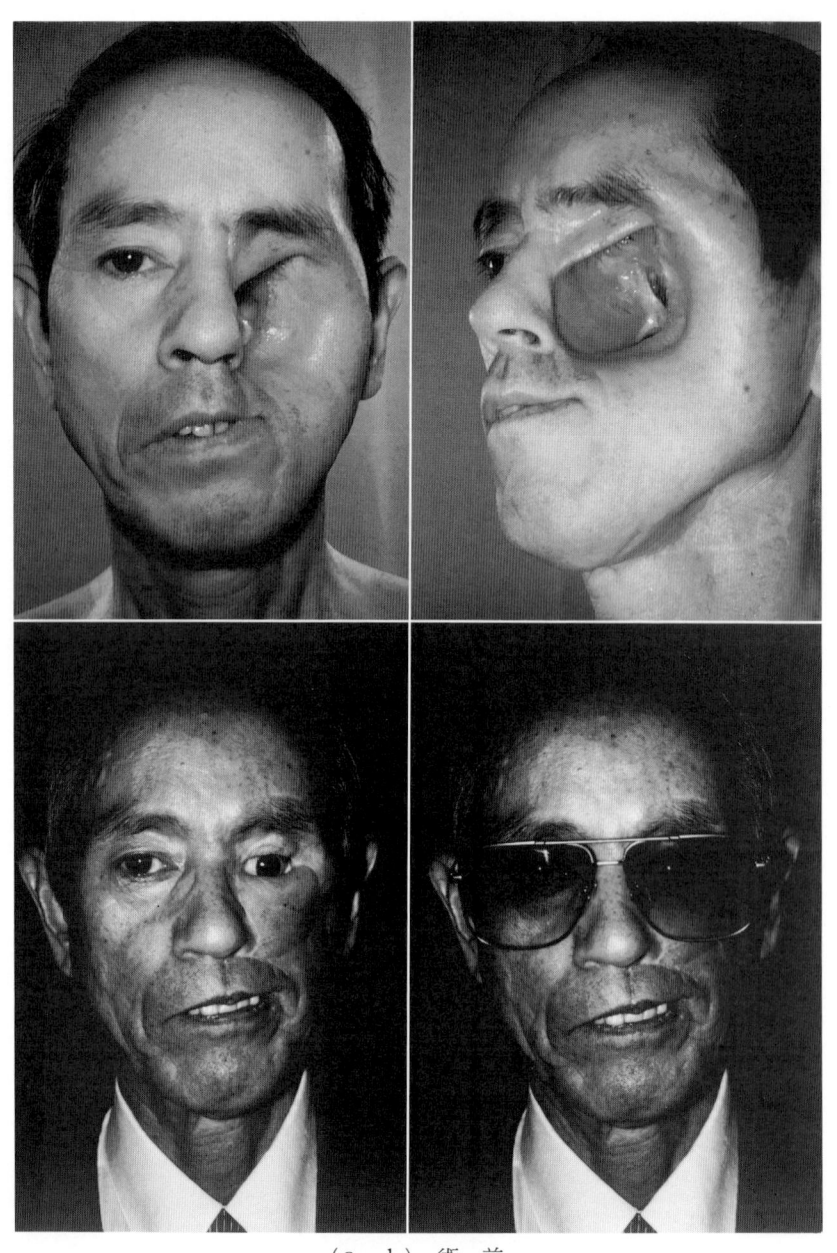

(a, b) 術　前
(c, d) 術　後
図 8・11　D-P 皮弁による上顎癌術後再建（症例 3）

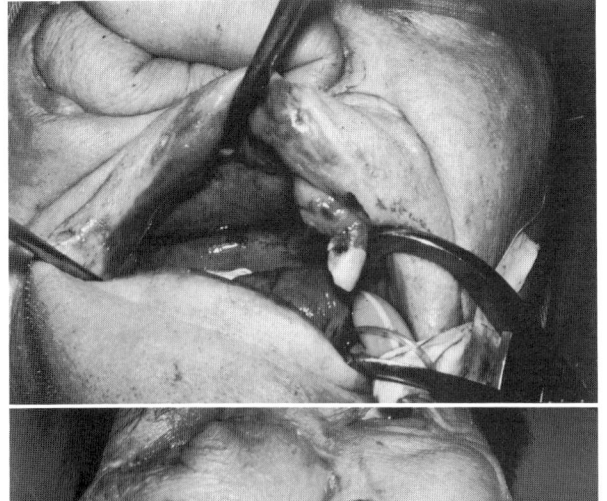

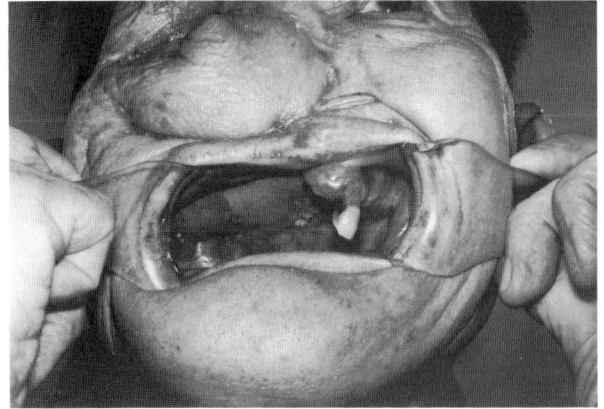

（上）チューブ状にして D-P 皮弁を移植
（下）皮弁を開き，頬部・口蓋瘻孔部を閉鎖
図 8・12 眼窩・外鼻を含めた拡大上顎癌摘出術後再建（症例 4）

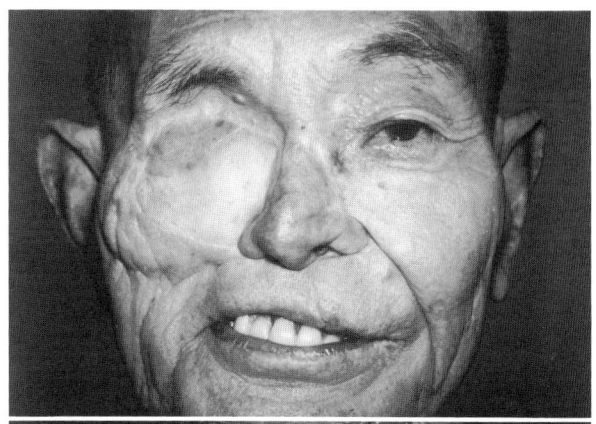

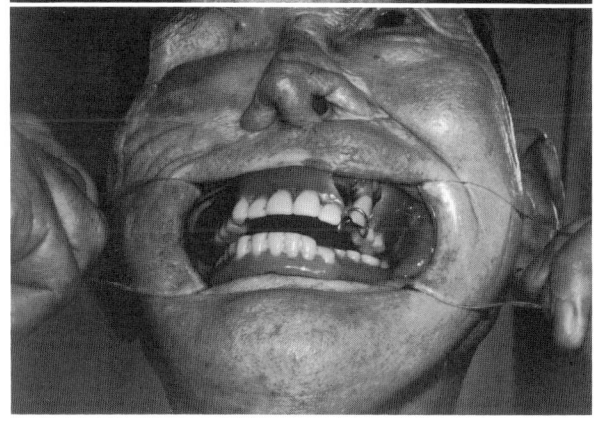

（上）Scalping flap による外鼻再建
（下）義歯装着時
図 8・13 眼窩・外鼻を含めた拡大上顎癌摘出術後再建（症例 4）

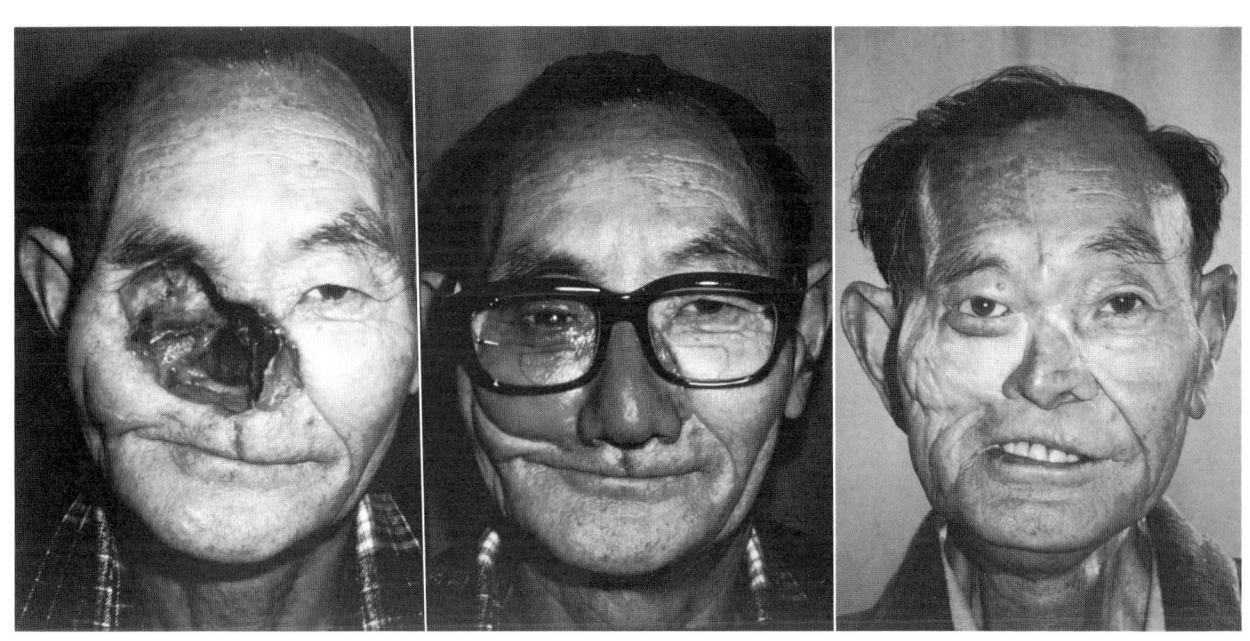

（a）術前　　（b）エピテーゼによる顔面欠損部のカバー　　（c）D-P 皮弁および scalping flap による再建完了後
図 8・14 眼窩・外鼻を含めた拡大上顎癌摘出術後再建（症例 4）

じて選択されなければならない。本稿で述べたような眼窩を含めた拡大上顎全摘出術後の症例では，まず十分量の軟部組織で鼻腔の lining を作り，開口制限を取り除いた後，顔面の皮膚，それを支える支持組織の再建を行うことが必要となる。それとともに，各種プロテーゼをいかに使い分けていくかが重要となってくる。

顔面頬部の再建手段として，本稿で示した D-P 皮弁以外に，広背筋皮弁，あるいは遊離の筋皮弁，骨付き肩甲皮弁を用いた再建手術法が報告されている[2~5]。

広背筋皮弁の場合，豊富な組織量を移植でき，手術回数も少なくて済む。しかし，
① 皮弁が bulky なため，エピテーゼの装着が困難であること
② 皮弁の重みで下垂を起こしやすく，defatting を必要とすること
③ Color match に難点がある

などの問題点が術者によって報告されている。その他，骨付き肩甲皮弁でも同様なことがいわれており，皮弁のcolor match，顎義歯の装着などを考慮した上で，再建することが大切になってくる。

D-P 皮弁は Bakamjian によって初めて上顎癌術後の再建に使用された[6]。その後，田井をはじめとして，諸家によりこの皮弁を用いた術式の成績が報告されている[7~11]。あらかじめ delay を行っておけば，頭蓋底から頬部まで十分余裕をもって，安全に豊富な軟部組織を移植できる。筆者が移植している軟部組織の量も，上記で示したように，pedicle 部分まで利用すると，幅約 11～12 cm，長さ 30 cm まで移植可能である。しかも，皮弁が適度な厚さで柔軟性もあるため，皮弁の操作性も容易で，上顎，眼窩の複雑な形態を再建するのに優れている。また，筋皮弁を用いて再建した場合と違って bulky にならないため，皮弁の下垂もなく，筋膜などを使って suspension する必要もない。顎義歯などのプロテーゼの装着も容易で，よく適合する。さらに，顔面の皮膚部分に相当する部分は前胸部皮膚にあたるため，再建後の色調も周りの顔の皮膚に似通っている。

Free flap による再建手技に比べると，この手術法だと手術回数が多くなり，また一時期患者に比較的無理な姿勢を強いるという欠点は否めない。しかしながら，上顎癌の再建ではとくに整容的面が重視され，しかも複雑な形態の再建が要求される。この点，D-P 皮弁は古典的皮弁ながら，上顎癌の再建を行う皮弁としては優れていると考える。

顔貌の再建とともに，患者は日常の生活を不自由なく送れるよう，構音・咀嚼機能の改善を強く求めている。構音機能の回復には，鼻腔と口腔との瘻孔を閉鎖する必要があるが，これを外科的治療に求めるか，あるいは補綴学的にこの問題を対処するか，2通りの方法が考えられる。

遊離の広背筋を折りたたんで閉鎖する方法[12]や，forearm flap[13]で閉鎖する方法がその一つで，無歯顎例のように口蓋プロテーゼがきっちりと固定できない場合に，外科的に口蓋をふさぐことは必要である。しかし，健側の歯牙が残っておれば，かなりの欠損でも leak なしに口蓋瘻孔を顎義歯でふさぐことができる。しかも，本稿で示したようなプロテーゼを用いれば，頬部はプロテーゼで裏側から支えられているため，この部分の支持組織はいらない。皮弁で閉じるのに比べ，鼻腔の観察，清掃も容易である。材質，形態，作成法などの面でいろいろの改良が行われており[14]，患者の希望に添ったものが入れられるようになるものと考える。

軟部組織の再建完了後，支持組織の移植が必要になってくる。上顎の場合，下顎と違って，支持組織の役目としては，顔の輪郭を出し，また皮弁の安定を図るという意味が大きい。このため，血管柄付きの骨移植までは行わなくても，細工が容易な遊離の骨移植で十分目的が達せられ，骨吸収も少ない。鼻骨の内側から眼窩下縁，頬骨隆起にかけて肋骨を橋渡しする。さらに，一部眼窩底も作れば，eye socket の形態は安定したものとなり，義眼も装着できるようになる。

諸外国の報告を見ると，眼窩周囲は眼鏡付きのエピテーゼでカムフラージュされている症例が多い。安定した eye socket ならびに上・下眼瞼という眼窩周囲組織を再建する難しさから，エピテーゼを使用しているものとも考えられる。たしかによくできているが，どうしても不自然さは目立つ。筆者の経験例でも，顔面の色調に合わず，固定性も悪いため，途中で取り除いて，その部分をガーゼで覆っていた。本稿で示したように義眼が装着できるように eye socket を作り，その上で色付きの眼鏡をかければ不自然さも取れ，患者の満足度も大きいと考える。

筆者は，上顎癌術後1～2年以上経過した症例について再建を行ってきた。癌腫摘出後に生じた顔貌の変形，機能障害は患者にとって大きな苦痛であり，再建手術の進行に伴って，患者の表情が日一日と明るくなり，社会復帰に意欲的な姿勢を示すようになることは，医師にとっても大いなる喜び，励ましにもなっている。

(熊谷　憲夫)

文 献

1) 三宅浩郷：上顎癌の治療をめぐる諸問題. p. 41, 港北出版, 東京, 1984.
2) Harii, K., Ono, I., Ebihara, S.：Closure of total cheek defects with two combined myocutaneous free flap. Arch. Otolaryngol., 108：303-307, 1982.
3) Baker, S. R.：Closure of large orbital-maxillary defects with free latissimus dorsi myocutaneous flap. Head Neck Surg., 6：828-835, 1984.
4) Swartz, W. M., Bainis, J. C., Newton, E. D., et al.：The osteocutaneous scapular flap for mandibular and maxillary reconstruction. Plast. Reconstr. Surg., 77(4)：530-545, 1986.
5) Earley, M. J.：Primary maxillary reconstruction after cancer excision. Br. J. Plast. Surg., 42：628-637, 1989.
6) Bakamjian, V. Y., Poole, M.：Maxillo-facial and palatal reconstructions with the deltopectoral flap. Br. J. Plast. Surg., 30：17-37, 1977.
7) 田井良明, 竹田千里：癌手術に伴う顔面部欠損とその対策. 現代外科学大系, 76 B, pp. 195-232, 中山書店, 1976.
8) Konno, A., Togawa, K., Iizuka, K.：Primary reconstruction after total or extended total maxillectomy for maxillary cancer. Plast. Reconstr. Surg., 67(4)：440-448, 1981.
9) Sako, M., Razack, M. S., Kalnins, I.：Reconstruction of massive orbito-maxillary-cheek defects. Head Neck Surg., 3：251〜254, 1981.
10) 熊谷憲夫：上顎骨腫瘍摘出後変形再建. 図説臨床形成外科講座5, 頭蓋・顎顔面外科, 添田周吾, 塚田貞夫, 一色信彦ほか編, pp. 266, メジカルビュー社, 東京, 1987.
11) Wolfe, S. A., Wagstrom, L.：The postauricular way-station for tubed pedicles from the chest. Plast. Reconstr. Surg., 86(1)：97-102, 1990.
12) Shestak, K. C., Schusterman, M. A., Jones, N. F., et al.：Immediate microvascular reconstruction of combined palatal and midfacial defects using soft tissue only. Microsurgery, 9：128-131, 1988.
13) Hatoko, M., Harashina, T., Inoue, T., et al.：Reconstruction of palate with radial forearm flap；a report of 3 cases. Br. J. Surg., 43：350-354, 1990.
14) 清野和夫, 木村英敏, 熊谷英人ほか：顎義歯の臨床統計的検討―当科で経験した56症例について. 岩手医誌, 12：130-137, 1987.

II. 顔面・頸部の再建

9 Angular branch を利用した肩甲骨皮弁による顔面の再建

SUMMARY

頭蓋および上顎の硬性再建は,硬性支持組織切除後の形態保持のみならず咀嚼に耐えうる強度と残存する嚥下機能を障害しない再建が要求される。

すなわち,上顎再建に要求される再建皮弁の特徴は,以下のごとくである。

①移植皮弁の軟部組織と硬組織(骨・軟骨など)間の自由度が大きく,細工しやすいこと。
②軟部組織と骨組織,おのおのに十分な血行があり,感染に強いこと。
③顔面表情筋および皮膚を合併切除した場合など,動的再建のための神経付き筋肉移植が可能な皮弁であること。

肩甲骨皮弁は一本の血管茎で皮弁と骨弁が挙上でき,おのおのが独立した血管で栄養されるため,立体的自由度が高く,複雑な上顎硬性再建に適している。また,筋肉組織をほとんど含まないので,腹直筋皮弁のような術後の筋体萎縮による顔面変形は最小限に抑えられる。欠点は体位変換が必要で手術時間が延長すること,血管茎の長さが不足するので,工夫が必要なことである。また,移植骨の長さが最長14cm前後という制限があるが,本皮弁の立体的自由度の高さによる硬性再建のしやすさは,ほかの再建法より優れている。

上顎硬性再建では,①眼窩下壁再建,②眼窩下縁の骨性再建,③頬部体部の骨性隆起の再建,④前方歯槽堤の再建,が重要である。眼窩下壁の再建は,眼窩内容の下垂を防止し,複視などの障害を防止するための機能再建である。一方,眼窩下縁,頬骨体部,前方歯槽堤の再建は下眼瞼および顔面皮膚の下垂を防止し,良好な顔面形態を得るための再建である。

Angular branch(角枝)を温存した肩甲下動静脈茎分割肩甲骨皮弁による上顎硬性再建術式は,角枝により栄養される肩甲下角骨と骨枝により栄養される外側縁骨による眼窩下壁・下縁および頬部〜顔面口蓋骨の同時骨再建である。

本術式を選択する条件は,現時点では以下のごとくである。

①眼窩上縁を構成する骨および眼周囲の皮膚軟部組織(皮膚,眼瞼)が残されていること。
②頬骨弓が残されていること。
③比較的予後が良い症例。

はじめに

鼻・副鼻腔悪性腫瘍切除後の組織欠損は骨組織,皮膚・粘膜などの軟部組織が複合した組織欠損であることと欠損状態が三次元的に複雑であることから,頭頸部再建の中でも難しい再建の一つとされる。エピテーゼに始まり,D-P皮弁,腹直筋皮弁などによる種々の上顎再建法が考案されたが,頬部を中心とした顔面変形とそれに伴う眼窩内容と下眼瞼の下垂が著明となり,顔面醜形のため社会復帰は困難であった。また,眼球を温存したにもかかわらず閉眼困難のための視力低下や失明,食塊の口腔内保持不全による摂食障害などの機能障害が問題となった。それゆえ,近年では骨移植による一期的硬性再建の必要性が言及されているが,上顎の硬性再建が標準的な術式として定着するには,多くの技術的問題を解決する必要がある。

一期的再建の材料は,大別して肩甲下動脈茎複合皮弁[1],内胸動脈茎肋骨腹直筋複合皮弁[2)3)],下腹壁動脈茎肋軟骨腹直筋複合皮弁の報告がある[4]。筆者は肩甲下動静脈茎複合皮弁の血管解剖[5]に基づいた皮弁と骨弁の立体的自由度を利用し,複雑な上顎硬性再建に対応している。本稿では,angular branch(角枝)を利用した分割肩甲骨皮弁と肩甲下動脈茎複合皮弁による上顎から頭蓋底の硬性再建の技術上の重要点と問題点を述べる。

A 上顎硬性再建の概念

頭蓋および上顎の硬性再建は,硬性支持組織切除後の形態保持のみならず咀嚼機能の面からも咀嚼に耐えうる強度と残存嚥下機能を障害しない再建が要求される。しかし,上顎の欠損は三次元的に複雑であり,軟部組織お

よび骨組織の欠損部位と程度，顔面皮膚および表情筋の欠損の有無など，個々の症例により多彩である。

すなわち，上顎再建に要求される再建皮弁の特徴は，以下のごとくである。

① 移植皮弁の軟部組織と硬組織（骨・軟骨など）間の自由度が大きく，細工しやすいこと。とくに骨弁は，骨弁内骨切りが可能で，欠損部位の複雑な形態に容易に対応できること。

② 軟部組織と骨組織，おのおのに十分な血行があり，感染に強いこと。

③ 顔面表情筋および皮膚を合併切除した場合など，動的再建のための神経付き筋肉移植が可能な皮弁であること。

硬性再建では，硬性（骨）組織にて再建皮弁を支持するため，深部切除断端組織との間に死腔ができやすく，移植した硬性組織（骨・軟骨）の感染を惹起することがある。それゆえ，死腔を作らないように再建するためにも，移植する軟部組織と硬性組織の自由度・柔軟性・細工のしやすさは硬性再建において皮弁に求められる重要な事項である。

硬性再建では，① 眼窩下壁再建，② 眼窩下縁の骨性再建，③ 頬部体部の骨性隆起の再建，④ 前方歯槽堤の再建が重要である（図9・1）。眼窩下壁の再建は眼窩内容の下垂を防止し，複視などの障害を防止するための機能再建である。一方，眼窩下縁，頬骨体部，前方歯槽堤の再建は下眼瞼および顔面皮膚の下垂を防止し，良好な顔面形態を得るための再建である。

これらの硬性再建に用いられる再建材料は ① 人工材料（チタン，セラミックなど），② 遊離自家骨移植，③ 骨付有茎筋皮弁による骨移植，④ 血管柄付骨皮弁による骨移植（living bone）に大別される。人工材料や自家骨は簡便であるが，感染に弱いのでとくに高齢者・放射線照射後・糖尿病合併・MRSA保菌患者には用いない方がよい。逆に血管柄付骨移植は手技が煩雑になり，手術時間が延長しがちであるが，感染に対して強い。

B 解　剖

腋窩動脈の枝である肩甲下動脈が肩甲回旋動脈と胸背動脈に分かれ，胸背動脈は広背筋を栄養する。一方，肩甲回旋動脈は肩甲骨外側縁の関節窩下方において肩甲骨への骨栄養枝（骨枝）を出した後，大・小円筋，上腕三頭筋長頭に囲まれる内側腋窩隙を通り，皮膚への最終枝となる（図9・2-a）。この皮膚栄養枝は通常，水平枝（肩甲枝），垂直枝（傍肩甲枝），上行枝の3本に分枝し，お

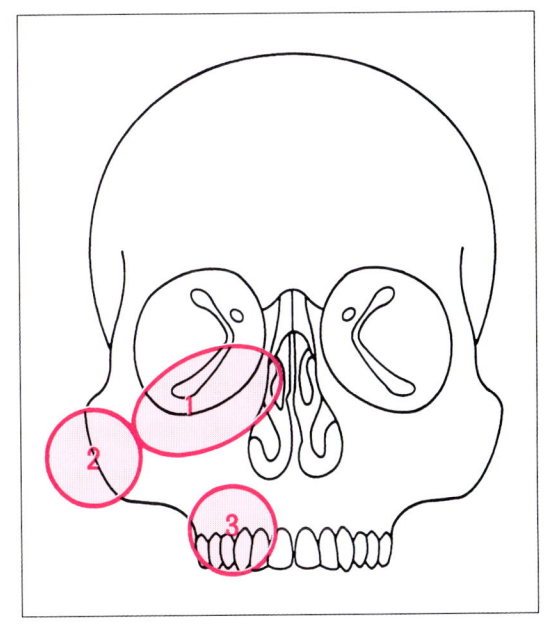

図9・1　上顎硬性再建における重要な再建部位
1．眼窩内容下垂防止のための眼窩下壁〜下縁の再建
2．頬骨体部の骨性隆起の再建
3．歯槽底（前方）の再建

のおのを用いて肩甲皮弁，傍肩甲皮弁[6]，上行肩甲皮弁の3皮弁を挙上することができる（図9・2-b）。すなわち，肩甲骨皮弁は解剖学的に皮枝と骨枝がおのおの独立しているため，目的に応じて皮弁，骨弁，骨皮弁として採取でき，皮弁と骨弁の立体的自由度が高い皮弁である[7]。

骨枝は肩甲外側縁骨の主要な栄養血管として肩甲骨外側縁にある骨孔を通して直接骨内に入り，外側縁骨髄内を走行する。一方，外側縁骨のやや外側で付着する筋肉群や軟部組織の間を下走しつつ，骨膜に入る数本の補助骨膜血行も存在する。このような二重血行支配のため血行が豊富で，骨枝の入る肩甲骨外側縁軟部組織さえ温存すれば，数カ所の骨切りが可能である。ただし2カ所で骨切りした場合は骨膜血行となるので，骨切り骨弁遠位端の血行はやや低下する。骨枝の末梢枝の一部は肩甲骨表面を横走し，棘下窩において肩甲上動脈の末梢枝と吻合する（図9・2-a）。

また，骨枝とは別に肩甲骨下角を直接栄養する角枝（angular branch：おもに胸背動脈から分枝）が独立して存在し[8][9]，大円筋，広背筋，前鋸筋の間を通り，それらに筋枝を出しながら肩甲下角先端やや外側よりに流入する。これを温存し，肩甲回旋動脈骨枝と角枝の二重血管茎とすれば骨切り骨弁遠位端の血行がさらに安定し，2カ所で骨切りしても良好な血行のある最大14cm前後の肩甲骨を挙上できる。それゆえ，骨枝と角枝を利用した独立する2つの骨弁（living bone）も挙上可能である。

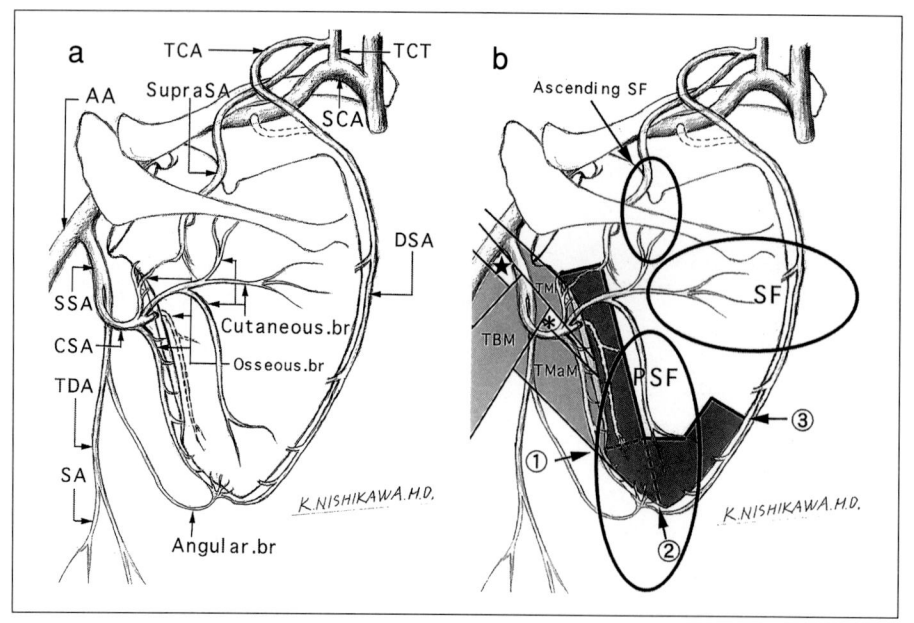

(a) 肩甲骨周囲の血管解剖
SSA：subscapular art.（肩甲下動脈），CSA：circumflex scapular art.（肩甲回旋動脈），TDA：thracodorsal art.（胸背動脈），SA：serratus anterior br.（前鋸筋枝），SCA：subclaviclar art.（鎖骨下動脈），TCT：thyrocervical trunk（甲状頸動脈管），TCA：transverse cervical art.（頸横動脈），SupraSA：suprascaplar art.（肩甲上動脈），DSA：dorsal scapular art.（肩甲背動脈），AA：axillar art.（腋窩動脈），Cutaneous br.（皮枝），Osseous br.（骨枝），Angular br.（角枝）

(b) 肩甲骨皮弁のシェーマ
SF：scapular flap（肩甲皮弁），PSF：parascapular flap（傍肩甲皮弁），Ascending SF：上行肩甲皮弁，TMaM：teres major m.（大円筋），TMiM：teresminor m.（小円筋），TBM：triceps brachial m.（上腕三頭筋）
＊：内側腋窩裂（間隙）
★：外側腋窩裂（間隙）
①：骨枝単独で栄養される肩甲外側縁の骨切り
②：骨枝と角枝で栄養される（bi-pedicled）肩甲外側縁〜下角の骨切り
③：肩甲外側縁〜下角〜内側縁の骨切り（bi-pedicled）

図 9・2
（西川邦男：肩胛骨付き皮弁の採取法．耳喉頭頸，71（5）：77-84, 1999．より引用）

また，角枝は肩甲骨内側縁を栄養する肩甲背動脈（浅頸動脈の末梢枝）と密な血管網を形成する．これは肩甲下角から内側縁骨をも挙上可能であることを示唆する（図9・2-b）．

血管茎を肩甲回旋動静脈とすれば，胸背動静脈が温存できるので広背筋皮弁が使用可能であるが，肩甲下動静脈まで追求すれば，さらに太く長い血管茎となる（約5〜7 cm）．すなわち，肩甲下動静脈の一対の血管柄による肩甲下動静脈茎複合皮弁として3皮弁（肩甲皮弁，傍肩甲皮弁，上行肩甲皮弁），2骨弁（外側縁骨，下角骨），2筋皮弁（広背筋，前鋸筋皮弁）が挙上でき，多種多様の欠損修復に対応できる．

C 手 技

1. Angular branchを温存した肩甲骨皮弁の挙上

肩甲骨皮弁の挙上法は諸家より報告されているので[10]〜[12]，ここではangular branchを温存した分割肩甲骨皮弁挙上のための重要点のみに留める．

a．体位と皮弁の作図

側臥位にて，上肢を約120°屈曲（前方挙上），約30°外転（側方挙上）し，腋窩を展開しやすい体位をとる．これは通常の肩甲骨皮弁を挙上する体位と同様である．

皮弁の作図は腫瘍切除による軟部組織の欠損状態や症例ごとの皮下組織と脂肪の厚さなど個体差があるが，一般的に肩甲皮弁と傍肩甲皮弁の2皮弁が必要である（図9・3-a）．これは鼻腔側壁と口蓋の2領域を再建するため

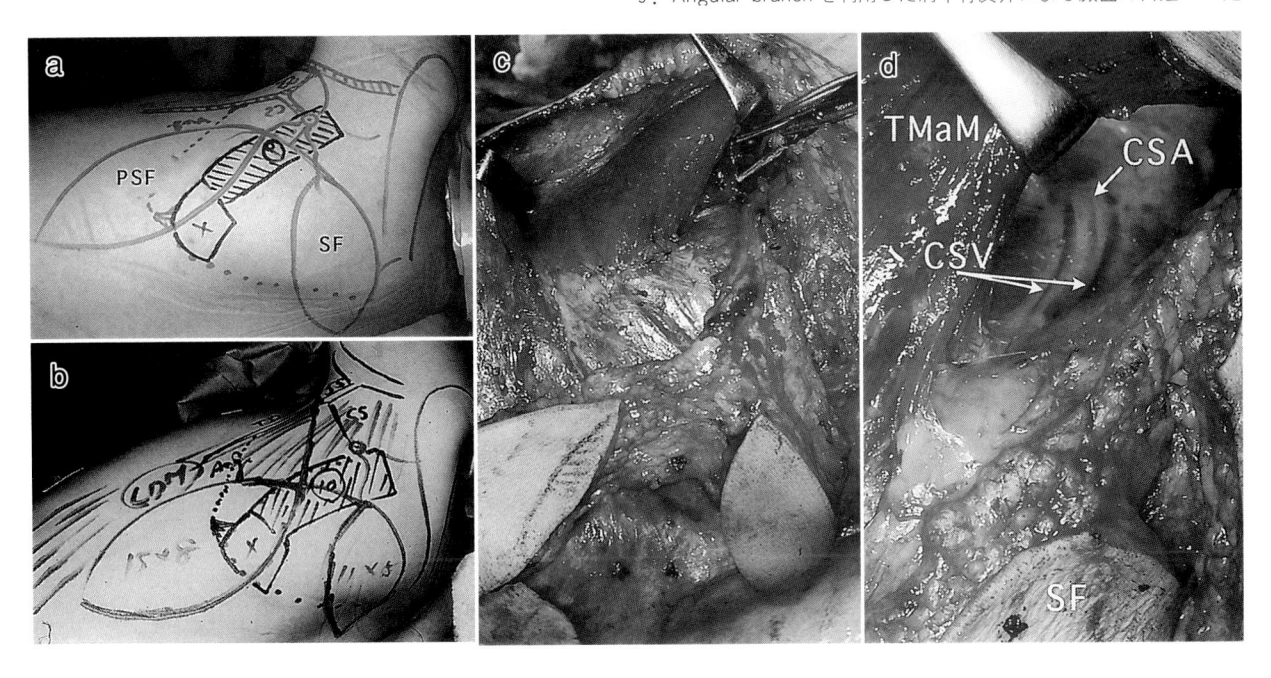

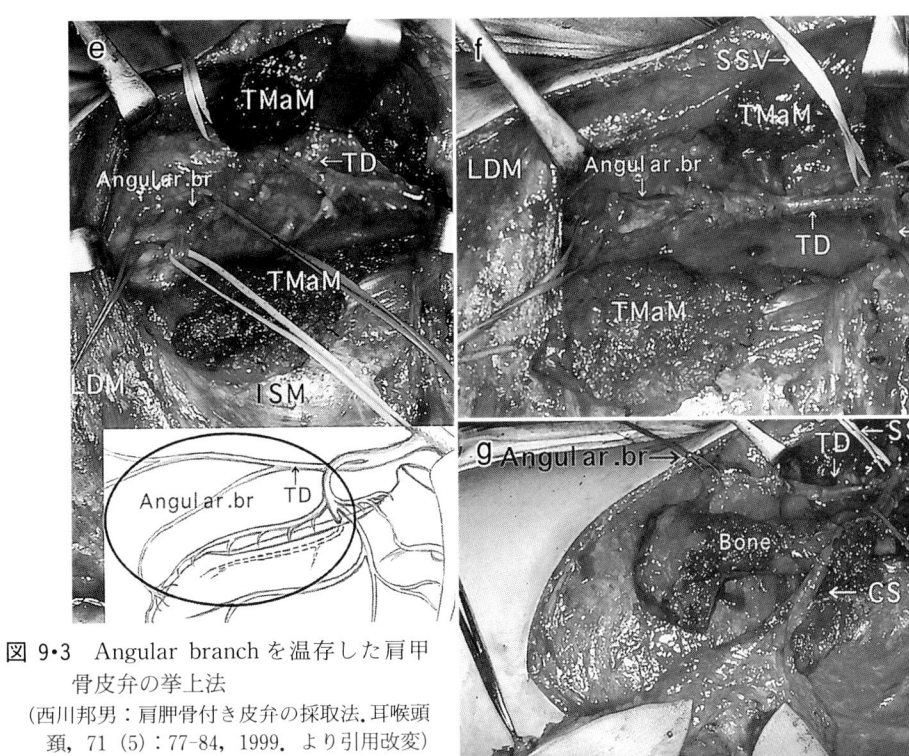

9．Angular branch を利用した肩甲骨皮弁による顔面の再建　71

図 9・3　Angular branch を温存した肩甲骨皮弁の挙上法
（西川邦男：肩胛骨付き皮弁の採取法．耳喉頭頸，71 (5)：77-84，1999．より引用改変）

であるが,顔面皮膚欠損がある場合の3領域再建でも2皮弁で対応できる。顔面表情筋の動的再建をするならば胸背神経付広背筋皮弁を複合させた作図とする(図9・3-b)。また,また皮弁の位置的自由度が要求されるので,各皮弁はおのおのの末梢側にずらして作図することが多い。また,肩甲骨皮弁は利き腕でない側からの採取(一般的には左側)が原則であるが,組織欠損部の状態と皮弁と骨弁,あるいは広背筋皮弁との位置関係によって決定する。

b. 肩甲皮弁と傍肩甲皮弁の挙上

各皮弁の位置を末梢にずらして作図しているので,内側腋窩裂から肩甲回旋動脈皮枝が立ち上がるところでこれを損傷しないよう注意する。肩甲皮弁の挙上は末梢側の菱形筋・僧帽筋から棘下筋に,傍肩甲皮弁は広背筋から大円筋に向かって固有筋膜上で剝離を進め,中枢側の内側腋窩裂より出る肩甲回旋動脈皮枝を確認,温存する。また,傍肩甲枝の走行は安定しているが,ときに発育が不良な症例があり,血行はやや不安定である。皮弁が二皮島必要な場合は,肩甲皮弁と傍肩甲皮弁の間の皮下組織を付けて挙上し,皮下血管網(subdermal plexus)を補助血行として用い,傍肩甲皮弁の血行の安定を図る(図9・3-c)。

c. 肩甲骨外側部(側胸部)展開による angular branch(角枝)と肩甲下動静脈血管茎の確保

大円筋・小円筋・上腕三頭筋長頭の間(内側腋窩裂)を大きく展開し,肩甲回旋動静脈本幹を確保した後(図9・3-d),いったん手前に戻り,肩甲回旋動脈骨枝を確認・温存する。つぎに大円筋を肩甲骨の起始部付近で切断すると,肩甲骨外側部(側胸部)の術野が展開され,肩甲下角に向かって前鋸筋の表層を走行する角枝が明視下となる(図9・3-e)。角枝は必ずしも一本でなく,複数本存在する場合もあり,その発育程度や走行には個体差がある。肩甲回旋動脈骨枝に加え,骨栄養枝として angular branch(角枝)を用いる場合は(図9・2-b②③),肩甲下角を起始とする広背筋の一部を切断し,肩甲下角先端やや外側よりに流入する角枝を確認する。角枝は胸背動脈本幹あるいは前鋸筋枝より分枝することがほとんどであるが,まれに肩甲回旋動脈から分枝するなど若干の変異が存在する[13]。

つぎに前鋸筋,大円筋への細かい枝を適宜結紮切断し,周囲組織より剝離する。これを中枢側へ追跡し,広背筋裏面にて胸背動脈本幹(あるいは前鋸筋枝)への流入を確認する。角枝が分枝するところよりも末梢側の胸背動脈(前鋸筋枝)を結紮切断した後,胸背動静脈を広背筋裏面より剝離し,肩甲回旋動脈との分岐点まで追求する。そしてさらに腋窩深部に向かって剝離を進め,肩甲下動静脈が腋窩動静脈より分枝するところを確認し,動静脈をおのおの確保する(図9・3-f)。しかし,腋窩の血管系は解剖学的変異がときに認められるので注意が必要である。肩甲回旋動脈と胸背動脈がそれぞれ独立し,直接腋窩動脈から分枝する症例などときに経験するところである。

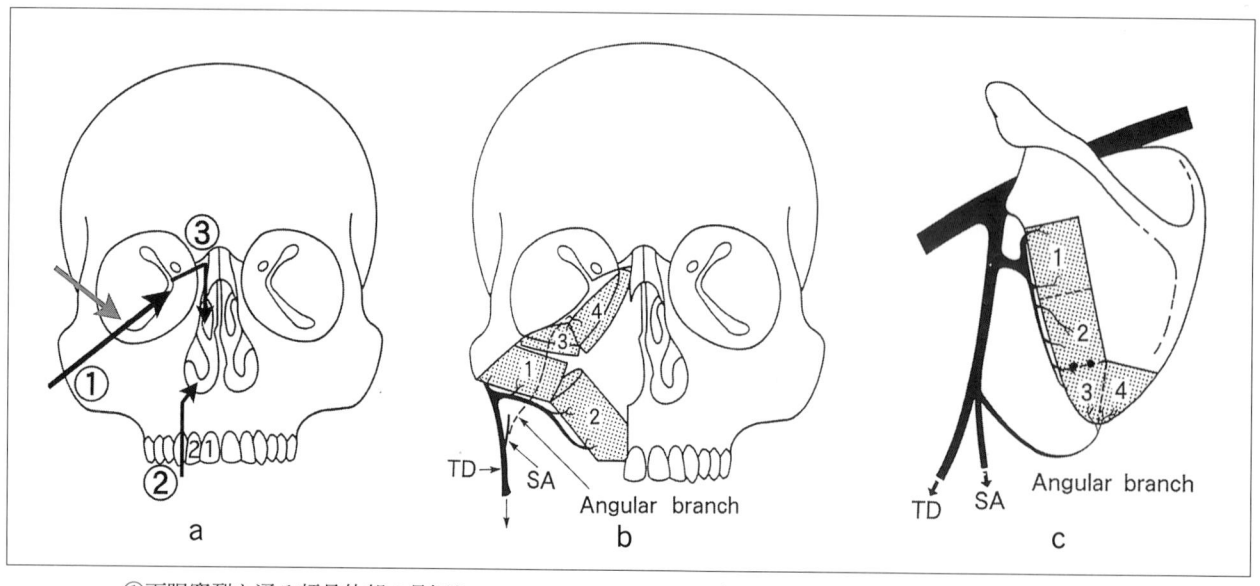

①下眼窩裂を通る頬骨体部の骨切り
②口蓋骨の矢状断の骨切り(切歯骨温存)
③篩骨・上顎骨前頭突起を横断する骨切り(鼻骨温存)

実線:骨弁挙上のための骨切り
破線:外側縁骨と下角骨に分割する骨切り
点線:各骨弁中央での骨弁内骨切り

図 9・4 眼球を温存する上顎全摘の切除範囲と angular branch を温存した分割肩甲骨皮弁による上顎硬性再建のシェーマ
(西川邦男,小池聰之,青地克也ほか:Angulur branch を温存した分割肩甲骨皮弁による上顎再建.形成外科,36(10):1175-1186,1993.より引用改変)

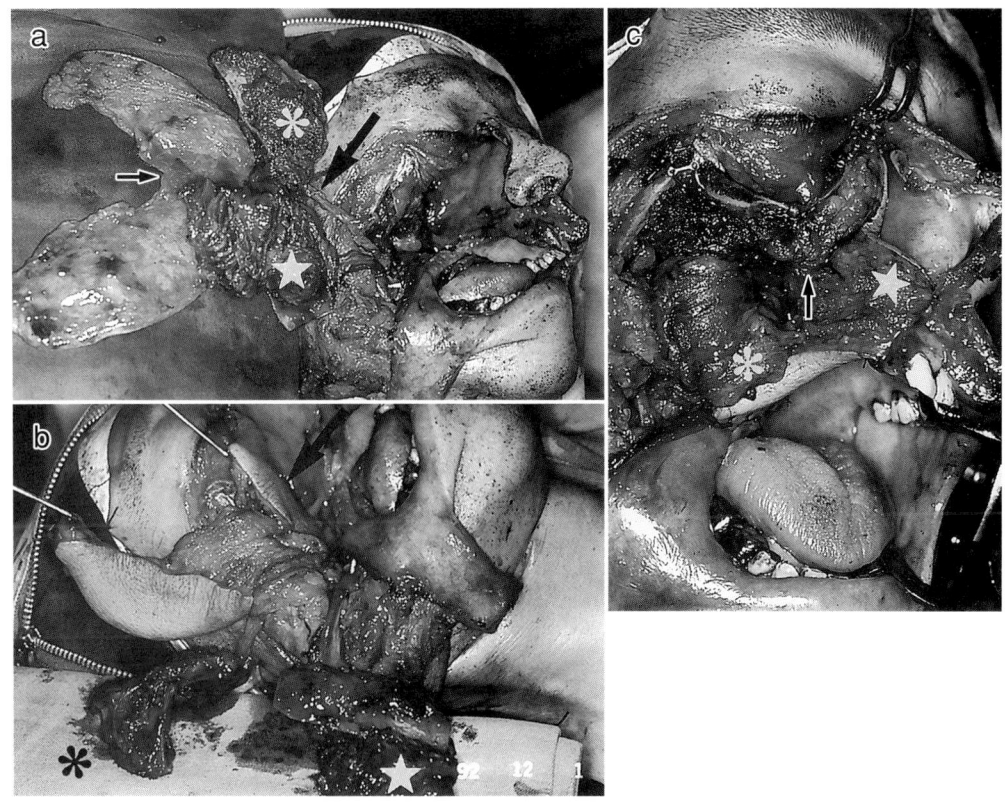

(a) 血管吻合終了直後の状態。
　　↑：皮弁の裏面，☆：外側縁骨，＊：下角骨，↑：血管茎
(b) 鼻腔側壁の再建（↑）。
　　＊：眼窩下壁の形態にあわせて骨切り・固定した下角骨，☆：外側縁骨
(c) 眼窩下壁の再建（↑：中央で折り曲げる）。
　　☆：鼻腔側壁，＊：口蓋

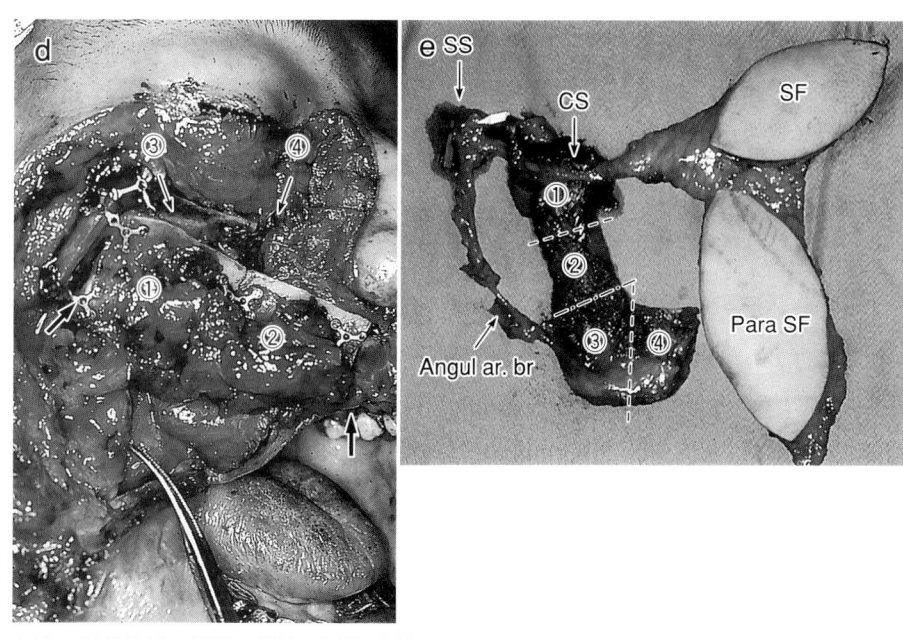

(d) 頬骨体部〜顔面口蓋骨の再建（↑）。
　　外側縁骨を中央で骨切りし，やや陥凹させて titanium micro・mini-plate で固定する。
(e) 採取された肩甲骨皮弁。
　　①②：外側縁骨，③④：下角骨，点線：骨弁中央の骨弁内骨切り，破線：外側縁骨と下角骨を分割する骨切り

図 9・5　眼球を温存する上顎全摘出術に対する分割甲骨皮弁による上顎再建の手術手順
（西川邦男，冨永　進，門田伸也ほか：肩甲下動静脈茎複合皮弁による頭蓋顎顔面硬性再建．頭頸部腫瘍，25（3）：489-505，1999．より引用改変）

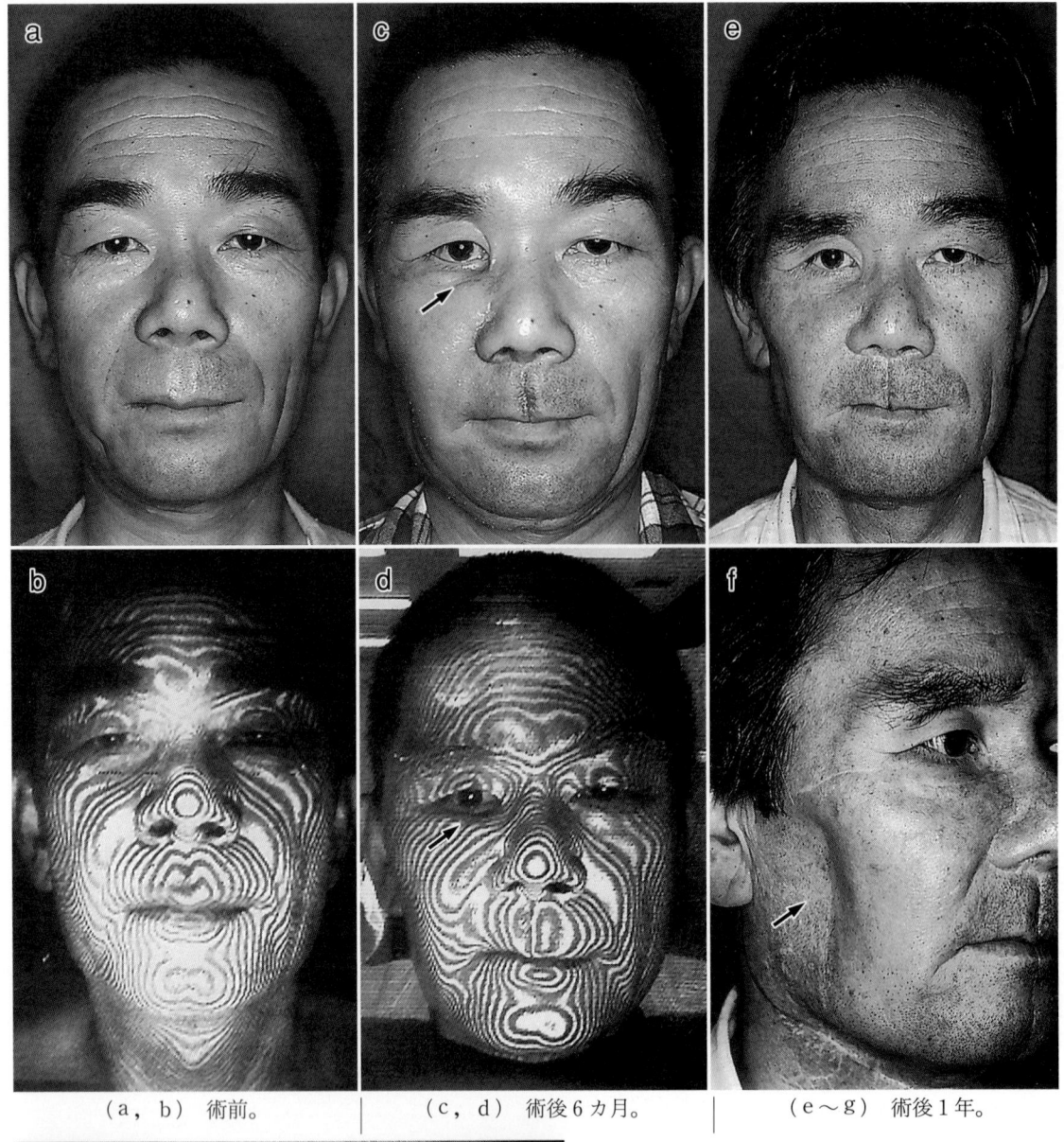

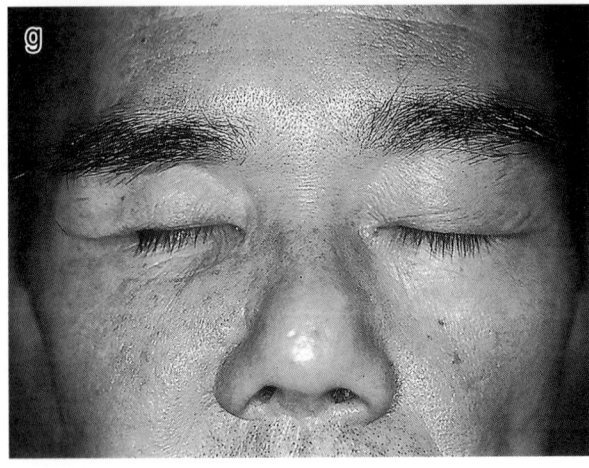

(a, b) 術前。　　　　(c, d) 術後6カ月。　　　　(e〜g) 術後1年。

図 9・6　角枝を温存した肩甲下動静脈茎分割肩甲骨皮弁による上顎硬性再建

症例：50歳，男，右上顎癌(T3N0M0, spindle cell ca.)

　放射線治療 Linac 40Gy を施行するも腫瘍は縮小しないため眼球を温存する上顎全摘出術を施行し，角枝を温存した右肩甲下動静脈茎分割肩甲骨皮弁による定型的な上顎再建術を施行した。過矯正のための眼窩下縁が若干の膨隆した（↑）術後6カ月の顔貌はモアレ検査にて良く理解できる。
　術後1年の顔貌は経過に伴う頬脂肪体，咬筋，翼突筋群部の陥凹が目立つ（↑）が，眼球の位置は良好で複視などは認められない。

d．骨弁（外側縁から下角骨）の挙上

　腋窩での血管茎の確保が終了した後，確認された骨枝を採取予定骨弁内に含むように肩甲骨背側面に付着する棘下筋を切開し，骨膜を露出させる。棘下筋切断の際，肩甲回旋動脈骨枝と末梢側で吻合する肩甲上動脈を確実に結紮切断しないと，出血で難渋することになる（図9・2-a）。骨膜は骨切り線上のみ剝離し，肩甲骨背側面から骨切りを行う。

　骨切り終了後，骨弁に付着する筋肉群を切断していくが，下角骨をもち上げると下角骨内側背側面は大菱形筋，

内側肋骨面は前鋸筋の一部，骨弁裏面には肩甲下筋が付着しているので，これらを肩甲骨肋骨面下方より電気メスにて切断していく。この際，angular branch（角枝）を下角への流入部で損傷しなしように各筋肉群の停止・起始部付近でやや筋肉と軟部組織を付着させた状態で挙上する。軟部組織が多い場合は，上顎再建の際に調節する。最後に肩甲回旋動脈本幹裏面で上腕骨小結節に向かう肩甲下筋を切断するが，あらかじめ確保した肩甲回旋動脈本幹を損傷しないよう細心の注意をはらう必要がある。以上の操作で皮弁と骨弁は肩甲下動静脈（あるいは

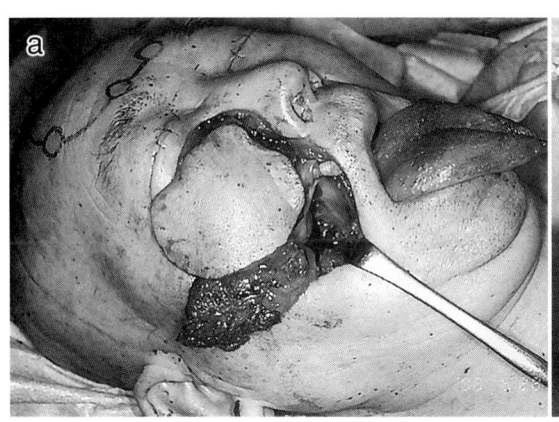

(a) 眼球を温存する上顎全摘。
(b) 前頭蓋底手術（↑：硬膜切除部）。 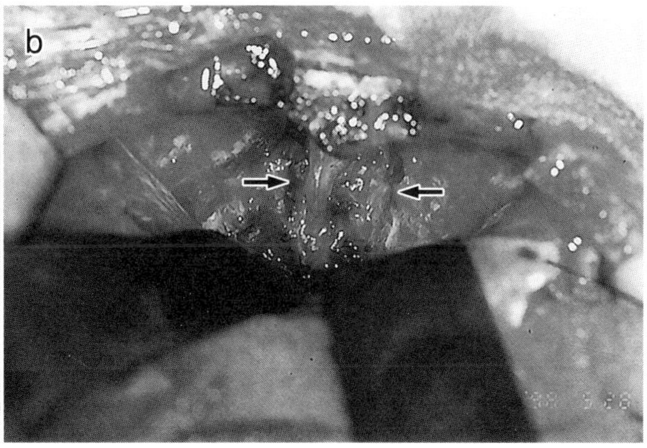
(c) 一塊切除標本（上方より見る，△：前頭蓋底切断端）。 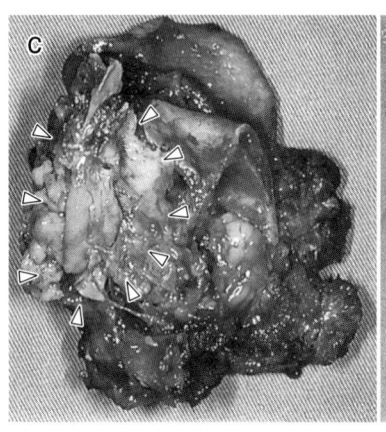
(d) 角枝を温存した肩甲骨皮弁。 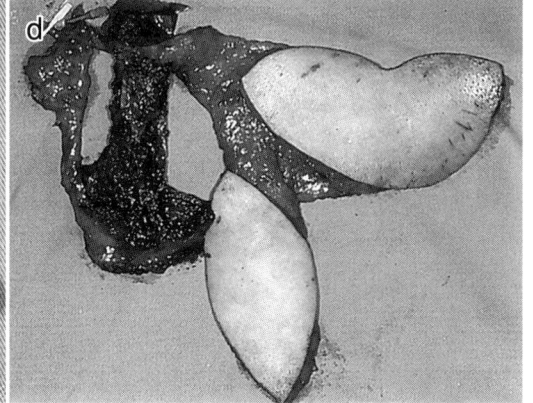
(e) 上顎硬性再建。 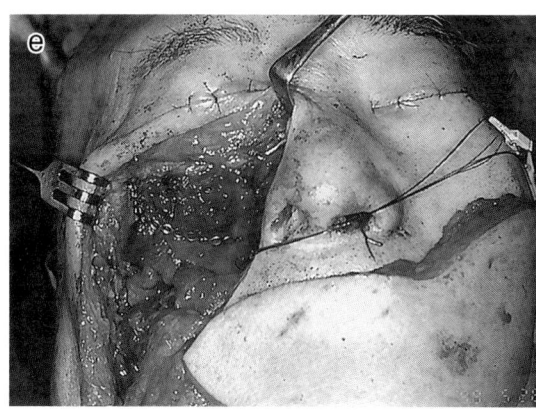
(f) 手術終了時。 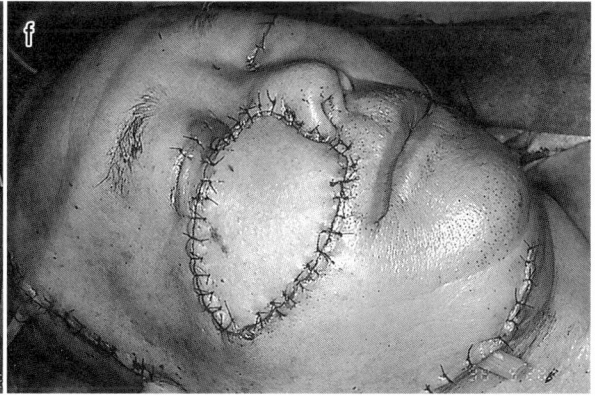

図 9・7 角枝を温存した肩甲下動静脈茎分割肩甲骨皮弁による前頭蓋底および上顎硬性再建
症例：78歳，男，右上顎癌（T4N0M0, mod. scc.）
　前頭蓋底に浸潤した右上顎癌に対して，頭蓋内外合併到達法による眼球を温存する前頭蓋底手術を施行した。前頭蓋底は健側篩骨洞および患側眼窩上壁内側1/2，後方は蝶形骨縫合で切除し，上顎骨は外側は頬骨体部で骨切り，頬骨弓は温存した。また顔面皮膚に癌の浸潤があるので，これを合併切除した。この切除範囲に対して角枝を温存した左肩甲下動静脈茎分割肩甲骨皮弁にて前頭蓋底および上顎硬性再建を施行した。前頭蓋底は肩甲皮弁による被覆のみで骨再建は施行していない。術後3年の現在，再発なく顔面形態も良好である。

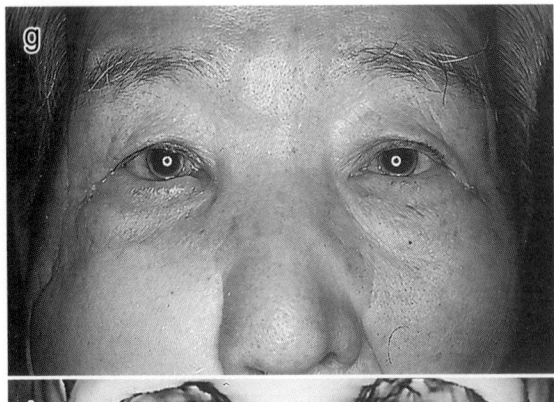

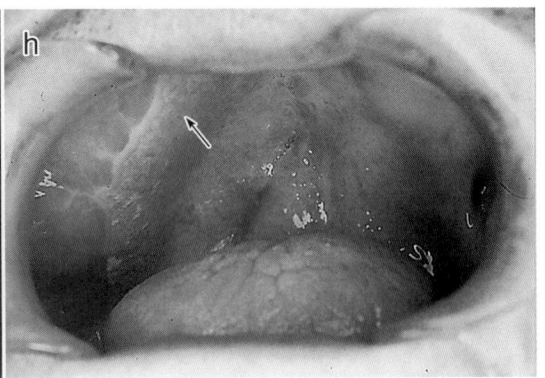

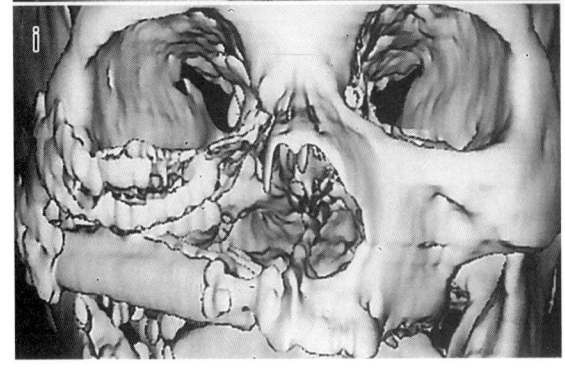

(g) 術後2年の顔貌。眼裂の位置は良好である。
(h) 口腔内皮弁下垂はない（↑：歯槽堤再建になる膨隆）。
(i) 術後3D-CT。
図9・7 つづき

肩甲回旋動静脈）の血管茎のみで腋窩動静脈と連続することになり，肩甲骨付皮弁の挙上が完了する（図9・3-g, h）。

2．分割肩甲骨皮弁による再建術式

角枝を温存した肩甲下動静脈茎分割肩甲骨皮弁による上顎再建[13)14)]，さらに広背筋（皮）弁を複合させた肩甲下動静脈茎複合皮弁による頭蓋底および頭蓋顔面再建[1)15)]の術式を説明する。

a．上顎再建

1）眼球を温存する上顎全摘出術後の再建

上顎全摘出術の骨切除範囲は，外側は下眼窩裂を通る頬骨体部の骨切り，内側は鼻骨は温存し，篩骨・上顎骨前頭突起を横断する骨切り，口蓋骨の骨切りは切歯骨を温存した口蓋正中縫合である（図9・4-a）。また，咀嚼筋群は咬筋および外・内側翼突筋を下顎骨停止部で完全切除，さらに頬脂肪体を合併切除している。このような切除範囲の骨欠損に対して，以下の硬性再建を行う。

硬性再建術式は角枝により栄養される肩甲下角骨と骨枝により栄養される外側縁骨による眼窩下壁・下縁および頬部～顔面口蓋骨の同時骨再建である（図9・4-b）。すなわち，肩甲皮弁および傍肩甲皮弁の2皮弁と肩甲骨外側縁から下角によって構成される肩甲骨皮弁を使用する（図9・4-c, 9・5-e）。

まず，肩甲外側縁骨と下角骨の間で骨切りし分割する（図9・5-a）。これにより前者は肩甲回旋動脈骨枝，後者は角枝によって栄養されるおのおの独立した血管茎をもつ2骨弁となり，両者は立体的自由度をもった分割肩甲骨皮弁となる。再建の手順は①皮弁による鼻腔側壁の再建，②下角骨による眼窩下壁・下縁の再建，③外側縁骨による頬骨体部から顔面口蓋骨の再建，④皮弁による口蓋再建の順に行う。すなわち，硬性再建を行う前に最深部の縫合となる鼻腔側壁再建を施行しておく（図9・5-b）。皮弁の選択（肩甲皮弁か傍肩甲皮弁）は，欠損部位との位置関係により適宜変更する。

つぎに肩甲下角骨を角枝を含む軟部組織および骨膜を温存しつつ背側面より骨切りし，眼窩下壁の形態に合わせてtitanium micro (mini)-plateにて背側面が凸になるよう固定する。そして角枝が流入する肩甲下角部を眼窩先端部に位置するようにし，内側は上顎骨前頭突起切断端に，外側は頬骨体部切断端にそれぞれ固定すれば眼窩下壁および下縁の再建が終了する（図9・5-c）。そして肩甲外側縁骨も同様に，骨枝を損傷しないように中央で骨切りしてやや陥凹させ，骨弁中枢側は頬骨体部切断端に，末梢側は上顎歯槽骨切断端に固定し，頬骨体部から上顎骨および歯槽骨の一部を再建する（図9・5-d）。

最後に，残された一方の皮弁にて口蓋や顔面皮膚欠損部を再建し，余剰皮弁はdeepithelizationを行い，死腔充填に使用する。

以上のごとく，肩甲下角骨による眼窩下壁再建にて眼窩内容を支持および下縁再建によって下眼瞼下垂を防止するとともに肩甲外側縁骨による頬部から顔面の骨性隆

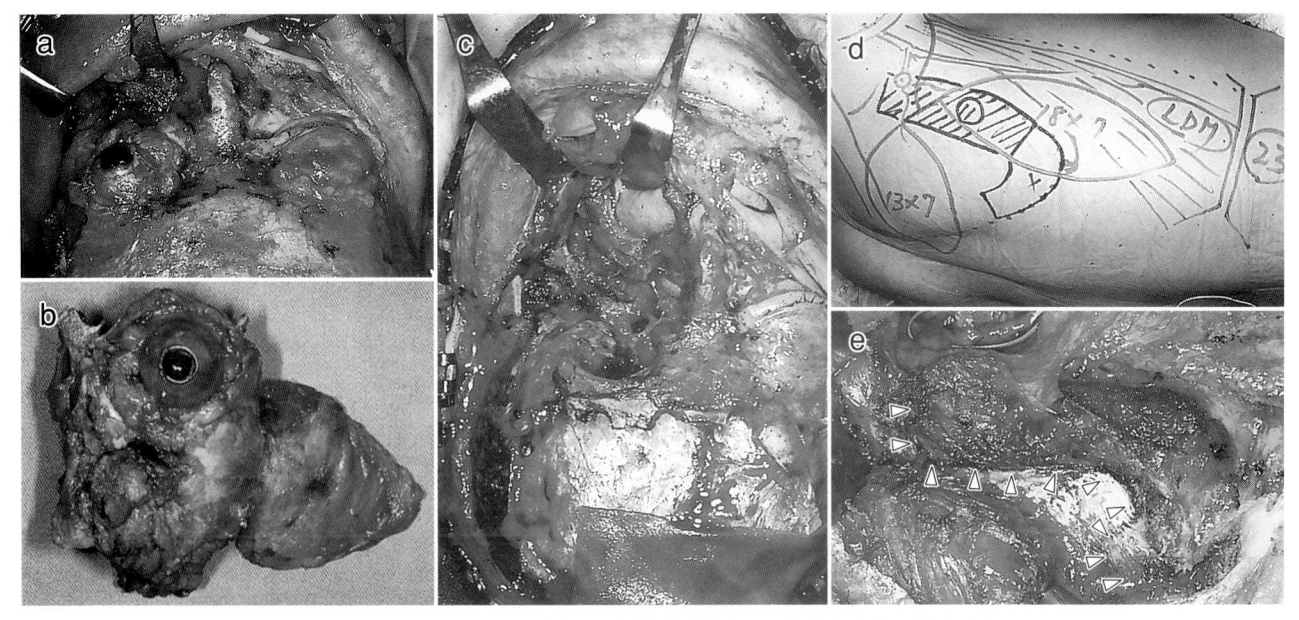

(a) degloving法。
(b) 前中頭蓋底一塊切除標本（前方より見る）。
(c) 前中頭蓋底拡大切除後の状態。
(d) 分割肩甲骨皮弁と広背筋皮弁の複合皮弁。
(e) 肩甲骨背側面からの骨切り範囲（外側縁～下角～内側縁骨：△）

(f) 下角～内側縁骨による鼻骨（左↑）～眼窩下縁（＊）～頬骨弓（右↑）の再建。
(g) 傍肩甲皮弁による義眼床作成（↑）。
(h) 手術終了時。

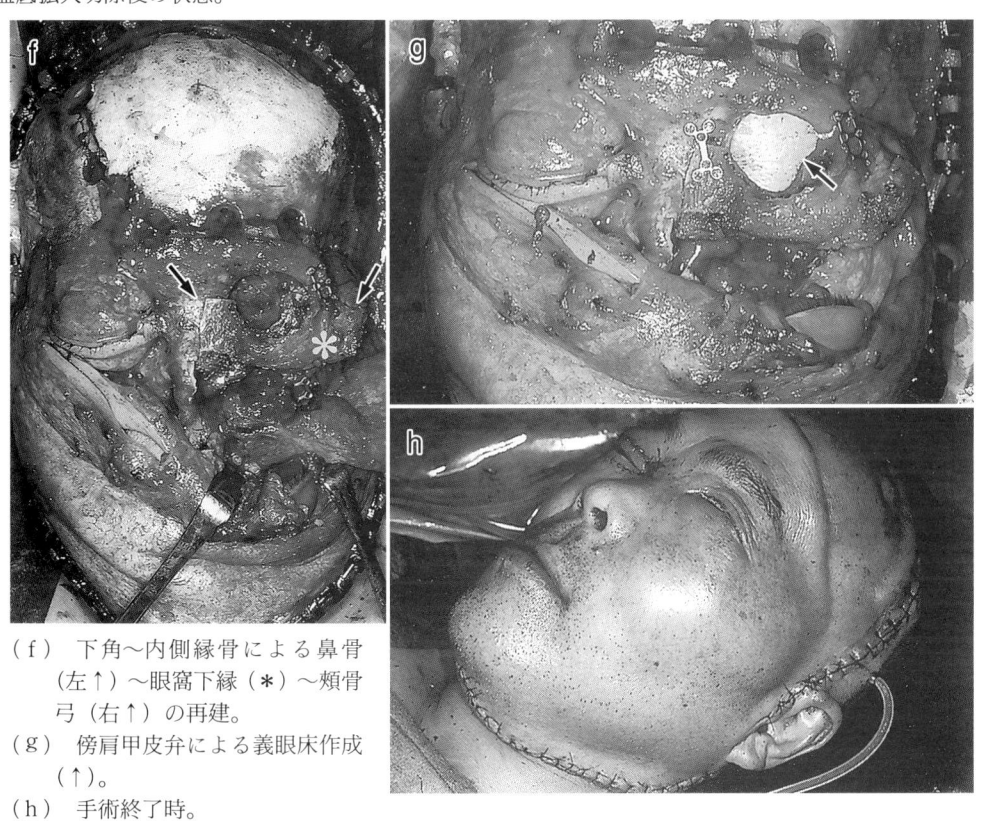

図 9・8 広背筋弁と角枝を温存した分割肩甲骨皮弁の肩甲下動静脈茎複合皮弁による前中頭蓋底および上顎硬性再建

症例：64歳，男，左上顎癌（T 4 N 0 M 0, mod. scc.）

　顔面皮膚に癌の浸潤がないので，degloving法にて頭蓋顔面骨を大きく露出し術野を展開した後，頭蓋内外合併到達法による前中頭蓋底拡大切除を施行した。前頭蓋底は健側篩骨洞天蓋を通り蝶形骨洞体部上面に向かう骨切り，中頭蓋底は側頭窩より卵円孔に向かう中頭蓋底を横断する骨切り線である。蝶形骨洞体部側面から前床突起近傍では硬膜内操作にて海綿静脈洞を含めた硬膜を合併切除している。術後顔貌にもっとも影響する眼窩上縁上縁骨は癌の浸潤がないので前頭骨頬骨複合体としていったん骨切り・温存し，再建の際に再び使用した。この欠損に対して広背筋弁と複合させた右肩甲下動静脈茎分割肩甲骨皮弁にて前中頭蓋底および上顎硬性再建を施行した。前中頭蓋底の骨欠損は広範囲であるが，広背筋弁による外頭蓋底の被覆・充填のみで骨再建はしていない。術後3カ月で原病死したため，顔面形態の評価は行えていない。

起および歯槽弓の再現ができ，角枝を温存した分割肩甲骨皮弁による上顎再建が終了する（図9・6）。

2）拡大上顎全摘出術後の再建

眼窩内容が摘出されるので，瞼板が温存された場合は上・下眼瞼結膜切断端と再建皮弁を縫合し，義眼床（eye socket）を作成する必要がある。さらに頬骨弓や眼窩上縁骨または瞼板を含む顔面皮膚を合併切除した場合は，基本的には再建法は同様であるが，骨欠損範囲と移植骨弁の長さや皮弁の位置関係を考慮して，適宜再建法を変更する必要がある。義眼床は経時的な下垂を考慮して，over-correction気味に健側よりも高い位置に作成し，さらに内眼角靱帯をナイロン糸にて既存の位置よりもさらに奥の後内側上方に牽引する。

b．頭蓋底および頭蓋顔面硬性再建

前頭蓋底切除および前中頭蓋底拡大切除後の頭蓋底骨欠損は，いずれも硬性再建をする必要はなく，硬膜をwater-tightに縫合することにより頭蓋内外を遮断し，外頭蓋底を血行の豊富な筋（皮）弁にて被覆充填するのみで十分である。それ故，再建の基本的な手技は上顎再建と同様である。

前頭蓋底手術における頭蓋顔面再建は，前述の上顎再建とほぼ同様である。すなわち，眼球を温存する前頭蓋底手術の場合は，角枝を温存した肩甲下動静脈茎分割肩甲骨皮弁による上顎再建で対応できる（図9・7）。眼球を合併切除する前頭蓋底手術は拡大上顎全摘出術後の再建に準ずるが，皮弁による前頭蓋底の被覆と義眼床の作成や顔面皮膚を合併切除した場合など肩甲皮弁と傍肩甲皮弁の位置関係を考慮して適宜再建法を変更する。

また，前中頭蓋底拡大切除術の場合は，さらに硬組織および軟部組織欠損が大きくなるので，広背筋（皮）弁や前鋸筋皮弁を複合させる必要がある。すなわち，前中頭蓋底は広背筋（皮）弁にて前中頭蓋底から側頭部にかけて外頭蓋底を被覆充填し，頭蓋顔面は前述の再建を行う（図9・8）。

D 考 察

分割肩甲骨皮弁による上顎硬性再建の問題点とその対策について考察する。

1．血管茎の長さ不足

下顎再建では何ら支障のない肩甲骨皮弁も，上顎再建においては肩甲下動静脈まで血管茎を追求した肩甲骨皮弁を用いても血管茎の長さが不足することが多い。この血管柄の長さ不足は本再建術式の成否をにぎる最大の問題である。すなわち，肩甲回旋動脈のレベルでは移植床血管までの距離はまったく不足し，さらに角枝を温存した分割肩甲骨皮弁では肩甲下動静脈が腋下動静脈から分枝するところまで追求し切断するが，やはり距離が不足するので工夫が必要となる。この欠点を補うには以下の方法がある。

①移植床血管と血管茎を通すルートの選択

移植床血管として顔面動脈を使用し，顎下部で微小血管吻合を行う場合は，少なくとも下顎上縁，できれば鼻唇溝付近まで露出すれば問題はない。初期の症例（4例/21例）は顔面動静脈を鼻唇溝近くまで追求し，血管茎は下顎骨の表面，すなわち下顎骨体部皮下を通し，血管吻合を施行していた。しかし，顔面動脈をこのレベルまで追求すると口径がかなり細くなること，また顔面動脈は通常蛇行していることが多く，移植床血管までの距離が不足するゆえ血管吻合のためにこれを牽引し緊張させることは動脈硬化の強い症例などでは内膜剝離を惹起し，血管吻合が不成功に終わる原因となるので避けねばならない。また，顔面動脈の走行や太さは症例により異なるので，十分な血流量が得られず，移植床血管として使用できない場合がある。

一方，外頸動脈を耳下腺に入る直前で切断し，これを移植床血管とすれば，移植床動脈として肩甲下動脈の長さ不足を補うに十分な長さをもつ。また，血管口径は大きくhigh-flow arteryなので，移植皮弁に十分な血行が得られ，肩甲下動脈の口径と一致しやすい。それゆえ，血管茎は下顎骨の裏面を通すことになり，移植床静脈も内頸静脈となる。

内頸静脈は茎状突起を切除後，その直下で（高位で）切断し，肩甲下静脈と端端吻合する。この際，肩甲下動静脈と外頸動脈・内頸静脈の端端吻合の位置は，下顎骨裏面の翼状突起下端あるいは扁桃の高さになるので，血管吻合が困難である。そこで，下顎の裏面から扁桃の裏面，翼口蓋窩を通り上顎切除術創まで用手剝離し，血管柄が通る空間を大きく作成した後，採取した皮弁ごと上顎癌切除創である軟口蓋切断端からすでに切除した内側翼突筋部を通り，下顎骨下縁近くまで挿入し，移植床血管と顎下部で血管吻合すれば，比較的容易に吻合できる。しかし，そのためには内側翼突筋を完全切除し，皮弁が挿入できる空間を確保する必要がある。また，静脈の距離が不足する場合は，肩甲下静脈に外頸静脈を間置して内頸静脈に端端（側）吻合する。血管吻合が終了すれば，押し込んだ皮弁を再建すべき適切な位置に戻し，上顎再建を行う。ここで血管柄に過度の緊張がかることは避けねばならないが，静脈が蛇行しない程度の適度な緊張が

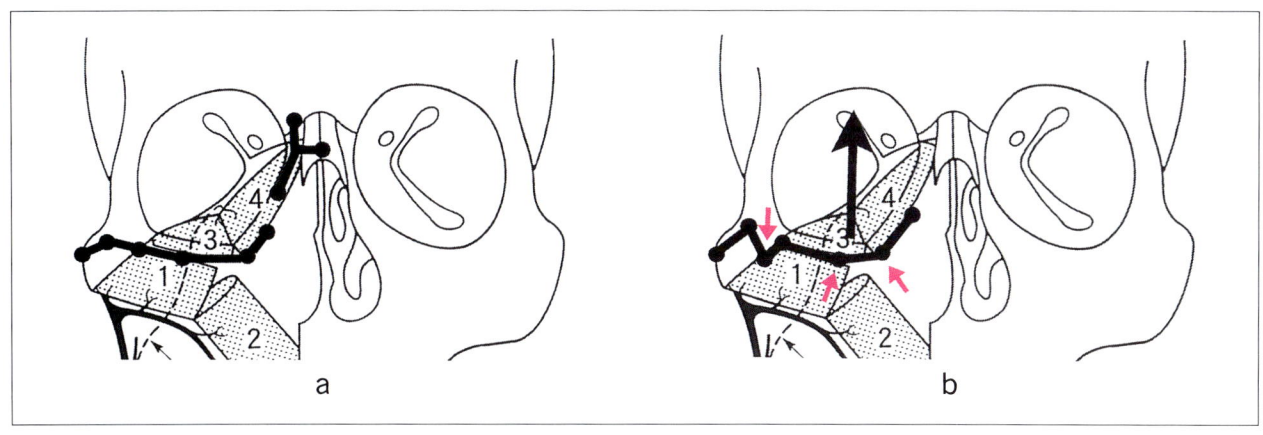

図 9・9 下角骨の固定法
↑で titanium mini-plate を過度に折り曲げ，常に上方への支持力が向かうようにする（↑）。

かかることは問題ない。しかし，血管柄に過度の緊張がかかり，皮弁が再建すべき適切な位置におけない場合は，型枕をはずし，さらに頸部を屈曲，血管吻合側に捻転させ血管茎の緊張を解除する。

②肋骨付広背筋皮弁と肩甲下角骨の複合皮弁

肩甲外側縁骨を使用せず，角枝で栄養される下角骨と広背筋からの骨膜血行で栄養される肋骨を使用することにより，胸背動脈から肩甲下動静脈を血管茎とする方法である。しかし，肋骨自体が骨弁内骨切りなどの細工に向かないことと筋体萎縮による顔面変形に問題がある。

③前腕皮弁の間置や橈骨動脈・外頸静脈などの血管移植

移植床血管と肩甲骨皮弁の間に前腕皮弁を間置する，または橈骨動脈・外頸静脈などの血管移植を施行し，血管茎の長さ不足を補う方法である。手技は煩雑になる。

2．眼窩下壁再建における下角骨の固定

上顎硬性再建において良好な顔面形態を再獲得するためには，頬骨体部と眼窩下縁をやや過矯正に硬性再建することである。同様に，眼窩内容を支持し，良好な眼裂を維持するためには，眼窩下壁を過矯正に再建することである。下角骨は背側面が凸になるよう眼窩下壁の形態に合わせ骨切りし，角枝が流入する肩甲下角部は眼窩先端部に，内側は上顎骨前頭突起切断端，外側は頬骨体部切断端に位置するように固定する。しかし，下角骨腹側部（凹面部）には肩甲下筋の一部や角枝が流入する周囲に脂肪組織などが存在し，これらは経時的に萎縮するので，眼窩内容が下垂することを考慮しておく必要がある。それゆえ，肩甲下角骨による再建眼窩下壁骨はやや小さく作成し，titanium micro・mini-plate で上方に支持するように強固に固定することである。固定する部位は，初期症例では内側は残存鼻骨や前頭骨に，外側は頬骨体部切断端におのおの固定していた（図9・9-a）。しかし，内側の固定は鼻骨が薄く固定しにくいことと，皮弁にて鼻腔側壁を再建するも，固有鼻腔より感染が波及しやすく腐骨の一因となるので，1本の titanium mini-plate を外側方の頬骨体部切断端のみの固定としている。ただし，titanium mini-plate を過度に折り曲げることにより，その剛性を利用して，絶えず上方（再建下角骨）に支持力が向かうように細工する必要がある（図9・9-b）。また，最深部に位置する眼窩先端部での下角骨固定は困難であるので，折り曲げた titanium mini-plate は下角骨中央部に固定し，再建眼窩下壁骨全体を上方へ支持するように固定する。

3．皮弁採取による機能障害

肩甲骨に付着する筋肉，すなわち上肢帯の筋（肩甲筋）は，三角筋・棘上筋・棘下筋・小円筋・大円筋・肩甲下筋があり，これらは上腕の運動，とくに外転，回旋に預かる。三角筋と棘上筋は上腕外転，棘下筋・小円筋・肩甲下筋は上腕回旋の主力筋である。大円筋は抵抗に抗して運動または支持する時にだけに働く内転作用をもつ筋である。肩甲骨の回旋は上腕骨の運動の範囲を大きくする。回旋の作用のある筋は多数あるが，主力となるものは内旋では肩甲下筋，外旋では棘下筋，小円筋である。

上肢帯の筋（肩甲筋）のうち，肩甲骨皮弁採取により切断される筋肉は，棘下筋・小円筋・大円筋・肩甲下筋であり，おもに上腕回旋の主力筋が切断されることになる。さらに下角骨を含めた肩甲骨挙上の場合は，下角骨に付着する前鋸筋，広背筋，大菱形筋の一部が切断され，図9・10のような運動が障害される。

肩甲骨の回旋に携わる主な筋肉群

筋肉	作用
前鋸筋 **広背筋** **大菱形筋**	肩甲骨と鎖骨の外側端を後内方に引き，**肩甲骨下角を外側に回す**. <u>上腕を内転</u>し，後内方へ引く．多少，**内旋する**． **肩甲骨の内旋と内転**．
小菱形筋 肩甲挙筋 僧帽筋	肩甲骨の内旋と内転． 肩甲骨の挙上 肩甲骨を前方へ引く． 下2/3は，下角を前に引いて**肩甲骨を回旋し，上腕の屈曲と外転**を助ける

☐：下角骨を含めた肩甲骨皮弁挙上の際にさらに切断される筋肉群

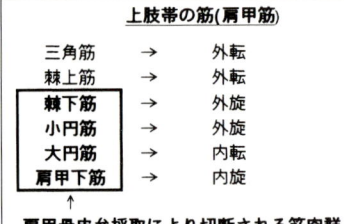

上肢帯の筋(肩甲筋)

三角筋	→	外転
棘上筋	→	外転
棘下筋	→	**外旋**
小円筋	→	**外旋**
大円筋	→	**内転**
肩甲下筋	→	**内旋**

↑
肩甲骨皮弁採取により切断される筋肉群
上腕回旋の主力筋

部位	運動	筋
肩甲帯	屈曲	前鋸筋* 小胸筋 鎖骨下筋
	伸展	菱形筋* 僧帽筋*
	挙上	僧帽筋 肩甲挙筋 菱形筋* 鎖骨下筋
	引き下げ	小胸筋 鎖骨下筋 大胸筋
肩	屈曲	大胸筋 烏口腕筋 上腕二頭筋 三角筋
	伸展	大円筋* 広背筋* 三角筋
	外転	三角筋 棘上筋
	内転	大胸筋 広背筋* 大円筋* 烏口腕筋 小円筋 上腕三頭筋
	外旋	棘下筋* 小円筋*
	内旋	肩甲下筋* 大円筋*

*肩甲下動静脈茎複合皮弁採取により切断される筋

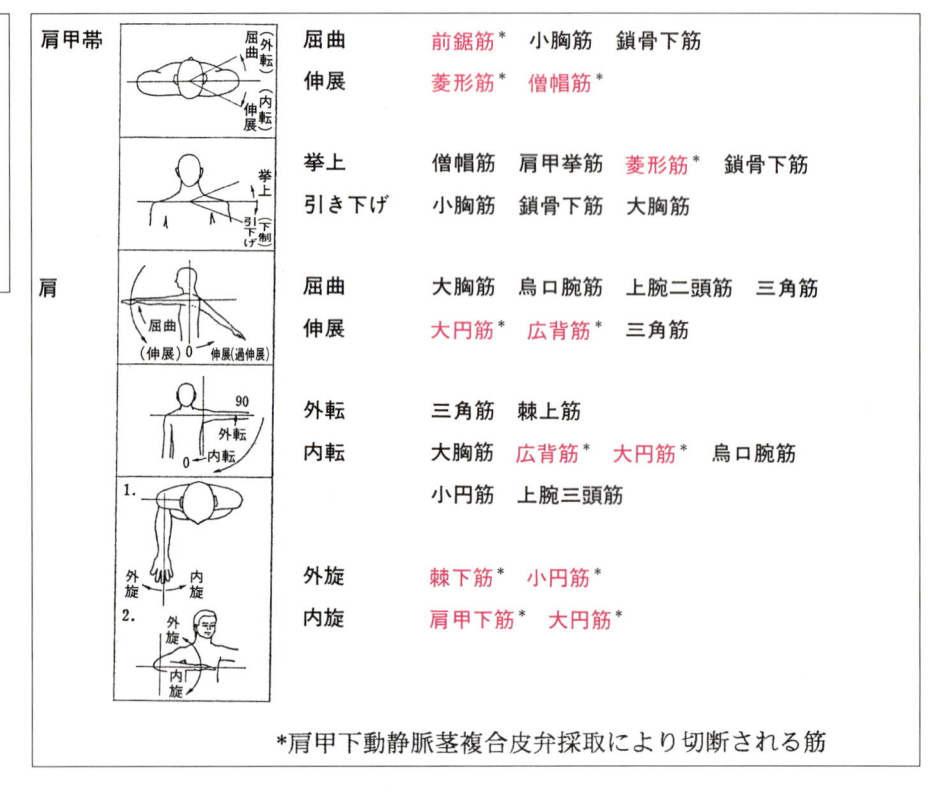

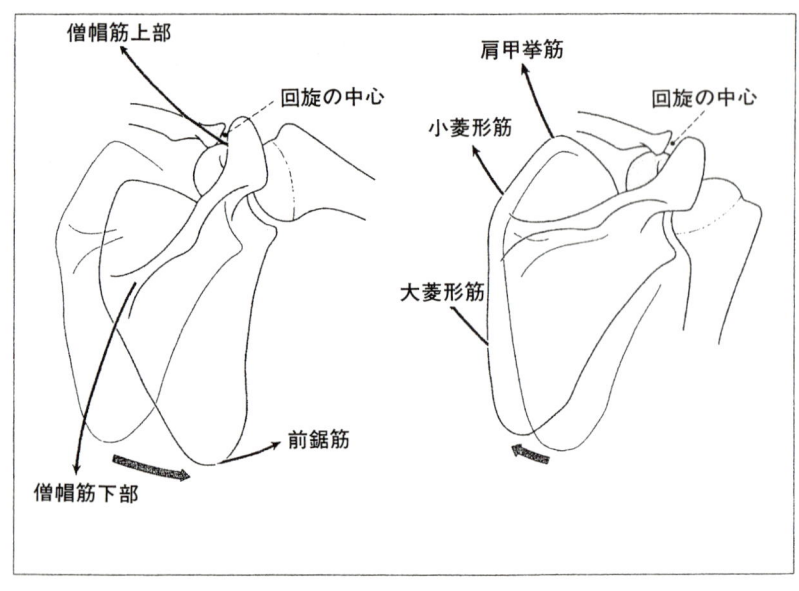

図 9・10　肩甲帯・肩関節における筋の運動と肩甲骨皮弁採取による運動障害

4. 手術適応と禁忌

本術式を選択する条件は，現時点では以下のごとくである．禁忌はとくにない．

①眼窩上縁を構成する骨および眼周囲の皮膚軟部組織（皮膚，眼瞼）が残されていること

硬性再建は可能であるが，眼瞼を含む眼周囲骨・軟部組織が切除された場合，この部位を良好に再建することが困難であるためである．

②頬骨弓が残されていること

上顎骨切除における内側の骨切りは鼻骨上顎縫合，上方は前頭涙骨縫合，外側は下眼窩裂を通る頬骨体部，硬口蓋は患側1.2を残した正中口蓋縫合であり，これを超える骨欠損，とくに頬骨弓を大きく切除した場合は現在の再建法では対応できない．これに対して角枝と密な血管網を形成する肩甲背動脈により栄養された肩甲内側縁骨を下角骨に連続させた状態（血管茎は角枝）で挙上し，頬骨弓から体部の再建を施行している（図9・8）．

③比較的予後が良いとされる症例

頭蓋底手術では，前頭蓋底手術，前中頭蓋底手術（硬膜外操作）は良い適応である．海綿静脈洞に浸潤した前中頭蓋底拡大切除は手術適応ではない[16]．

まとめ

Angular branch（角枝）を利用した分割肩甲骨皮弁と肩甲下動脈茎複合皮弁による上顎から頭蓋底の顎顔面硬性再建の手術手技を中心に解説した．本術式は良好な顔面形態が長期間維持できるが，標準的な術式として定着するには，手術時間や適応の拡大など，さらなる問題を解決する必要がある．また，今後の課題として長期経過に伴う頬脂肪体，咬筋，翼突筋群部の陥凹に対する再建や若干の顔面皮下組織萎縮の防止などが残されている．

(西川　邦男)

文献

1) 西川邦男, 冨永進, 門田伸也ほか：肩甲下動静脈茎複合皮弁による頭蓋顎顔面硬性再建. 頭頸部腫瘍, 25(3)：489-505, 1999.
2) 行木英生, 田中一郎：頭蓋底顔面組織の一塊切除と欠損部位の再建手技. 頭頸部がんの境界領域における治療法の最新の進歩, 犬山征夫監修, pp.3-17, 協和企画通信, 東京, 1996.
3) 竹市夢二：内胸動脈茎の皮弁. マイクロサージャリー：最近の進歩, 波利井清紀監修, 原科孝雄編著, pp.95-103, 克誠堂出版, 東京, 1996.
4) 山本有平, 関堂充, 古川洋志ほか：肋軟骨付き腹直筋皮弁による上顎再建-One buttress：zygomaticomaxillary buttress再建について-. 頭頸部腫瘍, 26(3)：436-440, 2000.
5) dos Santos, L. F.：The vascular anatomy and dissection of the scapular flap. Plast. Reconstr. Surg., 73：599-603, 1984.
6) Nassif, T. M., Vidal, L., Bovet, J. L., et al.：The parascapular flap；A new cutaneous microsurgical free flap. Plast. Reconstr. Surg., 69：591-600, 1981.
7) 田原真也, 天津睦郎：肩甲骨皮弁. 頭頸部再建-マイクロサージャリーによる組織移植-, pp.21-26, 六法出版社, 東京, 1991.
8) Thienen, C. E., Deraemaecker, R.：The serratus anterior scapular flap-A new osteomuscular unit. Eur. J. Plast. Surg., 11：156-161, 1988.
9) Colemann, J. J., Sultan, M. R.：The bipedicled osteocutaneous scapula flap：A new subscapular system free flap. Plast. Reconstr. Surg., 87：682-692, 1991.
10) 西川邦男：肩胛骨付き皮弁の採取法. 耳喉頭頸, 71(5)：77-84, 1999.
11) 青地克也, 西川邦男, 西岡信二他：血管柄付き遊離肩甲骨皮弁による下顎再建. 日本耳鼻咽喉科学会会報, 97：41-50, 1994.
12) 中塚貴志, 波利井清紀, 海老原敏ほか：遊離肩甲骨皮弁による下顎再建. 形成外科, 34：35-45, 1991.
13) 西川邦男, 小池聰之, 青地克也ほか：Angular branchを温存した分割肩甲骨皮弁による上顎再建. 形成外科, 36(10)：1175-1186, 1993.
14) 西川邦男, 米田孝明, 江谷勉ほか：血管柄付き分割肩甲骨皮弁を用いた上顎再建. 頭頸部外科, 5(2)：169-174, 1995.
15) 西川邦男：再建外科. 研修医のための耳鼻咽喉科・頭頸部外科学, 形浦昭克編集, pp.445-460, 南山堂, 東京, 1998.
16) 西川邦男：海綿静脈洞に浸潤した副鼻腔癌の前中頭蓋底手術. 頭頸部腫瘍, 24(3)：365-381, 1998.

10 Maxillary buttress：上顎骨性再建の治療指針

SUMMARY

1．筆者らは，中顔面悪性腫瘍切除後の上顎再建において，頰・上顎部の骨形態を支持するmaxillary buttress再建を考慮した血管柄付自家複合組織移植術を行なっている．

2．上顎再建における3つのmaxillary buttresses（ZMB & PMB & NMB）は，中顔面骨骨折の治療においてその外科的整復が非常に重要とされている"vertical and horizontal buttresses"の概念を基に，筆者らが提唱している上顎骨性支持組織再建の治療指針である．

3．ZMBの再建は眼窩の下方偏位を防ぎ，複視を予防し，義眼装着例では正常眼位を保つ．さらに，頰骨弓部の良好な輪郭が得られ，移植皮弁の下垂防止にも役立つ．PMBの再建は義歯の装着やインプラントの植立に有用と考える．鼻翼，上口唇周囲の軟部組織が切除された症例では，PMBとNMBの再建により，鼻翼部や口角部の後上方偏位を防ぐ．

4．切除範囲はlimited/subtotal maxillectomy（欠損buttressはPMB & NMB），orbito/orbit-ozygomatico maxillectomy（欠損buttressはZMB），total/extended total maxillectomy（欠損buttressはZMB & PMB & NMB）の3つに大きく分類し，症例に応じておのおのの欠損したmaxillary buttressesを正確に把握し，再建するmaxillary buttresses，さらにそれにもっとも適した再建術式を選択することが重要である．

5．上顎骨性再建の手術術式は，肋軟骨弁付遊離腹直筋皮弁を用いたone buttress：ZMB再建，肩甲骨弁付遊離広背筋皮弁あるいは腓骨皮弁を用いたone buttress：PMB再建，V字型肩甲骨弁付遊離広背筋皮弁を用いたtwo buttresses：ZMB & PMB再建，V字型肩甲骨弁および肋骨弁付遊離広背筋皮弁を用いたthree buttresses：ZMB & PMB & NMB再建方法を用いており，症例に応じて適宜選択している．

はじめに

　上顎癌を中心とした中顔面腫瘍の外科的治療において，広範切除後に生じる軟部および骨性組織欠損は整容的に大きな障害をもたらし，さらに機能的にも複視や流涙，鼻咽口腔開放，顔面表情の喪失，咬合異常等を引き起こす．前腕皮弁や腹直筋皮弁を用いた軟部組織のみの再建では眼窩，頰骨，鼻翼部に偏位が生じ，良好な顔面形態の再建に限界が生じる．また，骨性支持組織再建にtitanium meshやシリコンなどの異物および遊離骨，軟骨移植を使用した場合，長期経過において感染，露出，吸収などの危険性が高い（図10・1）．筆者らは，これらの諸問題を解決するため，maxillary buttress再建を考慮した血管柄付自家複合組織移植術による上顎骨・軟部組織再建を行なってきた．

A 概　念

　上顎部は解剖学的に眼窩・眼瞼，鼻腔・副鼻腔，頰・鼻翼，口唇・口角，歯槽などを含み，その骨性輪郭は，

①ZMB：zygomaticomaxillary buttress（眼窩下縁から前頭骨頰骨突起そして外側の頰骨弓部）

②PMB：pterygomaxillary buttress（上顎骨歯槽突起から後方へ蝶形骨翼状突起部）

③NMB：nasomaxillary buttress（上顎骨前頭突起から鼻骨部—梨状孔外縁そして前方の上顎骨歯槽突起部）

の3つのmaxillary buttressesで構成される（図10・2）．

　この上顎再建におけるmaxillary buttressは，中顔面骨骨折の治療においてその外科的整復が非常に重要とされている"vertical and horizontal buttresses"の概念[1)2)]を基に，筆者らが提唱している上顎骨性支持組織再建の基本方針である[3)4)]．ZMBの再建は眼窩の下方偏位を防ぐことにより，複視の出現を予防し，義眼装着例では正常眼位が保たれる．さらに，頰骨弓部の良好な輪郭が得

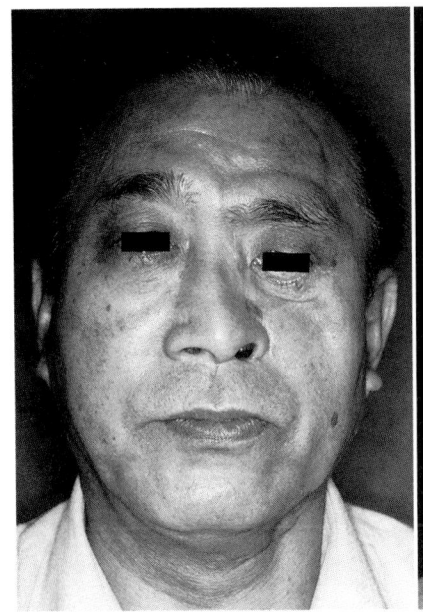

(a) 遊離前腕皮弁を用いた左上顎軟部組織のみの再建症例：眼窩下方偏位および鼻翼部の後上方偏位を認める。

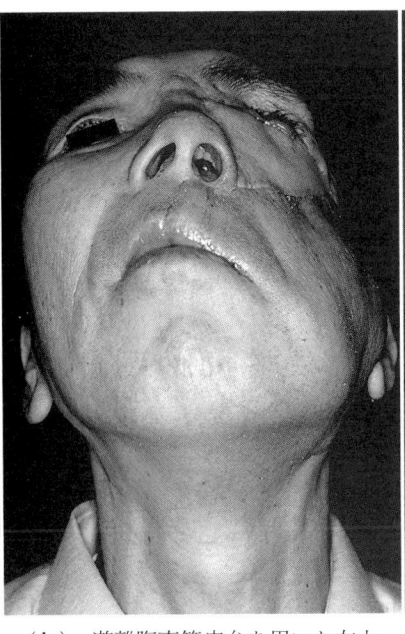

(b) 遊離腹直筋皮弁を用いた左上顎軟部組織のみの再建症例：頬部輪郭に重度陥没を認める。

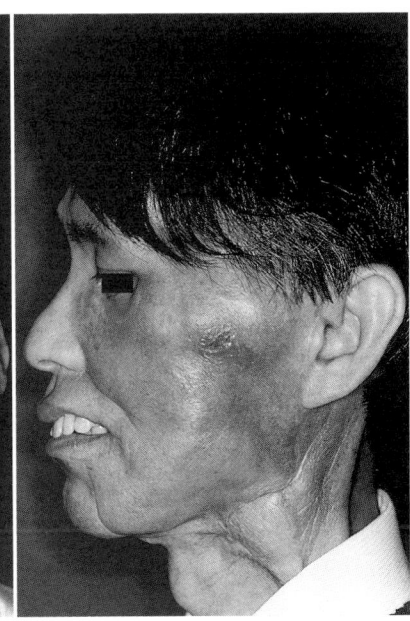

(c) 頬骨弓部の再建に titanium mesh を用いた再建症例：異物の感染, 露出を認める。

図 10・1

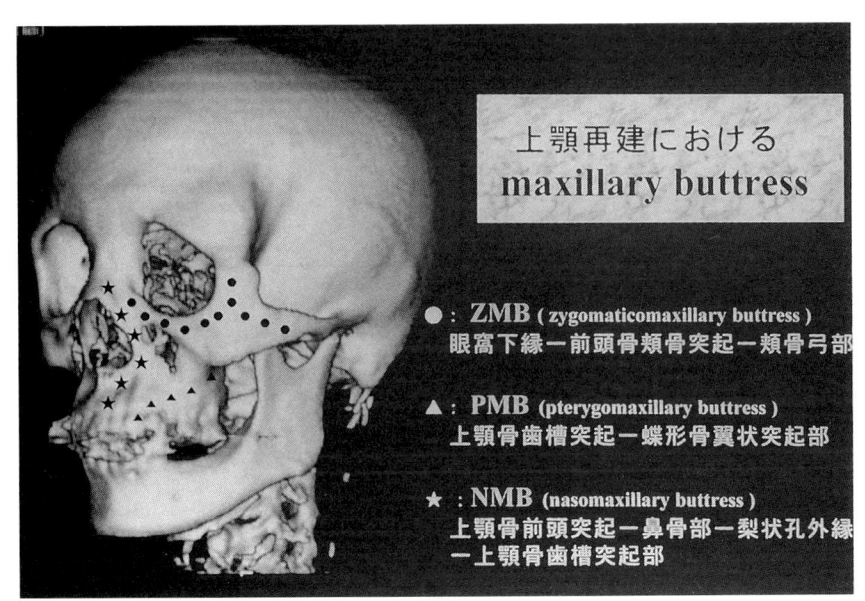

図 10・2 上顎骨性支持組織再建における治療指針：maxillary buttress の概念
(山本有平, 川嶋邦裕, 杉原平樹, 野平久仁彦：当科における上顎再建症例の検討—Maxillary buttress 再建の意義と術式について—. 日形会誌, 20：641-647, 2000. より一部引用)

られ, 移植皮弁の下垂防止にも役立ち非常に重要である。鼻翼, 上口唇周囲の軟部組織が切除された症例では, PMB と NMB を再建することにより, 鼻翼部や口角部の後上方偏位を防ぐことに役立つ。また, PMB の再建は義歯の装着やインプラントの植立に有用と考える。

さらに, 上顎再建では, 再建部位が鼻腔, 副鼻腔に近接している, ZMB 部は顔面皮膚の張りによる外的圧力が加わりやすい, 悪性腫瘍例では術前後に放射線照射が行われることが多いなどの点より, 血流を有する自家硬性組織を用いて maxillary buttress を再建することが, 術後の種々の合併症を軽減する上で, もっとも安全な方法であると考えている。

B 術前の評価

上顎再建の術前評価において, 再建術式の選択に関し,

重要な項目を挙げる。

1）切除範囲：maxillectomy の種類を大きく3つに分けて捉えている[5]。

①Limited/Subtotal maxillectomy

このタイプの maxillectomy では，口蓋から上顎部が中心に切除され，眼窩下縁から orbital floor は残存する。欠損する maxillary buttress は PMB と NMB が主となる。

②Orbito/Orbitozygomatico maxillectomy

このタイプの maxillectomy では，眼窩部が中心に切除され，口蓋部は残存する。欠損する maxillary buttress は ZMB が主となる。症例によっては，切除範囲が頬骨弓部へ広がる。

③Total/Extended total maxillectomy

このタイプの maxillectomy では，すべての maxillary buttress が欠損する。症例によっては，眼窩内容の摘出，切除範囲の頬骨弓部への拡大，顔面皮膚や表情筋の合併切除が行われる。

2）影響因子

①患者の年齢
②患者の基礎疾患の有無
③患者の社会性および再建希望
④腫瘍の浸潤度および患者の生命的予後

筆者らの施設では，頬・上顎部に複合組織欠損が生じたすべての症例において骨性支持組織の再建が必須とは考えていない。上記1）の切除範囲のみならず，上記2）の各種影響因子について，患者，頭頸部外科医，再建外科医が十分に検討して，骨性組織の再建の有無，そして再建する場合には"どの maxillary buttresses をどのよ

うな術式で再建するのか"について決定する。

C 手 技

現在，血管柄付自家複合組織移植術を用いた上顎骨性再建の基本方針として，

①肋軟骨弁付遊離腹直筋皮弁を用いた one buttress：ZMB 再建

②肩甲骨弁付遊離広背筋皮弁あるいは腓骨皮弁を用いた one buttresses：PMB 再建

③V字型肩甲骨弁付遊離広背筋皮弁を用いた two buttresses：ZMB & PMB 再建

④V字型肩甲骨弁および肋骨弁付遊離広背筋皮弁を用いた three buttresses：ZMB & PMB & NMB 再建

の中から再建術式を選択している。

1．肋軟骨弁付遊離腹直筋皮弁を用いた one buttress：ZMB 再建

本複合皮弁は，深下腹壁動静脈を血管柄とし，肋間血管系と上下腹壁血管系の吻合を利用して肋軟骨弁を栄養する。通常，第8肋間動静脈を含めて挙上し，第8＆9肋軟骨を利用する[6]。肋軟骨弁は，柔らかいため，骨切りを加えずとも中顔面の輪郭の再現が容易であり，ZMB の再建に利用する。第8＆9肋軟骨弁は外側部の組織量をより多く採取できるので，頬骨側の骨性欠損が大きい症例では，本皮弁の採取を再建側と同側より行う方法がよい。一方，頬骨側の骨性欠損が少ない症例では，本皮弁の採取を再建側と対側より行い，組織量の多い肋軟骨弁の外側部を用いて ZMB と NMB の同時再建も可能

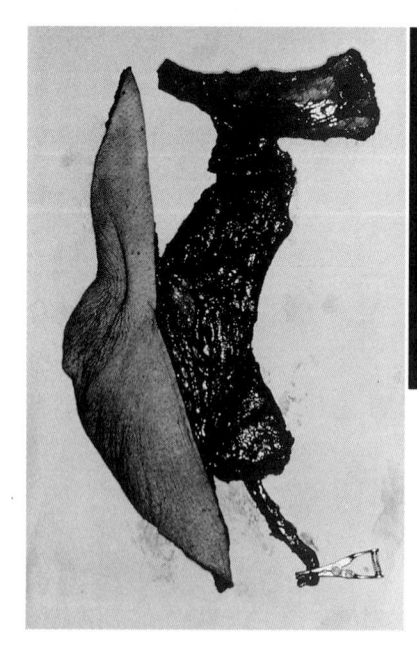

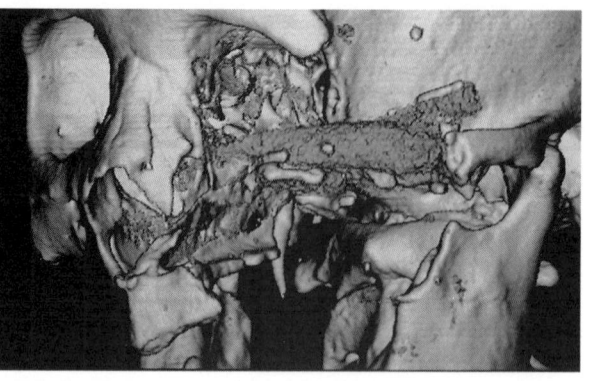

◀（a）第8＆9肋軟骨弁付遊離腹直筋皮弁：深下腹壁動静脈を血管柄とし，肋軟骨弁は肋間血管系と上下腹壁血管系の吻合を利用して栄養される。

▲（b）Extended total maxillectomy 後の上顎骨性再建例：移植した肋軟骨弁で ZMB を再建している。

図 10・3 肋軟骨弁付遊離腹直筋皮弁を用いた one buttress：ZMB 再建

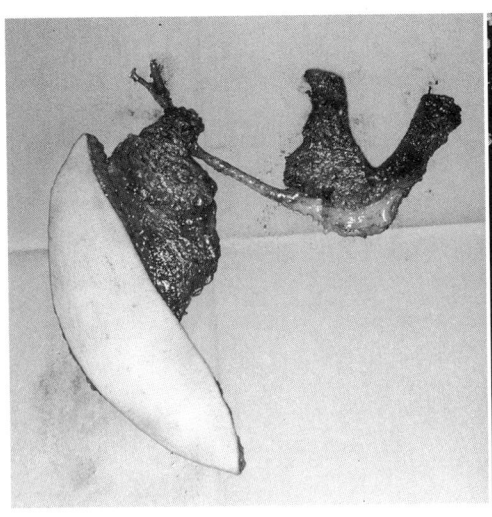

(a) V字型肩甲骨弁付遊離広背筋皮弁：胸背動静脈を血管柄とし，肩甲骨弁は angular branch を利用して栄養される。

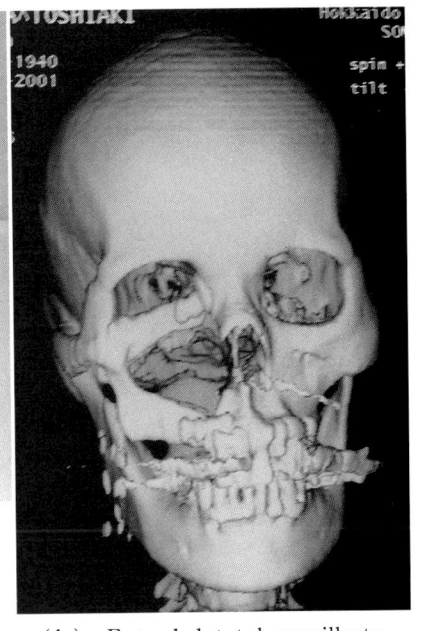

(b) Extended total maxillectomy 後の上顎骨性再建例：移植したV字型肩甲骨弁でZMBとPMBを再建している。

図 10・4　V字型肩甲骨弁付遊離広背筋皮弁を用いた two buttresses：ZMB & PMB 再建

である[7)~11)]。通常，本皮弁の皮島デザインはブーメラン型とし，再建側と同側より採取することにより，口蓋部から鼻腔側壁そして顔面皮膚，義眼床の軟部組織の再建が容易になる[12)]（図 10・3）。

2．肩甲骨弁付遊離広背筋皮弁あるいは腓骨皮弁を用いた one buttress：PMB 再建

本複合皮弁は，胸背動静脈を血管柄とし，angular branch を利用して肩甲骨弁を栄養する[13)14)]。肩甲骨外側縁を骨弁として採取し，PMB を再建する。腓骨皮弁は通常の術式に準じており，軟部組織欠損が小範囲の場合に用いる[14)]。

3．V字型肩甲骨弁付遊離広背筋皮弁を用いた two buttresses：ZMB & PMB 再建

本複合皮弁は，胸背動静脈を血管柄とし，angular branch を利用して肩甲骨弁を栄養する。V字型肩甲骨弁の内側縁を用いて ZMB を，外側縁を用いて PMB を再建する[3)4)14)16)]。肩甲骨は外側縁の方が厚いため，咬合圧に耐えうる PMB の再建に用いる。肩甲骨弁を V字型に採取する理由は，複数の buttresses の同時再建を可能にすることに加え，骨弁中央の欠損部に移植筋皮弁が位置するスペースを保つことである。肩甲骨角部は頬骨側に配置し，malar prominence を作成する（図 10・4）。

4．V字型肩甲骨弁および肋骨弁付遊離広背筋皮弁を用いた three buttresses：ZMB & PMB & NMB 再建

本複合皮弁は，胸背動静脈を血管柄とし，angular branch を利用して肩甲骨弁を，胸背血管系と肋間血管系の吻合を利用して肋骨弁を栄養する[17)]。V字型肩甲骨弁の内側縁で NMB を，外側縁で PMB を，肋骨弁で ZMB を再建する。肋骨弁は中顔面の輪郭に合わせた骨切りを必要とする。眼球温存症例では，術後の眼球陥凹の防止のため，眼窩床に肩甲骨棘下部より採取した遊離骨移植を行う[3)4)14)]（図 10・5）。

軟部組織再建に関しては，筋皮弁を数皮島に分け，症例の欠損部位に応じて，口蓋部，鼻腔側壁，顔面皮膚，義眼床を再建する。

D 術後管理

上顎骨性再建の術後管理では，硬性組織の移植により再建部に強い緊張が生じやすく，術直後より移植組織の循環障害，それに伴う部分壊死や吻合部血栓の危険性が高い。必要に応じて植皮を追加した一次閉創や完全閉創を避け一部開放創とし，術後数日経てから創部を閉じるといった細心の工夫が必要である（図 10・6）。また，移植硬性組織の周囲には dead space が生じやすいので，確実なドレーンの設置が重要である。

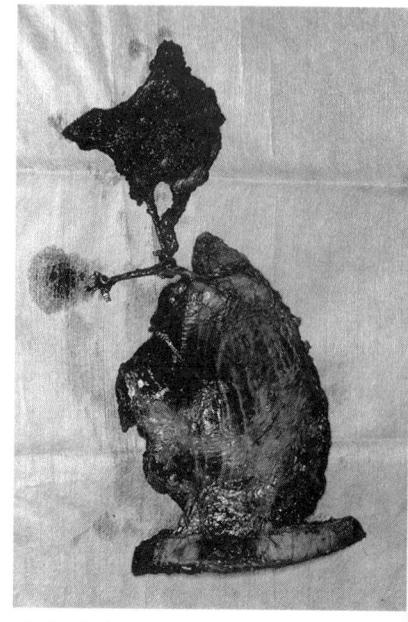

(a) V字型肩甲骨弁および肋骨弁付き遊離広背筋皮弁：胸背動静脈を血管柄とし，肩甲骨弁は angular branch を利用し，肋骨弁は胸背血管系と肋間血管系の吻合を利用して栄養される。
(b, c) Extended total maxillectomy 後の上顎骨性再建例：移植した V 字型肩甲骨弁で PMB と NMB を，第 10 肋骨弁で ZMB を再建している。眼窩床には肩甲骨棘下部より採取した遊離骨移植を行っている（眼球温存症例）。

図 10・5 V字型肩甲骨弁および肋骨弁付遊離広背筋皮弁を用いた three buttresses：ZMB & PMB & NMB 再建
（山本有平，川嶋邦裕，杉原平樹，野平久仁彦：当科における上顎再建症例の検討—Maxillary buttress 再建の意義と術式について—．日形会誌，20：641-647，2000．より一部引用）

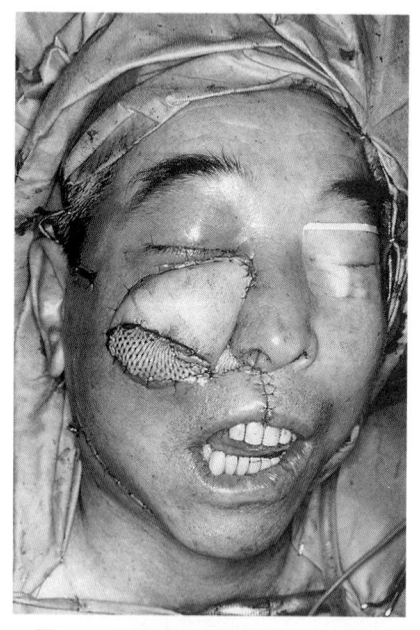

図 10・6 植皮を追加した一次閉創を行い，再建部にかかる緊張を減じている。

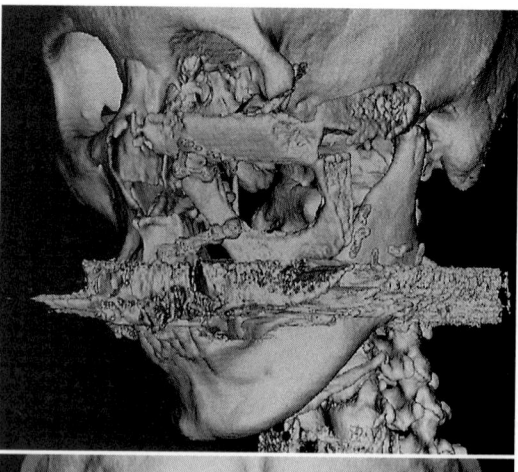

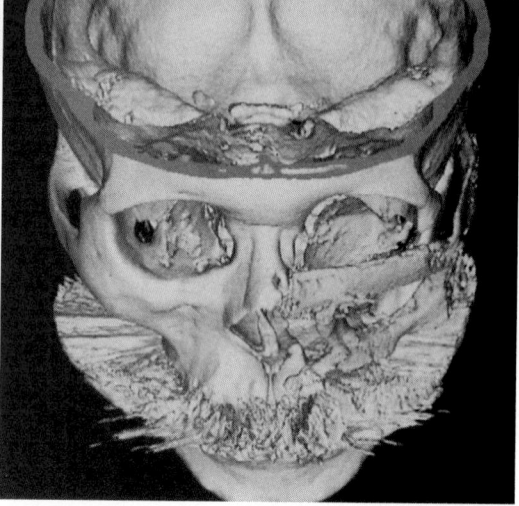

E 症例

【症例1】 69歳，男

左上顎癌に対する即時再建。切除範囲は左 orbitozygomatico maxillectomy であった。影響因子では，患者は高齢であり，腫瘍の浸潤は前頭蓋底部に及んでいた。しかし，患者に重篤な基礎疾患はなく，会社経営者であり，整容的再建に対し強い希望があった。選択された術式は，肋軟骨弁付遊離腹直筋皮弁を用いた one buttress：ZMB 再建であった。ブーメラン型皮島の上方部は義眼床再建に用い，下方部は頭蓋底と鼻腔側壁の再建に用いた。約 12 cm の第 8 & 9 肋軟骨弁をプレートとスクリューで固定し，眼窩下壁から頬骨弓に及ぶ ZMB の骨性支持組織の再建を行なった。深下腹壁動静脈は左浅側頭動脈と左外頸静脈に吻合した。皮弁は完全生着し，術後経過は良好で，術後 3 週目より左側に義眼を装着した。頬・上顎部の良好な輪郭が得られた（図 10・7）。

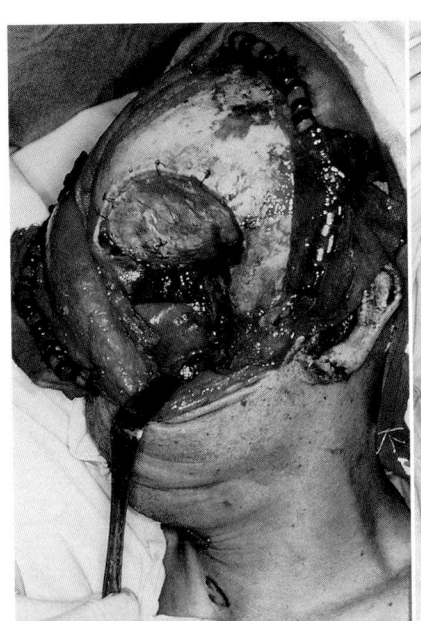

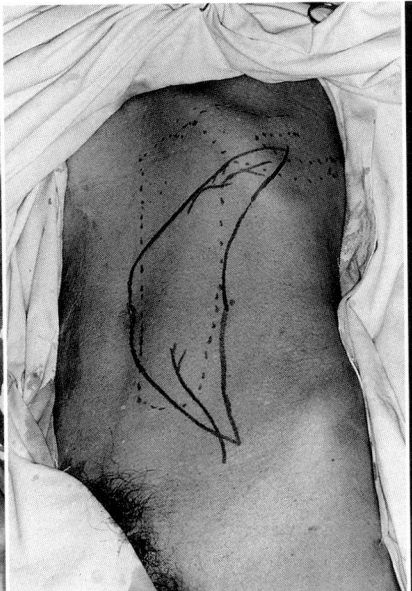

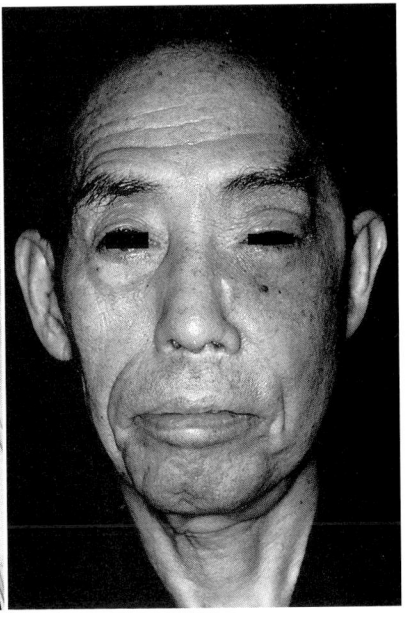

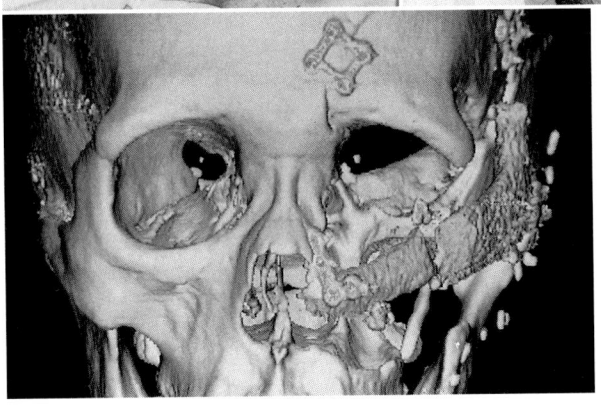

(a) 切除範囲：左 orbitozygomatico maxillectomy 後の状態。
(b) 再建術式：第8＆9肋軟骨弁付遊離腹直筋皮弁のデザイン。
(c) 術後6カ月，正面像。左眼は義眼を装着している。
(d) 術後3D-CT正面像。ZMBが肋軟骨弁で再建されている。

図 10・7 症例1：69歳，男
(山本有平，皆川英彦，川嶋邦裕ほか：腹壁―肋間血管系を利用した肋軟骨弁付き遊離腹直筋皮弁，日本マイクロ会誌，10：50-56，1997．より一部引用)

【症例2】60歳，男

右上顎癌に対する二次再建。切除範囲は右 extended total maxillectomy であり，右頬部皮膚が合併切除されていた。影響因子では，腫瘍は完全切除されており，遠隔転移を認めなかった。また，患者に重篤な基礎疾患はなく，整容的再建に対し強い希望があった。選択された術式は，V字型肩甲骨弁付遊離広背筋皮弁を用いた two buttresses：ZMB & PMB 再建であった。左広背筋皮弁を3つの皮島に分け，口蓋部，鼻腔側壁，頬部皮膚の再建に用いた。V字型肩甲骨弁の内側縁でZMBを，外側縁でPMBを再建した。肩甲骨弁に骨切りは施行していない。眼窩床部は，初回手術で側頭筋膜がハンモック状に移植されていた。術後4カ月に下眼瞼部と鼻翼部の形成術を行った。現在，複視の訴えはなく，口蓋―鼻腔の閉鎖が得られ構音能，嚥下能が改善し，患者は機能的および整容的に満足している（図10・8）。

F 考 察

中顔面の骨性輪郭は，3つの maxillary buttresses で支持され，眼窩，鼻腔，副鼻腔，歯槽部などの unit を形成する。ZMBは眼窩下縁―前頭骨頬骨突起―頬骨弓部を，PMBは上顎骨歯槽突起―蝶形骨翼状突起部を，NMBは上顎骨前頭突起―鼻骨部―梨状孔外縁―上顎骨歯槽突起部を構成する。筆者らは，中顔面悪性腫瘍切除後の上顎骨性再建の基本方針として，切除範囲：maxillectomy の種類を大きく3つに分けて，おのおのの欠損した maxillary buttresses を正確に把握し，症例に応じて再建を必要とする maxillary buttresses を決定し，それに適した再建術式を選択している。

Limited/Subtotal maxillectomy（欠損する maxillary buttress は PMB & NMB）例では，咬合・咀嚼機能の回復を目的とし，肩甲骨弁付遊離広背筋皮弁や腓骨皮弁を用いて，PMBのみを再建することが多い。

Orbito/Orbitozygomatico maxillectomy（欠損する maxillary buttress は ZMB）例では，眼窩部を中心とした整容的再建が重要であり，肋軟骨弁付遊離腹直筋皮弁を用いて，ZMBを再建する。上下眼瞼残存例では，義眼床を腹直筋皮弁の皮島を用いて再建することにより，義眼装着が可能となる。本術式では，腹直筋皮弁の容量の

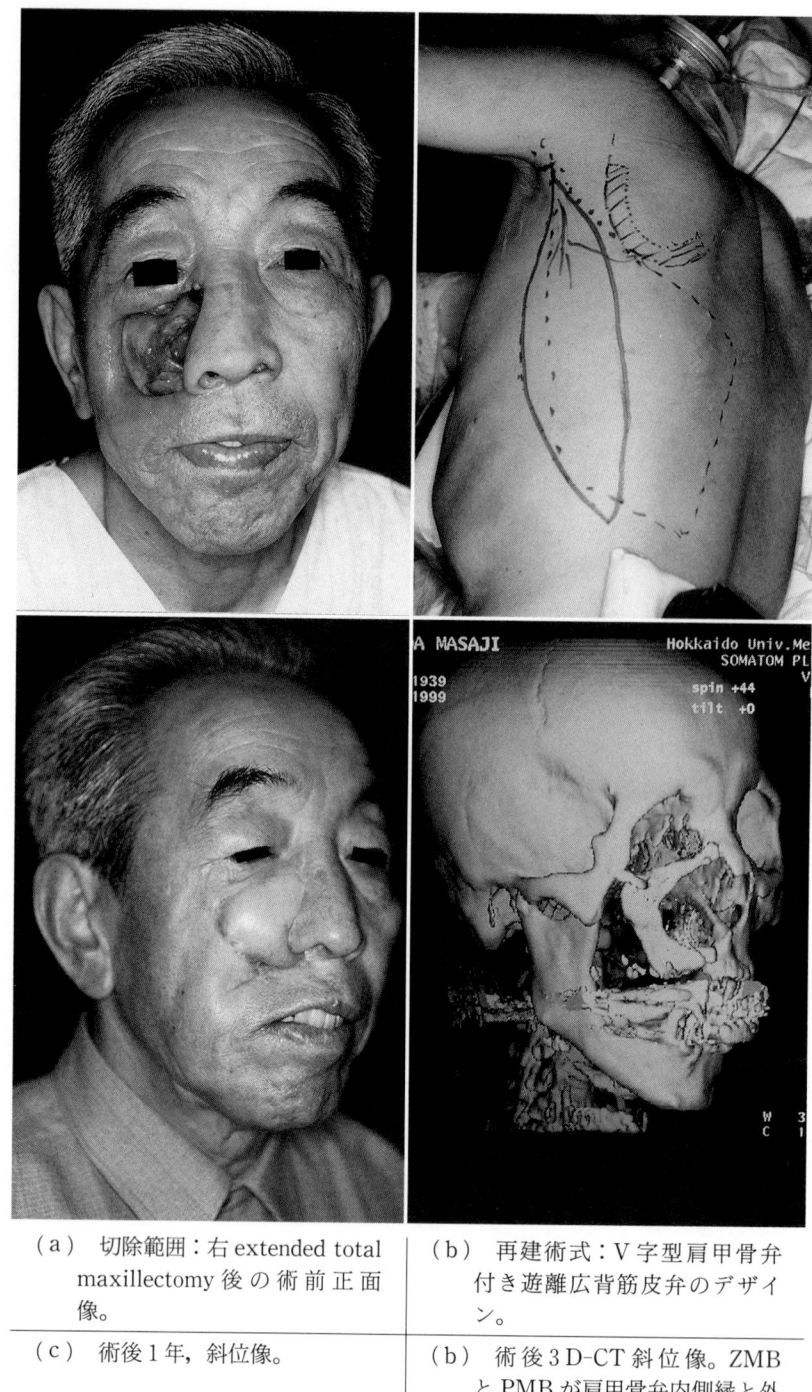

(a) 切除範囲：右 extended total maxillectomy 後の術前正面像。
(b) 再建術式：V字型肩甲骨弁付き遊離広背筋皮弁のデザイン。
(c) 術後1年，斜位像。
(b) 術後3D-CT斜位像。ZMBとPMBが肩甲骨弁内側縁と外側縁で再建されている。

図 10・8 症例2：60歳，男
(山本有平，川嶋邦裕，杉原平樹ほか：当科における上顎再建症例の検討—Maxillary buttress 再建の意義と術式について—．日形会誌，20：641-647, 2000. より一部引用)

点より，二次再建例など欠損範囲の比較的小さい症例には，その適応に注意を要する。

Total/Extended total maxillectomy（欠損する maxillary buttress は ZMB & PMB & NMB）例では，眼窩下方偏位の防止，malar prominence の再現および咬合・咀嚼機能の回復を目的とし，V字型肩甲骨弁付遊離広背筋皮弁を用いて，ZMB & PMB のみを再建することが多い。しかし，影響因子を考慮して，手術侵襲を軽減するために，体位変換を必要としない肋軟骨弁付遊離腹直筋皮弁を用いて，ZMB のみの再建に留める場合もある。鼻翼，上口唇周囲の顔面皮膚や表情筋が合併切除された場合は，鼻翼部や口角部の後上方偏位を防ぐために NMB の再建も必要となり，V字型肩甲骨弁および肋骨弁付遊離広背筋皮弁を用いて，すべての maxillary buttress の再建を考慮する。本稿における症例2では，鼻翼周囲の軟部組織が合併切除されていたが，NMB を再建

していないため,鼻翼部の後上方偏位が残存している。また,眼窩内容が摘出された症例では,筋皮弁の皮島を用いて義眼床を再建する。

手技上の注意点として,ZMBを再建する場合,移植する骨,軟骨弁の内側の固定部位(鼻骨外側または前鼻棘部)と外側の固定部位(前頭骨頬骨突起または頬骨弓断端)の適切な選択,そして頬骨弓部を再建する場合,十分な長さの肩甲骨弁や肋軟骨弁の採取あるいは肋骨弁の連合により良好な輪郭を作成することが挙げられる。

筆者らは,軟部組織再建に遊離広背筋皮弁や遊離腹直筋皮弁を用いている。筋皮弁は豊富な組織量をもち,表皮切除することにより複数の皮島を作成し,鼻腔側壁,口蓋部,義眼床,顔面皮膚欠損に対し三次元的な再建が可能であり,また筋体を利用して眼窩部や頭蓋底部に生じた死腔の充填も容易である[18]。しかし,二次再建例など欠損範囲の比較的小さい症例や大きな体形の症例では,筋皮弁の容量の点より,筋体の skeletonization や皮弁の thinning などの工夫が必要となる。また,長期経過観察において,移植筋体の萎縮が顕著となり,整容的な修正手術を必要とした症例を経験しており,筋皮弁を用いた術式の課題の一つと考える。

(山本　有平,杉原　平樹)

文　献

1) Manson, P. N., Hoopes, J. E., Su, C. T. : Structual pillars of the facial skeleton : An approach to the management of LeFort fractures. Plast. Reconstr. Surg., 66 : 54-61, 1980.
2) Gruss, J. S., Mackinnon, S. E. : Complex maxillary fractures : Role of buttress reconstruction and immediate bone grafts. Plast. Reconstr. Surg., 78 : 9-22, 1986.
3) Yamamoto, Y., Minakawa, H., Kawashima, K., et al. : Role of buttress reconstruction in zygomaticomaxillary skeletal defects. Plast. Reconstr. Surg., 101 : 943-950, 1998.
4) 山本有平,川嶋邦裕,杉原平樹ほか:当科における上顎再建症例の検討—Maxillary buttress 再建の意義と術式について—. 日形会誌, 20 : 641-647, 2000.
5) Cordeiro, P. G., Santamaria, E. : A classification system and algorithm for reconstruction of maxillectomy and midfacial defects. Plast. Reconstr. Surg., 105 : 2331-2346, 2000.
6) Yamamoto, Y., Sugihara, T., Kuwahara, H., et al. : An anatomic study for the rectus abdominis myocutaneous flap combined with a vascularized rib. Plast. Reconstr. Surg., 96 : 1336-1340, 1995.
7) Yamamoto, Y., Minakawa, H., Kokubu, I., et al. : The rectus abdominis myocutaneous flap combined with vascularized costal cartilages in reconstructive craniofacial surgery. Plast. Reconstr. Surg., 100 : 439-444, 1997.
8) 山本有平,皆川英彦,川嶋邦裕ほか:腹壁—肋間血管系を利用した肋軟骨弁付き遊離腹直筋皮弁. 日本マイクロ会誌, 10 : 50-56, 1997.
9) 山本有平,関堂　充,古川洋志ほか:肋軟骨弁付き腹直筋皮弁による上顎再建—One buttress : zygomaticomaxillary buttress 再建について—. 頭頸部腫瘍, 26 : 436-440, 2000.
10) Kyutoku, S., Tsuji, H., Inoue, T., et al. : Experience with the rectus abdominis myocutaneous flap with vascularized hard tissue for immediate orbitofacial reconstruction. Plast. Reconstr. Surg., 103 : 395-402, 1999.
11) 柏　克彦,小林誠一郎,本庄省五ほか:硬軟複合組織欠損に対する肋軟骨を含めた腹直筋皮弁の使用経験. 日本マイクロ会誌, 12 : 226-235, 1999.
12) Yamamoto, Y., Nohira, K., Minakawa, H., et al : "Boomerang" rectus abdominis musculocutaneous free flap in head and neck reconstruction. Ann. Plast. Surg., 34 : 48-55, 1995.
13) Allen, R. J., Dupin, C. L., Dreschnack, P. A., et al. : The latissimus dorsi/scapular bone flap (the "Latissimus/bone flap"). Plast. Reconstr. Surg., 94 : 988-996, 1994.
14) 金子　剛,中嶋英雄,藤野豊美:肩甲下動静脈系複合皮弁を用いた上顎・下顎再建. 頭頸部腫瘍, 20 : 446-452, 1994.
15) Nakayama, B., Matsuura, H., Hasegawa, Y., et al : New reconstruction for total maxillectomy defects with a fibula osteocutaneous free flap. Br. J. Plast. Surg., 47 : 247-249, 1994.
16) 西川邦男,富永　進,門田伸也ほか:肩甲下動静脈茎複合皮弁による頭蓋顎顔面硬性再建. 頭頸部腫瘍, 25 : 489-505, 1999.
17) Yamamoto, Y., Sugihara, T., Kawashima, K., et al. : An anatomic study of the latissimus dorsi-rib flap : An extension of the subscapular combined flap. Plast. Reconstr. Surg., 98 : 811-816, 1996.
18) Yamamoto, Y., Minakawa, H., Kawashima, K., et al. : Experience with 24 cases of reconstructive anterior skull base surgery : Classification and evaluation of postoperative facial appearance. Skull Base Surg., 10 : 65-70, 2000.

II 顔面・頸部の再建

11 De-epithelialized free flap による顔面陥凹変形の治療

SUMMARY

De-epithelialized free flap を用いた顔面陥凹変形の治療の要点は、①皮弁の真皮側を顔面の筋肉側にして入れ、真皮を骨膜などに強固に固定することによって、術後の下垂を防ぐこと、②組織の増量によって頬部から下顎部にかけての膨隆が起きてくるので、二次修正による仕上げを行う必要があることである。

顔面陥凹変形の治療を考える場合には、増量することにのみ目を奪われないことが大切である。組織を付け足せば付け足すほど、膨張した、幼児型の頬部になることを認識しなければならない。組織を増量した後の、sculpturing の過程が整容的にはより重要である。

はじめに

1980年前後におけるマイクロサージャリーの普及により、顔面陥凹変形の治療に de-epithelialized free flap が積極的に用いられるようになった[1,2]。Shintomi ら[3]は 1981 年に、術後の皮弁の下垂を防止するため、皮弁の真皮側を顔の筋肉側にして移植し、皮弁を強固に骨膜に固定する方法を発表したが、最近になってその効果を認める追試報告が見られるようになってきた[4,5]。しかし、顔面陥凹変形の治療は組織移植による増量のみによってすべてが解決されるわけではなく、今後検討すべき問題もいくつか残されている。

ここでは筆者らが行ってきた方法[6,7]を紹介するとともに、本法に対する筆者らの考え方についても述べてみたい。

A 概念

本法の概念は、表皮切除した遊離皮弁を皮下に移植することによって、顔面の陥凹した部分を増量するものである。ここで問題になるのは、重力による術後の皮弁の下垂である。下垂が高度であれば、下眼瞼外反や頬部から下顎部へかけての膨隆を来し、整容的改善は望めない。これを予防するためには、表皮切除した皮弁の真皮側を顔面の筋肉側にして入れ、皮弁の真皮を骨や骨膜、側頭筋膜など、しっかりした支持組織に固定することが、理論的には妥当と考えられる（図 11・1）。さらに重要なことは、顔面陥凹変形の治療では、組織を増量することにのみ目を奪われがちだが、組織を付け足せば付け足すほど、丸く膨隆した、幼児型の頬部になることを認識する必要がある。

頬部とは、頬骨から頬骨弓に至る骨の突出部と下顎骨体部という2つの骨組織の間に張られた、帆のようなものであり、面取りをした石膏像にも見られるように、1つの平面として表現される（図 11・2-a, b）。ここにどのような皮弁を移植しても、どうしても表面に突出した曲面になってしまう。

そのため、組織を移植した後は、脂肪切除や移動という二次修正が非常に大切な過程になってくる。その意味

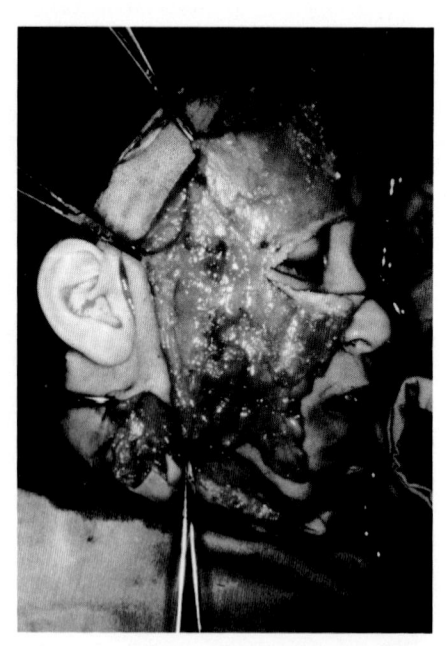

図 11・1 右顔面の萎縮症に対して、遊離鼠径皮弁を表皮の方を下にして移植する。

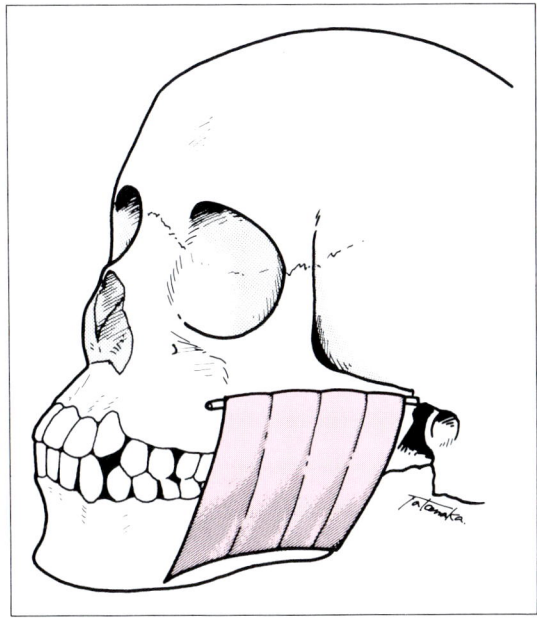

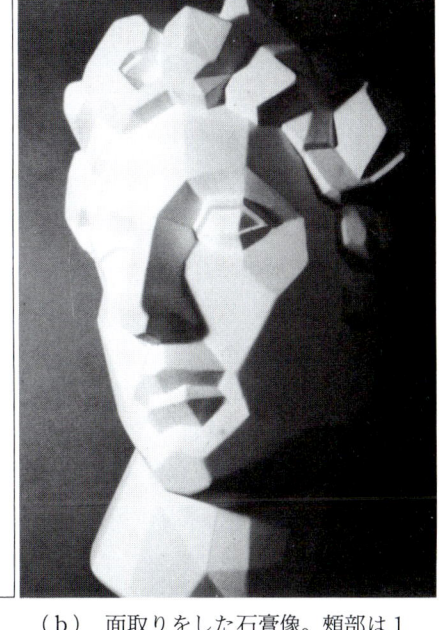

(a) 頬部とは頬骨，頬骨弓から下顎骨体部に張られた，帆のようなものである。

(b) 面取りをした石膏像。頬部は1つの面として表わされる。

図 11・2 頬部の概念

でも，皮弁の脂肪層が表面に向いていた方が，操作が容易にできるという利点がある。

一方，遊離鼠径皮弁を用いる理由は，顔面陥凹変形の治療が多分に整容的改善を目的としたものであることによる。そのため，どの皮弁を用いるかという配慮も非常に大切である。新しい皮弁の開発がつぎつぎと行われている現在でもなお，鼠径部がもっとも皮弁採取後の瘢痕が目立たない部位の一つであることに変わりはない。

もちろん，腫瘍切除後の再建などで，多くの組織量や長い血管柄が必要なときには，ほかの皮弁の使用も考えなければならない。とくに骨の欠損が高度で，軟部組織による増量では不十分な場合には，骨の再建も考慮する必要がある[8)9)]。

B 解 剖

ここで必要な解剖の知識は，移植床血管である浅側頭動静脈と顔面動静脈，また鼠径皮弁についてである。詳細は成書[10)]に詳しいので，ここではポイントのみ述べる。

耳前切開により浅側頭動静脈を露出するが，静脈は壁が薄いので，拡大視野下に剥離をした方が安全である。

顔面動静脈の露出は，下顎縁切開から入り，指で拍動を触れながら剥離すると容易にできる。ここで注意することは，咬筋直上を下顎縁に沿って走る顔面神経下顎縁枝を傷つけないことである。

鼠径皮弁の挙上法には，内側から挙上していく方法と，外側から挙上していく方法がある。外側から一気に挙上していく方が早いが，この栄養動脈である浅腸骨回旋動脈は，大腿動脈から分枝する形態に大きなバリエーションがあることを，十分に知っておかなければならない。安全のためには，最初に内側の切開により動脈の分枝の状態を確認した後，外側から挙上していく方が良いであろう。

C 術前の評価

咬合異常や顎の変形がある場合は，骨切り術を先行させる場合があるので，顔面規格 X 線写真，二次元 CT や三次元 CT などにより骨変形の評価を行う。

術前に透明のプラスチックフィルムを顔に当て，増量しようとする範囲を描き，テンプレートを作製しておく。

D 手 技

1. 初回手術

顔面と皮弁採取部の2つのグループに分かれ，同時に進行する。顔面では移植床血管の準備と皮下ポケット作製のため，耳前切開と下顎下縁切開を行う。前額部から側頭部までの増量が必要な時は，側頭部の切開を追加する。耳前切開と下顎下縁切開を連続させて頬部を広く剥離すると，顎角部の皮膚が壊死に陥ることがあるので，この部の皮膚は切らずに残しておくとよい（図 11・3-a）。さらに骨への固定を確実にするために，下眼瞼縁切開や

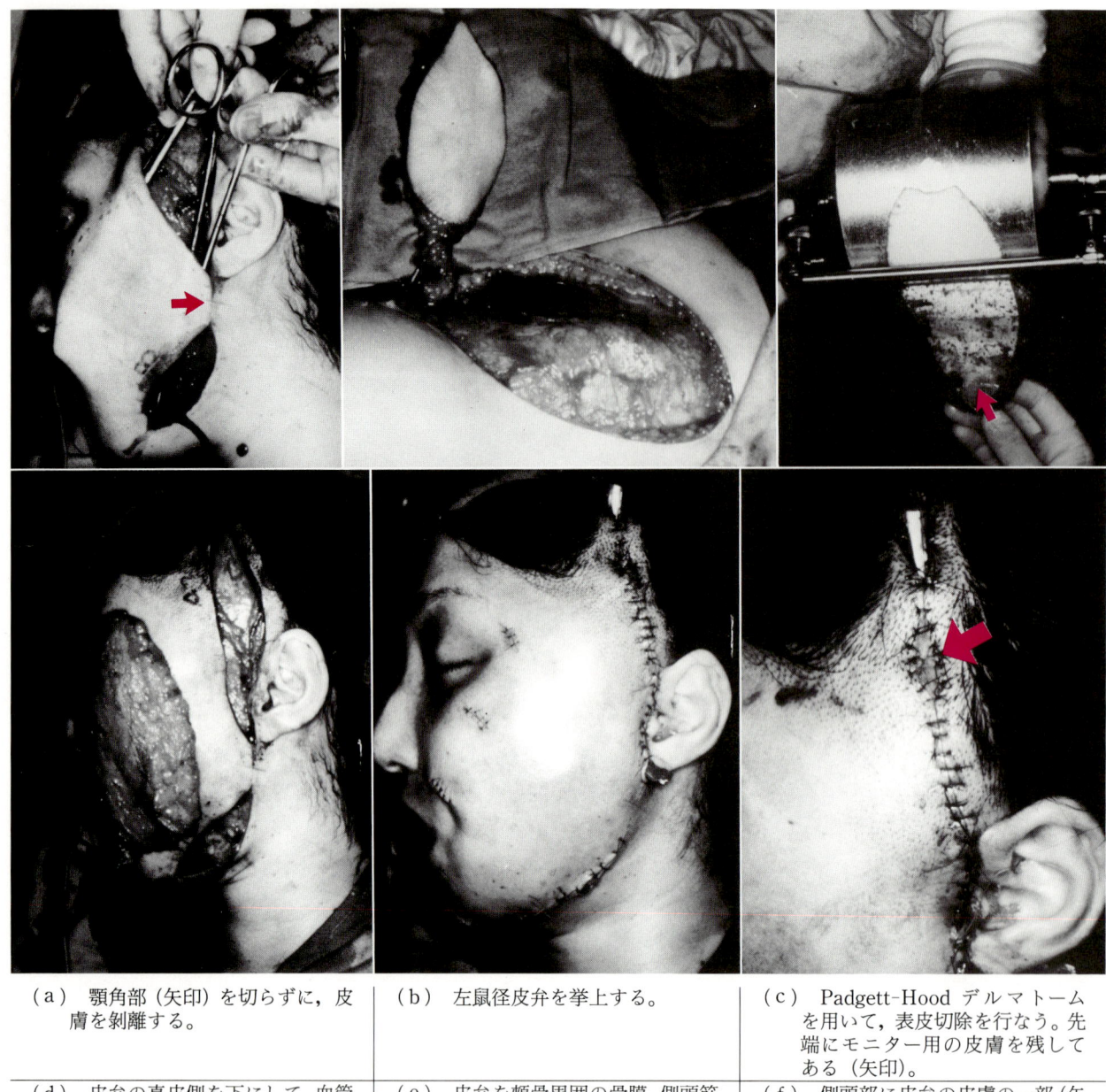

(a) 顎角部（矢印）を切らずに，皮膚を剝離する。
(b) 左鼠径皮弁を挙上する。
(c) Padgett-Hood デルマトームを用いて，表皮切除を行なう。先端にモニター用の皮膚を残してある（矢印）。
(d) 皮弁の真皮側を下にして，血管吻合を行なう。
(e) 皮弁を頬骨周囲の骨膜，側頭筋膜に固定して，閉創した。
(f) 側頭部に皮弁の皮膚の一部（矢印）を出しておき，血流モニターに利用する。

図 11・3

眉毛外側切開などを追加することもある。

つぎに，移植床血管を露出するが，浅側頭動静脈か顔面動静脈を選択する。筆者らは片側顔面全体に及ぶ増量を必要とする場合は，顔面動静脈に吻合することが多い。皮弁の長軸と血管軸が一致するからである。

皮下ポケットの作成は face lift の際の剝離と同じ要領で行うが，ロンバーグ病では皮膚や皮下脂肪が非常に薄い場合があるので，注意して剝離する。増量しようとする範囲よりも一回り大きな皮下ポケットを作成する。光源付きの鉤やヘッドライトで術野を照らしながら，バイポーラーコアギュレーターを用いて十分に止血する。

筆者らの方法は皮弁の真皮側を下にして移植するので，皮弁採取部では，あらかじめ顔面の増量する部分に合わせて作ったテンプレートを裏返して作図することになる。移植床血管の位置によって作図が変わるので注意する。皮弁の挙上後はデルマトームなどを用いて表皮切除する（図 11・3-b, c）。この時，皮弁の血行をモニターするために，皮弁の側頭部にあたる位置に小さな皮膚を残しておく。皮弁採取部はできるだけ縫縮するが，できない時は皮弁から切除した表皮を用いて植皮する。

皮弁の真皮側が下になるように，血管吻合を行う（図 11・3-d）。皮弁はポケットに入れずに，外に出しておいて吻合する方がやりやすい。ついで，作成したポケットに皮弁を入れ，下眼瞼縁切開，眉毛外側切開，側頭部切開などからそれぞれアプローチして，眼窩周囲に開けた骨孔や頬骨前頭部，側頭筋膜などに皮弁の真皮を，非吸収

性の糸を用いてしっかりと固定する（図11・3-e）。Bolster suture のみでは，皮弁の確実な固定は望めない。皮膚縫合を行う際に，血行モニターとして残しておいた皮弁の皮膚を折り返して，表面に出るようにする（図11・3-f）。初回には皮弁の defatting はせずに，そのまま皮膚縫合をする。

下眼瞼縁切開を加えた場合は，術後の眼瞼外反を予防するため，閉創時に下眼瞼外側の眼輪筋をやや斜め上に吊り上げるようにして，頬骨前頭突起骨膜に縫合固定するとよい。耳前部や下顎部の創縁にペンローズドレーンをいくつか出しておき，創部は軽い圧迫のみにとどめる。

2. 二次修正

初回手術では仰臥位のまま手術を行うことや，術中に血管茎付近の defatting が積極的に行えないことなどが相まって，術後頬部から下顎部にかけて組織の膨隆ができやすい。そのため，3カ月以上間をおいて，脂肪切除や脂肪吸引器を用いた defatting を行ったり，陥凹部が残っていれば真皮脂肪弁を作成して移動したりする。この時，ロンバーグ病の場合には，吻合血管は極力傷つけないことが大切である。再萎縮の可能性があるからである（図11・4）。

E 術後管理

初回手術では皮弁の血行チェックは，血管吻合部より

も末梢での超音波ドップラー血流計によるモニターと，表面に出した皮膚によって行う。

鼠径皮弁を採取した後は，鼠径部の緊張を弛めるために，股関節を軽く屈曲しておく。

F 症　例

17歳，女。既往歴，家族歴に特記すべきことなし。7歳頃より左顔面の萎縮が始まり徐々に進行したが，10歳頃からは変化がなかった。初診時，左側の眼球陥凹，鼻翼の変形，上下口唇赤唇部の陥凹，頬部から下顎部にかけての陥凹と色素沈着が見られた。

頬部から下顎部にかけての陥凹している部分のみを剥離して，皮下ポケットを作成。左鼠径皮弁を挙上して，浅腸骨回旋動脈と顔面動脈，皮下静脈と顔面静脈を吻合し，下眼瞼縁切開より眼窩周囲の骨膜に皮弁を固定した。術後5カ月に口唇粘膜の V-Y advancement flap と真皮移植による赤唇部の増量，耳甲介軟骨移植による左鼻翼の増量をそれぞれ行った。術後の頬部の形態は膨隆もなく良好だったので，脂肪切除などの皮弁の修正は行わなかった（図11・5）。

G 考　察

ロンバーグ病や lipodystrophy，また腫瘍切除後の顔面陥凹変形の治療に de-epithelialized free flap が用い

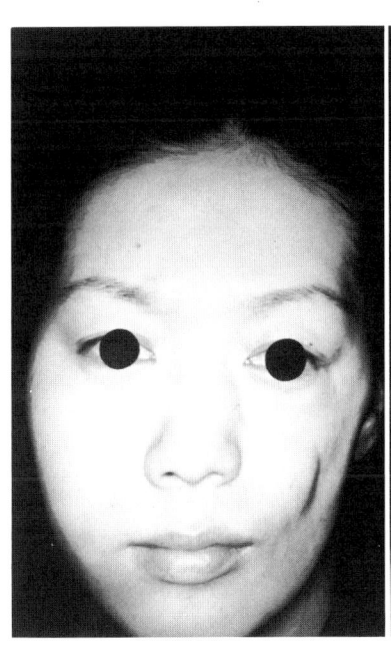

(a) 右顔面萎縮症，術前。すでにシリコンブロックによる増量が行なわれていた。

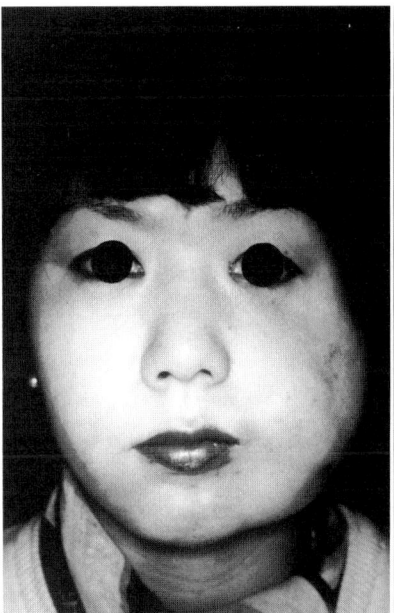

(b) 遊離鼠径皮弁移植後1年。このすぐ後に二次修正を行なった。

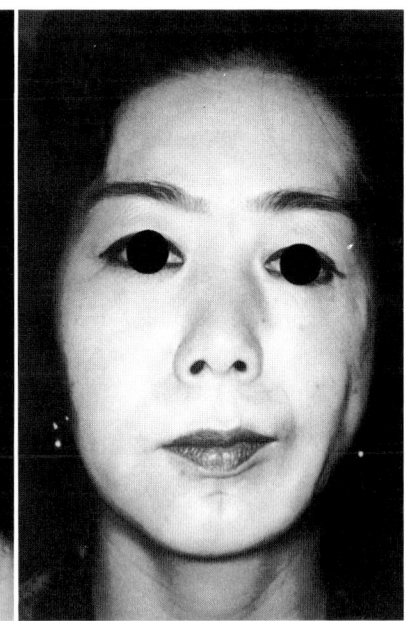

(c) 二次修正から11年目の状態。再萎縮を来した。

図 11・4　二次修正の際，血管柄を傷つけたために，再萎縮を来したと考えられる例（27歳，女）

られるようになって，初めて組織の吸収が起こらない，確実な再建が可能になったといえよう。筆者らは1976年から現在までロンバーグ病14例，hemifacial microsomia 2例にde-epithelialized free flapによる治療を行ってきた。Deltopectoral flapが1例で，ほかはすべて鼠径皮弁を用いた。最初の時期の3例までは真皮側を上にして用いたが，皮弁の下垂という問題に直面し，その後は真皮側を下にして，皮弁の真皮を顔面の硬組織に固定する方法を用いてきた。

真皮側を下にして用いる方法で術後の高度な皮弁の下垂を防ぐことはできたが，問題は頬部から下顎にかけて下膨れ様の膨隆が残ることである。このため，筆者らは62％に二次修正を要した。同様なことを上地ら[8]も指摘しているが，理由は，顔面動静脈に吻合した場合，皮弁の血管柄付近は脂肪切除できないことや，仰臥位で手術するため，術後の縦方向の重力の影響を考慮していないことが原因と考えられる。そもそも顔面のように数mmの厚さの違いが目立ってくる部位で，一定の厚さの組織移植を行えば，当然起きてくる問題といえよう。そのため，二次修正として再度吊り上げを行ったり，膨隆部分の脂肪切除を行うことは，ある程度避けられないことである。逆にいえば，最初の手術で組織をある程度付けておき，二次修正で細部の厚みを整えると考えておいた方が良いかも知れない。その意味でも，脂肪層を上に向けて移植した方が，二次修正がしやすい。

また，軽い眼瞼外反が多くの場合起きてくるので，眼瞼縁の修正などが必要になることも多い。さらに，表情筋の微妙な動きが障害されることがあるなど，改善されなければならない点もまだある。

ロンバーグ病では，口唇などの小さな変形も丁寧に修正すると，さらに整容的効果を高めることができる。ロンバーグ病の治療は萎縮の過程が落ち着いてから手術をした方が良いといわれてきたが，症例によっては精神的外傷を軽減することを考えて，学童期に行うこともある。ただ，二次修正の時に吻合血管を傷つけることによって，再萎縮を来す症例も経験しているので，気をつけなければならない。

合併症としては，皮弁の壊死が一番の問題である。吻合血管が血栓で閉塞すると，それは結局真皮脂肪移植になるが，時間の経過とともに吸収されてしまう。本法では皮弁が皮下に隠れてしまうため，皮弁のモニターとして一部皮膚を表面に出しておく必要がある。

また，耳前切開から下顎縁切開を連続させて皮膚を広範に薄く剥離すると，頬部皮膚の壊死を引き起こすことがあるので，顎角部の皮膚は切らずに残しておくことが大切である。

鼠径皮弁は血管柄が細く短いので，ベテランのマイクロサージャンでも，往々にして手術に難渋することがあり，くれぐれも細心の操作が必要である。

症例によっては肩甲皮弁やほかの皮弁を選択する場合もあるが，体位変換などの必要が出てくる。しかし，筋弁は固定が困難だったり，術後のボリュームの減少量が予測できないので，陥凹変形の治療には不適当であろう。

大網を用いる報告[11]も散見されるが，開腹術を要し，術

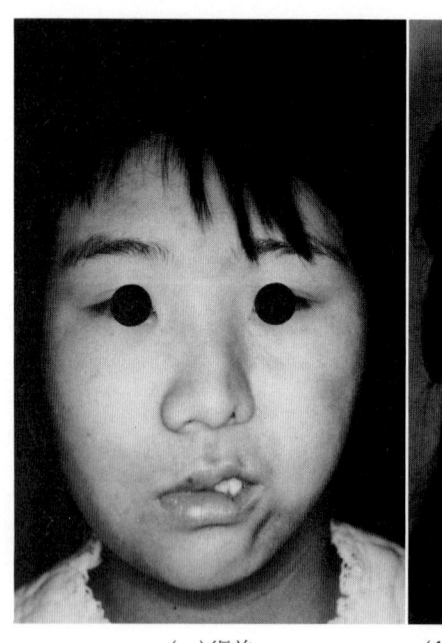

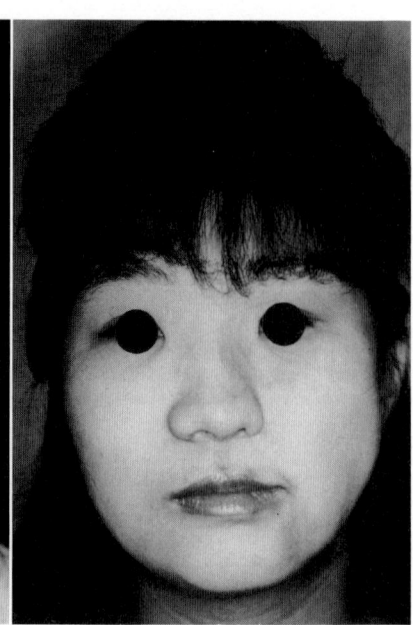

(a) 術前 (b) 遊離鼠径皮弁移植後6年の状態

図11・5 症例：17歳，女

後の下垂を防ぐための固定も困難であることから，皮弁の優位さは変わらない。

本法はもはや何をどのように用いて再建したら良いかという段階を過ぎ，組織移植を素材として，どこまで自然な形態を創ることができるか，という点に議論を深めていく必要があるように思われる。

（野平久仁彦，新冨　芳尚）

文　献

1) Harashina, T., Nakajima, T., Yoshimura, Y. : A free groin flap reconstruction in progressive facial hemiatrophy. Br. J. Plast. Surg., 30 : 14-16, 1977.
2) Tweed, A. E. J., Manktelow, R. T., Zuker, R. M. : Facial contour reconstruction with free flaps. Ann. Plast. Surg., 12 : 313-320, 1984.
3) Shintomi, Y., Ohura, T., Honda, K., et al. : The reconstruction of progressive facial hemi-atrophy by free vascularized dermis-fat flaps. Br. J. Plast. Surg., 34 : 398-409, 1981.
4) 平林慎一，波利井清紀，山田　敦：血管柄付遊離組織移植を用いた進行性顔面片側萎縮症の再建．日形会誌，7 : 256-264, 1987.
5) Dunkley, M. P., Stevenson, J. H. : Experience with the free "inverted" groin flap in facial soft tissue contouring ; a report on 6 flaps. Br. J. Plast. Surg., 43 : 154-158, 1990.
6) 新冨芳尚：血管柄付真皮脂肪移植による顔面変形に対する再建術．手術，35 : 163-173, 1981.
7) 新冨芳尚，大浦武彦，本田耕一ほか：進行性顔面片側萎縮症と free de-epithelized flap を用いた本症に対するわれわれの再建術について(第1報)．形成外科，25 : 8-20, 1982.
8) 上地　貴，小林誠一郎，高田裕子ほか：当科におけるhemifacial microsomia に伴う顔面骨変形に対する治療経験．日形会誌，8 : 603-611, 1988.
9) 吉村陽子，中島竜夫，榊原章洋ほか：肋骨付遊離複合前鋸筋広背筋皮弁によるロンバーグ病の手術治療．手術，42 : 121-125, 1988.
10) Harii, K. : Microvascular Tissue Transfer-Fundamental Techniques and Clinical Applications. Igaku-Shoin, Tokyo, 1983.
11) Jukiewicz, M. J., Nahai, F. : The use of free revascularized grafts in the amelioration of hemifacial atrophy. Plast. Reconstr. Surg., 76 : 44-54, 1985.

12 Free flap による顔面・頸部の再建

SUMMARY

近年，各種の皮弁・筋皮弁が開発され free flap を用いた再建手術で用いられる皮弁や筋皮弁も多くなってきた。Free flap による顔面・頸部の再建術には利点が多いが，手術にあたってはその適応を誤ることなく，また，組織欠損部に合った適切な flap を選択する必要がある。

顔面・頸部の再建では，①顔面・頸部の表面の組織欠損を補う場合，②顔面表面の組織欠損と頬部粘膜側の組織欠損を同時に補う必要がある場合，③骨欠損部も修復する場合，に分けることができる。

組織欠損部が上記のいずれに属するかにより，また，組織欠損の大きさ，厚さ，組織欠損部と移植床血管の位置など多くの要素を検討して適切な移植組織を選択する。顔面・頸部の小さな欠損や細かな隆起を再現するためには前腕皮弁がよく用いられる傾向があったが，最近では thin flap などの新しい皮弁が用いられ，また，大きな組織欠損では，各種の皮弁，筋皮弁や骨付き皮弁などが用いられている。移植床の動脈としては，浅側頭動脈，顔面動脈，上甲状腺動脈が用いられることが多い。

頸部の血管を移植床の血管として用いる場合にはほかの部位の血管と違って血流が良好なため，血管吻合にまつわる合併症の発生率は比較的少ない。

代表的な症例を供覧して，手術の適応，手術手技，手技上の問題点，術後管理，合併症について述べたが，下顎の再建などについては他章に譲った。

はじめに

近年のマイクロサージャリーの発展と，各種皮弁，筋皮弁の開発によって，身体各所の再建法は著しく進歩している。

顔面・頸部の再建には別項にもある通り，局所皮弁による方法，有茎筋皮弁による方法などがあり，症例によっては，たとえ大きな組織欠損であっても，free flap による再建よりも，それら従来の方法がより優先的に検討されるべきものも多い。すなわち，たとえ free flap による再建が可能な症例でも，従来の方法（たとえば forehead flap による再建）で，free flap による再建よりも良好な結果が得られるものについては free flap による方法の選択は慎重であるべきである。また，顔面・頸部の悪性腫瘍などで腫瘍摘出に伴って顔面・頸部の移植床部に十分な太さの動静脈を残すことができなかった場合には，free flap による再建手術の適応とはならないことが多い。

本稿は"Free flap による顔面・頸部の再建"というタイトルになっているが，上顎癌切除後の再建，顔面陥凹変形の治療，下顎の再建，口腔・咽頭・頸部食道の再建については別項があるので，それ以外の疾患・部位について，"free flap"を広義に解釈して，"遊離皮弁・筋皮弁を用いた顔面・頸部の再建"として述べる。

A Free flap による再建術の特徴

1. Free flap による再建術の利点

顔面・頸部に限らず free flap による再建術の利点は多い。すなわち，

① 一期的な再建が可能で入院期間の短縮が図れる
② 凹凸など複雑な形の組織欠損部に対して再建が可能である
③ 組織欠損部の大きさ・厚さに相応した移植組織を選択することができる

などである。

さらに顔面・頸部に対する再建術では上記の利点に加えて，

④頸部には移植床血管として適した動静脈が多い
　⑤移植床血管として血流の良い頸部の動静脈を用いるため，下肢など他の部位と比較して血管吻合後の血栓形成が少ない
　⑥頰部の全層欠損などのように口腔内の裏打ちを必要とするような複雑な再建でも一期的再建が可能である

などの利点がある。

2．手術適応の決め方

　Free flap による顔面・頸部の再建において大切なのは，その適応の決め方である。

　個々の症例について組織欠損の状態や移植床部動静脈の有無・状態などを検討すべきで，安易に free flap による再建術を試みるべきではない。

　つぎのような症例には原則として free flap による再建の適応はない。

　①ほかの簡単な方法で十分な再建が可能な場合
　②移植床部に十分な太さの動静脈が得られない場合
　③局所皮弁あるいは遠隔皮弁による再建の方が，color match, texture match などの点で，より優れた結果が得られると思われる場合

などである。

　なお，どうしても free flap による方法しか方法がないという場合もあり，そのような場合には特別の工夫が必要である[1]。

3．移植組織の選択

　移植組織の選択にあたっては，
　①組織欠損部の大きさ・厚さ
　②移植床部血管と組織欠損部との距離
　③どのようなタイプの修復を要するか（裏打ちを必要とするか，骨も同時に移植する必要があるか否か）

など，多くの要素を検討する必要がある。

　近年では，thin flap などの新しい皮弁の開発，expander を用いての術前処理などにより，皮弁の大きさ・厚さをかなり調整できるようになっている[2〜19]。また，複雑な形の組織欠損に対して，骨付皮弁，prefabricated flap, secondary flap などの工夫が行われ，マイクロサージャリーによる組織移植術の適応範囲が広がっている[20〜23]。

B 解　剖

　顔面・頸部の再建に free flap を用いる場合，解剖が

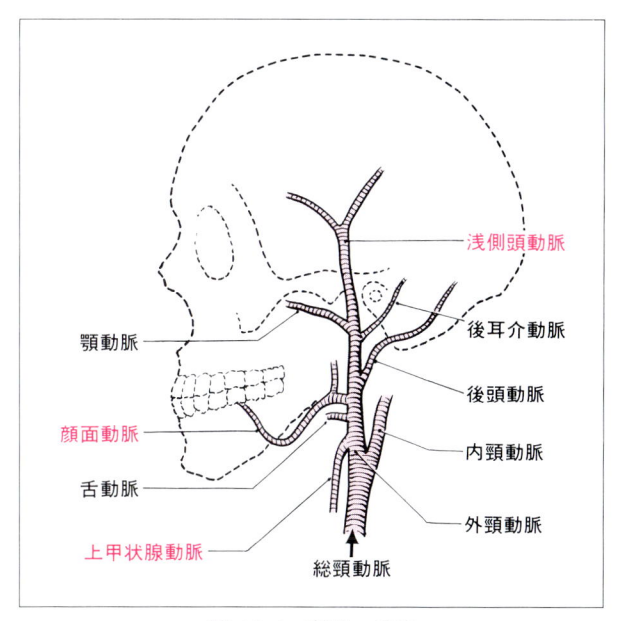

図 12・1　頸部の動脈

問題となるのは移植床部の血管解剖である。移植床部の血管として，浅側頭動静脈とほかの頸部の血管を用いることが多い。図12・1に顔面・頸部の移植床動脈として用いられるものを示した。これらの血管のうち，筆者らがもっとも多く用いているのは，浅側頭動脈，顔面動脈，上甲状腺動脈である。舌動脈は，ときに用いられることもあるが，頸部深部に位置するために血管吻合が必ずしも容易ではない。

　また，頸部郭清など患側に移植床動静脈を求めることが難しい場合には反対側頸部に動静脈を選択することもある。

C 術前の評価

　Free flap による顔面・頸部の再建術の適応となる疾患は多種多彩であり，そのために術前状態の把握，術前検査などの"術前の評価"も，個々の症例によって慎重になされるべきである。

　術前の評価にあたってまず大切なのは，
　①組織欠損部の大きさ・形・厚さ
　②移植床部の血管の位置
　③移植組織の選択

である。

　組織欠損部の大きさ・形・厚さは，多くの場合，術前に評価することができるが，悪性腫瘍の切除後の一期的再建では予想した以上に大きな組織欠損となることがある。また，移植床部の血管として，顔面動脈，浅側頭動脈などは術前に触診で調べておくことができるが，その他の血管では血管撮影によって初めて知ることができ

る。また，悪性腫瘍の症例では頸部郭清を行う場合も多く，あらかじめ移植床部の血管として予定していたものが使えなくなる場合もある。したがって，悪性腫瘍摘出後の再建に free flap を用いる場合には移植組織として数種類のものを考慮しておき，場合によっては遠隔皮弁による手術の可能性についても念頭に入れておく必要がある。

術前の血管撮影は，触診で顔面動脈，浅側頭動脈などを触れることができれば，あえて行う必要はないが，それらの動脈を触れない場合や以前に手術を受けたような症例では，DSA などで頸部の血管の走行，太さをあらかじめ確かめておくのがよい。なお上甲状腺動脈は欠如することが少ないにもかかわらず，DSA などでその走行を確認できないことがある。

顔面・頸部の再建，とくに顔面の再建では複雑な形の組織欠損の再建が必要となることがある。たとえば眼窩の再建，頬部全層欠損などの場合である。そのような時には，立体的な位置関係を術前にあらかじめ十分に検討して皮弁あるいは筋皮弁の作図，再建法などをペーパーモデルなどを用いて，十分に再建法の確認をしておくべきである。

D 手技と症例

Free flap を用いた再建手術で用いられる器械・器具としては通常のマイクロサージャリー手術で用いられるものに加えて，手術部位に応じて開口器，開創鉤などを用意する[24)〜26)]。

手技については，個々の症例で異なるため，以下に代表的な臨床例を供覧しながら述べる。

1．顔面・頸部の皮膚欠損を補う場合

【症例1】 57歳，女，鼻背部基底細胞腫（図12・2）

腫瘍辺縁から 2 cm 離して，皮膚および皮下脂肪組織を一塊に切除した。鼻背部・内眼角部の組織欠損は 5×6 cm 大となり前腕皮弁による再建術を行った。移植床部の血管として顔面動静脈を用いた。顔面動静脈の位置と組織欠損部との最短距離は 11 cm であった。前腕皮弁の大きさは組織欠損部と同じ大きさにし，血管柄の長さを 12 cm とした。顔面動静脈露出部と移植床部の間には皮下トンネルを作成し血管柄を移植床部側から皮下トンネル内を通し，皮弁縫着後に血管吻合を行った。術後の経過は順調であったが，その後，局所麻酔下に約4カ月ごとに計6回にわたる手術を行い，defatting と marginal repair を行った。

【症例2】 65歳，女，顔面・頸部熱傷性瘢痕拘縮（図12・3）

仕事中に塗料に引火し，顔面・頸部・前胸部に熱傷を受傷した。近医に入院後，頸部に遊離植皮を受けたが，頸部瘢痕拘縮が著明で当科に紹介された。まず頸部瘢痕拘縮に対して手術が行われた。全身麻酔下，仰臥位で手術を行い頸部瘢痕拘縮部の皮膚の一部切除と瘢痕拘縮解除のための前頸筋群切離を行った。頸部瘢痕拘縮を除去の後，さらに頸部を伸展位として瘢痕拘縮を十分に解除した。皮膚欠損部は 6×25 cm 大となり遊離鼠径皮弁を移植した。移植床部の血管として顔面動静脈を皮弁の血管として浅腸骨回旋動脈とその伴行静脈（common trunk）を用いた。皮弁の大きさは移植床部の大きさよりもやや大きめに 17×30 cm とした。

術後の経過は順調で，その後，数回にわたる全身麻酔下手術によって顔面瘢痕切除後の全層植皮，頸部皮弁辺縁部のZ形成術を行い，術後 10 年以上を経過する現在，日常生活に不自由を感じていない。

2．顔面表面の組織欠損と頬部粘膜側の組織欠損を補う必要がある場合

顔面悪性腫瘍摘出後に頬部粘膜の広範囲切除を要することがあり，そのような場合には顔面表面の再建に加えて頬部粘膜側の再建を合わせて行う必要がある。

【症例3】 68歳，男，頬部扁平上皮癌（図12・4）

腫瘍切除後に，頬部皮膚欠損（3×5 cm 大）と頬粘膜欠損（2×4 cm 大）を生じた。遊離前腕皮弁を 4×12 cm 大で採取し皮弁中央部の皮膚成分を切除（de-epithelialize）して折りたたみ，皮弁近位側を頬粘膜側に，そして遠位側を頬部皮膚側の再建に用いた。移植床の血管として顔面動静脈を用いた。術後経過は順調であった。

【症例4】 73歳，男，頬部扁平上皮癌（図12・5）

約25年前に頬粘膜癌に対してコバルト療法を受け，その後，頬部に瘢痕を残し2年ほど前から同部に穿孔を生じ，さらに穿孔部の周囲に潰瘍を形成したため当科に紹介された。潰瘍部を中心に頬部皮膚及び頬粘膜を切除し下顎骨も一部切除した。8×18 cm 大の腹直筋皮弁を採取し，中央部よりやや近位側にて皮膚を切除し症例3と同様の原理で腹直筋皮弁を折りたたんで組織欠損部を再建した。移植床部の血管として顔面動静脈を用いた。術後約8年を経過しても再発を見ていない。

症例3，4とも口腔粘膜の再建を行った症例であるが，いずれも組織欠損部の位置，欠損部の大きさ・厚さを参考にして移植組織を選択している。

顔面表面の組織欠損と頬部粘膜側の組織欠損を同時に

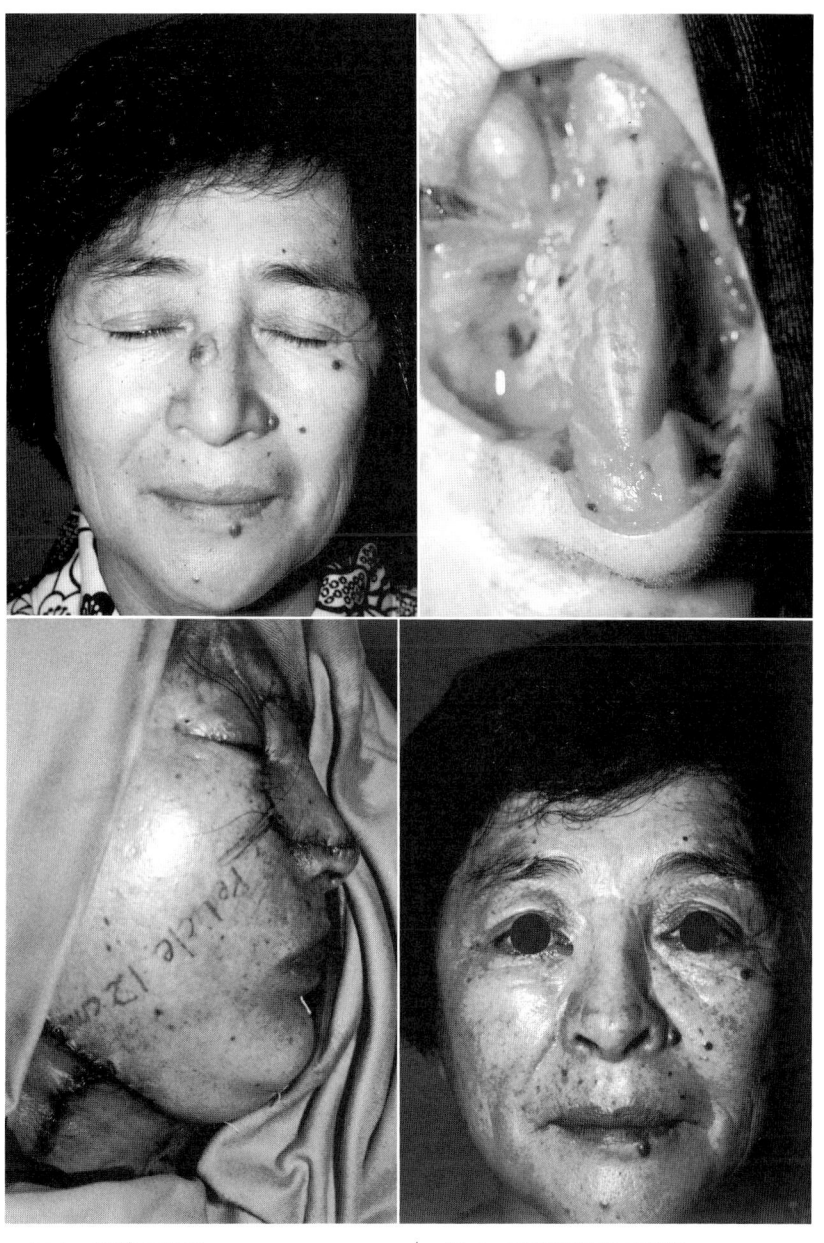

(a) 術前の状態
(b) 腫瘍切除後の状態
(c) 遊離前腕皮弁の移植。血管柄は頰部皮下トンネルを通って顔面動静脈に吻合されている。
(d) 術後約2年の状態

図 12・2　症例1：57歳，女，鼻背部基底細胞腫

補う必要がある複雑な再建の場合は，free flap による再建法をまず検討すべきであろう。

E 術後管理

Free flap を用いた顔面・頸部の再建術後の管理として，とくに他の free flap 再建術後のそれと変わるところはない。術後管理においてもっとも大切なのは移植した皮弁の血行の判定である。通常は皮弁の色を観察し，ペアン鉗子などの柄の部分で皮弁を軽く圧迫し，その圧迫を急に解除した後の色の戻りを見て皮弁の血行状態を経験的に判定している (capillary refilling)[27〜29]。そのほかに pin-prick test による方法が比較的確実な方法であるが，筆者らはドップラー血流計によって動脈の開存状態を確認している[30)31)]。なお，ドップラー血流計では静脈吻合部の状態を確認できない欠点があるのでほかの方法も併用する必要がある。

通常，筆者らは術後4時間ほどで一度チェックし，翌朝およびその午後に再度チェックした後は，毎朝一度観察している。術後，皮弁の血行をチェックする際に創部を覆ったガーゼに穴を開けて皮弁の色を見ることが多いが，手術翌日にはガーゼをすべて取り除いて再建部を全

100　II．顔面・頸部の再建

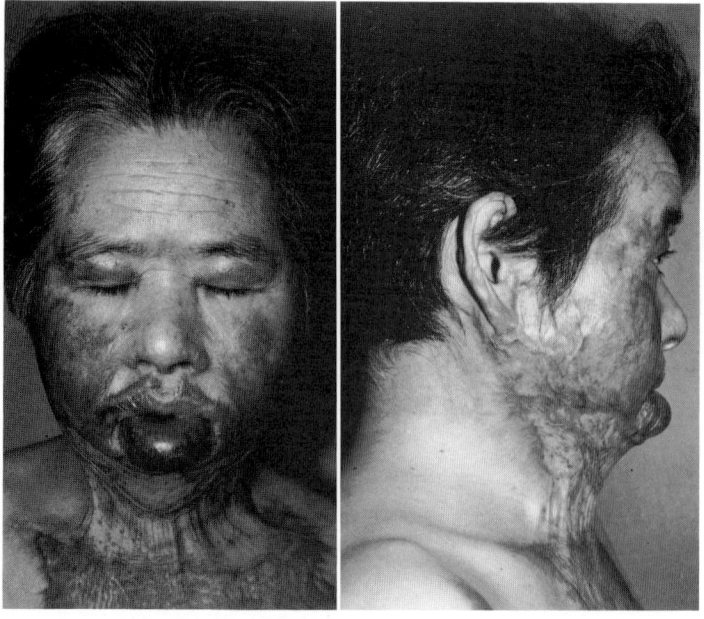

(a, b) 術前の状態（受傷後約1年）

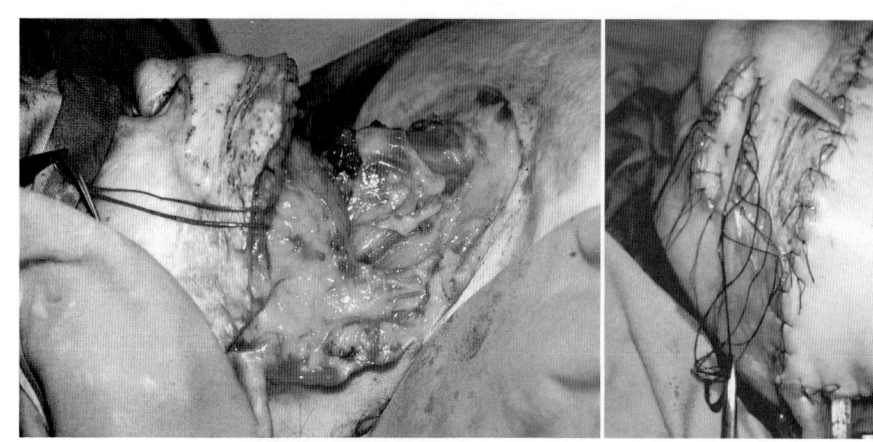

(c) 頸部拘縮を解除した状態

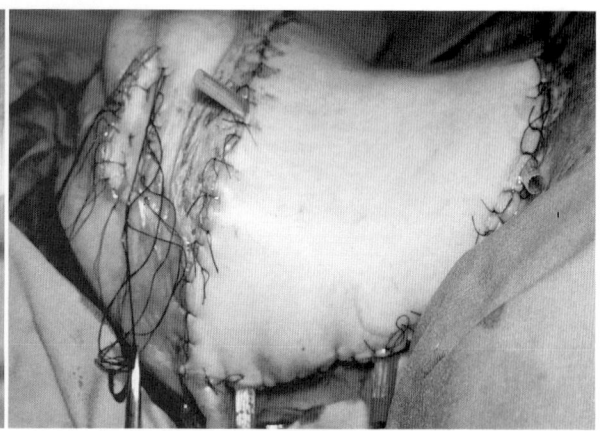

(d) 遊離鼠径皮弁移植

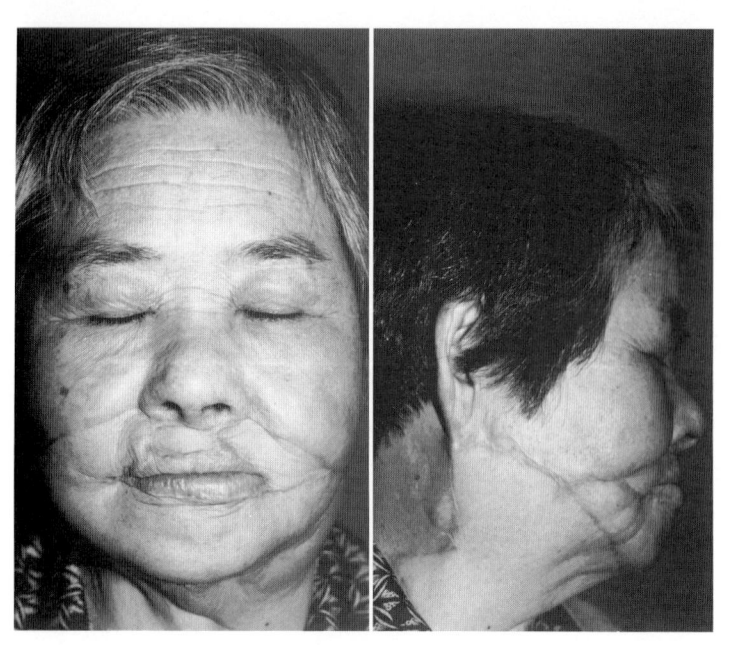

(e, f) 術後約2年目の状態
図 12・3　症例2：65歳，女，顔面・頸部熱傷性瘢痕拘縮

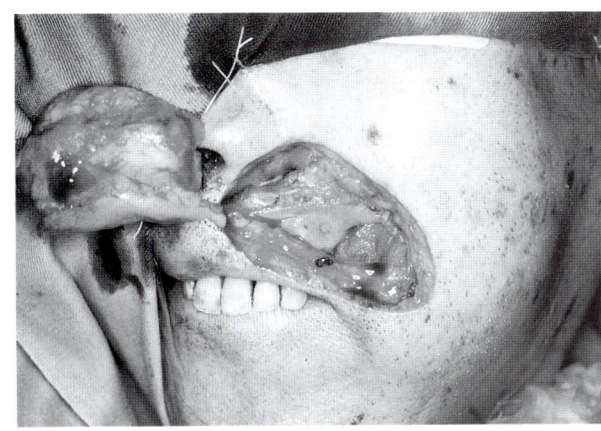

(a) 腫瘍切除時に頰部皮膚と頰部粘膜を含めて切除した状態

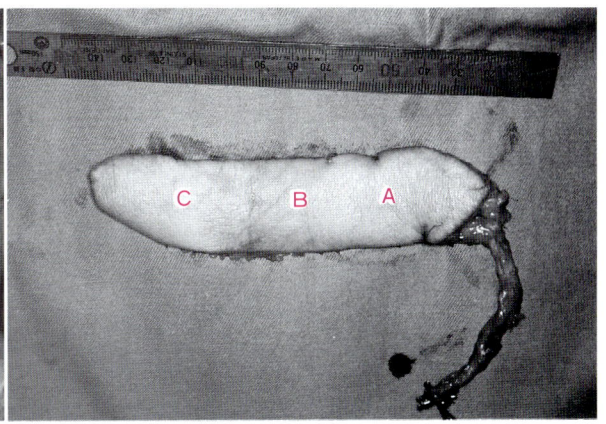

(b) 遊離前腕皮弁
A：口腔側を被覆する部分，B：皮膚成分を切除する部分，C：頰部皮膚側を被覆する部分

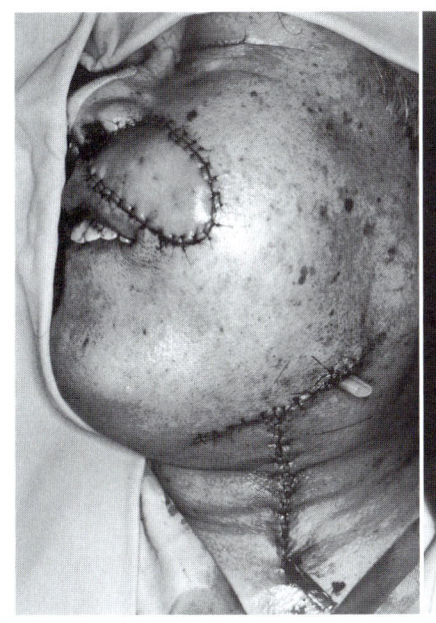

(c) 手術直後の状態

(d) 術後約1年の状態

図 12・4　症例3：68歳，男，頰部扁平上皮癌

部露出し皮弁全体を観察すること，吻合部近くに皮下血腫を形成していないかどうかなどを総合的に観察するのがよい。皮弁に血栓形成の徴候が見られた時にはただちに再手術を行い，吻合部の血栓除去術を行うが，再手術は血栓形成後できるだけ早期に行うほど，より良い結果が得られるのは当然である[29]。

顔面・頸部の再建では移植組織採取部に対する術後管理の上で，歩行制限の必要がなければ歩行はいつ始めてもよい。

F 考　察

Free flap による再建術の適応，利点，移植組織の選択については前述した通りであるが，これらを論ずる場合，必ず問題となるのは有茎皮弁法（最近ではとくに筋皮弁──他章参照）との比較である。顔面・頸部の再建を free flap で行うか有茎皮弁で行うかは，個々の症例の状態，術者の技量などを総合的に判断して決めるが，free flap による方法を選んだ場合でも術中に臨機応変に有茎皮弁手術に変更できるようにしている[32)33)]。すなわち，手術前にあらかじめ患者に有茎皮弁による再建術に変更する可能性について十分に説明しておき，手術時の消毒範囲も病巣部を中心とした領域，移植組織採取部のほかに前胸部（大胸筋皮弁およびD-P皮弁採取部）全体も含めている。

Free flap による再建術の手技上の問題点として，まず血管吻合の巧拙がある。頸部の血管は前述したごとく，ほかの部分の血管と違って血流が良いため，たとえ多少の血管径の差がある場合でも血管吻合自体が問題となることは少ない。血管吻合そのものよりも血管吻合前の

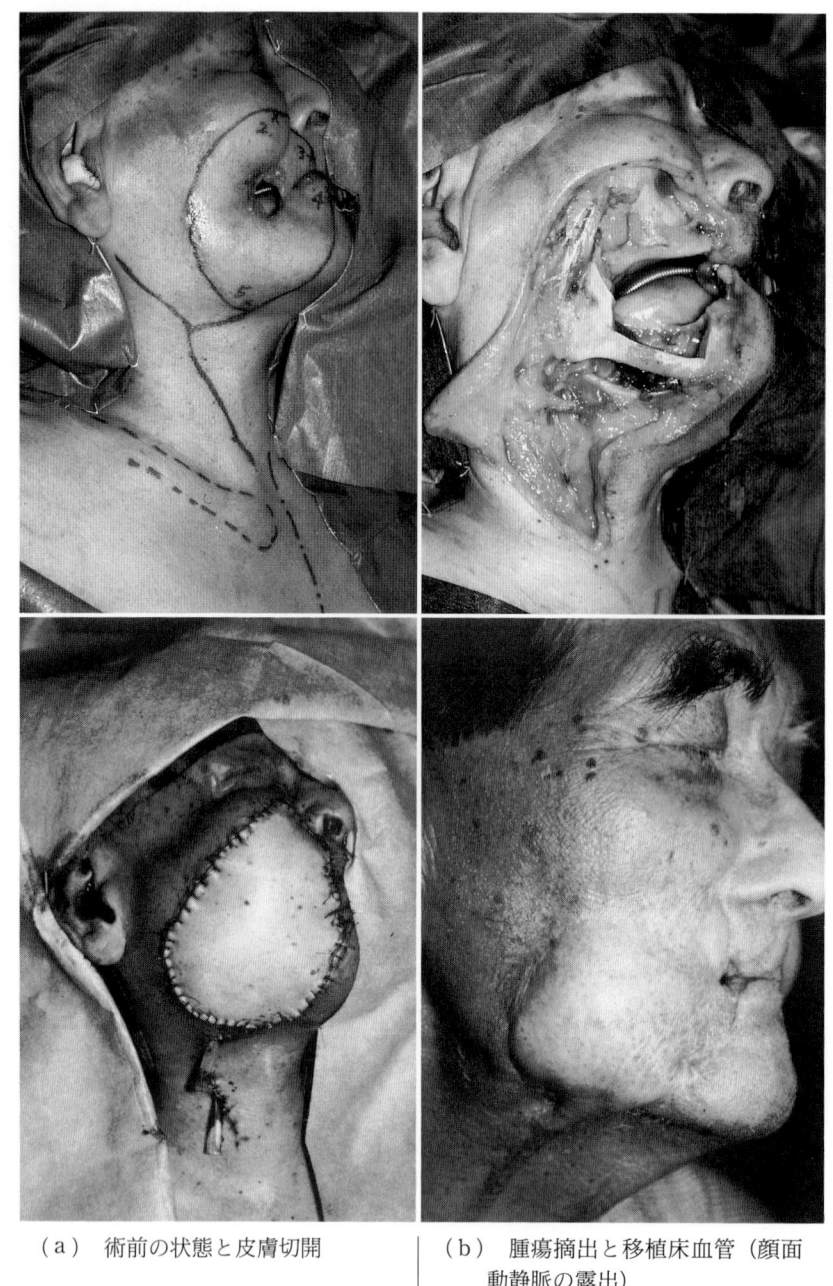

(a) 術前の状態と皮膚切開
(b) 腫瘍摘出と移植床血管（顔面動静脈の露出）
(c) 手術直後の状態
(d) 術後約3年目の状態

図 12・5　症例4：73歳，男，頰部扁平上皮癌

setting が大切である。血管吻合が行いやすい状態に血管断端どうしを set することができれば，血管吻合にかかわる問題はほとんど避けることができる。とくに顔面動静脈を移植床部の血管として用いる場合，血管吻合部が水平方向にならずに垂直方向となって吻合が難しくなることがあるので，そのような setting は避けるべきである。顔面・頸部に限ったことではないが，血管吻合しやすい状態とするためには移植床部血管を十分な長さで剝離することと，移植組織に十分な長さの血管柄を準備することが重要である。吻合血管の長さに十分な余裕があれば血管吻合部を水平な状態に置きやすくなる。また，手術を始める前に血管吻合を行なう状態をあらかじめ想定し，手術用顕微鏡の入る位置，患者の体位を検討しておくべきである。ときに患者の肩が邪魔になって血管吻合に難渋しているのを目にすることがある。

また血管吻合は皮弁あるいは筋皮弁を組織欠損部に縫着した後に行うことが多いが，前述のような配慮を行っても血管吻合部を水平に保つことができない場合には皮弁縫着前，場合によっては皮弁を組織欠損部に移動する前に血管断端部どうしを水平状態として吻合し，その後皮弁を移動・縫着するのがよい。

Free flap による再建法の合併症としてもっとも大きいものは血管吻合部の血栓形成である。血管吻合部に血栓形成を来した場合には，できるだけ早めに再手術を行

う。再手術を行っても良い結果が得られなかった場合には再度 free flap による再建を行わずに，ほかの方法で再建を行うべきであろう。なお，血管吻合で血栓形成を来すのは，静脈よりも動脈が多い[34)35)]。

頸部動静脈を移植床部の血管として用いる場合，血流方向を間違わないように注意する必要がある。上甲状腺動静脈を用いる場合，その走行が通常の血流方向と上下が逆になって見えるので，とくに注意が必要である。動脈の血流方向を間違えることは少ないが，静脈の血流方向はうっかりすると間違えやすい。静脈の血流方向を間違った状態で血管吻合を行った場合，皮弁は徐々にうっ血状態となる。筆者はそのような間違いを1例経験したことがあるが，術後徐々に皮弁のうっ血が強くなり約24時間後に再手術を行った。その例では動脈吻合部はもちろんのこと，静脈吻合部にも血栓を生じていなかった。静脈を再吻合後は，皮弁の色は著明に軽快し，その後順調な経過をたどった。

顔面・頸部の再建に関しては，個々の症例によって術式を決定する前に検討すべきことは多い。手術前に検討すべき基本的事項を挙げると，以下のごとくである。

①組織欠損状態の把握
②移植床部血管の有無
③組織欠損部に見合った移植組織の選択
　(a) 組織欠損部の大きさ・厚さと移植組織の大きさ・厚さの関係
　(b) 血管柄の長さが十分に取れるか否か
④Free flap による方法と他の再建法との比較
⑤Free flap による方法でうまくいかなかった場合の対処法
⑥皮膚のみならず，神経・筋肉の再建が必要か否か
などである。

症例1では組織欠損が内眼角部にまで及んでいたため forehead flap による再建法よりも free flap による方法を選んだ。しかし，良好な結果を得るまでに計6回の修正手術を要した。

症例2の頸部瘢痕拘縮の症例では free flap として鼠径皮弁を用いているが，肩甲皮弁，拡大広背筋皮弁などによる再建も可能であったと思われる。鼠径皮弁は，free flap による組織移植術が行われ始めた時期にはよく用いられたが，その後，皮弁の挙上がより簡単で血管径もより太い遊離組織が開発されるようになったため，最近ではあまり使われない傾向にある。しかし，この症例のような頸部の瘢痕拘縮などでは，体位変換を要さず薄くてしなやかな皮弁として鼠径皮弁の利用価値は高い[29)36)]。

症例3では頬部口腔粘膜側の再建に前腕皮弁を用いているが，前腕部が毛深い人では避けるべき術式である。前腕皮弁は採取部が術後目立つ欠点はあるものの，皮弁の挙上が簡単で皮弁の厚さが比較的薄くて細工がしやすく，顔面部の再建では用いやすい。

症例4では頬部口腔粘膜側の再建に十分な厚さをもった腹直筋を用いた。前腕皮弁による再建も不可能ではなかったと思われるが，前腕皮弁では薄すぎるきらいがあったことと，この症例では尋常性乾癬が上肢全体に広がっていて実際には用いることはできなかった。

手術手技上の注意として付け加えておくべきことは，移植床血管としての顔面動静脈を露出剝離する際に，顔面神経の marginal branch を傷つけないように注意しなければならないということである。

なお，free flap を用いる再建の中で，症例によっては，筋皮弁を用いた動的再建術も可能である[35)37)38)]。

(梁井　晈)

文　献

1) 浅野裕子, 波利井清紀, 朝戸裕貴ほか：Extracorporeal Free Flap による再建例の検討. 日本マイクロ会誌, 13：261-266, 2000.
2) Koshima, I., Moriguchi, T., Soeda, S., et al.：Free thin paraumbilical perforator-based flaps. Ann. Plast. Surg., 29：12-17, 1992.
3) Akizuki, T., Harii, K., Yamada, A.：Extremely thinned inferior rectus abdominis free flap. Plast. Reconstr. Surg., 91：936-938, 1993.
4) 秋у種高, 山田　敦：Thinning flap：腹直筋皮弁. 皮弁移植法：最近の進歩, 鳥居修平編著, pp. 97-102, 克誠堂出版, 東京, 1993.
5) Koshima, I., Fukuda, H., Yamamoto, H., et al.：Free anterolateral thigh flaps for reconstruction of head and neck defects. Plast. Reconstr. Surg., 92：421-428, 1993.
6) 中嶋英雄：Thin flap の概念と薄層拡大広背筋皮弁. 皮弁移植法：最近の進歩, 鳥居修平編著, pp. 90-96, 克誠堂出版, 東京, 1993.
7) Hyakusoku, H., Pennington, D. G., Gao, J. H.：Microvascular augmentation of the super-thin occipito-cervico-dorsal flap. Br. J. Plast. Surg., 47：465-469, 1994.
8) 金子　剛, 中嶋英雄, 藤野豊美：肩甲下動静脈系複合皮弁を用いた上顎・下顎再建. 頭頸部腫瘍, 20：446-452, 1994.
9) Khouri, R. K., Ozbek, M. R., Hruza, G. J., et al.：Facial reconstruction with prefabricated induced expanded supraclavicular skin flaps. Plast. Reconstr. Surg., 95：1007-1015, 1995.
10) 光嶋　勲, 森口隆彦：大腿部における連合皮弁. マイクロサージャリー：最近の進歩, 原科孝雄編著, pp. 40-49,

克誠堂出版，東京，1996．
11) 上田和毅，波利井清紀：上腕皮弁．マイクロサージャリー：最近の進歩，原科孝雄編著，pp.50-58，克誠堂出版，東京，1996．
12) Kimura, N., Satoh, K. : Consideration of a thin flap as an entity and clinical applications of the thin anterolateral thigh flap. Plast. Reconstr. Surg., 97 : 985-992, 1996.
13) 野崎幹弘，佐々木健司：Expanded flap．マイクロサージャリー：最近の進歩，原科孝雄編著，pp.104-112，克誠堂出版，東京，1996．
14) 竹市夢二：内胸動脈茎の皮弁．マイクロサージャリー：最近の進歩，原科孝雄編著，pp.95-103，克誠堂出版，東京，1996．
15) 朝戸裕貴，波利井清紀：神経血管柄付き遊離広背筋移植による動的再建を行った頬部高度陥凹変形の1例．日本マイクロ会誌，10：68-74，1997．
16) 百束比古：顔面熱傷瘢痕治療における遊離皮弁移植とその応用．形成外科，43：775-783，2000．
17) Homma, K., Ohura, T., Sugihara, T., et al. : Prefabricated flaps using tissue expanders. Plast. Reconstr. Surg., 91 : 1098-1101, 1993.
18) 伊藤嘉恭：腹直筋穿通枝皮弁．マイクロサージャリー：最近の進歩，原科孝雄編著，pp.31-39，克誠堂出版，東京，1996．
19) 井上健夫：手部における新しい皮弁．マイクロサージャリー：最近の進歩，原科孝雄編著，pp.59-67，克誠堂出版，東京，1996．
20) Harii, K. : Closure of total cheek defects with two combined myocutaneous free flaps. Arch. Otolaryngol., 108 : 303-307, 1982.
21) 本間賢一，杉原平樹：Prefabricated flap．マイクロサージャリー：最近の進歩，原科孝雄編著，pp.68-80，克誠堂出版，東京，1996．
22) 百束比古，青木律：深下腹壁血管束を用いたsecondary vascularized flap．マイクロサージャリー：最近の進歩，原科孝雄編著，pp.81-88，克誠堂出版，東京，1996．
23) 山田敦，小坂和弘，今野宗昭ほか：頭頸部癌切除後の顔貌の二次再建．形成外科，43：753-760，2000．
24) 佐々木（梁井）皎，波利井清紀：顕微鏡下手術器具．手術，36：1511-1515，1982．
25) 梁井皎，波利井清紀：マイクロサージャリーの基本手技と器具．小児外科，16：1159-1164，1984．
26) 波利井清紀：微小血管外科．克誠堂出版，東京，1977．
27) 佐々木（梁井）皎，波利井清紀：形成外科領域におけるMicrosurgery．手術，37：1451-1461，1983．
28) 波利井清紀：Microsurgeryを用いた顔面の再建手術．現代外科学大系，第5巻，pp.368-387，中山書店，東京，1982．
29) 梁井皎，波利井清紀：遊離組織移植．新外科学大系，第29A巻，pp.310-325，中山書店，東京，1988．
30) Tsuzuki, K., Yanai, A., Bandoh, Y. : A contrivance for monitoring skin flaps with a doppler flowmeter. J. Reconstr. Microsurg., 6 : 363-366, 1990.
31) Solomon, G. A., Yaremchuk, M. I., Manson, P. N. : Doppler ultrasound surface monitoring of both arterial and venous flow in clinical free tissue transfers. J. Reconstr. Microsurg., 3 : 39-42, 1986.
32) Aryan, S. : The pectoralis major myocutaneous flap. A versatile flap for reconstruction in the head and neck. Plast. Reconstr. Surg., 63 : 78-81, 1979.
33) 梁井皎，波利井清紀，山田敦：頭頸部領域の再建術―有茎筋皮弁と遊離筋皮弁の成績の検討，筋弁および筋皮弁，pp.43-53，医学教育出版社，東京，1985．
34) Harii, K. : Pharyngoesophageal reconstruction using a fabricated forearm flap. Plast. Reconstr. Surg., 75 : 463-474, 1985.
35) Harii, K. : Microvascular Tissue Transfer, pp.145-156, Igakushoin, Tokyo, 1983.
36) 佐々木健司，野崎幹弘：見直されるfree groin．皮弁移植法：最近の進歩，鳥居修平編著，pp.112-118，克誠堂出版，東京，1993．
37) 波利井清紀：頭頸部癌切除後の再建．新外科学大系，第29A巻，pp.35-63，中山書店，東京，1988．
38) 朝戸裕貴，波利井清紀，多久嶋亮彦ほか：耳下腺腫瘍切除後の顔面神経麻痺と陥凹変形の治療．形成外科，43：767-773，2000．

II 顔面・頸部の再建

13 顔面神経麻痺の形成外科的治療

SUMMARY

顔面神経麻痺の治療は非常に多彩である。その理由は，外傷や腫瘍による側頭骨外での神経損傷のように神経縫合や神経移植によって治療できるもののほかに，脳内病変による麻痺や陳旧性麻痺のように障害を受けた顔面神経を修復することのできない麻痺が多数存在するためである。顔面神経自体を修復する術式は比較的単純であるが，非回復性麻痺に対しては顔面表情筋以外に motor sourse を求めなければならず，複雑で多彩な術式が必要である。

本稿では，これまでに報告された術式の中から現在筆者らが実際に使用し，良好な結果を得ている方法について述べた。すなわち，神経縫合術，神経移植術などの基本的な術式から始めて，局所的な形成術を含め複雑な神経血管柄付遊離筋肉移植術までを詳述し，顔面神経麻痺の患者を前にして頼るべき治療指針を明らかにした。

はじめに

顔面神経麻痺の大きな特徴は，機能的な障害ばかりでなく，形態的にも無視できない変形をもたらし，患者の社会生活を脅かす点にある。これは，顔面神経の支配する筋肉（表情筋）が閉瞼や口の開閉，上方視の際の眉毛挙上運動など機能的な運動に関与すると同時に，喜怒哀楽の感情表現の力源となっているためである。また，症状の出現部位が隠すことの難しい顔面であるだけに，軽度の麻痺であっても麻痺の存在は衆目に明らかであり，神経麻痺の中でも治療成果に対する患者の要求度は高い。したがって，微妙な変形や機能障害に対しても細かく対処していかなければならない点が本疾患の治療の難しさであり，また，それゆえにこそ本疾患を形成外科で取り扱わなくてはならない理由があるように思われる。

顔面神経麻痺の治療法は多種多様であり，それらすべてを列挙したのでは混乱を招くばかりである。また，顔面神経麻痺の中には，ベル麻痺に代表されるように保存的治療により自然回復の期待できるものもあり，必ずしも手術治療が第一選択とはならない。

手術治療を必要とする顔面神経麻痺を対象に筆者らが行っている方法を中心に，形成外科的手術法を紹介する。

A 形成外科的治療

顔面神経麻痺による多様な障害は，障害を受けた顔面神経の機能を回復させることができれば，同時に改善されるはずのものである。しかし，実際にはそのような望ましい形での回復が不可能である場合も多く，麻痺により生じている個々の症状に対し，いくつかの手術法を組み合わせて改善を図る必要が生じてくる。したがって，一口に顔面神経麻痺の治療といっても，その内容は多岐にわたっており，症例に応じて術式をさまざまに使い分けなければならない。

以下に術式を，
①顔面の表情運動の回復・再現を図る動的手術（dynamic operation）
②静的な顔面の対称性を回復させることを目的とする静的手術（static operation）
とに大別し，さらに動的手術を，
　ⓐ顔面表情筋の機能回復を図る術式
　ⓑ顔面表情筋以外に顔面の動きの力源を求める術式
とに分けて述べる。

1. 動的手術（dynamic operation）

a. 顔面表情筋の機能回復を図る術式

顔面表情筋の支配神経である顔面神経の修復を行うことによって，顔面表情筋の機能回復を図る方法である。

●手術時期

顔面表情筋の機能回復を図る場合，手術時期に関して一つの制約がある。それは，神経再生までに時間が経過しすぎると表情筋に脱神経性萎縮が進行し，神経再支配が成立しても有効な筋収縮が得られない可能性がある点である。ある程度の機能回復が得られる最長許容期間は，

神経切断後 12 カ月（Conley[1]），または 18 カ月（McCabe[2]）とされる。さらには，4 年後に試みて良好な結果を得たとする報告[3]もあり，一定の見解は得られていない。これはおそらく，縫合近位側の神経の種類や状態の違いによるものであろうと思われる。筆者らは，単純な神経縫合術であれば受傷後 2 年位までは再縫合を試みてよいのではないかと考えているが，良好な結果を期待できるのは受傷後 6 カ月以内の症例である。

1）神経縫合術

外傷や手術などにより顔面神経が離断された場合に行われるが，緊張なく断端を寄せられることが条件である。

●術式

はじめに，断裂した神経の断端を剝離露出する。外傷による断裂の場合は，しばしば断端の発見が困難である。そのような時には，受傷部から離れた健常の部分で顔面神経の分枝を求め，それを追って断端部に達する。

断端を確認したならば，瘢痕部を切除し，健常の神経断面を露出した後，縫合に移る。縫合は手術用顕微鏡下に 10-0 ナイロンを用いて行う。耳下腺前縁より末梢のレベルでは，神経束パターンの適合を考慮する必要が少ないこと，神経束が細く針糸をかけると大きな損傷を与える危険性があることから，神経上膜縫合を用いている。しかし，それより中枢部では，神経上膜・周膜縫合により神経束の確実な接合を図る。

●結果

機能の回復までに要する期間は，切断部位が末梢になるほど早くなる。耳下腺前縁部での縫合では顔面表情筋に収縮が見られるまでに通常 4〜6 カ月を要する。各分枝の中でも，側頭枝の機能回復がもっとも不良である。その理由は，各分枝の中でも筋体までの距離がもっとも長いこと，細いため確実な神経縫合が困難なこと，などによると思われる。

2）神経移植術

顔面神経に欠損部があり，一時的に縫合を行えない場合が適応となる。顔面神経は一般に可動性に乏しく，2 cm 程度の欠損でも神経移植が必要になることも多い。

●術式

〈神経の採取〉

顔面神経の再建には，頸神経叢と腓腹神経がよく用いられる。

①頸神経叢

頸神経叢は C_1〜C_4 の頸神経前根が吻合して形成される神経群であり，大耳介神経，頸横神経，鎖骨上神経などがこれに含まれる。走行部位に沿っていくつかの小皮膚切開を加えることにより採取できるが，耳下腺の悪性腫瘍で頸部郭清が同時に施行された症例では採取が容易で，とくに用いやすい。

頸神経叢は，共通神経幹をもつ部まで剝離して採取すれば，大きく広がった樹枝状の神経が得られるので，顔面神経の各分枝の欠損をつながった 1 本の神経で修復できる点で優れている。

②腓腹神経（図 13・1）

腓腹神経は下腿後面のほぼ中央を走行し，小伏在静脈とともに外果後方の皮下を通って，足背外側部に分布する知覚神経である。厳密には，下腿上部を小伏在静脈とともに走行する神経は内側腓腹神経と呼ばれ，これが下腿中央部よりやや下方で外側腓腹神経との交通枝と結合して腓腹神経となる。長く採取する必要がある時には，交通枝を切離して，腓腹神経と内側腓腹神経とを一緒に採取する。頸神経叢に比べてはるかに長い神経（25〜30 cm）が得られる。

採取は，仰臥位で下肢を駆血して行う。下腿におけるその走行位置に沿って 2〜3 カ所の縦の皮膚切開を加え，必要な長さの神経を採取する。採取直後は足背部外側に広く知覚鈍麻を訴えるが，しだいに改善し，最終的には外果部近傍の小範囲の麻痺が残るのみとなる[4]。現在では，内視鏡下に採取しており，この方が術後の腫脹や知覚鈍磨が少ない[5]。

〈神経の移植法〉

頸神経叢などから採取した樹枝状の移植神経を用いる場合には，その分枝の末梢端が移植床の末梢側断端とうまく適合するように置く。その際，断端の直径を適合させることのほか，頭側および尾側の位置関係がずれないようにすることが望ましいが，ねじれなどがあって実際

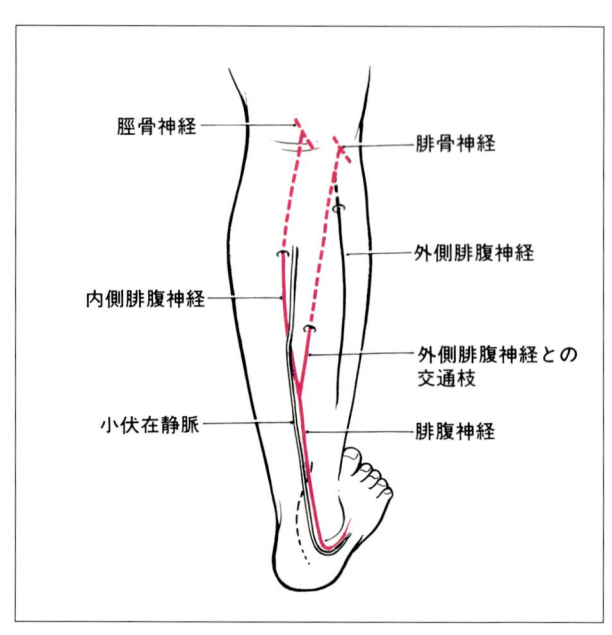

図 13・1　腓腹神経の走行

には難しいことが多い。Apfelbergは，樹枝状の神経を移植するよりは，別々の細い神経束を複数で移植した方が，神経束の解剖学的な局在が狂わず，神経の過誤支配による"mass action"が少なくなると主張している[6]。

移植神経が途中で細い枝を出している時には，再生した軸索が迷入しないように，移植床の神経と移植神経との中枢・末梢の関係を逆になるように移植する（reversed graft）。

縫合法は前項で述べたのと同様に行うが，複数の移植神経を行うことが多いので，手術用顕微鏡による拡大視野下に，神経束間の適切な接合を図ることはとくに必要である。

●結果

現在，神経欠損に対する側頭骨外の神経移植術では，70〜80％の成功率が得られている[7]。ただし，現在でも，術後，健側とまったく同程度の表情運動を示すまでに回復するものはきわめて少ない。この理由として，術後に放射線照射が行われる症例（耳下腺の悪性腫瘍など）が多いこと，再生した神経線維に過誤支配が生じ，不随意の協同運動が起こることなどが挙げられる。

しかし，やや弱いながらも本来の表情筋の収縮によって表情が作られることは，ほかの術式では得られない大きな利点であり，術後，放射線照射が予想される場合でも，神経移植術はまず試みるべき術式であろうと思われる[8]（図13・2）。

3）神経交叉術

損傷部より末梢の顔面神経を他の脳神経あるいは対側の顔面神経と吻合する方法で，神経縫合や神経移植術の不可能な症例に行われる。

a）交叉神経吻合術（cross-over operation）

側頭骨外の患側顔面神経とほかの脳神経とを吻合する方法である。舌下神経-顔面神経吻合術（hypoglosso-facial anastomosis）と副神経-顔面神経吻合術（spinal accessory-facial anastomosis）が有名である。

しかし，この術式は基本的に副作用として，利用した脳神経の機能障害を伴い，また健側との協同運動ができないという大きな欠点を有しており，今後発展していく可能性は少ないといわざるを得ない。

b）顔面交叉神経移植術（cross-face nerve graft）

健側の顔面神経の一部と患側の顔面神経との間に神経移植を行う方法で，健側の顔面神経によって麻痺した顔面表情筋の機能回復を図る術式である。本法は健側の顔面神経の一部を犠牲にするが，顔面神経の各分枝は密に交通枝を有しており，耳下腺より末梢部でそれらの一部を切断しても，表情筋の運動にはほとんど障害を残さない。移植神経としては通常20cm以上の長さが必要なため，腓腹神経が用いられる。

●術式

原理的には同じであるが，報告者によって，移植する神経の数，縫合するレベルが異なる。Scaramella法[9]，Fisch法[10]，Anderl法[11]などが知られている。

筆者らが通常用いている方法について述べる。健側の頬部中央に長さ約2cmの皮膚切開を加え，耳下腺前縁付近で顔面神経の頬筋枝，頬骨枝を剥離露出する。神経刺激装置を用いて，剥離したそれぞれの神経枝の支配領域を確認する。このうち，頬筋枝と頬骨枝を各1本ずつを，移植する神経の縫合相手として選択する。患側においても同様の方法で顔面神経を剥離し，頬骨枝と頬筋枝との共通幹を形成する太い枝を選択する（ただし，こちらは末梢端）。下腿より長さ25〜30cmの腓腹神経を内視鏡を使って採取する。神経は上口唇の皮下を通して患側の顔面へと移植されるが（reversed graft），鼻翼縁に小切開を加え，いったんそこに移植神経を引き出すと神経を誘導しやすい。先に剥離した神経と移植神経とを，皮膚切開創から引き出して縫合し，縫合終了後，皮下深くに埋没させる。

●結果

本法は副神経や舌下神経を用いた交叉神経吻合術と比べると，

①健側の表情筋の収縮と連動した表情運動が得られるので自然である

②手術による機能障害がない

などの大きな利点があり，理論的には非常に優れている。しかし，縫合部から神経筋接合部まで，距離にして約20cmあり，その間を2カ所の縫合部を乗り越えて再生軸索が成長するまで，最低8カ月から1年以上を要する。その間に表情筋の大半が脱神経性萎縮に陥ることは避け難く，また患側表情筋に達する再生軸索の数は少なく，直径も小さいため（正常の約20〜30％）[12]，最終的結果として静止時の顔面の対称性が保たれる程度にとどまる。したがって，本法では，理論的に考えるほどには満足できる結果が得られないのが現状である。この欠点のために，本法に代わって近年，遊離筋肉移植による再建術がさかんに行われるようになっている。

b．顔面表情筋以外を力源として機能回復を図る方法

障害された顔面の運動機能の再建は本来，顔面表情筋によってなされるべきであるが，陳旧性麻痺や頭蓋内病変による麻痺では，表情筋の脱神経萎縮のためにそれが不可能である。そのため，動的な再建を行うためには，

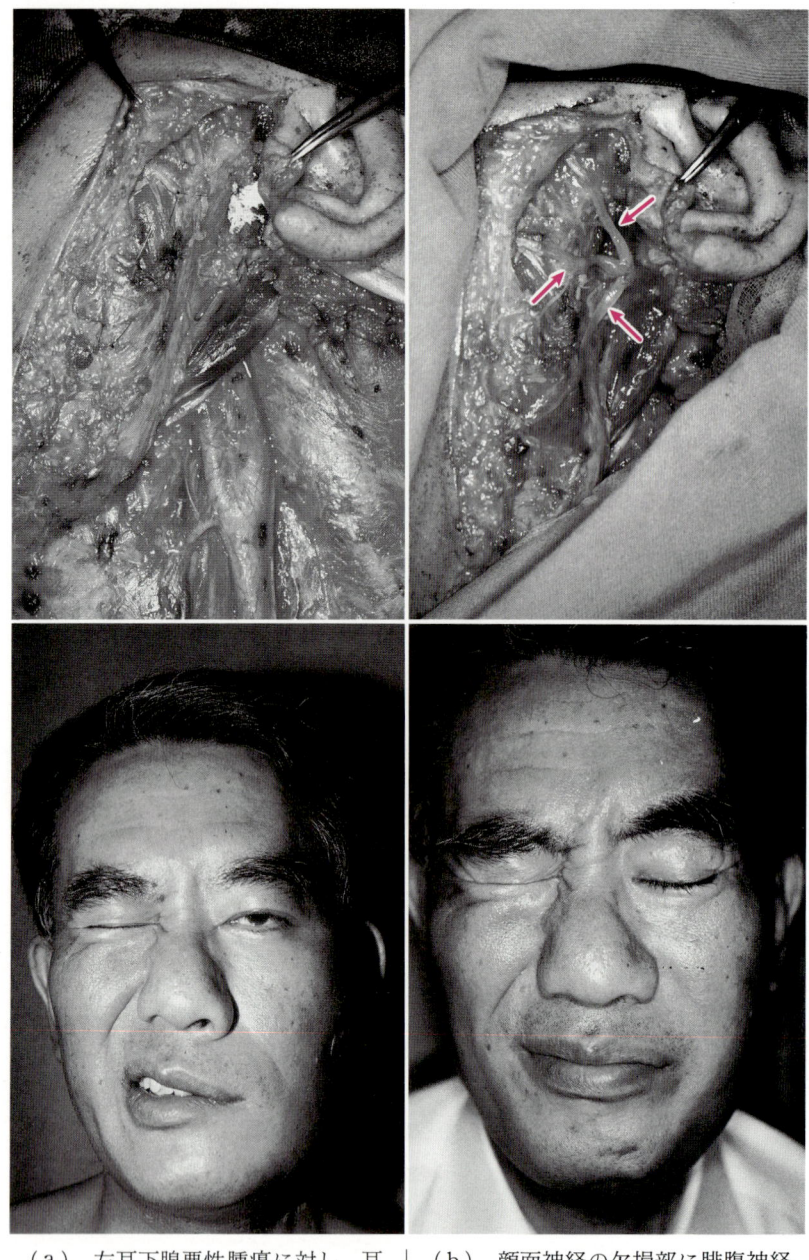

(a) 左耳下腺悪性腫瘍に対し，耳下腺全摘術，顔面神経合併切除術，左頸部郭清術が施行された。

(b) 顔面神経の欠損部に腓腹神経が移植された。

(c) 術後2週間。左顔面は完全麻痺の状態になっている。

(d) 術後9カ月。顔面上半分の回復は遅れているが，下半部はほぼ正常にまで回復している(柳原式評点で32点)。

図 13・2 神経移植例（54歳，男）

何らかの力源を他に求めなければならない．具体的には，表情筋以外の筋肉が移行あるいは移植されて用いられるが，金属が用いられることもある．

1）眼瞼部の再建

a）Lid loading（図13・3）

上眼瞼の皮下に重りとして金属を埋入し，その重みによって閉瞼効果を得る術式である．金属としては組織反応の少ない gold がもっともよく用いられる．最初の報告は1950年 Sheehan[13] によるもので，比較的古いが，現在でもしばしば用いられている．

●術式

簡単な術式で，局所麻酔下に行える．筆者らが用いているのは，4×15 mm の長方形の gold plate（1.0～1.2 g）で，固定用の糸を通す小孔が3カ所に開いているものである．上眼瞼の重瞼線に相当する部分に1 cm ほどの横切開を加え，眼輪筋を分けて瞼板を剥離露出する．その上に gold plate を糸で瞼板に固定する．埋入させた位置が瞼縁に近すぎると，術後その輪郭が皮膚の上からも目

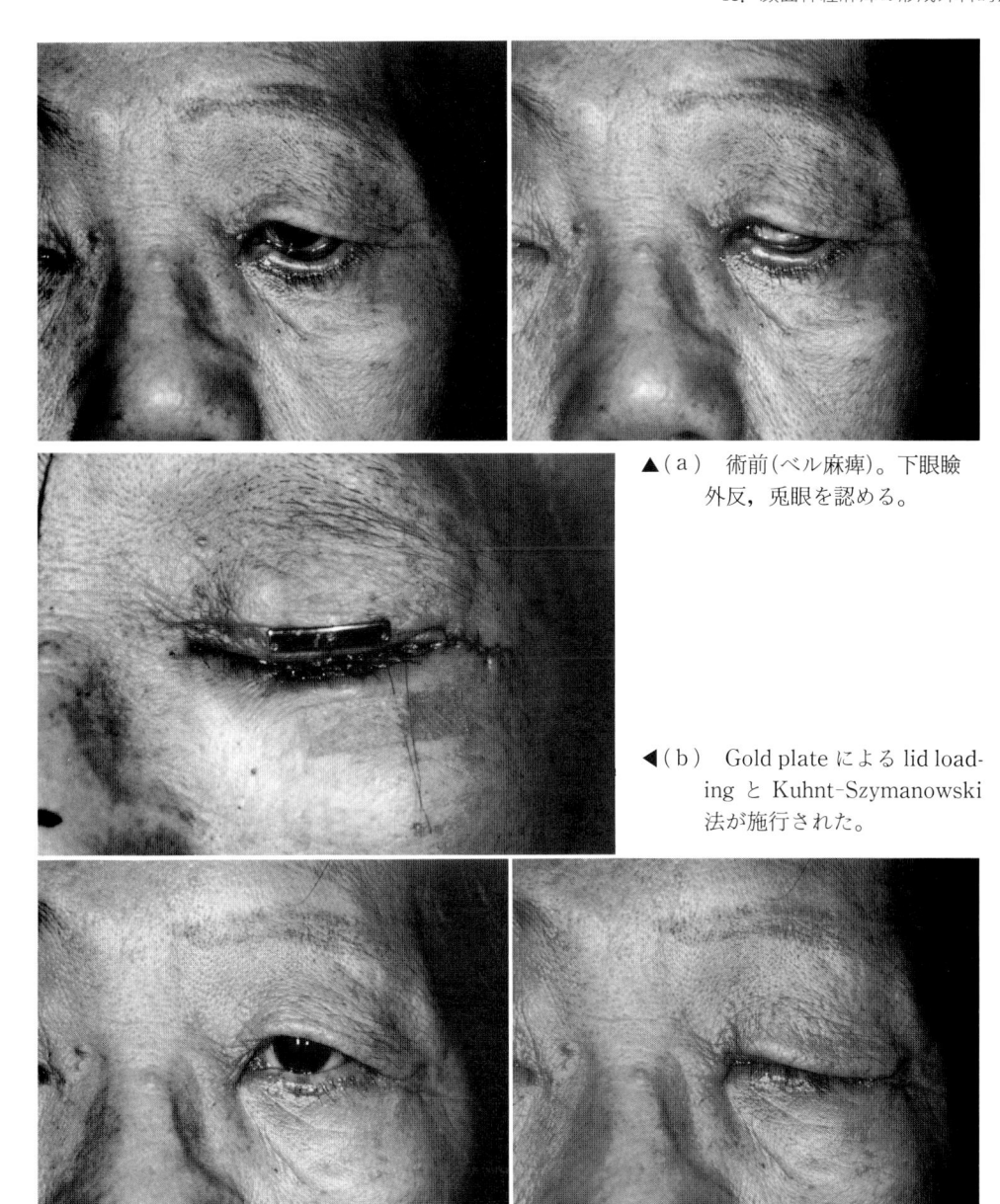

▲(a) 術前(ベル麻痺)。下眼瞼外反，兎眼を認める。

◀(b) Gold plate による lid loading と Kuhnt-Szymanowski 法が施行された。

(c) 術後1カ月。閉瞼が可能となり，眼痛，流涙などの症状も消失した。

図 13・3 眼瞼の形成術（65歳，女）

立つので，注意を要する。固定終了後，眼輪筋で gold plate を覆っておく。

　●結果

　簡単な方法であるが，自然な閉瞼が得られる。当初は，仰臥位になると上眼瞼が頭側に移動し，開瞼することが懸念されたが，枕を使用すればほとんど問題にはならない。ただし，筆者らの経験では完全な閉瞼が得られることは少なく，シャンプーや石鹸が眼に入るなどの問題が残る。

　しかし，手術侵襲が少なく，手術の熟練度にかかわりなくある程度の満足度が得られるので，適応を選べば良好な結果を得ることができる。

b）側頭筋移行術（temporal muscle transfer，図 13・4，13・5）

　側頭筋の一部を眼瞼部の方向へ移行し，その収縮力によって，閉瞼効果を得ようとする術式である。1957年，Gillies[14] により発表された。

　兎眼を呈する完全麻痺の症例に適応がある。ただし，高齢者で術前から側頭筋の収縮が不良な症例や，三叉神経の障害も伴っている症例では効果が期待できない。

　●術式

　側頭部にS字状の皮膚切開を加えて側頭筋筋膜（deep temporal fascia）を剝離・露出し，その視野から下方を茎部とした 2×6 cm 程度の側頭筋・筋膜弁を挙上する。その際，筋弁を覆う筋膜を，側頭筋弁の基部を越えて頬

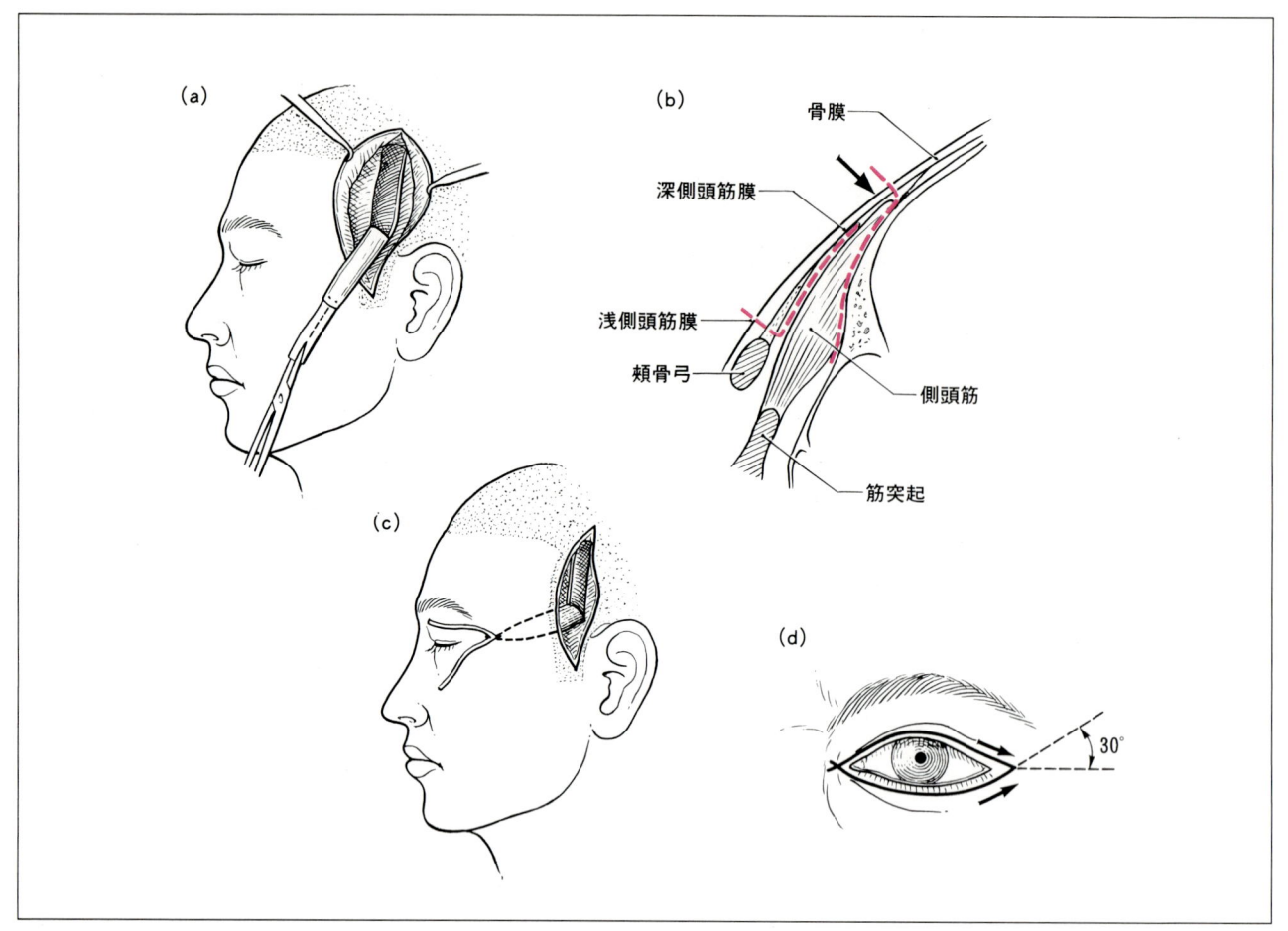

図 13・4 側頭筋移行術

骨弓近くまで長くつけて挙上する。Deep temporal fascia は下方で2枚に分かれているので迷うが、どちらか強靱な方をつければよい。ついで、筋弁と筋膜を剝離し、筋弁の先端部に筋膜の一端をつけた状態で、筋弁を前下方へ移行する。筋体と筋膜の連絡部（図 13・4-b 矢印）は剝がれやすいので、ナイロン糸で補強しておく。

筋膜は二分し、上眼瞼と下眼瞼の皮下を別々に通して、内眼角靱帯に固定する。内眼角部には弧状の皮膚切開を加え、直視下に内眼角靱帯を確認して、非吸収性の糸で固定する。必要であれば、上・下眼瞼皮膚の一部に切開を加えて、筋膜を通す。固定の際の緊張の度合いは、上・下眼瞼が 2～3 mm 重なる程度としている。

局所の安静のため、術後約1週間、瞼板縫合（tarsorrhaphy）を続行し、術後約2週間は粥食とする。

●結果

本法によって、患者は下眼瞼外反が矯正されるとともに、側頭筋の力によって目を閉じることができるようになる。また、それと同時に目の痛み、流涙など、兎眼に特有な症状にも改善が見られる。

術後3年以上を経た 78 例の検討では、術前にほぼ全例が訴えた目の痛みは 60％の症例で完全に消失し、残る症例でもほとんど全例に改善が見られた。流涙については 77％の症例で消失した。本法では咀嚼時に起こる不随意の閉瞼が一つの問題となるが、健側で主として咀嚼するようになればあまり気にならないようで、不満を訴えた率は 16％であった。

本法の大きな利点は、力強い閉瞼が可能なことである。この点は先に述べた lid loading に勝る大きな利点であり、洗顔時の石鹸や強風時の埃が目に入るのを、手を使わずに防ぐことができる。筋膜を内眼角部に固定する時の緊張が微妙で、強すぎると瞼裂が狭くなり、弱すぎると閉瞼できない。最良の結果を得るためには、多少の経験が必要である。

2）頬部・口唇部の再建

a）筋肉移行術

顔面神経以外の神経によって支配される筋肉を口唇部に移行し、患側の口角の下垂を矯正する方法である。

①側頭筋移行術（temporal muscle transfer）

側頭筋の一端を患側口角に移行する方法で、側頭筋の収縮力によって、患側の下垂を矯正する。歯を嚙む動作によって、口角部が外上方に動く。McLaughlin[15]、Ragnell[16]、Rubin[17] らによる報告がある。三叉神経支配

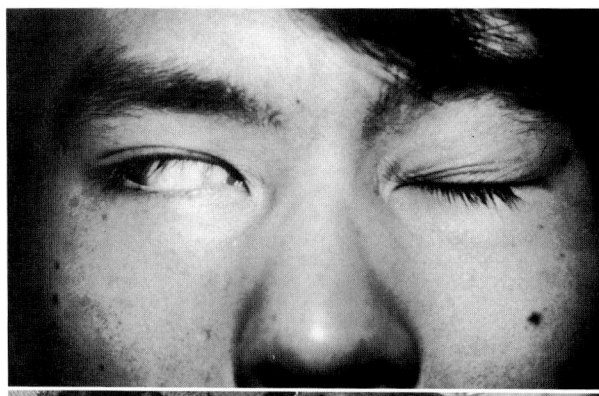

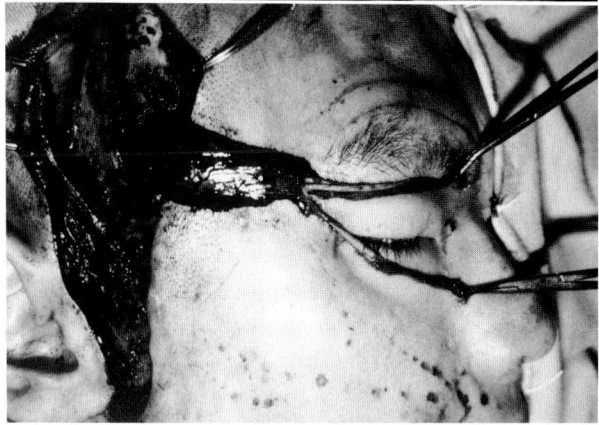

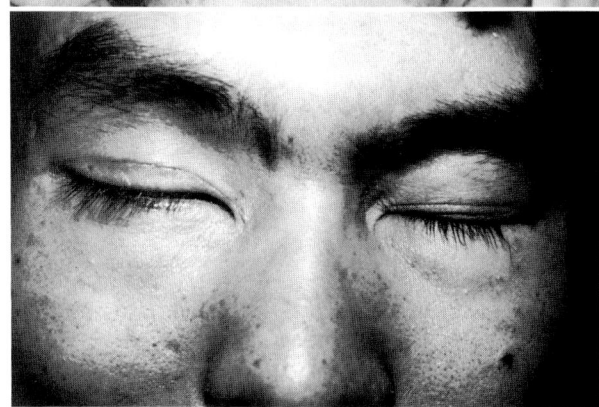

（上）　術前。ベル麻痺，右眼が閉瞼不能である。
（中）　側頭筋の移行位置
（下）　術後1年半。閉瞼が可能となっている。
　　図 13・5　側頭筋移行術施行例（18歳，男）

であるため健側の表情筋の運動と連動せず，自然な表情運動を作りにくいことや，収縮力が健側の動きに比べるとなお十分ではないことから，満足すべき術式とはいい難い。しかし，後に述べる筋肉移植術を用いることができない場合，次善の策として有用であろうと考えられる。

②咬筋移行術（masseter muscle transfer）

咬筋の一部を口角に移行する術式で，歴史は古い（1908, Lexer）。側頭筋移行術に比べて収縮力が弱く，一般的ではない。

b）筋肉移植術（muscle transplantation, 図 13・6〜13・8）

麻痺側の顔面に筋肉を移植する方法で，現在筆者らが

もっとも多く行っている術式である。1970年，まずイヌにおいて，微小血管吻合の技術を用い，血行を温存したまま筋肉を遊離移植することに成功し[18]，ついで1976年，臨床面で顔面神経麻痺の治療において，最初の神経血管柄付遊離筋肉移植の成功例が報告された[19]。現在では，陳旧性麻痺の再建では，もっとも推奨される方法となっている[20]〜[22]。

● 術式（図 13・6）

手術方法は，移植筋の運動神経と縫合する移植床側の神経の種類に応じて4種類に分けている[23][24]。

①I法：移植筋の運動神経を患側の顔面神経と縫合する方法で，麻痺側顔面神経に機能的断端が残っている症例に行われる。顔面・頸部の腫瘍切除後の麻痺例に対して行う筋肉移植のように健常な顔面神経断端に縫合する場合（IA法）と，不全麻痺例におけるようにある程度は障害を受けた神経の断端に縫合する場合（IB法）とがある[25]。

②II法：患側の顔面神経以外の神経（舌下神経，深側頭神経など）と縫合する方法で，顔面神経以外の神経支配となるため健側との協同運動が難しく，高齢者などで多数回の手術を避けたい場合など，限られた症例に対して行う。舌下神経を利用する場合は，舌の機能をできるだけ温存する目的で，舌下神経が顎二腹筋の中間腱のやや内側で3本に分岐した後の枝を切断して，縫合に用いるようにしている[26]。

③III法：筋肉移植に先立って（約1年），腓腹神経を利用した顔面交叉神経移植を行い，その交叉神経の断端と移植筋の運動神経とを縫合する方法である。顔面交叉神経の断端は，筋肉移植の時期が来るまで患側の耳前部皮下に固定しておかれる。神経縫合部から筋肉までの距離を近づけ，良好な機能を図る目的で考案された。非可逆性・陳旧性麻痺に対しては従来このIII法がもっぱら用いられたが，手術が2回にわたり治療期間が長いため，最近ではつぎに述べるIV法が一般的なものとなっている。

④IV法（旧IC法）：移植筋の運動神経の断端を上口唇皮下を通して健側の頬部まで誘導し，健側の顔面神経の枝と直接に神経縫合を行う方法である。再生軸索は長い距離を伸長して筋肉に達するため，機能回復の程度が制限されることが当初危惧されたが，できるだけ患側に近い健側の枝を選べば実際には問題はない。非可逆性・陳旧性麻痺に対して，現在もっとも汎用されている術式である[27][28]。

＜移植筋の採取＞

移植筋としては，長い神経血管柄を有する筋肉が必要な場合（II法，IV法，あるいは移植床血管が遠い場合）

112　II．顔面・頸部の再建

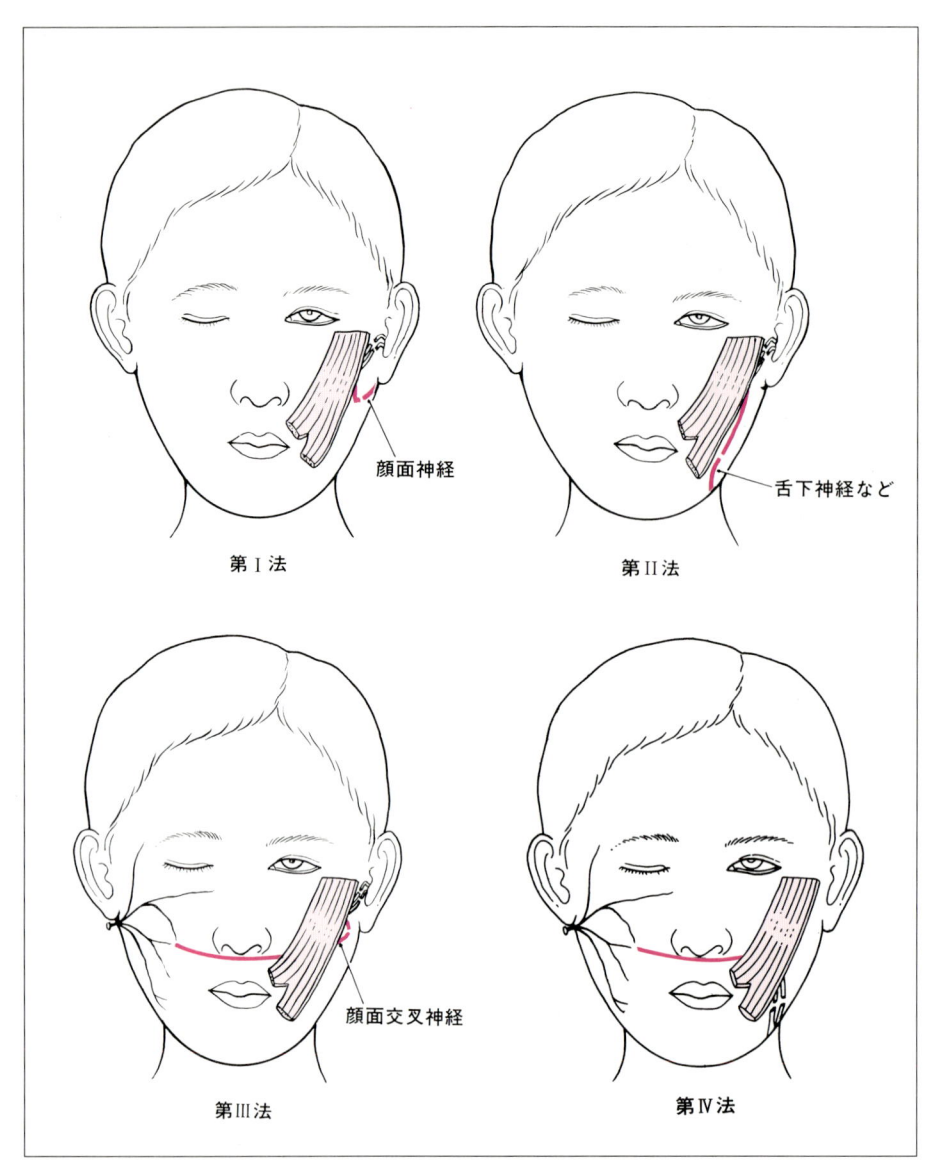

図 13·6　神経血管柄付遊離筋肉移植術

第 I 法　顔面神経
第 II 法　舌下神経など
第 III 法　顔面交叉神経
第 IV 法

は広背筋，そうでない場合は薄筋を用いるのが一般的である．

①広背筋の採取法

　仰臥位にて枕などで患側背部をやや高めにすれば，顔面の操作と同時に筋肉採取が可能である．腋窩から中腋窩線にかけて約7cmの皮膚切開を加え，広背筋前縁から広背筋下に剝離を進める．胸背神経，胸背動静脈を剝離し，それらが広背筋筋体に付着する点を同定する．胸背神経を腕神経叢からの分岐点まで剝離するとともに，遠位側に対しては神経が筋体内を走行する部分にまで剝離を進め，13cm以上の神経柄を確保する．血管柄の長さは5，6cmで十分なことが多い．筋腹上に神経血管柄の付着部を基点に2cmごとに糸で印をつけ，採取する長さや移植時の緊張を決定する際の参考とする．成人では通常約4×8cmの大きさの筋肉が必要であるが，採取する時にはそれよりやや長めに採取して（神経血管柄付着部から頭側へ4cm，尾側へ8cm程度），縫い代を確保する．広背筋は筋体にかなり厚みがあるので，表側をある程度切除して形を整える（図13·8-e）．血管柄を切離する前に筋体を切断し(disposable staplerを用いている)，筋体の血行を確認するとともに確実に止血を行う．採取部には，持続吸引ドレーンを留置して閉創する．

②薄筋の採取法

　仰臥位で大腿を外転・外旋位とすると，長内転筋が視認される．これより内側に薄筋は位置しているので，長内転筋に沿ってその内側に長さ約10cmの皮膚切開を加え，薄筋に達する．薄筋の表面の剝離を進めると，筋腹の中央より頭側に裏面から筋体に入る内側大腿回旋動静脈と閉鎖神経が確認される．内側大腿回旋動静脈は大腿深動静脈より分岐する部分まで剝離すると，約5cmほどの血管柄となる．神経はそれより長く7cm程度剝離する．後は広背筋の場合と同様であるが，広背筋より

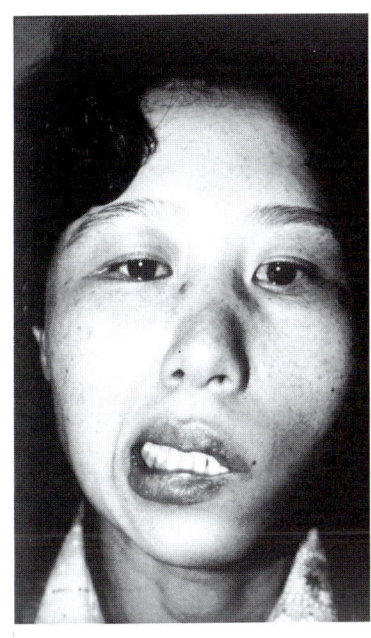

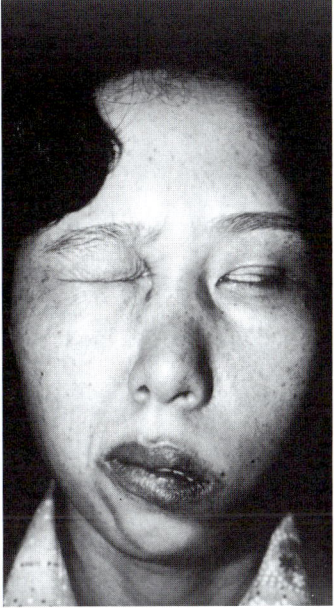

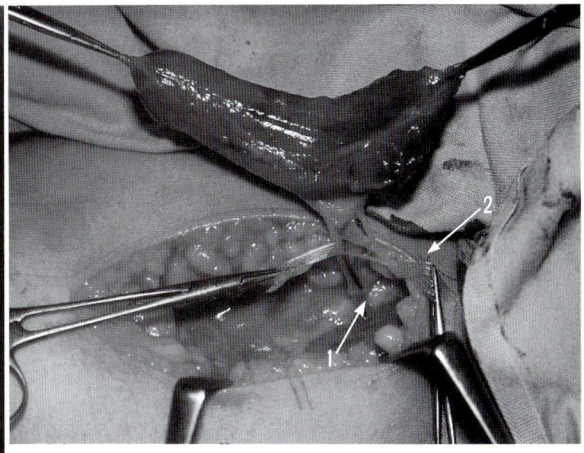

◀(a) 術前。左ベル麻痺
▲(b) 薄筋の挙上
　　　1：血管，2：神経

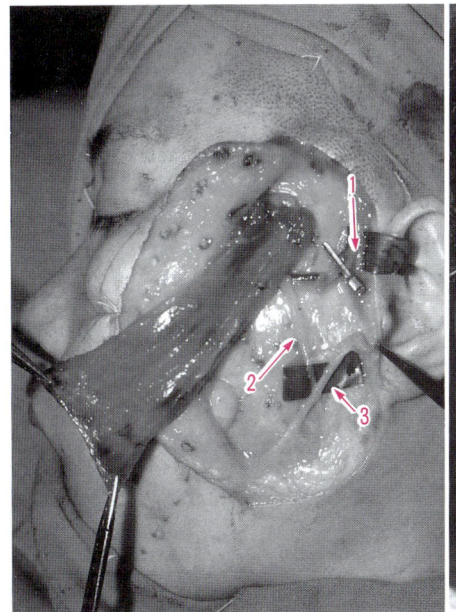

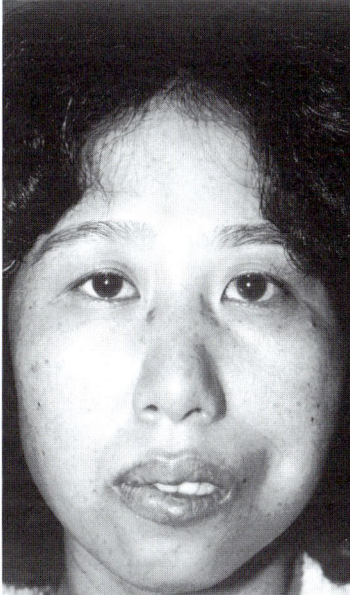

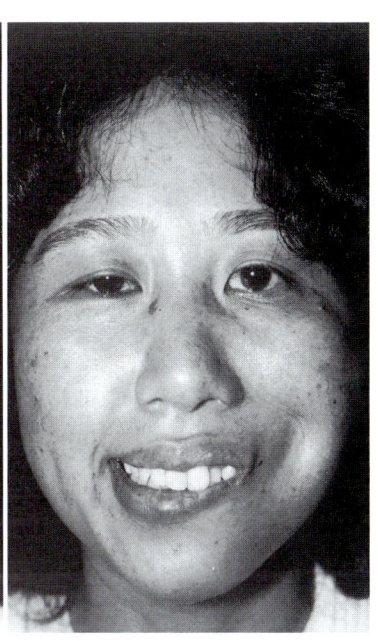

(c) 薄筋の移植位置
1：血管吻合部，2：閉鎖神経，
3：顔面交叉神経

(d) 術後2年の状態

図 13・7　III法による筋肉移植例（38歳，女）
（上田和毅，波利井清紀：陳旧性顔面神経麻痺に対する手術—筋・神経移植術．臨床耳鼻咽喉科．頭頸部外科全書，第3巻，pp. 341-352，金原出版，東京，1990．より引用）

薄いため厚みの調節はほとんど必要としない。

＜筋肉の移植＞

　患側顔面において耳前部に切開を加え，頰部皮下を広範に剝離して筋肉の移植床を作成する。移植する位置は，大頰骨筋の位置に合わせて頰骨弓と鼻唇溝の間であり，前者を起始部，後者を停止部とする形で移植する。この時，同時に移植筋の栄養血管と吻合する血管（浅側頭動静脈あるいは顔面動静脈，ときに上甲状腺動静脈）ならびに神経縫合に用いる神経を剝離露出しておく。顔面動静脈を使用する場合（II法，IV法）には，顎下部に3cmほどの皮膚切開を追加する必要がある。

　I法，II法，III法では，利用すべき神経は剝離した移植床の中に求められるが，IV法では健側の顔面に別に求めなければならない。顔面交叉神経移植の項で述べた方法に準じて，頰部中央の小皮膚切開から顔面神経頰筋枝を剝離する。2本以上の枝を露出させ，電気刺激装置にて刺激し，閉瞼運動を伴わずに鼻唇溝，口角を挙上させることのできる枝を選択する。移植筋の固定位置にあた

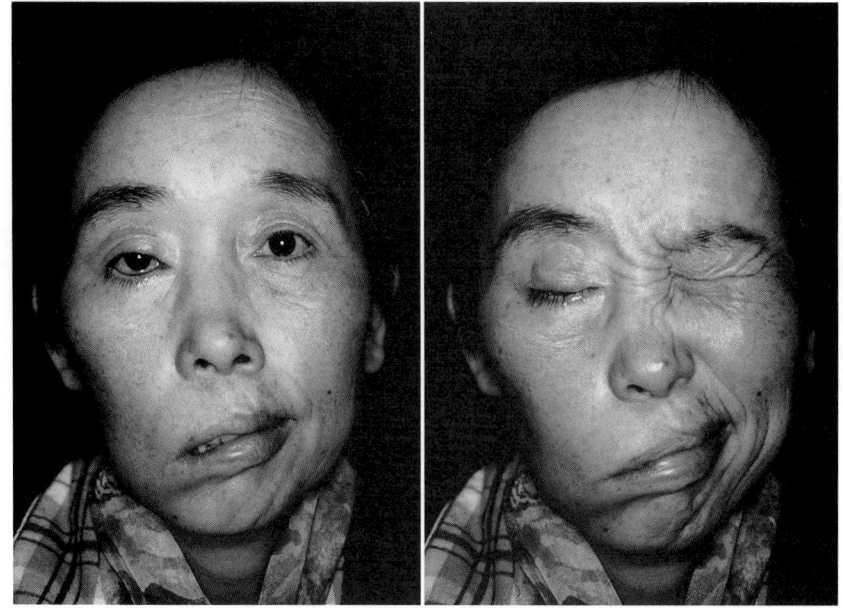

114　II．顔面・頸部の再建

（a, b）　術前。聴神経腫瘍手術による右麻痺。

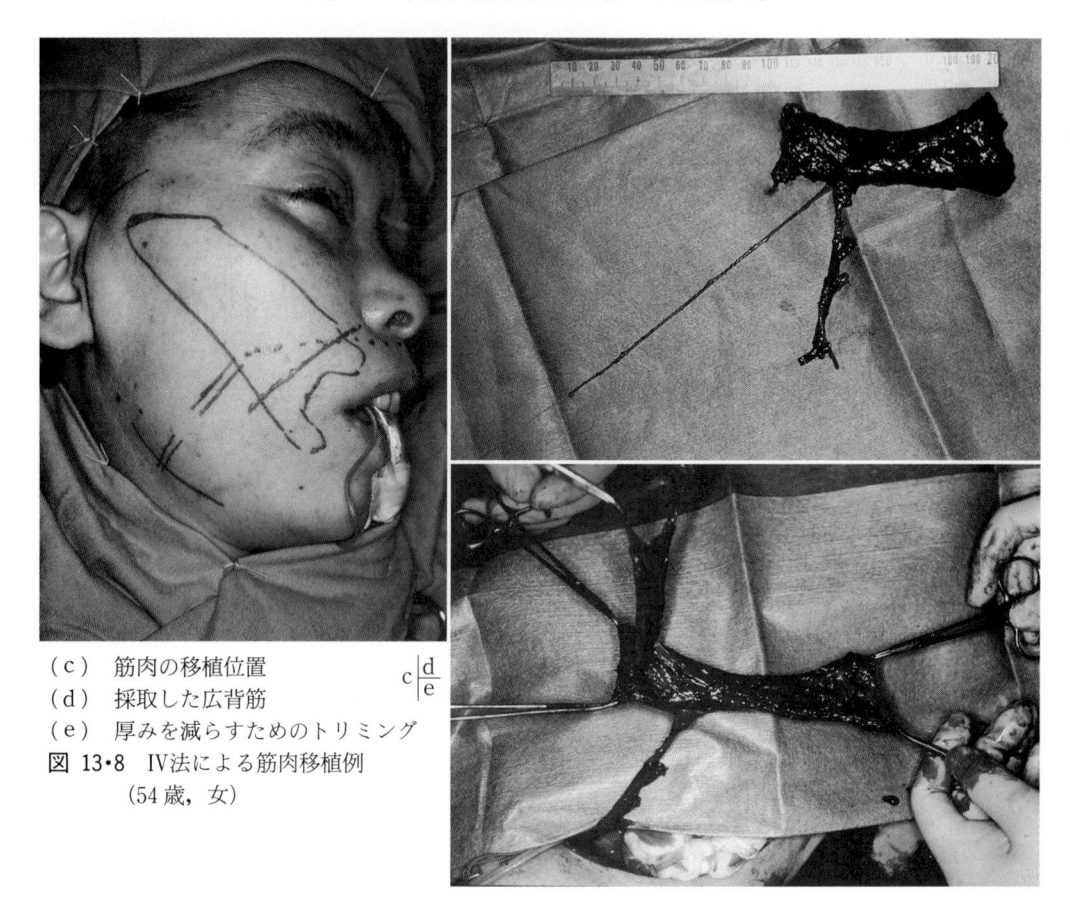

（c）　筋肉の移植位置
（d）　採取した広背筋
（e）　厚みを減らすためのトリミング

図 13・8　IV法による筋肉移植例
　　　　　（54歳，女）

る頬骨弓では，軟部組織を一部切除し，移植筋が膨隆して目立つのを予防する。

　採取した筋肉は一部を切除して，幅4cm程度になるまで細くする。非吸収性の糸で筋肉の一端を，鼻唇溝よりやや口角に近い位置の皮下組織に固定し，他端は頬骨弓の下縁に固定する。固定の際の緊張度は，採取の時にマークした糸が間隔が移植後も同じ間隔を示すように決める。手術用顕微鏡による拡大視野下に神経縫合と血管吻合を行う。

　移植筋の固定糸がはずれるのを防ぐため，鼻唇溝部の皮下にナイロン糸を通し，これを後上方へ引き上げて，側頭部に bolster suture で固定する操作を行う。十分に止血を確認した後，ペンローズドレーンを挿入して手術を終了する。移植部はガーゼと包帯で適度の圧迫を加えながら被覆する。

　術後のモニターはドップラー血流計で行っている。局

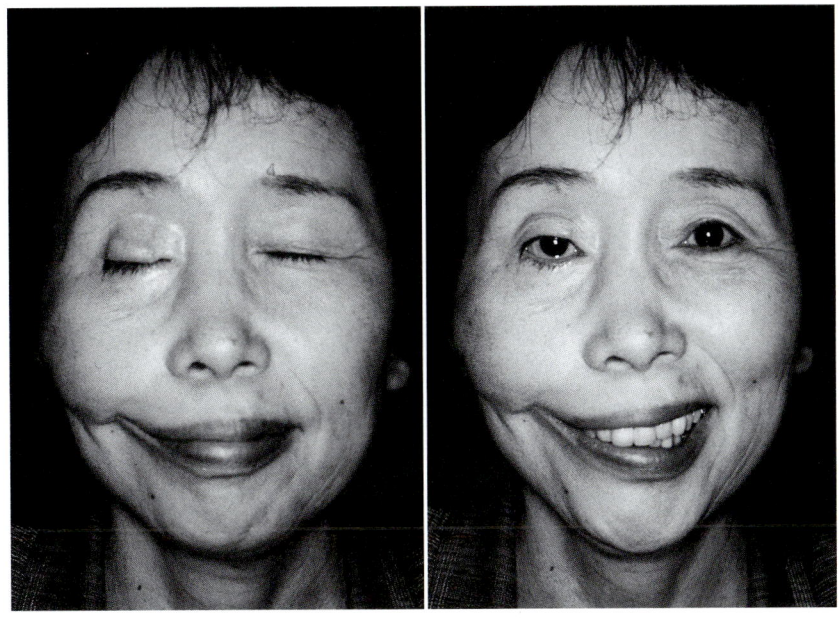

（f，g）術後2年半。上眼瞼にはゴールドプレートが埋入されている。

図 13・8 つづき

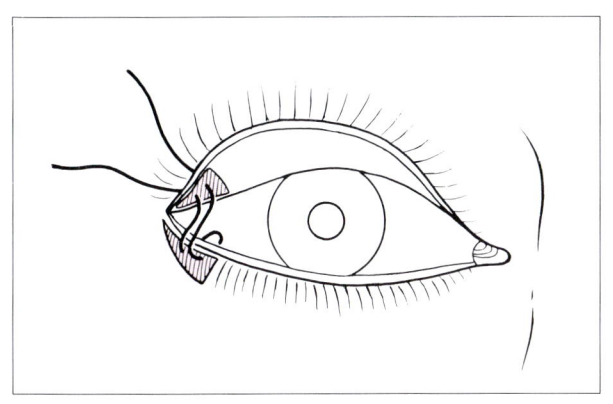

図 13・9 外眼角形成術（McLaughlin 法）

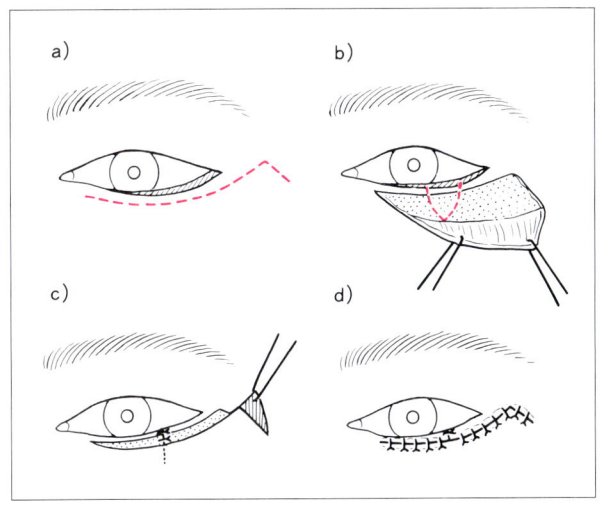

図 13・10 下眼瞼形成術（Kuhnt-Szymanowski 法 [Smith 変法]）

所の圧迫は術後約1週間続行し，鼻唇溝部を吊り上げた bolster suture は，2週間後にはずす．食事は術後2日までは5分粥，3日から全粥とし，2週以降は常食を許可している．

●結果

移植筋は，早ければ移植後4カ月頃より収縮を始める．その後，移植筋はしだいに収縮力を強めていき，約2年でほぼ安定した状態に達する．さらにその後も，患者は訓練によって筋力を増すことができ，また，必要に応じて移植筋の収縮力を自由にコントロールすることもできるようになる．

2．静的手術（static operation）

強力な矯正効果は期待できないので，眼瞼部や口角部などの小範囲の修正に用いられる．

a．眼瞼部の再建

1）眼角形成術（canthoplasty）

眼角部に手術操作を加えることによって，下眼瞼外反の矯正を図る方法である．

軽度の下眼瞼外反に対して用いる．下眼瞼全体に及ぶ強度の外反に対しては効果が少ない．

●術式

単純に瞼縁を縫着する方法（tarsorrhaphy）や，下眼瞼に局所皮弁を作成して，それを上方へ引き上げる方法がある．筆者らは，上眼瞼をかぶせるように下眼瞼に縫着する McLaughlin 法を用いて，良好な結果を得ている（図 13・9）．

116　II．顔面・頸部の再建

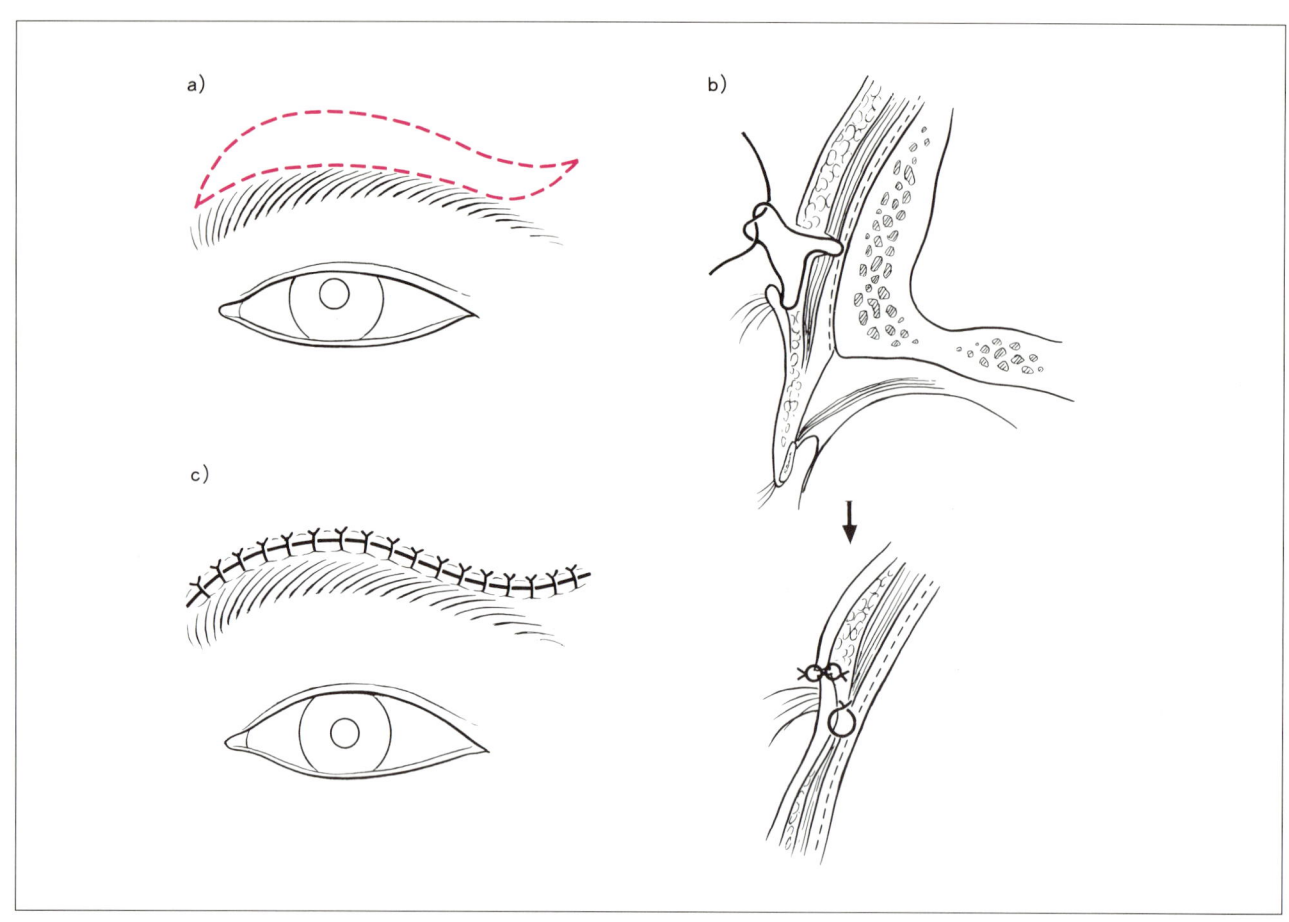

（a） 皮膚の切除範囲
（b） 眉毛部の吊り上げ固定位置
（c） 縫合線
　　　図 13・11　眉毛挙上術

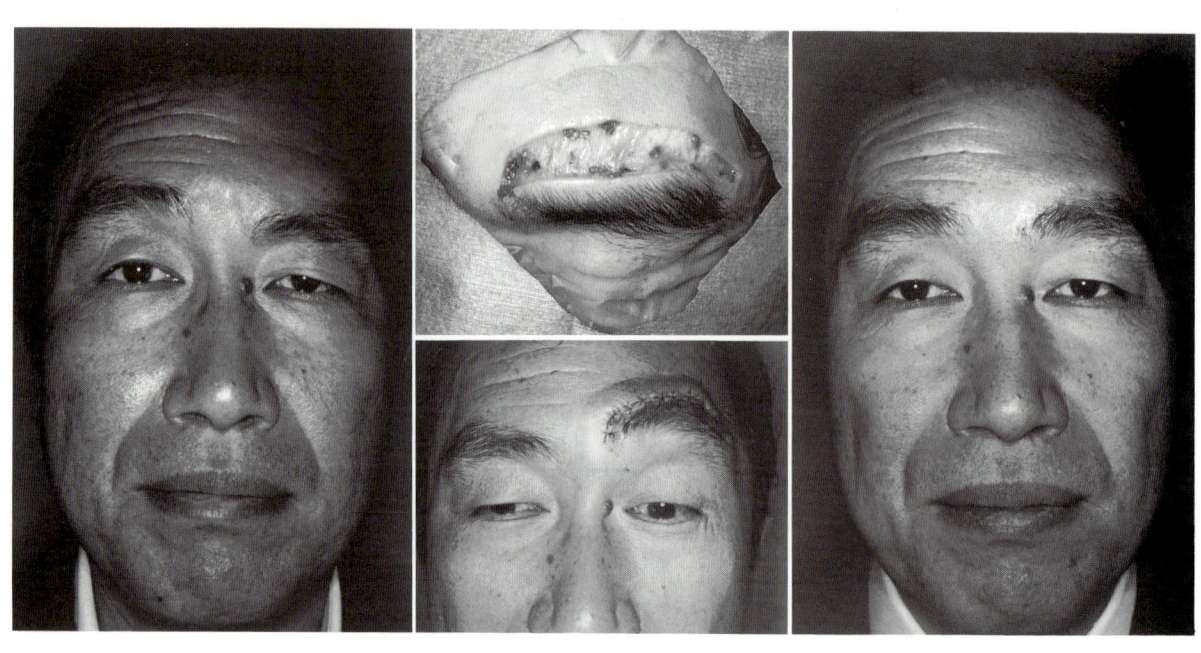

（a） 術前。頭部手術後の左前頭筋麻痺
（b） 皮膚切除後の状態
（c） 術直後。過矯正の状態となっているが，問題はない。
（d） 術後1年
　　　図 13・12　眉毛挙上術症例（54歳，男）

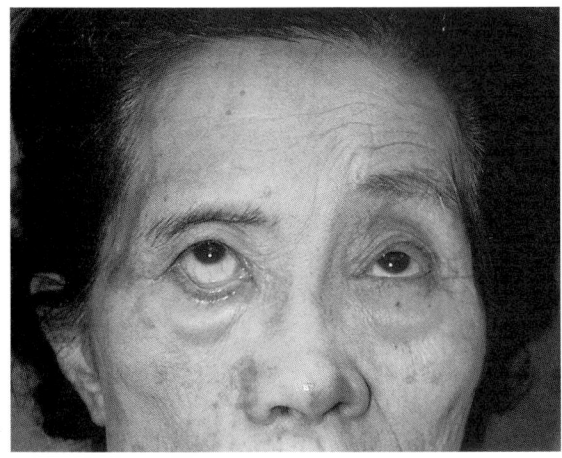

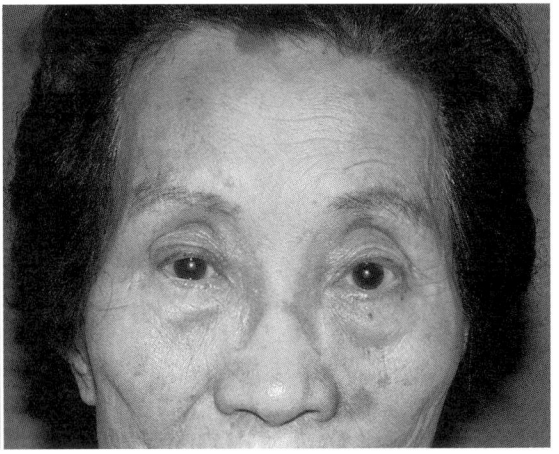

(a) 術前　　　　　　　　(b) 術後1年10カ月。ほかに上眼瞼に lid load-
　　　　　　　　　　　　　　　　ing，下眼瞼に Kuhnt-Szymanowski 法を施行
　　　　　　　　　　　　　　　　されている。

図 13・13　症例：80歳，女

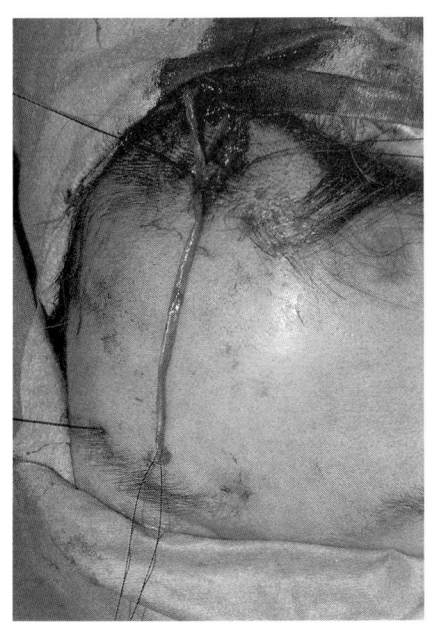

図 13・14　大腿筋膜移植

2）下眼瞼形成術

下眼瞼に広く手術操作を加えて，外反を矯正する方法である。

下眼瞼外反の強い症例に行う。中高年齢者の麻痺患者では，皮膚の緊張が損なわれ，程度の強い下眼瞼外反を呈することが多く，本法の良い適応となる。

●術式

下眼瞼皮膚の吊り上げと下眼瞼の水平方向の長さの短縮を同時に行う術式（Kuhnt-Szymanowski 法［Smith 変法］[29]，図 13・10，13・11）を用いている。

下眼瞼縁から外眼角部にかけての皮膚切開により，眼輪筋とともに下眼瞼皮膚を翻転する（図 13・10-a）。眼球側に残った瞼板ならびに眼瞼結膜を，中央よりやや外側で，幅 5 mm 程度切除する（図 13・10-b）。生じた欠損部は縫縮し，ついで翻転した皮膚を外上方へ引き上げ，余剰の皮膚を切除する（図 13・10-c，d）。原理的には下眼瞼の部分的な切除短縮であるが，皮膚側の切開線を外眼角部にずらすことにより，整容的に良好な結果が得られる。

●結果

手術創はまったく目立たず，下眼瞼外反に対して優れた矯正効果が得られる。しかし，本法のみによって永続的な下眼瞼外反の矯正効果を得ることは難しいので，すでに述べた側頭筋移行術と併用することが望ましい。

3）眉毛挙上術（eyebrow lift，図 13・11，13・12）

安静時の正面像で患側の眉毛位置が明らかに下垂している症例や，上方視の際に上眼瞼の下垂による視野狭窄を強く訴える症例に対して施行する。若年者においては麻痺があっても皮膚の緊張は保たれているため，眉毛部・上眼瞼部の下垂は顕著ではなく，本法を必要としない例も多い。しかし，長期的に見ると麻痺後の年数が重なるに従い，眉毛部の下垂変形は避け難く，結局は本法の適応となる例が多い。

●術式

単純に眉毛上部の皮膚を切除する方法[30]，筋膜などで吊り上げる方法[31]，内視鏡的に前頭骨膜を切開し吊り上げる方法[32]，健側の前頭筋を移行する方法[33]などが報告されている。ここでは，皮膚切除法と筋膜による吊り上げ法について述べる。

a）皮膚切除法

眉毛上部に最大幅 8～10 mm の皮膚切除を行う。内側部も十分に切除し，外側部では切開線を少し上方へ延ばして，dog ear の発生を防止する（図 13・11-a）。前頭筋

上を頭皮方向に走行する知覚神経（眼窩上神経，滑車上神経）を損傷しないように，皮膚および皮下組織を切除する．ついで，頭側の皮膚切開縁に沿って3カ所（内側，中央，外側）の部分で，前頭筋を分けて骨膜を露出し，ここに眉毛側切開縁の皮下を引き上げ固定する（図13・11-b）．この時，眉毛側の皮膚縁近くに固定糸をかけると，皮膚縫合の際，眉毛側の創縁が外反せず段差を生じるので，創縁から少し離れた位置に固定糸をかけるようにする．さらに，真皮縫合と皮膚縫合を加えて手術を終了する（図13・11-c）．

b）筋膜による吊り上げ術（図13・13）

前頭部の有髪部に長さ2cmほどの縦の皮膚切開を加え，ここから患側の前額部全体にわたって前頭筋下（骨膜上）を剥離する．大腿筋膜を採取し，1×6cm程度の筋膜片を3本作成する．この筋膜を剥離層に挿入し，尾側は眉毛部皮下，頭側では前頭骨に固定したネジに非吸収糸にて固定する．眉毛内側，中央，外側部の3カ所に筋膜を移植する（図13・14）．手術は局所麻酔下でも行える．

●結果

術直後には過矯正位に固定されているので，患側の眉毛位置が健側より高い位置にあるが，しだいに患側の眉毛位置は下降する．眉毛位置の下垂は術後約1年間続き，その後は大きな変化は示さない．

視野の改善は術直後より得られ，この点で患者は非常に満足する．眉毛上部の手術創はほとんど目立たず，問題はない．とくに，筋膜による吊り上げ術は眉毛部に皮膚切開創が生じないので，整容的に優れている．

b．頰部・口唇部の再建

1）吊り上げ術

皮膚切除による吊り上げ術や，筋膜などによる吊り上げ術が知られているが，効果が不確実なため，筆者らは現在ほとんど行っていない．

2）拮抗筋の調節

顔面の不対称を矯正するために，健側の機能を神経の切断 neurectomy や表情筋の切除 myectomy によって低下させるという方法が，古くより知られている．

現在，この方法のみで麻痺の治療を行うことは，ごく軽度の不全麻痺例を除いて少ない．しかし，高度の麻痺においても，筋肉移植などほかの術式が施行された後，最終的に左右のバランスをとる目的で本法を用いると効果が上がる．現在筆者らは，筋肉移植の術後に"笑い"の表情を作った時，健側の下口唇が下方へ引かれすぎて不自然な印象を与える症例に対し，下顎縁枝の選択的切断を行っている．

●術式：下顎縁枝の選択的切断

顔面動脈の拍動が触れる位置にまたがって，下顎下縁に沿って約3cmの皮膚切開を加える．顔面神経下顎縁枝は，顔面動脈より内側では2～3本の分枝に分かれて下顎下縁よりやや頭側を走行することを念頭に置き，注意深く下顎縁枝の各枝を剥離露出する．神経の切断はかなり思いきって行うことが必要で，剥離露出した分枝のすべてを切断するくらいでよい．

術後の一時期，口唇下制筋の筋力が見た目に明らかに低下していることが確認されるまで neurectomy されていることが望ましい．

●結果

本法により"笑い"の表情を作った時の下口唇の形態は著しく改善される．下顎縁枝の麻痺によりもたらされる機能低下としては開口制限が挙げられるが，日常生活上問題にはならない．健側に新たな麻痺を作るという点に心理的な抵抗を覚える者もいるが，手術創も目立たず，良好な結果が得られるので，汎用されてよい術式であろうと考える．

まとめ

顔面神経麻痺の治療は，顔面神経の障害部を修復するだけですむことはむしろ少なく，神経移植を行ったり，顔面表情筋に代わる新たな力源をほかに求めたりしなければならないことが多い．そのため，これまで種々の方法が考案され施行されてきたが，複雑な顔面の表情運動を完全に再建できる方法はない．とくに顔面表情筋の機能回復が望めない陳旧例の治療は複雑で，複数の術式による顔面全体の再建，すなわち total approach が必要である．形成外科領域で扱う顔面神経麻痺の大半はこの範疇に属し，根気と熱意をもって治療にあたらなければならない．

（上田　和毅，波利井清紀）

文　献

1) Conley, J., Baker, D. G.: Hypoglossal-facial nerve anastomosis for reinnervation of the paralyzed face. Plast. Reconstr. Surg., 27 : 251, 1974.
2) McCabe, B.: Facial nerve grafting. Plast. Reconstr. Surg., 45 : 70, 1970.
3) Ylikoski, J., Brackmann, D. E., Savolainen, S.: Facial nerve abnormalities after acoustic tumor removal. Arch. Otolaryngol., 108 : 795, 1982.
4) 光嶋　勲，山田　敦，波利井清紀：移植のための腓腹神経採取法とその神経束パターンについて．臨床整形外科，16 : 962, 1981．
5) 菅原康志，波利井清紀，朝戸裕貴：内視鏡を用いた腓腹神経採取の経験．日形会誌，16 : 7-11, 1996．

6) Apfelberg, D. G., Gingrass, R. P. : Experimental funicular grafting of the facial nerve. Plast. Reconstr. Surg., 55 : 195, 1975.
7) Conley, J. J. : Facial nerve grafting. A. M. A. Arch. Otolaryngol., 73 : 322, 1961.
8) 上田和毅, 波利井清紀：耳下腺腫瘍切除と神経移植. 外科 MOOK No. 51, p. 125, 金原出版, 東京, 1988.
9) Scaramella, L : L' anastomose tra i due nervi faciali. Arch. Ital. Otologia., 82 : 209, 1971.
10) Fisch, U. : Facial nerve grafting. Otolaryngol. Clin. North Am., 7 : 517, 1974.
11) Anderl, H. : Reconstruction of the face through cross-face nerve transplantation in facial paralysis. Chir. Plastica. (Berlin), 2 : 17, 1973.
12) 朴 修三, 波利井清紀：ヒト顔面交叉神経移植における軸索再生の研究. 日形会誌, 7 : 461, 1987.
13) Sheehan, J. E. : Progress in correction of facial palsy with tantalum wire and mesh. Surgery, 27 : 122, 1950.
14) Gillies, H. D., Millard, D. R. : The Principles and the Art of Plastic Surgery, pp. 600-609, Little, Brown & Co., Boston, 1957.
15) McLaughlin, C. R. : Surgical support in permanent facial paralysis. Plast. Reconstr. Surg., 11 : 203, 1953.
16) Ragnell, A. : A method for dynamic reconstruction in case of facial paralysis. Plast. Reconstr. Surg., 21 : 214, 1958.
17) Rubin, L. R., Bromberg, B. E., Walder, R. H. : Congenital bilateral facial paralysis. Moebius syndrome. Surgical Animation of the Face. Transact. Surg. p. 740, Excerpta Medica, 1969.
18) Tamai, S., et al. : Free muscle transplants in dogs, with microsurgical neurovascular anastomosis. Plast. Reconstr. Surg., 46 : 219, 1970.
19) Harii, K., Ohmori, K., Torii, S. : Free gracilis muscle transplantation, with microvascular anastomosis for the treatment of facial paralysis. Plast. Reconstr. Surg., 57 : 133, 1976.
20) Manktelow, R. T., Zuker, R. M., McKeen, N. H. : Functioning free muscle transplantation. J. Hand Surg., 9A : 32, 1984.
21) Harii, K. : Refined microneurovascular free muscle transplantation for reanimation of paralyzed face. Microsurgery, 9 : 169, 1988.
22) O'Brien, B. M., Pederson, W. C., Khazanchi, R. K., et al. : Results of management of facial palsy with microvascular free-muscle transfer. Plast. Reconstr. Surg., 86 : 12, 1990.
23) 波利井清紀：顔面神経麻痺の治療における神経, 筋肉移植の基礎と臨床. 日形会誌, 7 : 347, 1987.
24) 波利井清紀, 朝戸裕貴, 多久嶋克彦：顔面神経麻痺の形成外科的治療. JOHNS, 16 : 444-449, 2000.
25) Ueda, K., Harii, K., Asato, H., et al. : Evaluation of muscle graft using facial nerve on the affected side as a motor source in the treatment of facial paralysis. Scand. J. Plast. Reconstr. Surg. Hand Surg., 33 : 47-57, 1999.
26) Ueda, K., Harii, K., Yamada, A. : Free neurovascular muscle transplantation for the treatment of facial paralysis using the hypoglossal nerve as a recipient motor source. Plast. Reconstr. Surg., 94 : 808-817, 1994.
27) Harii, k., Asato, H., Yoshimura, K., et al. : One-stage transfer of the latissimus dorsi muscle for reanimation of a paralyzed face : A new alternative. Plast. Reconstr. Surg., 102 : 941-951, 1998.
28) 朝戸裕貴, 波利井清紀：顔面神経麻痺(2)動の再建術～陳旧性麻痺に対する一期的遊離筋肉移植術を中心に～. 形成外科, 40 : S 89-S 96, 1997.
29) Smith, B., Cherubine, T. D. : Oculoplastic Surgery : A compedium of principles and technique,. pp. 92-94, C. V. Mosby, St. Louis, 1970.
30) 上田和毅, 梶川明義：筋膜移植による眉毛挙上術. Facial N. Res. Jpn., 20 : 126-128, 2000.
31) Yanagihara, N., Okamura, H. : Multiple facial strips for suspension of forehead and mouth in facial palsy. In Disorder of the Facial Nerve, edited by M. D. Graham, W. F. House, pp. 533～542, Raven Press, New York, 1982.
32) 菅原康志, 波利井清紀, 朝戸裕貴：顔面神経麻痺の治療における内視鏡下眉毛挙上術. 日形会誌, 16 : 166-170, 1996.
33) Adams, M. : The use of the masseter, temporalis and frontalis muscle in the correction of facial paralysis. Plast. Reconstr. Surg., 1 : 216, 1946.
34) 上田和毅, 波利井清紀：陳旧性顔面神経麻痺に対する手術—筋・神経移植術. 臨床耳鼻咽喉科・頭頸部外科全書, 第 3 巻, pp. 341～352, 金原出版, 東京, 1990.
35) 上田和毅, 波利井清紀：顔面神経麻痺に対する形成外科的治療. 耳鼻咽喉科・頭頸部外科 MOOK No. 13, p. 231, 金原出版, 東京, 1989.
36) Ueda, K., Harii, K., Yamada, A. : Long-term follow-up study of browlift for treatment of facial paralysis. Ann. Plast. Surg., 32 : 166-170, 1994.
37) Niu, A., Ueda, K., Okazaki, A., et al. : New eyebrow lift technique using a semiautomatic sutureing device (maniceps) for patients with facial paralysis. Ann. Plast. Surg., 45 : 601-606, 2000.

II 顔面・頸部の再建

14 一期的広背筋移植による顔面神経麻痺の再建

SUMMARY

聴神経腫瘍や耳下腺腫瘍の切除に伴い顔面神経が合併切除されて不可逆性の顔面神経麻痺となった症例や，保存的治療で治癒できなかった陳旧性のベル麻痺，あるいは第1第2鰓弓症候群に伴う先天性の顔面神経麻痺などの症例に対しては，形成外科的な治療が必要となる。とりわけ自然に近い「笑い」の表情を再建することは，患者が満足な社会生活を営む上で重要である。

筆者らはこれらの症例に対して神経血管柄付遊離筋肉移植による「笑い」の表情の再建を行ってきた。以前は第一期手術として顔面交叉神経移植を行い，約1年後に第二期手術としておもに薄筋を用いた遊離筋肉移植を行う方法であったが，この方法では初回手術から患者が表情を獲得するまで2年近い期間を要することが難点であった。これに対して近年は神経柄を長く付けた広背筋を用いて，一期的に対側顔面神経分枝と縫合する方法を第一選択として用いている。この結果，患者が表情獲得に要する期間は大幅に短縮し，最終的に得られる結果も二期的再建法に劣らず良好であった。

この方法は治療期間の短縮のみならず，顔面神経由来で移植筋の動きが得られるため自然に近い表情をつくりやすい点，筋体の幅や長さを調節することにより麻痺の程度に応じて対応可能である点，採取部の犠牲が最小限で済む点など，現行のほかの表情再建法に比べてもっとも優れた方法であると考えられる。筆者らはこのほかに麻痺性兎眼や眉毛下垂に対する術式を症例に応じて組み合わせ，陳旧性顔面神経麻痺の治療を行っている。

本稿では一期的遊離広背筋移植について術式の詳細を中心に述べた。

はじめに

顔面神経麻痺はわれわれが日常よく遭遇する疾患である。通常 Bell 麻痺や Hunt 症候群などの多くは保存的治療によって症状が軽快するが，一部には保存的治療が効を奏さず，麻痺が陳旧性となる場合がある。また，聴神経腫瘍切除術などに伴い顔面神経の合併切除を余儀なくされた症例において，患側の顔面は非可逆性の麻痺を生じる。肉眼的に顔面神経を温存できた症例においても，術後の麻痺が回復せず陳旧性の顔面神経麻痺を呈する場合もある。このほかに先天性の顔面神経麻痺や外傷後陳旧性となった麻痺など，発症から時間が経過してほかの治療法で改善が望めない場合など，陳旧性顔面神経麻痺には種々の原因がある。

これら陳旧性顔面神経麻痺患者においては，麻痺性兎眼や眉毛および口角の下垂などの症状に対して形成外科的治療が必要となる。重症化すると角膜潰瘍から失明にいたる恐れがあるため，麻痺性兎眼の治療が機能的には重要である。一方，患者の社会生活上重要なのは「笑い」の表情の欠如に対する再建術である。われわれは無意識のうちにも人に対して「にこやかな」表情を作り，相手の表情を見ながらコミュニケーションをとるものであるが，麻痺患者は表情を作ろうとしてもよけいに片側の麻痺が目立つため，非常な苦痛を感じることになる。

したがって，鼻唇溝・頬部の表情に関しては余剰皮膚切除や筋膜移植による吊り上げなどの静的再建術では決して患者の満足は得られず，「笑い」の表情に関しては対側顔面の動きに同調した動的再建術を行う必要がある[1]，ということを形成外科医は十分に認識しておくべきであろう。

A 概 念

陳旧性顔面神経麻痺においては通常患側の表情筋は脱神経性萎縮が進行しており，舌下神経顔面神経交叉縫合術[2]や顔面交叉神経移植術[3]のみによる神経再建術では効果が得られないことが多い。動的再建術としては側頭筋移行術などの筋肉移行術[4]も考えられるが，奥歯を噛み締めて笑うという不自然な表情の作り方となることを考えると，現在のところ神経血管柄付遊離筋肉移植術[5][6]が最適な方法であろうと思われる。移植筋の運動神経としては同側の顔面神経が使用できない場合がほとんどであるため，対側の顔面神経分枝を用いることとなる。

術式としては第一期手術として顔面交叉神経移植術を行い，再生軸索が対側顔面神経との縫合部から移植神経内を伸長してくるのを待って，約1年後に第二期手術としておもに薄筋を用いて遊離筋肉移植を行う方法[7]が一般的であり，筆者らも以前はこの方法を用いてきた[8)9)]（図14・1）。しかし，第二期手術から筋肉が動き出すまで半年から1年近くかかることを考えると，患者にとって動きを得るためには結局2年近くの歳月を要することとなり，この回復期間の長さが二期的手術の最大の欠点であったといえる。

この欠点を克服するため，筆者らは神経柄を長く付けた広背筋を移植し，神経は上口唇皮下を通して直接対側顔面神経分枝と縫合，血管は顔面動静脈と吻合する一期的再建術を開発した[10)11)]（図14・2）。神経柄の長さは約15 cmほどであるが，通常移植筋の収縮が認められるまでにかかる期間は半年前後であり，二期的再建術に比べて患者が表情を得られるまでにかかる期間は大幅に短縮した。このことが一期的再建術のもっとも大きな利点であるといえる。

B 術前の評価

術前検査は一般的な全身麻酔の術前検査に準ずる。遊離広背筋移植術の場合には，移植床血管となる顔面動脈の存在が必要不可欠であるが，血管造影はとくに行っていない。通常患側の下顎角より2横指程度正中寄りの下顎縁で顔面動脈の拍動を触知することができるので，術前に確認しておく。耳下腺悪性腫瘍術後の麻痺など顔面動静脈が使用できない場合には上甲状腺動脈など上頸部の血管を移植床として使用することになる。

健側とほぼ対称な位置に鼻唇溝が作成できるよう，術前に患者の表情を写真やビデオで撮影して検討しておく。また，麻痺による口角下垂の程度も把握しておく必要がある。完全麻痺の場合と不全麻痺の場合で移植する筋体の幅が約3 cmから4.5 cmまで異なるため，麻痺の程度の把握は重要である。

遊離広背筋移植においては患側のもみあげ部分と腋窩部について剃毛を行う。麻痺性兎眼に対する側頭筋移行術を併せて行う場合にはもみあげから上方へ10 cmほどまで，こめかみの部分も含めて広く剃毛しておく。

C 手　技

1．麻酔と体位

手術は気管内挿管全身麻酔で行う。挿管チューブは螺旋入りのものか下向きのレイチューブを用い，健側の口角固定とする。挿管チューブの絆創膏固定を行う際は，術野の妨げにならないように健側下方の部分のみで固定し，必要に応じて針糸固定を追加する。術野の確保のためバイトブロックはできれば使用せずにその分深く麻酔を維持してもらい，バイトブロックの必要があれば手術

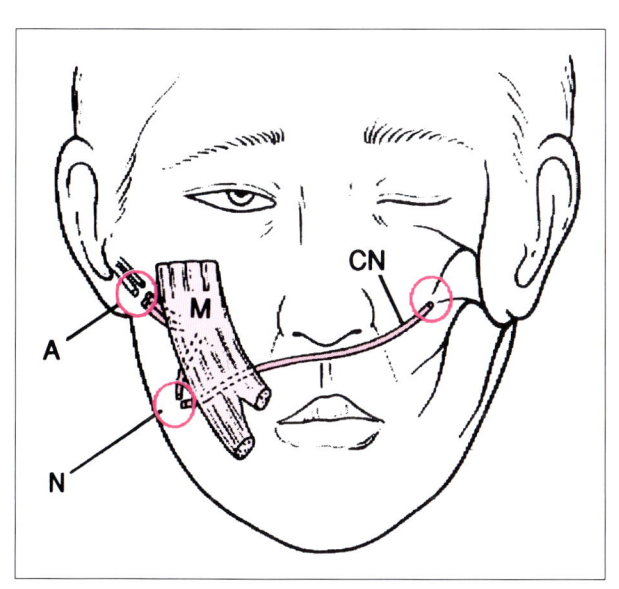

図14・1　二期的再建法のシェーマ
CN：腓腹神経による cross-face nerve，M：移植筋（おもに薄筋），A：血管吻合部（浅側頭動静脈），N：神経縫合部
（朝戸裕貴，波利井清紀：顔面神経麻痺（2）動的再建術―陳旧性麻痺に対する一期的遊離筋肉移植術を中心に―．形成外科，40：S 89-S 96，1997．より引用）

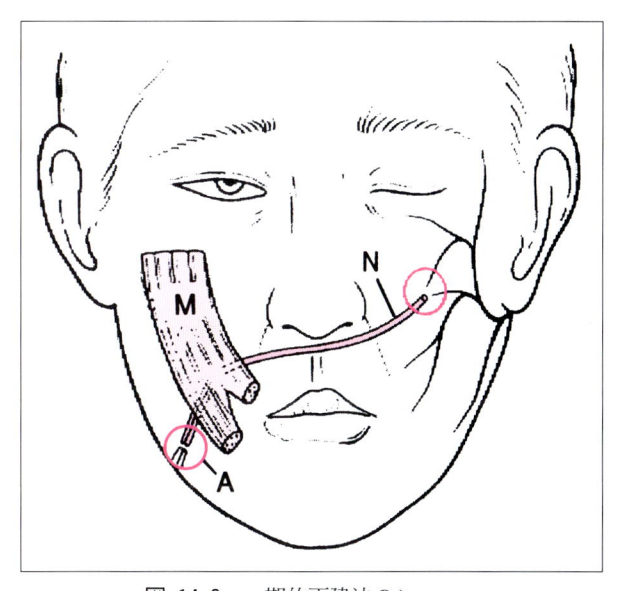

図14・2　一期的再建法のシェーマ
M：移植筋（広背筋），A：血管吻合部（顔面動静脈），N：神経縫合部
（朝戸裕貴，波利井清紀：顔面神経麻痺（2）動的再建術―陳旧性麻痺に対する一期的遊離筋肉移植術を中心に―．形成外科，40：S 89-S 96，1997．より引用）

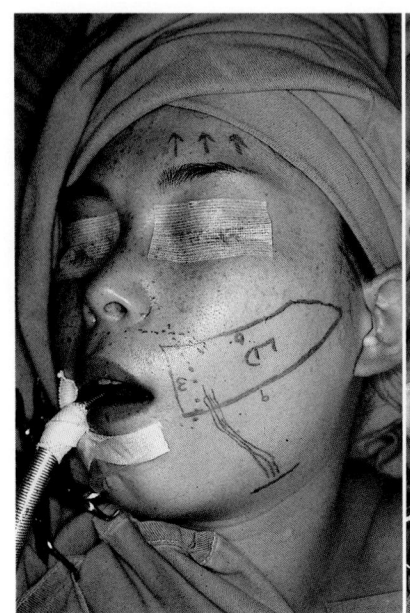

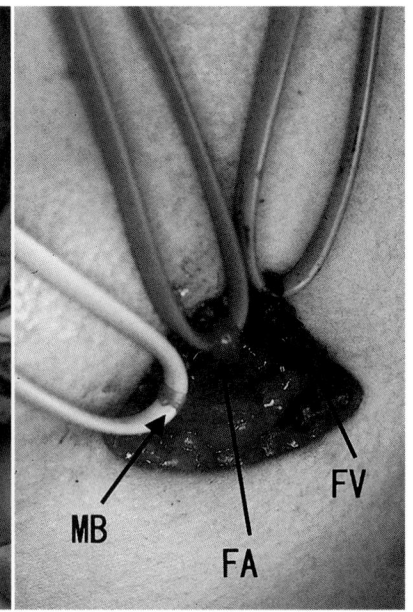

図 14・3 術前の顔面のデザインと切開線
この症例では内視鏡下眉毛挙上術を同時に行っている。

図 14・4 顎下部の切開から顔面に向けて広範に皮下剥離を行っているところ。

図 14・5 露出した移植床血管
FA：顔面動脈，FV：顔面静脈，MB：顔面神経下顎縁枝

終了時に挿入するようにしている。

術中は神経刺激装置を用いて顔面神経を同定するので，筋弛緩薬の使用は麻酔導入時のみとし，その後は使用しないようにする。しかし，とくにマイクロ使用時に患者の体動があると危険なので，麻酔はある程度の深さをもって維持する必要がある。筋肉移植の場合，術中術後の低血圧は血管吻合部での血栓形成を助長するので，手術中も収縮時血圧は常に 100 mmHg 以上となるように調節する。

通常，広背筋は麻痺側と同側で採取する。挿管後は患者を仰臥位としたまま麻酔科は患者の健側下方へ移動し，術者および助手が頭部周辺および患側体幹部周囲を広く使えるようにする。つづいて肩枕を入れて頸部を伸展させ，術中に顔面の向きを自由に変えられるようにする。採取するのは皮膚を付けない広背筋弁なので，採取側の側胸部にも枕を入れて少し高くすれば術中の体位変換は不要であり，仰臥位のまま腋窩部から下方へ向けた切開のみで広背筋採取が可能である。採取側の上肢はすべて消毒してからストッキネットで保護して外転位に保ち，必要に応じて術中に肢位を変えられるようにしておく。このように体位をとれば顔面の操作と広背筋採取を同時進行で始めることができる。

2. 顔面移植床の準備

皮膚切開はまず顎下部約 3 cm の横切開から開始する（図 14・3）。広頸筋直上の層でいったん顔面に向かって剥離を行う（図 14・4）。この剥離した部分は，後の耳前部からの剥離と通じさせて移植筋を入れる皮下ポケットを形成する。その後広頸筋を切開し，移植床血管となる顔面動静脈を剥離露出し，移植床動静脈として用いられるように，ある程度の長さにわたって剥離しておく（図 14・5）。顔面動静脈と交差する顔面神経下顎縁枝は，完全麻痺の場合は切断してもよいが，不全麻痺の場合は注意して温存する必要がある[12]。ときに顔面動脈と伴走する顔面静脈が欠損していることがあるが，この場合にはオトガイ下部へ向かう顔面静脈の分枝や耳下腺下極部へ向かう分枝，場合によっては外頸静脈や内頸静脈を準備する必要がある。顔面動脈が何らかの理由で使用できないか欠損している場合には，上甲状腺動脈あるいは舌動脈を剥離露出するが，このあたりの高さまでは静脈移植なしで血管吻合が可能である。あるいはまれに浅側頭動静脈を使用する場合もある。血管は 10% リドカインを含ませた温生食ガーゼで覆い，攣縮を十分解除しておくようにする。

健側頬部では外眼角部から下方に降ろした垂線が頬骨突起を越えたあたりに約 1.5 cm の縦切開を行い，ここから健側顔面神経分枝を探す。この位置は耳下腺前縁の約 1 横指末梢部に一致する。出血が多いと神経を探し出すのが非常に困難になるので，ボスミン加生理食塩水を十分に注入してから皮膚切開を行ない，SMAS 直上の層に達する。その層でいったん皮膚切開部周囲をある程度剥離し，この小切開から広い範囲が直視できるようにしておく。

その後，耳下腺前縁部で SMAS を切開すれば顔面神

経の分枝をいくつか探し出すことができる．神経刺激装置を用いて刺激を行いながら鼻唇溝をよく再現する枝を最低限 2 本以上露出し，そのうちもっともよく鼻唇溝を動かす分枝を神経縫合用に確保しておく（図 14・6）．2 本以上の神経を露出しておくのは，1 本を切断しても健側に顔面神経麻痺を生じないことを確かめるためである．神経縫合用に選択した分枝は，後の神経縫合がなるべく浅い位置で行えるように末梢方向へも十分に剝離を進め

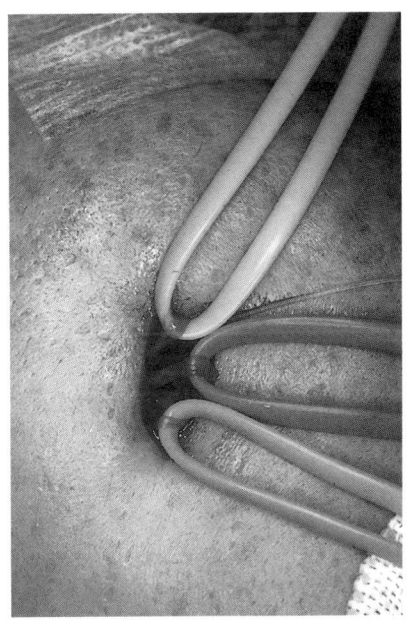

図 14・6 対側頬部で露出した顔面神経分枝
この症例では 3 本の分枝を探し出している．

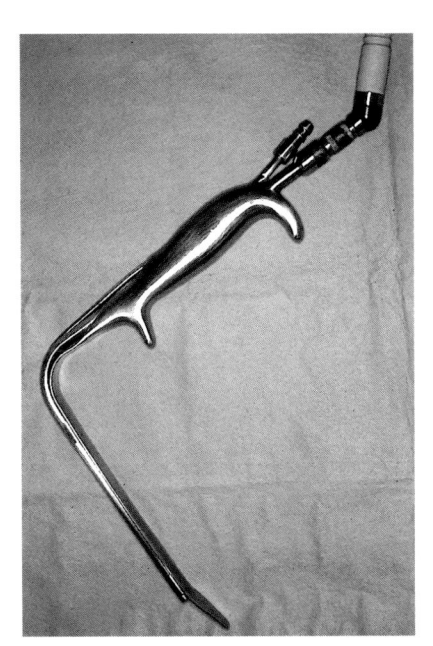

図 14・7 顔面剝離に用いる照明付き筋鉤

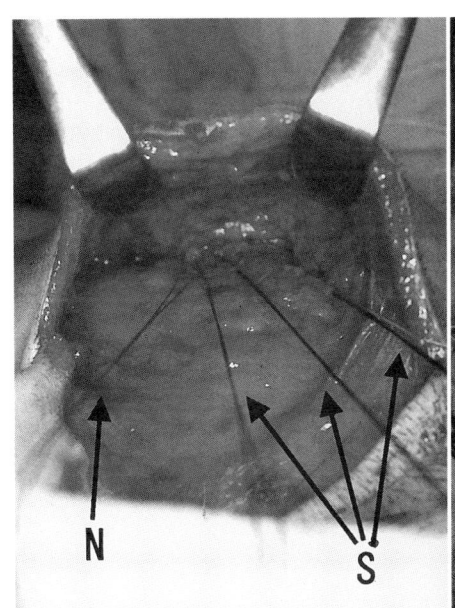

図 14・8 頬部の皮下ポケットを作成し，口輪筋部への固定糸をかけたところ．
S：移植筋固定用のサージロン糸，N：一時牽引用のナイロン糸
(Harii, K., Asato, H., Yoshimura, K., et al.: One-stage transfer of the latissimus dorsi muscle for reanimation of a paralyzed face：a new alternative. Plast. Reconstr. Surg., 102：941-951, 1998. より引用)

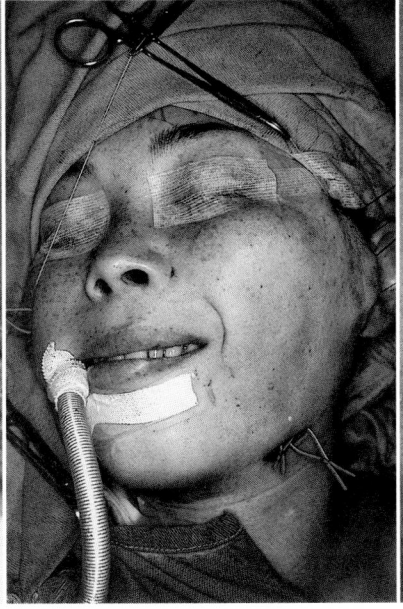

図 14・9 移植床の準備を終了したところ．固定糸を引っ張って良好な鼻唇溝が再現されることを確認している．神経の誘導路に通した絹糸をペアンで把持している．

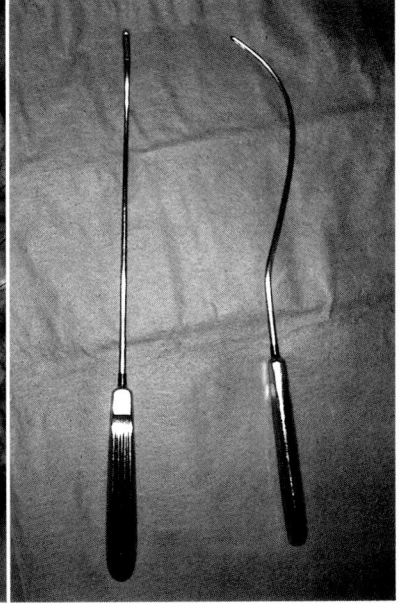

図 14・10 神経の誘導路を作成するための神経誘導子
(Harii, K., Asato, H., Yoshimura, K., et al.: One-stage transfer of the latissimus dorsi muscle for reanimation of a paralyzed face：a new alternative. Plast. Reconstr. Surg., 102：941-951, 1998. より引用)

ておく。

つづいて筋肉を入れる皮下ポケットを作成するが，この切開線は除皺術に準じて行う（図14・3参照）。ボスミン加生理食塩水を顔面広範囲のSMAS上に皮下注入後，皮膚切開をもみ上げの部位から斜めに加えて前切痕に達し，耳珠から珠間切痕にかけての稜線に沿い，耳垂前部を通って耳垂下部まで切開していく。SMAS上を皮下剝離していき，頸部から剝離した部分と交通させた後，さらに口側へと進めていく。この剝離の際に照明付き筋鉤を用いると，十分に止血を確認しながら手術を進めることができる（図14・7）。

想定する鼻唇溝のラインを1cmほど超えるまで剝離したら，術後約2週間留置する一時的牽引用の3-0ナイロン糸を，口輪筋の外側縁あたりで口角の高さに1針かけて耳垂部方向へ引っ張り，自然な鼻唇溝のラインが再現できるよう皮下ポケットの剝離範囲を調節しながら最終的な剝離範囲を決定する。つぎに剝離範囲の最深部で口輪筋に筋体固定用の3-0サージロン糸をかける（図14・8）。上口唇，口角，下口唇と最低3針の固定糸をかけたら，糸を耳垂方向へ引っ張って自然な鼻唇溝のラインが再現できることを再び確認する（図14・9）。

ここまでの操作が終了したら，患側顔面の皮下ポケットと健側頬部の神経露出部との間に上口唇を経由して神経の通り道となる皮下トンネルを作成する。この操作は神経誘導子（図14・10）を用いて行うと容易であり，太めの絹糸を通しておく（図14・9参照）。神経が移植筋固定糸を結紮する際に絞扼されないよう，皮下ポケットへの開口部は筋肉固定部と離れた鼻翼にもっとも近い位置にする。

3. 広背筋の採取

顔面の操作と平行して別のチームが広背筋の採取を行なう。腋窩部から中腋窩線に沿って弧状の皮膚切開を行ない，広背筋の前縁を反転するようにして裏面で胸背動静脈および胸背神経を同定する。胸背動静脈と神経を別々に丁寧に剝離し，中枢および末梢側へ向かう。とくに神経はできるだけ長く採取する必要があるので，中枢側では腋窩動静脈をくぐって腕神経叢から分枝するところまで剝離する。末梢側でも筋体裏面に沿って走行している部分を丁寧に剝離し，神経が筋体内に入るところまで剝離を進め，約15cmほどの神経柄を確保する。血管は通常肩甲回旋動静脈との分枝部まで剝離すれば十分な長さが得られる。

神経血管柄を剝離し終えたら，神経血管柄が筋体に入る場所を上端近くに設定し，神経刺激装置で刺激して筋体がよく収縮する部分を含むように筋弁の採取部分と大きさを決定する。採取する筋体は長さが約10～12cm，幅が3～4.5cmの長方形であるが，顔面に移植した後に最終的な形にトリミングすることとなる。必要な長さは個人差があるため手術開始時に計測するが，幅については完全麻痺で3.5～4.5cm，不全麻痺で3～4cmとしている。筋体を切離する際は，消化器外科で用いられるdisposable staplerを用いて上下の断端を処理する[13]。これは断端部の止血を確実にするのみならず，移植部におい

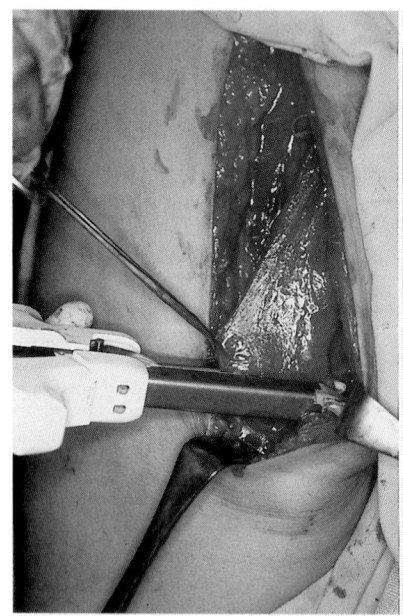

図14・11　disposable staplerで広背筋の両端を処理しているところ。

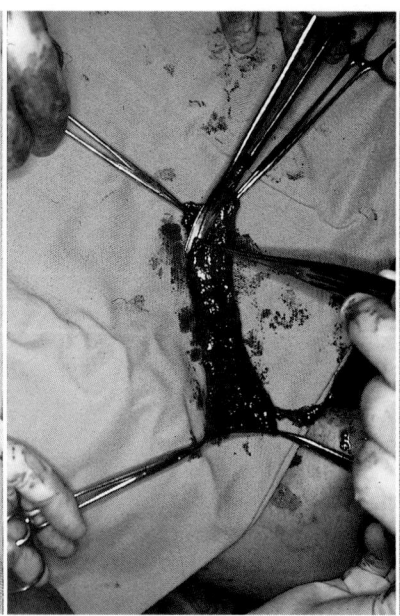

図14・12　広背筋を島状とした段階で，広背筋の背側面からthinningを行っているところ。

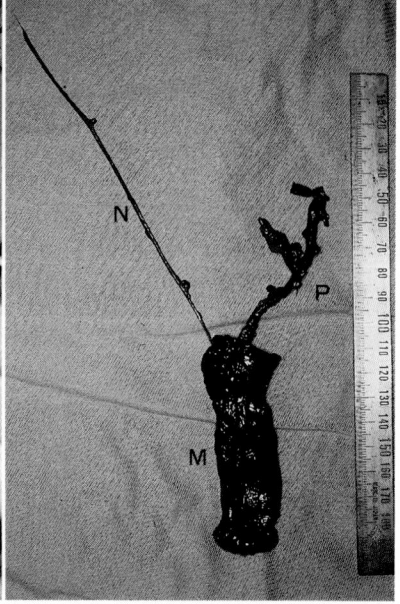

図14・13　遊離した広背筋弁（M）。15cm以上の長さの神経柄（N）をもつ。Pは栄養血管柄である胸背動静脈。

て筋体の断端部をしっかりと固定するのに非常に有用である（図14・11）。

　筋体を島状弁としたら，神経刺激を与えて確認しながら，神経血管柄の流入する反対側の面で筋体の厚みを注意深くトリミングする（図14・12）。二期的再建術の場合と比べて術後の筋体萎縮の度合いが少ないため，筋体量が多すぎないように厚みを1 cm以下（約8 mm程度）にしておくことが重要である。島状弁とした後は電気メスを用いて止血をしてはならない。必ずバイポーラを用いるようにする。こうして準備が整ったら血管柄にマイクロクリップをかけ，神経血管柄を切離して広背筋を遊離する（図14・13）。筋肉採取部は止血を十分確認してドレーンを留置の上閉創する。

4．移植筋の固定と神経血管吻合

　遊離した筋体をただちに顔面に移し（図14・14），まず中枢端部に先に口輪筋にかけておいたサージロン糸を通し，胸腔鏡用の結紮誘導子を用いて鼻唇溝部への固定を行う。この後，移植筋神経の断端部を神経用皮下トンネルに通した絹糸と結んで，移植筋神経を対側頬部の皮膚切開部まで誘導する。血管柄にはねじれが生じないよう注意しながらこれを移植床血管のある顎下部の皮膚切開部に誘導する。

　移植筋のもう一方の断端は頬骨弓の位置で固定するが，この部位の膨隆を防ぐため頬骨弓部分の皮下組織を一部切除する[8]。不全麻痺で眉毛の動きが残っている場合は側頭枝を損傷しないよう，皮下組織切除を加減せざるを得ない。ここでもう一度 disposable stapler を用いて移植筋のもう一端をトリミングする。

　まず一時牽引用にかけたナイロン糸を引っ張って口角の下垂がなくなった状態にし，移植する筋体の長さはこの段階でゆるみがなく，強く引っ張り過ぎない状態となるよう決定する。結果として移植筋は台形となり，筋体下縁での長さは約8〜11 cmだが上縁での長さは6〜8 cm程度となる。3-0のサージロン糸を用い頬骨弓部の骨膜に数針固定する。不全麻痺の場合，側頭枝の走行すると思われる部位では SMAS のみに固定して損傷を避ける配慮が必要である。

　つづいて顕微鏡下に血管吻合を行なう。9-0または10-0のナイロン糸で動静脈とも端々吻合とする。このように小さな皮膚切開の中での血管吻合には多少熟練を要するが，吻合部位が皮膚切開中央部にくるようセッティングすることが吻合を容易にするコツである。健側頬部での移植床神経はできるだけ末梢まで追って切断し，胸背神経との神経縫合が切開部の外側で行なえるようにす

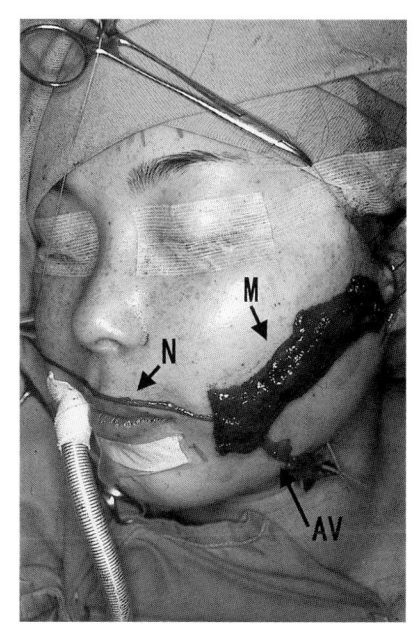

図14・14　採取した広背筋を顔面に移動したところ。
M：広背筋の筋体，AV：血管柄，N：神経柄

る。神経縫合にはフィブリン糊を利用し，まず神経束同士を接着させてから，10-0ナイロン糸による神経上膜縫合を数針追加する。

5．閉　創

　移植筋から良好な出血が見られることを確認してから，温生食による洗浄と入念な止血を行う。ドレーンは持続吸引ドレーンとし，直接血管柄を引っ張り込まないよう挿入位置に注意して耳介上方の有毛部から刺入する。口輪筋外側縁にかけておいた3-0ナイロン糸を引っ張って耳垂後方に出してボルスター固定する。これは移植筋の両端固定部の安静を保つためで，術後2週間は留置しておく。ボルスター固定を行ったらもう一度神経縫合部に問題がないことを確かめて同部を閉創する。術前の患側頬部のたるみが強い場合は，face lifting に準じて閉創時に患側頬部の皮膚を若干トリミングする場合もある。もみあげの部分はステイプラーで皮膚を閉鎖する。圧迫をかけてドレッシングを行い，伸縮包帯を巻いて手術を終了する（図14・15）。

D 術後管理

　術後は神経縫合部の安静を保つことがもっとも重要である。広背筋移植における血管吻合部はドップラー血流計で開存状態を頻繁に観察する必要がある。皮膚の上から移植筋の弾力性を触知することも重要なモニター法で

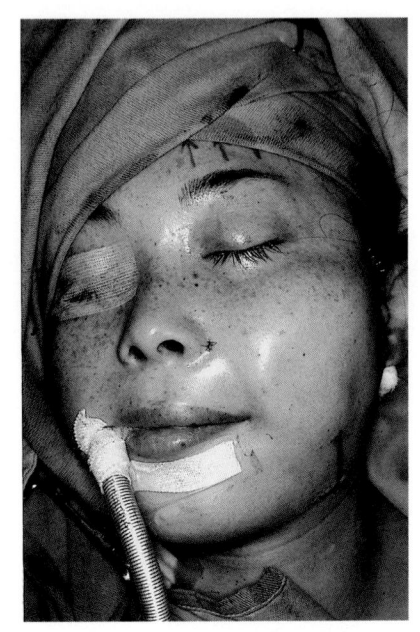

図 14・15　手術終了時の状態

ある。筆者らはプロスタグランディンE_1を術後1週間投与しているが，ヘパリンその他の抗凝固剤は，創部からの後出血を助長する恐れがあるため用いていない。

術後4～5日に吸引ドレーンを抜去し，術後7日に創部の全抜糸を行うが，圧迫包帯は最低1週間以上続行する。2週間後に一時的牽引のナイロン糸を抜去し，その後は外来でVB_{12}を投与しながら経過観察を行う。

通常術後4～8カ月までの間に移植筋の動きが観察される。移植筋が動き出したら患者に鏡を見ながら表情を作る練習をさせ，自ら良い表情を作っていくためのコツを習得するよう指導する。移植筋の収縮力は約2年かけてピークに達するため，術後2年を経過した後に必要があれば各種の修正手術を考慮する。

E 症　例

【症例1】58歳，男

聴神経腫瘍切除後に左顔面神経麻痺を生じた症例である（図14・16-a，b）。完全麻痺であり自然回復の傾向がまったく認められないため，腫瘍切除から1年2カ月後に遊離広背筋移植による一期的再建術を施行した。

術後9カ月で移植筋の動きが認められ，その後移植筋の動きは強くなった。術後2年8カ月を経過し，患者は笑った時にほぼ左右対称な表情を獲得している（図14・16-c，d）。

【症例2】22歳，男

先天性の右顔面神経麻痺症例であり，ほぼ完全麻痺の状態であった（図14・17-a，b）。遊離広背筋移植による一期的再建術とともに，内視鏡下眉毛挙上術と上眼瞼へのゴールドプレート挿入術を施行した。

術後7カ月で移植筋の動きが認められた。その後移植筋の動きは強くなり，術後1年9カ月にはほぼ左右対称な表情を獲得している（図14・17-c，d）。

F 考　察

1976年波利井ら[5]により陳旧性顔面神経麻痺に対する神経血管柄付遊離筋肉移植が報告され，以来「笑い」の表情の再建における神経血管柄付遊離筋肉移植は広く用いられるようになった[7]。術式も洗練されて[8,9]，一般的には前述のごとく第一期手術としておもに腓腹神経を用いた顔面交叉神経移植を行い，約1年後に第二期手術としておもに薄筋を用いた遊離筋肉移植を行う方法が一般的となっている[7,8]。しかし，この方法では患者が表情を獲得するまでに要する期間が2年近くかかることに加え，ほかにもいくつかの問題点がある。

まず腓腹神経採取に伴う問題点では，下腿に知覚鈍麻を生じることが挙げられる。その領域は経過観察に伴い徐々に狭くなるが，最終的に外顆付近は知覚鈍麻が残ることが多い。また神経採取に際して，筆者らは数カ所の小切開や内視鏡を用いた神経採取を行っているが，それでもなお瘢痕が問題となる場合も少なくない。

二期的再建術ではおもに浅側頭動静脈を用いて血管吻合を行ってきたが，径が細く，しばしば吻合部血栓などのトラブルも経験した。これらの症例では再手術によって血行上は救済された例でも長期に見れば移植筋の動きが不良である場合が多く，筋肉は皮弁などに比べてうっ血や虚血に対して弱いとされていることと関係しているものと思われる。

また，再生軸索が筋に達するまでに2カ所の神経縫合部を越える必要があるため，最終的に移植筋に到達する神経線維の数が極端に減少すると考えられる[6]。このため筋移植の際は萎縮の度合いを見越してどうしても大き目の筋肉を移植せざるを得ない。また，神経縫合部が2カ所であるため最終的な結果にもばらつきが生じやすいといえる。

広背筋を用いた一期的再建術はこれらの問題点を解決する有用な術式である。神経採取に伴う問題点はなく，患者が「笑い」の表情を獲得するために要する期間も短くて済む。吻合血管としては浅側頭動静脈より口径の大きな顔面動静脈の方が有利であると思われる。この点一期的再建に用いる広背筋の栄養血管は薄筋に比べて一般に太く，顔面動静脈とも口径差があまりない場合が多いため，血管吻合がより安全に行いやすいといえる。顔面

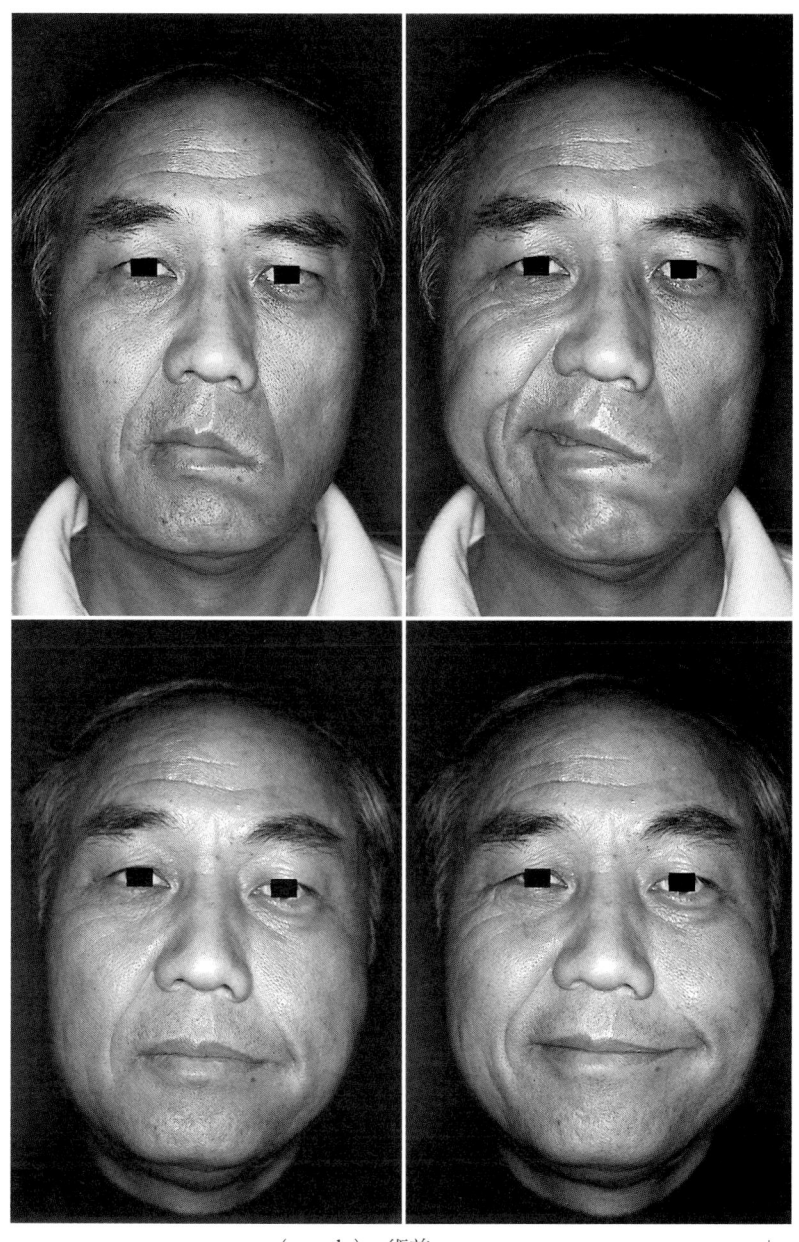

(a, b) 術前。
(c, d) 術後2年8カ月。

a	b
c	d

図 14・16　症例1：58歳，男，聴神経腫瘍切除後の左顔面神経麻痺

皮膚の切開線については，筋肉を入れる皮下ポケットのための耳前部切開と血管吻合のための顎下部切開を連続させずに分けて行うことで，整容面のみならず術後の顔面の腫脹も和らげる効果が得られている。

さらに一期的再建術では神経縫合部が1カ所で済むため，萎縮を見越して大き目の筋肉を移植する必要はなく，術後の膨隆を目立たせないよう最初から筋肉を薄くして移植することができる。現在筆者らは常に移植筋の厚みが1cm以下（平均8mm程度）としている。また，麻痺や口角下垂の程度に応じて移植する筋体の大きさも調整しやすい。広背筋において移植筋の長さは筋線維の長さ，すなわちexcursionの大きさを反映するが，これは口角下垂の程度に応じて術前の鼻唇溝内側から頬骨弓までの距離により決定する。筋の厚みは一定なので筋線維の数を規定するのは筋体の幅ということになり，これは麻痺の程度に応じて3～4.5cmの間で決定する。広背筋は採取する筋体の厚さ，長さ，幅とも自由に設定できる利点をもつ。

一期的再建術に必要な移植筋の条件としては，太くて解剖学的に安定した栄養血管をもつこと，15cm前後の長い神経柄をもつこと，筋体の長さ，幅，厚みが調整できることが必須である。また，顔面神経麻痺において必要なのは筋のexcursionの大きさであり筋力自体ではないため，筋線維の構造としては長い筋線維をもつparallel fiber muscleであることも重要である[14]。さらに顔面神経麻痺の再建手術が元来整容的な観点を重視する手術

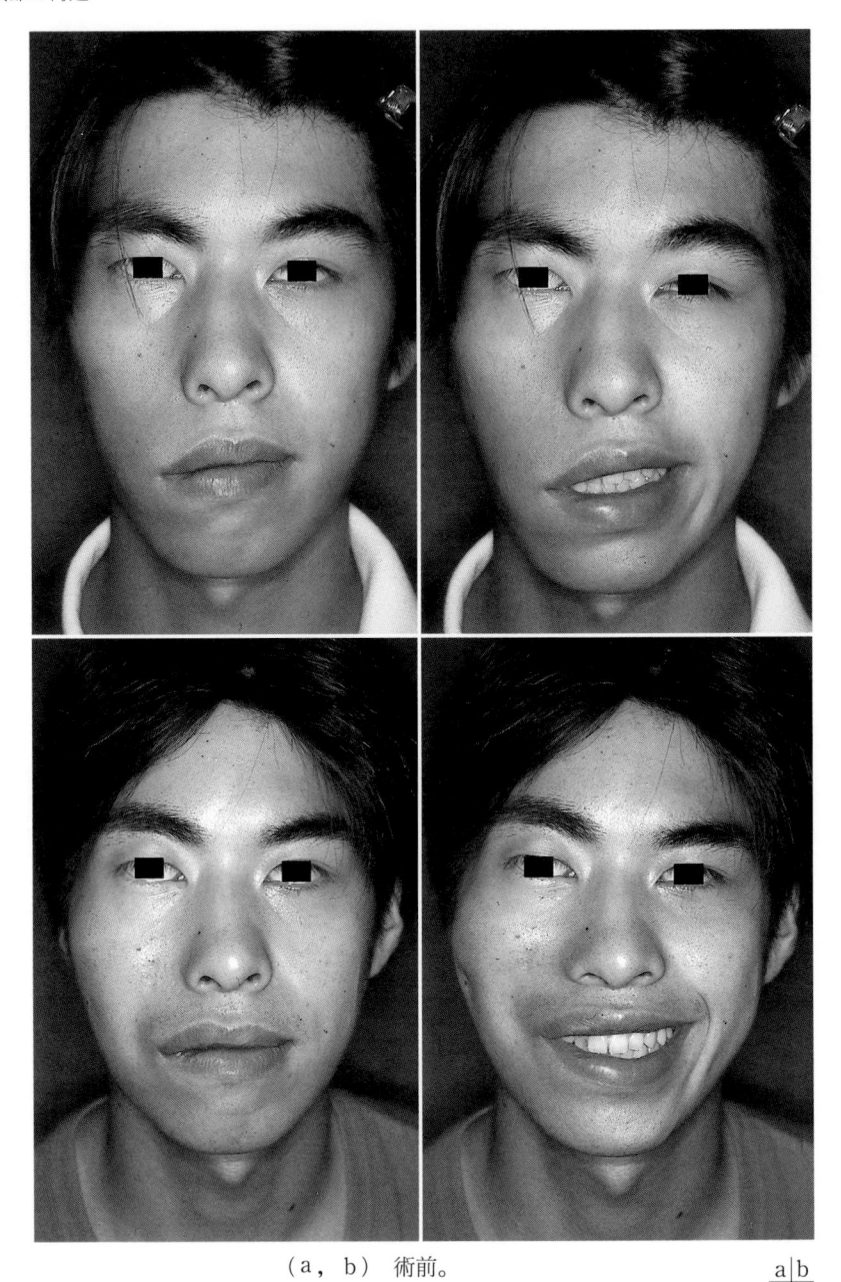

(a, b) 術前。
(c, d) 術後1年9カ月。

a	b
c	d

図 14・17　症例2：22歳，男，先天性の右顔面神経麻痺

であることを考えると，移植筋の採取部はより目立たず，犠牲の少ない部位を選択する必要があることはいうまでもない。現時点で広背筋はこれらの条件をすべて満たしており，一期的再建術で報告されている薄筋[15]，腹直筋[16]，拇趾外転筋[17]などと比較しても，移植筋として最適であると考えられる。

　陳旧性顔面神経麻痺であればこの術式はほとんどの場合適応可能であると考えられるが，対側顔面神経が利用できない場合（Möbius症候群など）はほかの方法を考慮する必要がある。顔面動静脈およびほかの頸部・顔面の血管がともに使用できない場合も適応外である。

　合併症としては術後の出血や血腫形成，一般的なマイクロサージャリー手術と同様の血管吻合部における血栓形成などが挙げられる。このほかに注意すべき合併症は，術中の神経剝離操作あるいは長時間の上肢外転位に起因する橈骨神経麻痺である。腕神経叢近傍での注意深い操作と，閉創時には上肢外転の度合いを60°程度まで戻しておくことが重要である。

　この術式の短所としてあえて挙げるとすれば，後に二次的な修正手術を鼻唇溝部から行う場合，移植筋を支配する胸背神経が腓腹神経と比べて細いため見つけにくいことである。したがって，修正手術においては神経を損傷しないよう十分注意する必要がある。

　以上広背筋による顔面神経麻痺の一期的再建術について述べた。筆者らはこの術式が従来の二期的再建術に代わる標準的術式となりうるものと考えている。

(朝戸 裕貴，波利井清紀)

文 献

1) 朝戸裕貴，波利井清紀：顔面神経麻痺（2）動的再建術―陳旧性麻痺に対する一期的遊離筋肉移植術を中心に―．形成外科，40：S 89-S 96，1997．
2) Ballance, C. A. : A case of facial palsy treated by faciohypoglossal anastomosis in which an anastomosis was also made between the spinal accessory and the distal segment of the divided hypoglossal nerve in order to prevent permanent lingual palsy and atrophy. Lancet , 1 : 1675-1677, 1909.
3) Anderl, H. : Cross-face nerve transplant. Clin. Plast. Surg., 6 : 433-449, 1979.
4) Adams, M. : The use of the masseter, temporalis and frontalis muscles in the correction of facial paralysis. Plast. Reconstr. Surg., 1 : 216-228, 1946.
5) Harii, K., Ohmori, K., Torii, S. : Free gracilis muscle transplantation, with microneurovascular anastomoses for the treatment of facial paralysis. A preliminary report. Plast. Reconstr. Surg., 57 : 133-143, 1976.
6) 波利井清紀：顔面神経麻痺の治療における神経，筋肉移植の基礎と臨床．日形会誌，7：347-372，1987．
7) O'Brien, B. McC., Franklin, J. D., Morrison, W. A. : Cross-facial nerve grafting and microneurovascular free muscle transfer for long established facial palsy. Br. J. Plast. Surg., 33 : 202-215, 1980.
8) Harii, K. : Refined microneurovascular free muscle transplantation for reanimation of paralyzed face. Microsurgery, 9 : 169-176, 1988.
9) 朝戸裕貴，波利井清紀：顔面神経の再建．神経研究の進歩，40：742-754，1996．
10) Harii, K., Asato, H., Yoshimura, K., et al. : One-stage transfer of the latissimus dorsi muscle for reanimation of a paralyzed face : a new alternative. Plast. Reconstr. Surg., 102 : 941-951, 1998.
11) Asato, H., Harii, K., Takushima, A. : Smile reconstruction using one-stage transfer of the latissimus dorsi muscle. Oper. Tech. Plast. Reconstr. Surg., 6 : 197-203, 1999.
12) 朝戸裕貴，波利井清紀：陳旧性顔面神経不全麻痺例に対する一期的遊離広背筋移植術の検討．形成外科，43：439-444，2000．
13) Asato, H., Harii, K., Nakatsuka, T., et al. : Use of the disposable stapler to insure proper fixation of a transferred muscle in treatment of facial paralysis. J. Reconstr. Microsurg., 14 : 199-204, 1998.
14) Guelinckx, P. J., Faulkner, J. A. : Parallel-fibered muscles transplanted with neurovascular repair into bipennate muscle sites in rabbits. Plast. Reconstr. Surg., 89 : 290-298, 1992.
15) Kumar, P. A. : Cross-face reanimation of the paralyzed face, with a single stage microneurovascular gracilis transfer without nerve graft : a preliminary report. Br. J. Plast. Surg., 48 : 83-88, 1995.
16) Koshima, I., Moriguchi, T., Soeda, S., et al. : Free rectus femoris muscle transfer for one-stage reconstruction of established facial paralysis. Plast. Reconstr. Surg., 94 : 421-30, 1994.
17) Jiang, H., Guo, R. T., Ji, Z. L., et al. : One-stage microneurovascular free abductor hallucis muscle transplantation for reanimation of facial paralysis. Plast. Reconstr. Surg., 96 : 78-85, 1995.

II 顔面・頸部の再建

15 有茎拡大広背筋皮弁による顔面頸部の再建

SUMMARY

　頭頸部領域の再建は，現在では遊離皮弁が適応されることも少なくないが，有茎筋皮弁によっても，そのほとんどの再建は可能であり，その有用性は高い。手術法の選択は個々の症例によっても，医療施設によっても異なってこようが，有茎皮弁で再建を行う場合は，筆者らが開発した拡大広背筋皮弁はもっとも汎用性が高いものの一つと考える。そこで，その概念と手術について述べた。
　拡大筋皮弁は筋体縁より遠位に，皮島が大きく拡大したものをいい，通常，拡大皮膚領域は深筋膜を含めた筋膜皮弁として挙上する。拡大皮膚領域は周囲に隣接する fasciocutaneous plexus の様態によって生着範囲が異なり，太い血管が直接吻合するような axial な形態をとる血管網があれば，それを併合するかのように生着域を拡大する。筆者らはこの現象を linking phenomenon と名づけている。
　拡大広背筋皮弁は今までになかった巨大な皮弁を可能とし，また rotation arc を著しく延長させ，有茎での再建範囲を大きく拡大した。一方，皮弁採取部においても機能的・形態的損失を軽減させるなど，有用性の高い皮弁と考えられる。
　拡大広背筋皮弁は臨床上，拡大方向により前方(側胸，側腹部)，後方(肩甲三角部)，それに両側方の3型に分類している。背部，側胸，側腹部の皮膚の血管解剖を検索すると，fasciocutaneous plexus は背部正中側で各肋間動脈背側皮枝が作る血管網の連結が強く，広背筋内側およびその前方においては比較的弱いことが分かった。また，胸背動脈は筋刺入後，横枝，下行枝に分岐し，後者は直視下に下方まで走行が追え，筋体の縮小が容易と思われた。これらの事実から，拡大広背筋皮弁は広背筋前方約1/2を筋体とし，皮島は後方により大きく拡大するのが合理的と考えられる。筆者らはこの考えを基本に皮弁をデザインしており，その拡大生着域は臨床上の経験では前方で10～15cm，後方では15～20cmほどであった。
　筆者らは拡大筋皮弁の概念をさらに進め，thin flap の概念を作り，axial pattern の thin flap として初めて，薄層拡大広背筋皮弁 thin extended latissimus dorsi m-c flap を開発した。また，新しい血行機序による肋骨付き広背筋皮弁，知覚広背筋皮弁を工夫した。

はじめに

　あらゆる手術は常に再建的要素をもつものであるが，とりわけ頭頸部領域の腫瘍切除術においては，再建のもつ重要性は高く，再建の可否が手術の成立を左右するといっても過言ではない。この意味において deltopectoral flap[1] の開発は，頭頸部領域の手術に画期的な発展をもたらし，また一方においては皮弁に主軸血管を含むという，それまでになかった血管解剖に論点を置いた新しい皮弁の概念の端緒となった。やがてこれは axial pattern, random pattern の皮弁血行の基本的概念[2]に発展し，臨床的には島状皮弁(動脈皮弁)，遊離皮弁の開発につながった。遊離皮弁は従来の再建法の概念を一変するような革命的なものではあったが，それ自体は皮膚移植の方法論の問題であり，皮弁のその後の発展は新しい血行概念による筋皮弁，筋膜皮弁，中隔皮弁などの開発によって大きく開花した。
　筋皮弁はそれまでにない大きな皮弁を可能とし，またその rotation arc の長さから，有茎皮弁として再建可能な範囲を大きく拡大した。また，主軸となる血管茎が太く長いことから血管吻合が容易となり，遊離皮弁の成績向上と普遍化に貢献した。さらに体表の筋肉のほとんどが対象となったため，皮弁の種類は驚異的に増大したが，続いて筋膜皮弁，中隔皮弁という新しい概念の皮弁の開発が進むと，その適応はおのずと制限されるものとなった。
　筋皮弁の筋体は，それ自体が目的性をもって利用されることもあるが，多くは皮膚部分(皮島)の担体 carrier としての役割を果たしている。この観点から見れば，筆

者らが提唱した拡大筋皮弁（extended musculocutaneous flap）の概念[3)4)]は，最小の筋体，すなわち最小限の機能損失で，最大の皮弁を遠隔部へ移行できるという点で，筋皮弁をもっとも有効的，合理的に用いるものといえ，巨大な皮弁の開発ともあいまって，臨床的には大きな意義があるものといえよう。

頭頸部領域においては，いわば古典的となった有茎遠隔皮弁にはじまり，遊離（筋膜）皮弁，有茎あるいは遊離筋皮弁，遊離中隔皮弁などその他多彩な皮弁が用いられるが，ここで述べる有茎筋皮弁も種々の利点を有し，その適応は広いといえる。代表的なものとしては広背筋皮弁，大胸筋皮弁，僧帽筋皮弁，胸鎖乳突筋皮弁などがあるが，この項は顔面，頸部の"体表"の再建について述べるものであり，同部再建には，筆者は自ら開発した拡大広背筋皮弁をもっとも頻用するので，ここではその概念と手術について述べる。

A 拡大筋皮弁の概念

1. 血行機序

一般に筋皮弁においては，皮島が筋体を越えて，一廻り大きく拡大生着することは経験的に知られていたが，血行上は axial pattern な領域としての筋皮弁に，random pattern としての拡大皮膚領域が付着したものと説明されていた。しかし，筆者らの経験するところでは，実際の拡大範囲は，筋体縁より一律のものではなく，ある種の方向性を持って差異が認められた。また，筆者らのプロスタグランジン E_1 を用いた選択的血管造影法による血管皮膚支配領域測定の研究[5)6)]では，1つの動脈の血行支配領域は，基本的には隣接する動脈の領域とは water shead で区分されるが，隣接する動脈を閉塞させると，初めに測定できた範囲を越えて隣の領域へ拡大する現象が見られた（図 15・1）。これらのことから，axial, random pattern の血行概念は，皮弁の血管構築を解剖学的に2つに大別して分類したものに過ぎず，実際の皮弁の生着範囲を決定するのは，皮弁挙上後の血行動態のもとでの動静脈の還流域であろうと考えた。そして，それは主軸血管と周辺血管が，深筋膜上で形成する血管網（fasciocutaneous plexus）の吻合形態によって限定されると推論した。

以上の仮説をもとに，ブタを用いて拡大筋皮弁の実験[9)]を行なった。それによると，ブタにおいても深筋膜上に血管網が存在し，拡大生着域は深筋膜を含めて挙上すれば一般に拡大するが，その範囲は一律ではなく，血管網の形態により差が生ずることが分かった。すなわち，筋皮弁の axial な形態をとる血管網は隣接する axial な血管網と太い血管で直接吻合しており，皮弁挙上後は吻合を通して逆行性にその領域を併合してより大きく拡大生着し，また逆に隣接周辺に発達した血管網がないとこ

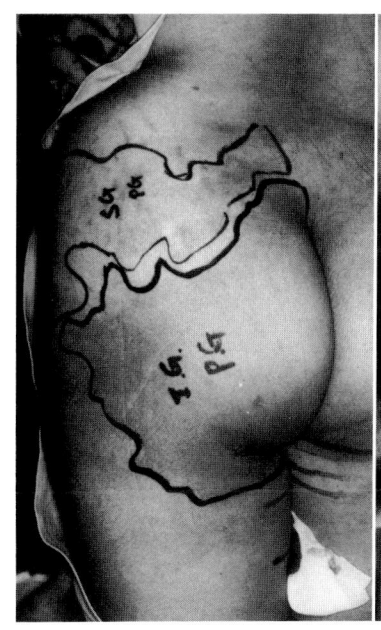

（a）プロスタグランジン E_1 による薬理学的血管造影による上殿動脈，下殿動脈の *in vivo* での皮膚血行支配領域

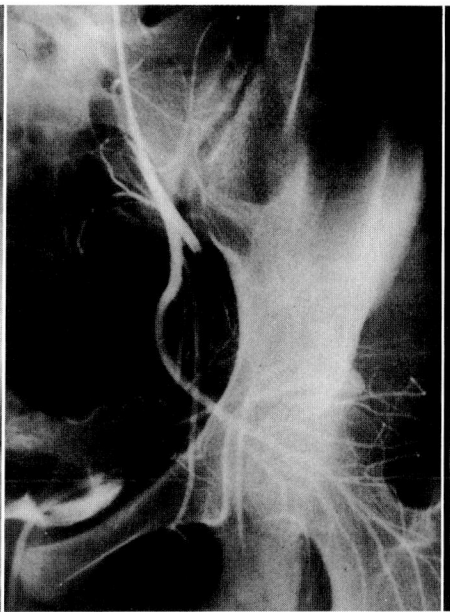

（b）上殿動脈をバルーンカテーテルにて閉塞させながら下殿動脈を造影

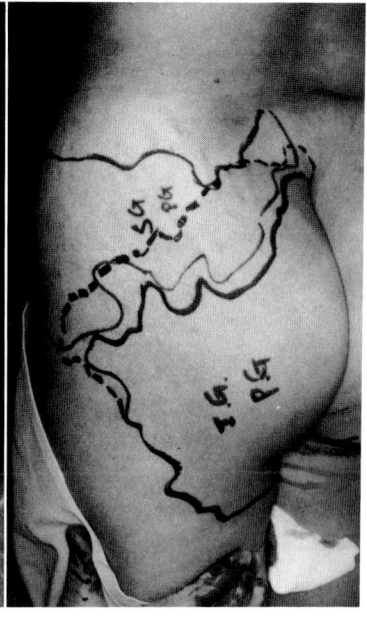

（c）下殿動脈の支配領域は上方へ拡大（点線の所まで）

図 15・1

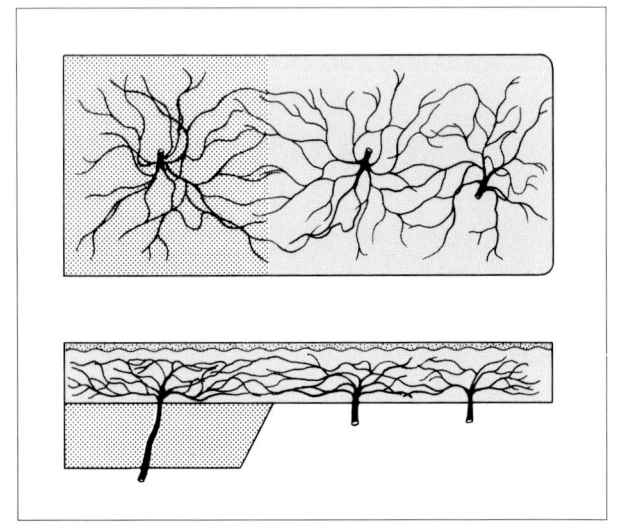

図 15・2 Linking phenomenon

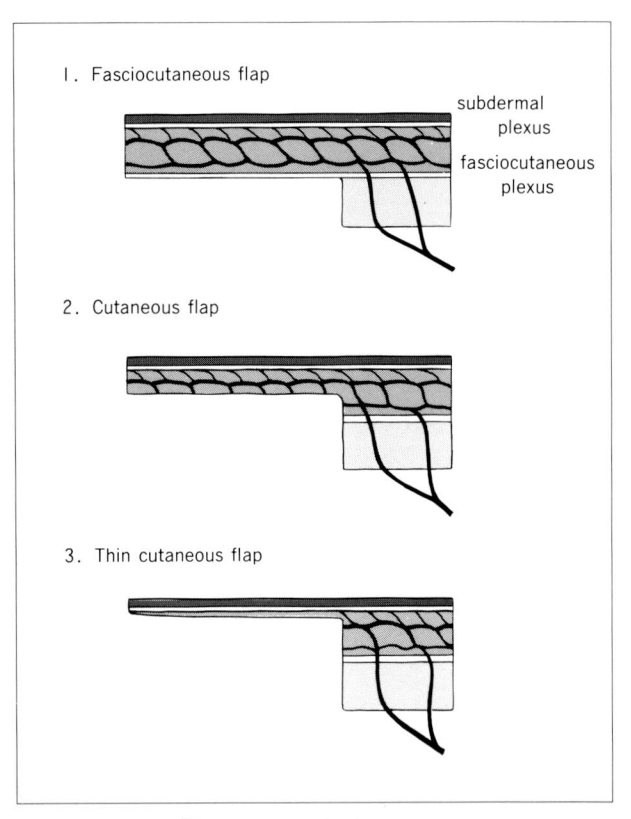

図 15・3 拡大筋皮弁の3型

ろでは，拡大生着域は相対的に小さなものとなる結果となった．これらの事実から，筋皮弁の拡大生着範囲は深筋膜上に存在する fasciocutaneous plexus を含めて挙上すればより大きく拡大し，また隣接する axial な形態をとる発達した血管網を含むように方向性をとれば，それをあたかも併合するかのようにさらに大きく拡大していくことが分かった．この現象を筆者らは linking phenomenon と名づけた（図 15・2）．

拡大筋皮弁は理論上 3 型に分類できる（図 15・3）．
①拡大皮膚領域を深筋膜を含めたいわゆる筋膜皮弁として挙上・付着させるもの
②深筋膜に至らない皮下脂肪中間層で皮弁を挙上し付着させるもの
③皮下血管網直下で，ほとんど皮下脂肪層を付着させないで薄層皮弁 thin cutaneous flap として挙上・付着させるもの

の 3 型である．筆者らが拡大筋皮弁という時は，通常，筋膜皮弁として挙上したものをいい，薄層皮弁として挙上したものは thin flap の一法として報告してきた thin extended latissimuss dorsi m-c flap がその最初である[7)8)]．

2．適応の基本概念

拡大筋皮弁は筋体に比し皮島が有意に大きい筋皮弁の総称であるから，筋肉全部を用いて筋体とし皮島を大きく拡大したものから，可能な限り縮小した筋体に必要な大きさの皮島をつけられた比較的小さなものまで，さまざまな形が考えられる．

拡大筋皮弁の利用目的は大きく 3 つに分けられる．
①通常の筋膜皮弁，筋皮弁では挙上不可能な大きな皮弁が必要とされる時である．筋肉の周囲全方向に，必要かつ可能な限りの大きさの筋膜皮弁を付着させることで，大きな皮弁を得ることができる．

さらにもっと大きな皮弁が必要となる時は，複数の筋肉を連合して用い，連合筋皮弁として巨大な皮弁を挙上することもできる．
②皮弁の大きさ自体は通常の筋皮弁で挙上可能な範囲内にあっても，筋肉を縮小して用いることで皮弁採取部の機能的・形態的損失の軽減を図り，再建の質を高めようとするものである．
③皮島の位置を必ずしも筋体上に限定しなくともよいことを利用して，皮弁の rotation arc が長くなるようデザインし，より遠位に皮弁を移行しようとする場合である．

B 拡大広背筋皮弁

1．血行機序

広背筋皮弁はもっとも多用される皮弁の 1 つであり，その筋肉，栄養血管，支配神経などの解剖学的事項はすでによく知られていることであるから，ここでは省略する．拡大広背筋皮弁における重要な解剖は，広背筋上および周辺皮膚の subdermal plexus, fasciocutaneous plexus の様態である。

筆者らの新鮮屍体を用いた全身血管造影による検査所見を述べる（図15・4）。腰背部の皮膚血行は浅頸動脈，肩甲回旋動脈，胸背動脈穿通枝，後肋間動脈・腰動脈の各皮枝によって支配されている。それらは深筋膜上で吻合して fasciocutaneous plexus を構築するが，正中側では各肋間動脈背側皮枝が連鎖上に強い血管網を形成している。外側では肩甲部は肩甲回旋動脈皮枝が豊富な血管網を形成し，肋間動脈外側皮枝と吻合するが，概して広背筋上の血管網は脆弱であった。

側胸・側腹部では胸背動脈皮枝，各肋間動脈外側皮枝が血管網を形成するが，浅膜壁動脈と吻合する下方部位以外は，背部上方部位に比べておおむね血管網の形成は弱かった。

広背筋内の血管解剖は，筋停止側では胸背動脈が刺入後，ただちに横枝，下行枝に分岐している。起始側椎骨部では第8～11肋間動脈背側枝が筋肉に入り前者と吻合するが，それに比べ腸骨部，肋骨部ではそれほど強い筋肉への穿通枝は認められなかった。胸背動脈の解剖学的支配領域は広背筋外側約1/2までであり，面積的には通常考えるよりは相当狭い範囲であった。また，この血管の皮膚への穿通枝は，肋間動脈皮枝に比べて脆弱であった。

これらの所見から，胸背動脈を茎とした拡大広背皮弁の血行は，胸背動脈→肋間動脈筋枝→肋間動脈皮枝→fasciocutaneous plexus の流れがもっとも主軸となるものであり，したがってそのルートを利用して拡大皮膚領域を挙上するのがもっとも有利と推定される。拡大皮膚領域の生着範囲は，前述した fasciocutaneous plexus の形態によれば，側胸部より，より血管網の発達した背部上方，僧帽筋上から肩甲三角部にかけての領域に linking phenomenon が生じやすく，生着範囲も広いものと推定できる。

2. 手術の実際

拡大広背筋皮弁は背部全体から側胸・側腹部までを1つの巨大な皮弁として挙上可能であり，単一の血管茎では人体でもっとも大きな皮弁を提供する。また，筋内血行が明解であるため，筋肉を血管を含めて数cm幅まで縮小することができ，筋体をあたかも vascular pedicle の延長であるかのように用いることもできる。Rotation arc は頸部から，下顎，口腔底，頬部，中咽頭，口蓋，頭蓋底，頭頂部までが含まれるので，有茎皮弁で頭頸部領域の大半の再建が可能となる。

拡大広背筋皮弁は拡大方向により，便宜上3つに分類して用いている。

①側胸側腹部へ拡大する前方拡大広背筋皮弁（症例2）
②背部上方へ拡大する後方拡大広背筋皮弁（症例1）
③その両方へ拡大する両側拡大広背筋皮弁（症例3）

の3つである。実際には，筋体は広背筋の前半部を，胸背動脈下行枝を主軸として用いることが多い。その理由は，

①拡大皮膚領域は後方拡大の方がより安全であるため，筋体は前方に位置した方が有利であること
②臨床の大半は皮弁を前方に回転・移行して用いることが多いため，筋体を前方に置く方が合理的である

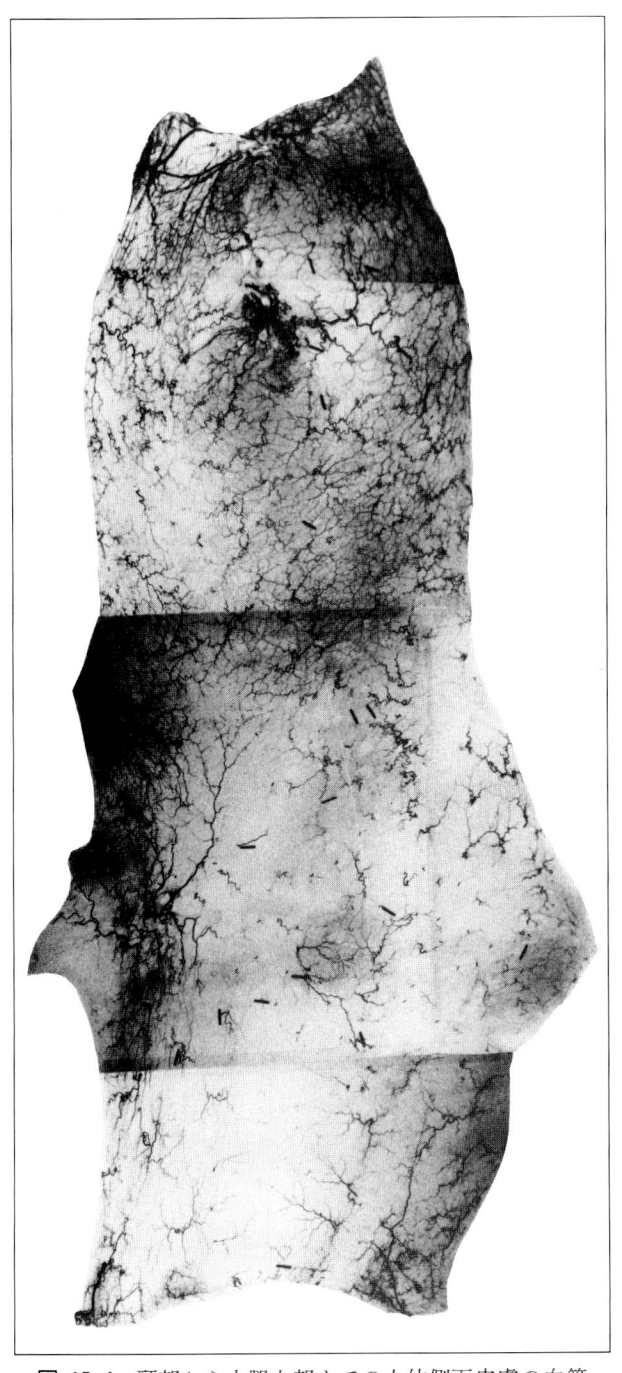

図 15・4 頸部から大腿上部までの人体側面皮膚の血管造影（深筋膜上）

ためである。また，下行枝を用いる方が温存する後半部の広背筋に胸背神経を血管束から剥離して残しやすい，という利点もある。

皮弁挙上の手術手技は通常の広背筋皮弁と大差ないが，皮島と筋体の位置関係が非常に重要となるので，皮切は広背筋の前縁あるいは後縁がチェックできるところから始め，加刀前のデザインが現実に即しているかどうか確認するのがよい。Vascular pedicle を最大限に長くしたい時は，胸背動静脈を中枢に追い肩甲下動静脈基部まで剥離を進め，皮弁を大胸筋，鎖骨下に頸部に移行するが，その際血管束が伸展されると，基部上方を横走する大胸筋への細い静脈が血管束をくの字型に曲げ，血流を阻害することがあるので，注意を要する。

皮弁の拡大部分の生着範囲は，筆者らの経験では平均して，後方部では縫縮可能な 7〜8 cm 幅で長さ 15〜20 cm，前方では幅を問わず 10〜15 cm 位までであった。

C 広背筋皮弁のその他の応用

1．薄層拡大広背筋皮弁 (thin extended latissimus dorsi m-c flap)

皮弁の進歩は被覆するという意味ではすべての再建を可能としたが，ときに皮弁のもつ厚さが整容的に問題となり，患者の quality of life を損ねる結果となった。そこで筆者らは今まで存在しなかった，axial pattern flap として遠隔部へ移植可能な薄い皮弁（thin flap）の開発を試みた。

広背筋およびその周辺の血管解剖を研究する中で，胸背動静脈下行枝を中心に置いた幅数 cm の筋体に，subdermal plexus の直下で，皮下脂肪をほとんど切除した薄層皮弁を付着させた薄層拡大広背筋皮弁を開発した。この皮弁の特徴は，血行上は筋皮弁の一種ではあるが，筋体を極力縮小することで機能的・質的には全層植皮に近似しているということである。筆者らは従来の皮弁では限界のあった顔面，頸部，手，足などの再建に，thin flap という概念を導入することで，再建外科に新しい境地を開いたと考えている（症例4）。

2．肋骨付き広背筋皮弁

下顎部の再建で，軟部組織に加えて骨の再建も必要とする時，広背筋皮弁に肋骨を付着することができればその利用価値は高い。肋骨付き広背筋皮弁は，広背筋から肋間動静脈を介して肋骨骨膜へ血行が供給されるのを利用した方法[10]が報告されている。しかし，同法は開胸など手術侵襲が大きい上，皮弁採取部と骨採取部が重なって，一次縫縮が困難な場合など，皮弁採取部の処理に難渋すると考えられた。そこで，筆者らは肋間動脈を経由しないで，直接広背筋から肋骨骨膜への血行が供給される，新しい形の肋骨付き広背筋皮弁を考案した。

広背筋の外側部は第 10〜12 肋骨が起始となっており，筋は肋骨に 3〜4 cm 幅で付着している。また，肋骨の骨膜には全周にわたり密な血管網が存在し，その血管網には肋間動静脈からの枝と広背筋からの交通枝により血行が供給されている。そして，その血管網の血管は散在している肋骨皮質の小孔を通して，髄質と連絡している。これらの事実から，広背筋付着部を通して肋骨には骨膜血行が確保されるため，第 10〜12 肋骨は肋骨付き広背筋皮弁として挙上することができる（症例5）。

3．知覚広背筋皮弁

広背筋上の皮膚の知覚は胸神経前・後枝の皮枝が支配するが，外側から側胸部にかけては前枝（肋間神経）の外側皮枝の領域である。筆者らは比較的皮枝がしっかりしている第 9・10 肋間神経外側皮枝後方枝を拡大広背皮弁に付着させて挙上し，知覚広背皮弁を試みた。術後約半年で知覚回復が観察されたが，本来の知覚支配領域を大きく越えることはないようであり，広い知覚領域を必要とする場合には適応は少ないと考えられた（症例5）。

【症例1】 45歳，女，頸部放射線潰瘍，瘢痕拘縮

14 年前，悪性甲状腺腫にて甲状腺摘出術と放射線治療を受けた。潰瘍瘢痕部を切除すると，皮膚欠損は 8×22 cm 大となり，右側は内頸動脈が露出した。広背筋後方 1/2 の筋体に 8×19 cm の皮島（後方拡大部分は 8×14 cm）をつけ，後方拡大広背筋皮弁を挙上し，大胸筋下，鎖骨下を通して頸部に移行した。筋体を皮島の片側端に置くことで rotation arc は長くなり，頸部対側まで余裕をもって被覆できた。術後5年，弛緩し余剰となった筋皮弁を一部切除縫縮した。10 年後の現在，頸部の輪郭は良く再現されており，color match も優れている。皮弁採取部の機能障害は認められず，瘢痕も許容されうるものである（図15・5）。この症例は 1982 年に施行され，拡大広背筋皮弁の初適応例であり，当時の理解では後方拡大には広背筋後方 1/2 を用いるべきと考えていた。現在ならば広背筋前方 1/2 を用いて再建するところである。

【症例2】 51歳，男，右上顎エナメル芽細胞腫

側頭部皮膚，眼球とともに上顎骨，下顎骨，頬骨，前・中頭蓋底に及ぶ腫瘍を一塊として摘出した。脳神経II，III，IV，V-1，2，VIは切断され，前頭葉，側頭葉は露出

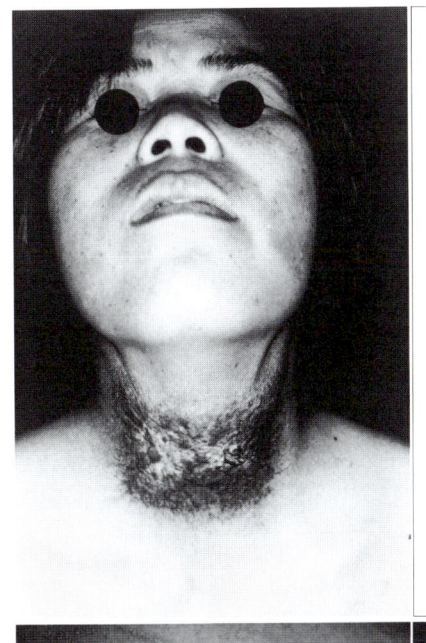

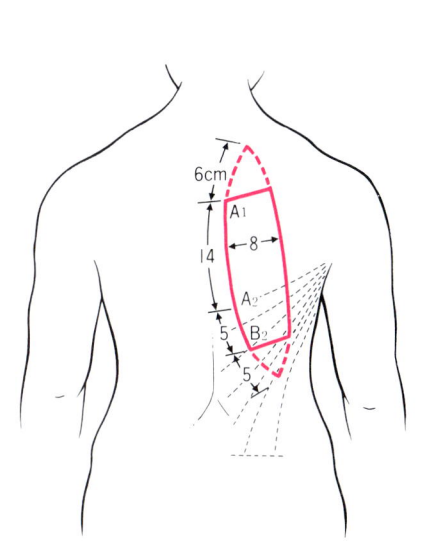

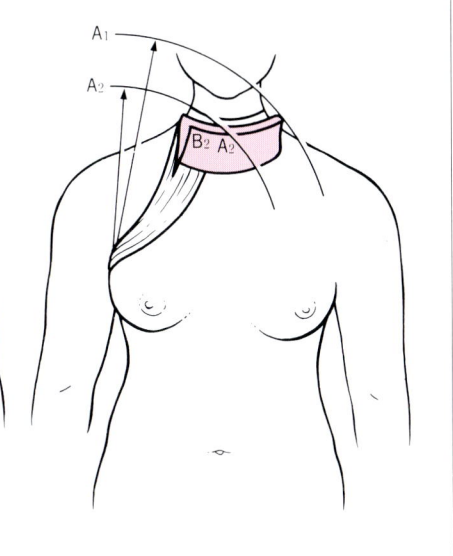

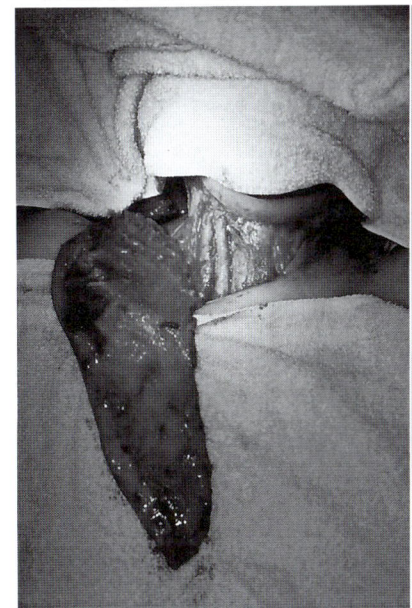

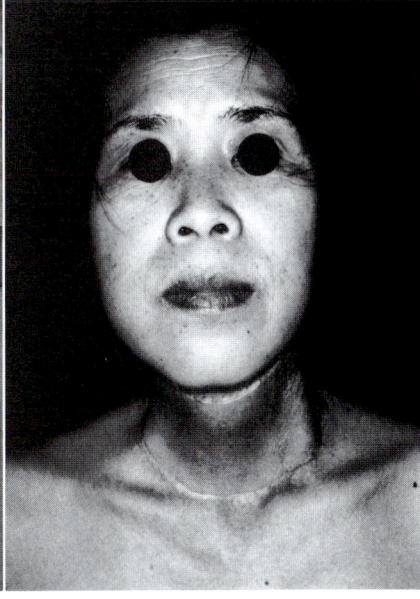

図 15・5 症例 1：45 歳，女，悪性甲状腺腫，術後頸部放射線潰瘍
(a) 術前。皮膚欠損は 8×22 cm 大となった。
(b) 後方拡大広背筋皮弁のデザイン。拡大範囲は 8×14 cm 大。筋体が外側端にあり rotation arc は延長する（$A_2 \to A_1$）。
(c) 大胸筋，鎖骨下に移行したところ。
(d) 術後 10 年の状態。

し，右側は前・中頭蓋底，眼窩，鼻・副鼻腔，口腔および頬部皮膚がまったく消滅した形となった。再建は前頭部の pericranial flap で硬膜再建を行った後，前方拡大広背筋皮弁を有茎で顔面に移行し，口蓋，鼻腔外側壁，頬部皮膚を再建した。これにて頭蓋腔，鼻・副鼻腔，口腔の各腔は機能的には独自性を確保できた（図 15・6）。

【症例 3】 60 歳，女，項部・背部放射線潰瘍

潰瘍・瘢痕部を切除すると皮膚欠損は 11×24 cm 大となり，再建には両側拡大広背筋皮弁を用い，皮弁採取部は V–Y advancement にて一次的縫縮を計画した。筋体は広背筋全部を用い，皮島の大きさは 9×46 cm で前方を楔状とした。前方拡大部は一部 adipofascial flap を含め 10×20 cm 大で，後方拡大部は 10×20 cm となった。術後，前方拡大部は先端 7～8 cm が壊死となり，創も一部哆開したので，分層植皮を施行した。後方部は良く生着し，目的は達しえた（図 15・7）。

【症例 4】 16 歳，男，頸部熱傷性瘢痕拘縮

瘢痕切除すると皮膚欠損は 15×16 cm 大となった。再建は胸背動脈下行枝を中心に幅 3 cm の広背筋を筋体とした，15×16 cm 大の薄層拡大背筋皮弁にて行った。術後 4 カ月時，わずかな膨隆を気にしたため，局所麻酔下で筋体の部分切除を施行した。術後 1 年時，ケロイド体質にて辺縁は肥厚性瘢痕となったが，頸部の輪郭はよく再建されており，拘縮の再発もない（図 15・8）。

【症例 5】 47 歳，男，下顎骨骨髄炎，放射線潰瘍

20 年前，扁桃腺部リンパ肉腫のため，コバルト 70 Gy 照射を受けた。半年前より骨髄炎が悪化し，右下顎骨区域切除，頬部皮膚切除を施行した。第 10・11 肋骨を付着させた 24×16 cm 大の広背筋皮弁をデザインし，広背筋前縁で第 9・10 肋間神経が外側皮枝を含むように挙上し

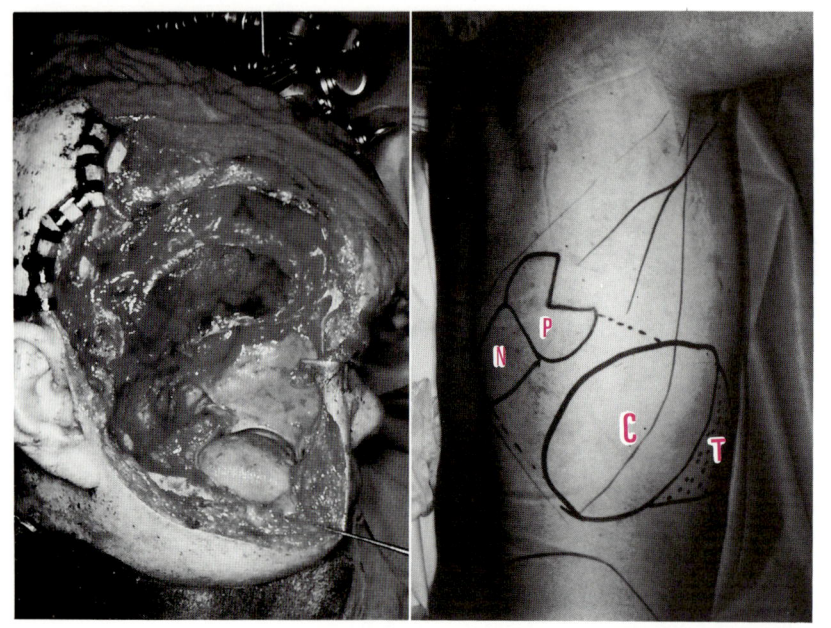

136　II．顔面・頸部の再建

左（a）　腫瘍切除直後の状態。前頭葉，側頭葉は硬膜欠損し，脳露出。中央に鼻中隔，下方に蝶形骨洞，舌が見える。

右（b）　前方拡大広背筋皮弁のデザイン。Pは口蓋，Nは鼻腔外側壁，Cは頬部皮膚，Tは側頭窩の死腔充填用adipofascial flap

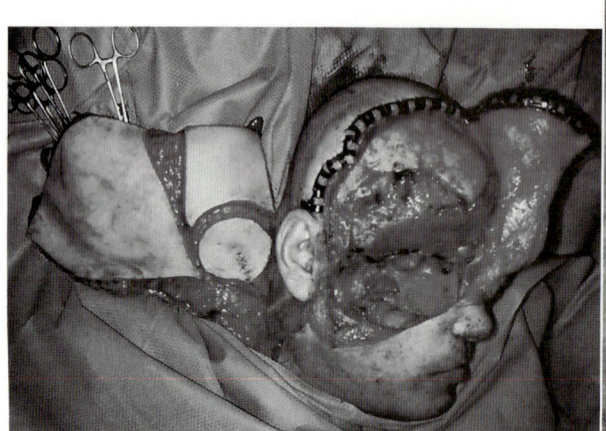

（c）　大胸筋下，鎖骨上を皮弁移行したところ 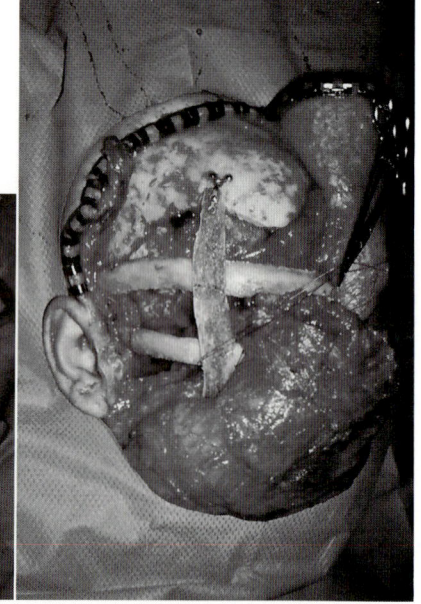　　（d）　肋骨で顔面のフレームを作る。

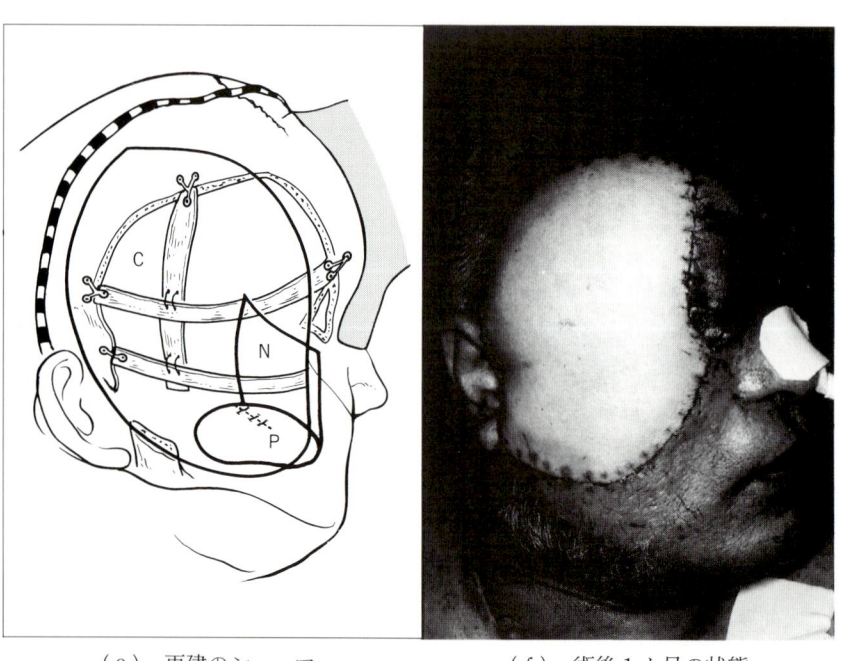

（e）　再建のシェーマ　　　　　　　　（f）　術後1カ月の状態
図15・6　症例2：51歳，男，右上顎エナメル芽細胞腫

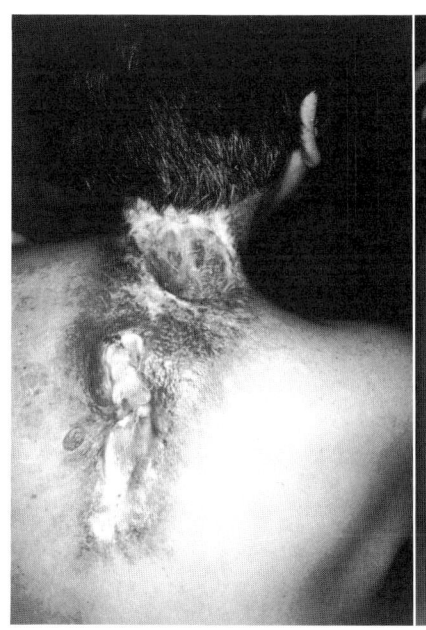

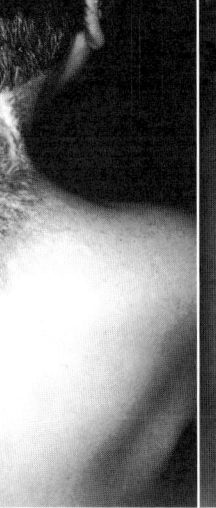

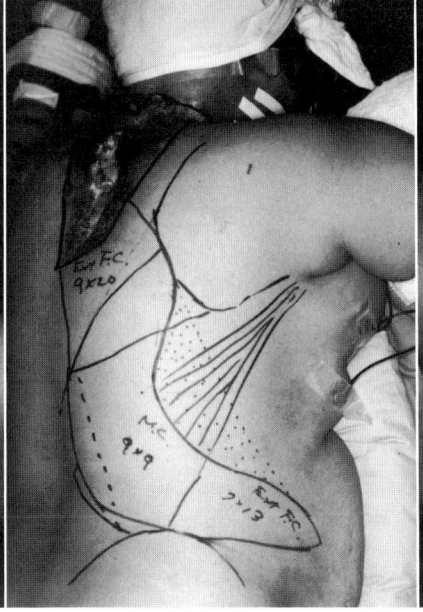

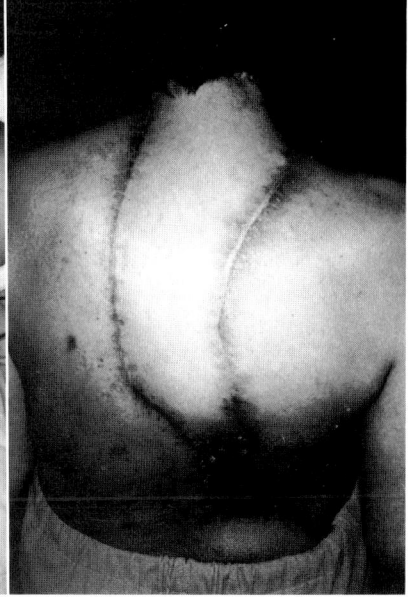

（a）術　前　　　　　（b）両側拡大背筋皮弁を V-Y　　　（c）前方拡大部は実際は 10×20
　　　　　　　　　　　　　advancement に移行する。　　　　　cm となり，先端 7 cm が壊死
　　　　　　　　　　　　　　　　　　　　　　　　　　　　　　となったが，後方部 10×20 cm
　　　　　　　　　　　　　　　　　　　　　　　　　　　　　　は完全生着した。

図 15・7　症例 3：60 歳，女，項部・背部放射線潰瘍

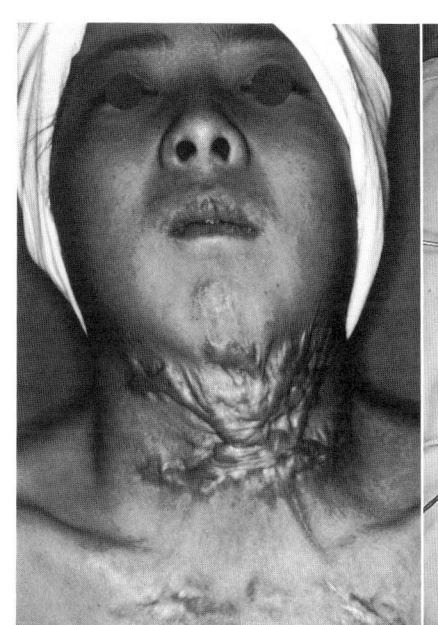

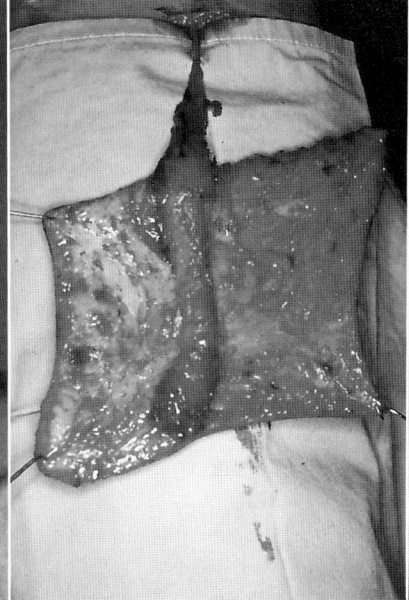

（a）術　前　　　　　（b）薄層拡大広背筋皮弁挙上時。　　　（c）術後 2 年の状態
　　　　　　　　　　　　　筋体は 3～4 cm 幅，皮島は 15×
　　　　　　　　　　　　　16 cm 大
図 15・8　症例 4：16 歳，男，頸部熱傷性瘢痕拘縮

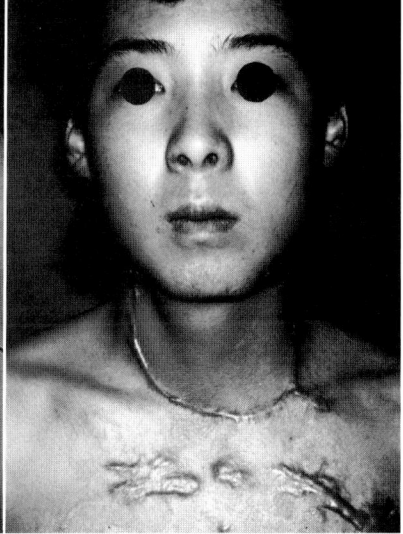

た。第 10 肋骨を下顎骨内側面に重なるように，第 11 肋骨は骨欠損部に移植した。肋間神経を，頸神経叢の皮枝と吻合した。移植した肋骨の viability も良く，下顎の機能，形態も良好である。知覚神経は術後 5 カ月より，ほぼ固有支配野に対応する部位より回復が見られはじめた。術後 2 年の現在では軽度鈍麻であるが，その周辺は脱失のままである（図 15・9）。

D　考　察

頭頸部領域の再建には，D-P 皮弁，大胸筋皮弁などの有茎皮弁が今なお広く用いられている。とくにこれらの

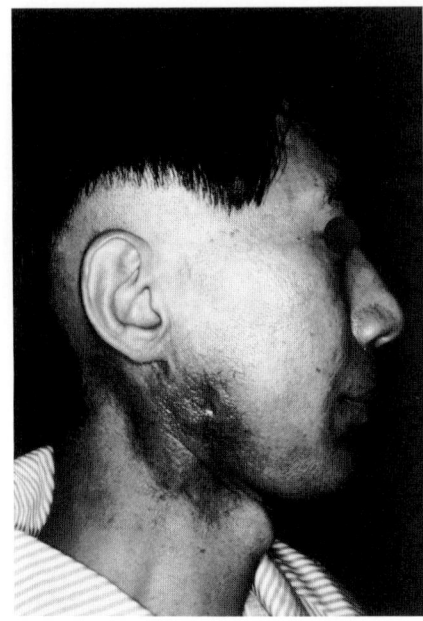

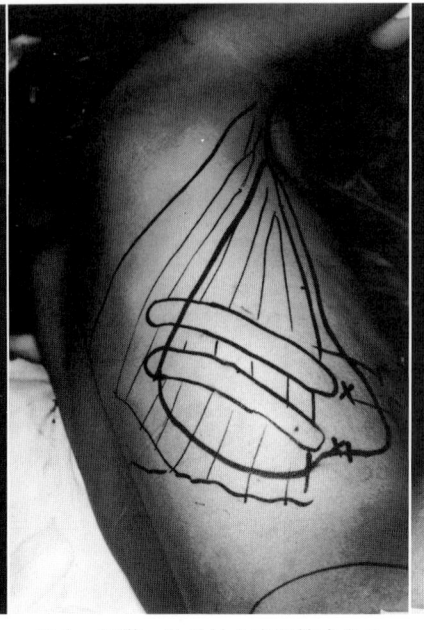

(a) 術前の状態。右下顎骨区域切除，頬部皮膚欠損となった。
(b) 知覚・肋骨付き広背筋皮弁のデザイン。肋骨は10，11番。神経は第10肋間神経外側皮枝に付着した。
(c) 術後2年，下顎骨再建も良好である。

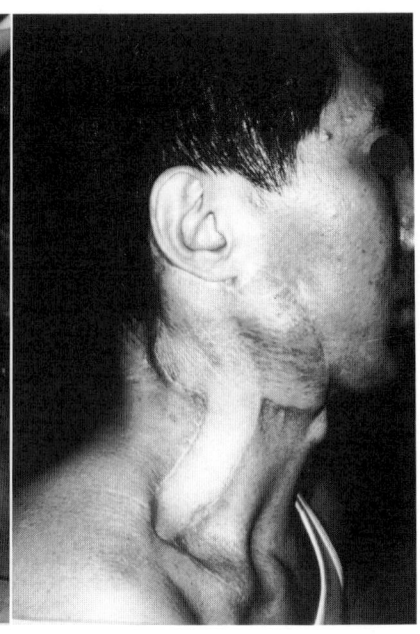

図 15・9 症例5：47歳，男，下顎骨骨髄炎，放射線潰瘍

皮弁は体位変換を必要とせず，また皮弁の解剖学的事項も単純であるなど，手術の容易さ，簡便さが大きな利点となっている。しかし，手術が2期にわたったり，皮弁の大きさや到達範囲に制約が強く，デザイン上複雑な再建が困難であるなど，種々の欠点も有している。最近ではとくに，皮弁採取部の犠牲も皮弁選択の大きな要素となり，機能のみならず，整容的観点からの損失も軽視できないものとなってきている。皮弁採取部が露出部に近かったり，植皮が必要となるなどの醜状変形を残す方法は，やはりなるべく避けるべきといえよう。

筆者らは，拡大広背筋皮弁は総合的に見て有用性が高い皮弁と考え，好んで用いている。その利点としては，皮弁の大きさ，皮島の数，到達範囲などがほとんど自在といってよく，また必要に応じては，広背筋そのものを頸部の血管保護や，下顎部の瘻孔防止に用いたり，死腔の充填にあてることもできる。皮弁採取部は縫縮しやすい方向に皮弁をデザインすることで，相当程度までは一次縫縮が可能であり，また広背筋の半分は機能的に温存できるなど，皮弁採取部の犠牲も軽微である。しかし，皮弁採取に側臥位を要したり，頸部郭清が行われていない症例などでは，頸部皮下トンネル作成に限界があるなど，問題点も有している。

有茎拡大広背筋皮弁の適応は，頸部皮膚の再建にはまず第一選択となるといってよい。顔面においても頸部郭清が行われていたり，頸部皮膚の再建も同時に必要となるような症例には良い適応となろう。

これは再建法一般にいえることであるが，どの部位の再建にも all mighty といえる方法はなく，症例ごとに最適な手術法を選択し，工夫していくしかないのは当然であるが，有茎拡大広背筋皮弁は汎用性も高く，皮弁採取部の犠牲も少ないことから，頭頸部領域の再建にあたっては，常に選択肢に挙げてよい方法と考える。

まとめ

有茎拡大広背筋皮弁を用いた，顔面頸部の体表に近い部位の再建法について述べた。拡大筋皮弁の，血行機序に論点を置いた一般概念と，拡大広背筋皮弁におけるその特殊性，また実際の臨床にあたっての利点，欠点を考察し，その有用性について述べた。　　　（中嶋　英雄）

文　献

1) Bakamjian, V. Y., Long, M., Rigg, B. : Experience with the medially based deltopectoral flap in reconstuctive surgery of the head and neck. Br. J. Plast. Surg., 24 : 174-183, 1971.
2) McGregor, I. A., Morgan, R. G. : Axial and random pattern flap. Br. J. Plast. Surg., 26 : 202-213, 1973.
3) 中嶋英雄：Fasciocutaneous flap の理論と臨床―新しい皮弁の開発と筋皮弁への応用。日形会誌，3：664，1983.
4) Nakajima, H., Fujino, T. : Island fasciocutaneous flap

of dorsal trunk and their application to myocutaneous flap. Keio J. Med., 33 : 59-82, 1984.
5) 中嶋英雄：Prostaglandin E₁ による血管皮膚支配領域の検討．慶應医学，57(4)：405-423, 1980.
6) Nakajima, H., Maruyama, Y., Koda, E. : The definition of vascular skin territories with prostaglandin E1, the anierior chest abdomen and thigh-inguinal region. Br. J. Plast. Surg., 34 : 258-263, 1981.
7) 中嶋英雄：Thin extended latissimus dorsi m-c flap. 第13回日本マイクロサージャリー学会，筑波，1986.
8) Nakajima, H., et al. : Thin extended latissimus dorsi musculocutaneous flap. presented at The 9 th Meeting of lnternational Society of Reconstructive Microsurgery, Tokyo, 1988.
9) 高山正三：皮弁の生着に関する実験的研究．慶應医学，62(4)：399-422, 1985.
10) Schmidt, D. R., Robson, M. C. : One stage composite reconstruction using the latissimus myoosteocutaneous free flap. Am. J. Surg., 144 : 470-472, 1982.

II 顔面・頸部の再建

16 Tissue expansion法による顔面・頸部皮膚欠損創の閉鎖

SUMMARY

　近年，形成外科領域ではtissue expansion法が創作力に富む外科的手技として広く受け入れられ，目ざましい普及を見せている。これはRadovanの偉大な功績によるところであるが，本法の導入によって，通常の局所皮弁法は完全に様相を変えてしまった。ことに顔や頸部の欠損創の閉鎖には外観と機能が重視されるため，可能な限り隣接部からの局所皮弁が安全で優先される方法として用いられる。しかし，通常の局所皮弁の挙上できる採取部位に余裕がない場合には適用困難である。これに対し，tissue expansion法の適用は量的にも質的にも調和した局所皮弁の供給を可能にする。

　顔面・頸部で企画できる主な皮弁としては，額，頬，耳前部，そしてオトガイ下，顎下，鎖骨上，肩背，前胸部を中心としたexpanded random pattern flap（ときにexpanded axial pattern flap）や僧帽筋，大胸筋を含むexpanded myocutaneous flapなどが挙げられる。

　顔面・頸部におけるtissue expansion法の適用は，delayで得られる組織と同様の血管形成効果が期待でき，皮弁の挙上領域を容易に拡大させうる。そして，広範囲にわたって皮弁を挙上する必要もなく，良好な外観と機能を備えた局所皮弁の作成ができる。

はじめに

　近年，形成外科領域では，tissue expansion法が革新的な創作力に富む外科的手技として広く受け入れられ，目ざましい普及を見せている。これはRadovan(1984)[1]の豊富な臨床経験の呈示に基づくものであるが，従来の局所組織弁法が適応できない症例も，本法の導入によって著しく適応範囲の拡大を図ることが可能となった[2]。

　ここでは，顔面・頸部の皮膚欠損創のtissue expansion法による再建術について述べてみたい。元来，顔面や頸部のような色調と機能に対する要求度が高い露出部位の皮膚欠損創の再建術には，可能な限り隣接部からの局所皮弁を用いる方がより安全であり，優先される方法である。しかし，挙上に必要な皮弁採取部位の表面積が不十分な場合には，tissue expansion法の適応が考慮に入れられよう。

　顔面・頸部で企画できるおもな皮弁としては，額，頬，耳前部，そしてオトガイ下，顎下，鎖骨上，肩背，前胸部を中心としたexpanded random pattern flap[3]（ときにexpanded axial pattern flap）や，広頸筋，僧帽筋，大胸筋を含むexpanded myocutaneous flap[4]などが挙げられる。

A 概　念

　Tissue expansion法は，皮弁採取部位を犠牲にすることなく軟部組織欠損創を被覆するため，欠損創に隣接した皮弁採取部位にあらかじめtissue expander（インプラント）を埋入して皮膚の伸展を図った後，これを局所皮弁として利用するものである。本法では，広範囲にわたる皮弁の挙上の必要がなく，良好な外観・機能をもった伸展した皮弁による再建ができるため，通常の局所皮弁に比べ著しく適応範囲の拡大が図れる利点を持っている。

B 解　剖

　顔面・頸部の皮膚欠損創に対する皮膚閉鎖を施行するにあたって，顔貌と表情の再建という整容的・機能的な重要な課題があることを認識しておかなければならない。

　顔面には，顔面神経の各分枝で支配される表情筋群，また感覚神経として三叉神経，表在性の動脈として外頸動脈の分枝などがあり，その局在を熟知し，損傷しないよう注意を払う必要がある。

　整容的な処置上の基本的事項として挙げられること

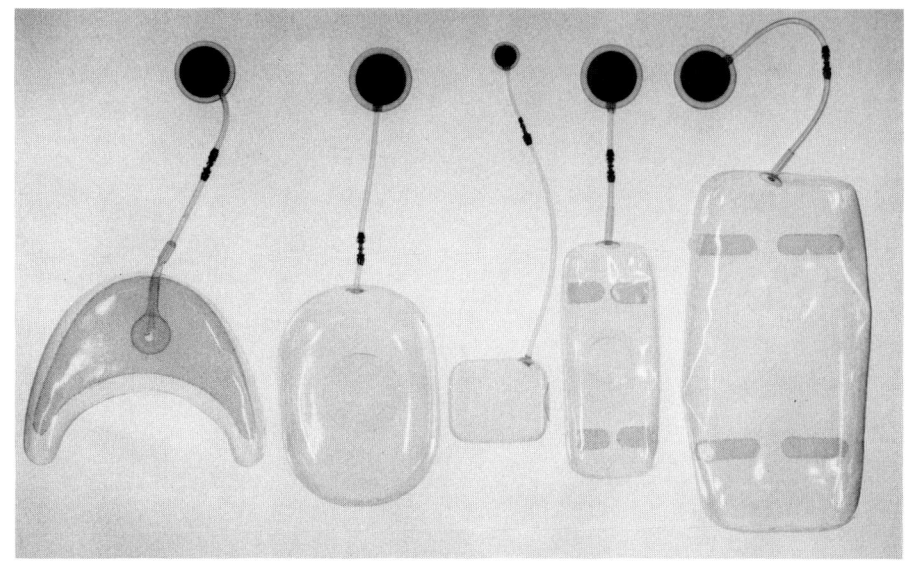

図 16・1　各種の tissue expander

は,
　①移植部位の regional aesthetic unit[5] や皮膚皺線方向
　②移植皮膚の色調と texture の調和
　③移植皮膚の大きさと厚さや付属器の含有量

などを無視してはならない。これらを無視した皮膚閉鎖は視覚的調和を欠き，醜い。皺線方向に直交する縫合創は，目立った瘢痕を残す。また，頬部では移植皮膚の大きさの不適合による異常方向への緊張は下眼瞼や口唇交連に歪みを，頸部では頸下顎角の輪郭の消失を起こす。

C 術前の評価

再建術後の成績は，とくに顔面・頸部では，伸展された組織の質と量によりおおいに影響を受ける。

通常の局所皮弁では余裕が少なくて挙上困難な場合，tissue expansion 法が利用される。その場合，あらかじめ欠損創の大きさを見積り，その大きさを被覆できる皮弁を挙上するための適切な tissue expander の配置位置とサイズを選定する必要がある。

D 手　技

手術は 2 期に分かれる。その間，外来通院で tissue expander に生理食塩水注入を行い，拡張が図られる。

1. Tissue expander とその選択

Tissue expander は生理食塩水を貯留するシリコン製のバッグ部分（inflatable bag）と，ゲルを充填した注入バルブ部分（reservoir dome），それらを連結するシリコンチューブよりなっている（図 16・1）。

これには容量（1〜1,000 ml）の異なる各種の製品が出回っている。形状的にも工夫をこらしてあり，特殊なものとしてバッグ部分の背面部分に拡張差があるもの，バッグ部分に注入バルブ部分が直結しているものなどがある。材質的にはそう大差はない。また，連結するシリコンチューブには，長さを加減するため，金属製コネクターがついている。

2. Tissue expander の挿入法

①必要なサイズと形状の tissue expander を選択する。
②挿入部は病変部に隣接して，時に病変部を含め，皮下に求める。
③挿入部の皮切は病変内で約 2 cm 離し，長さで 5 cm ほど加える。
④皮下剥離は脂肪織内を均等な厚さを保って剪刀で鈍的に，ときに用手的に行い，顔面神経分枝や表情筋を損傷しないよう留意する。顎下部では，広頸筋下に行なう。挿入ポケットは広めに剥離し，完全に止血する。また，バルブはバッグから少なくとも 5 cm 以上離れ，皮下トンネルを通じて挿入される。
⑤バッグを抗生物質加生理食塩水で洗浄し，挿入前に容量の 10% 程度の生理食塩水を注入し，空気を抜いておく。
⑥必要ならポケットにドレーンを置く。挿入部の皮切部は 2 層縫合で閉鎖する。

3. Tissue expander の術後拡張

生理食塩水注入による拡張は術後 2 週頃から開始す

る。注入用注射針は No.23, 25 ゲージを用いる。注入は原則として週1回，1回注入量は容量の10％程度で，拡張によって皮膚が緊張した時，また蒼白になったところで止める。血行は15～30分で回復するが，戻りが遅い時は少量ずつ排液し，調節する。挿入期間中は血腫，感染，バッグやバルブの異常（露出や皮膚壊死など），気道や主要血管・神経の圧迫などに注意する。バッグの拡張期間は3～8週間，ときに12週間行う。

4．Tissue expander の除去と創閉鎖

前回の挿入部創痕を含めた皮切で，バッグとバルブを除去する。バッグの挿入されていたポケットは，分厚い線維性カプセルで覆われる。通常，伸展皮膚は線維性カプセルを付着したまま創閉鎖に用いられるが，異常に緊張が加わったり，伸展が悪い場合には，線維性カプセルの部分切除を行う。伸展皮膚に多くの余剰が出た場合には，必要ならば遊離植皮に用いられる。また，dog ear が残った場合には，二次的に切除修正する。

E 術後管理

伸展皮弁の創傷治癒はおよそ3～6カ月の経過を要するので，その結果を見て，非対称や目立った瘢痕に対して二次修正術を行う。

とくに，必要とするものは，
①移植した伸展皮弁の収縮に伴う辺縁瘢痕，
②皮弁移植後の dog ear
③皮弁移植の不適合に伴う下眼瞼外反や口唇交連，鼻翼の歪みなど

に対する修正である。とくに，伸展皮弁の移植後の収縮や皮弁の量的不足などにより被覆できなかった場合には，同時に皮弁の dog ear 修正で得られた皮片を遊離移植したり，また後日（約6カ月後），tissue expander を再挿入して修正を図る。

F 症 例

1985年10月～1991年1月の5年3カ月間に tissue expansion 法を238例，308部位に施行したが，そのうち，顔面・頸部には局所皮弁として企画したものは31例，41部位であった。

以下に代表的症例を供覧する。

【症例1】 3歳，女，前額部の expanded random pattern flap

前額中央部の40×30 mm の有毛性色素性母斑（図16・2-a）に対し，病変部中央幅15 mm を切除した後，骨膜上に100 ml（9×4×3 cm）の tissue expander を挿入した（図16・2-b, c）。伸展に伴い，病変部は65×60 mm に拡大されていたが，全切除することができ（図16・2-d），術後10日，整容的に満足する結果を得た（図16・2-e）。

【症例2】 34歳，女，頰部の expanded random pattern flap および含皮下血管網全層植皮（PSVN 植皮）術

右頰から鼻背部にかけての色調の良くない移植皮膚に対し（図16・3-a），第1回目，右頰部に容量150 ml（6×4.7×5 cm）の tissue expander を挿入した（図16・3-b）。術後11週，容量144 ml の時点で（図16・3-c），移植皮膚病変を完全切除，cervico-facial rotation flap による頰部の被覆を施行した（図16・3-d）。7カ月後，第2回目，右耳前部への容量100 ml（9×4×3 cm）の tissue expander を挿入し（図16・3-e），術後12週，容量57 ml の時点で PSVN 植皮片を採取し，右鼻背部へ移植した。2回の伸展にもかかわらず，採皮部は十分無理なく閉鎖可能であった（図16・3-f）。術後1年9カ月，皮弁は機能的・整容的に良好である（図16・3-g）。また，移植片は術後9カ月を経過，しだいに色調の改善を示している（図16・3-h）。

【症例3】 23歳，女，頸部の expanded myocutaneous flap

両側頰から下顎縁部にかけての熱傷瘢痕に対し（図16・4-a），両側顎下部筋膜下にそれぞれ容量150 ml, 250 ml（6×4.7×5 cm, 10×6×5 cm）の tissue expander を挿入した。術後9週，容量それぞれ139 ml, 153 ml の時点で再建術を施行した（図16・4-b）。瘢痕部の全切除後，両側顎下部よりの myocutaneous flap による被覆が可能であった。術後7カ月，機能的・整容的に満足する結果を得た（図16・4-c）。

G 考 察

顔面・頸部の母斑やその類症，瘢痕や色調・texture の調和しない移植皮膚などの切除後の皮膚欠損創の閉鎖には，局所皮弁が整容的・機能的な面から優先される方法である。しかし，通常の局所皮弁の挙上できる採取部位に余裕がない場合，tissue expansion 法の適用によって皮弁採取部の犠牲も少なく，伸展した皮弁の利用が可能となる。

1．適 用

顔面・頸部で比較的切除範囲が大きく，一次的創閉鎖

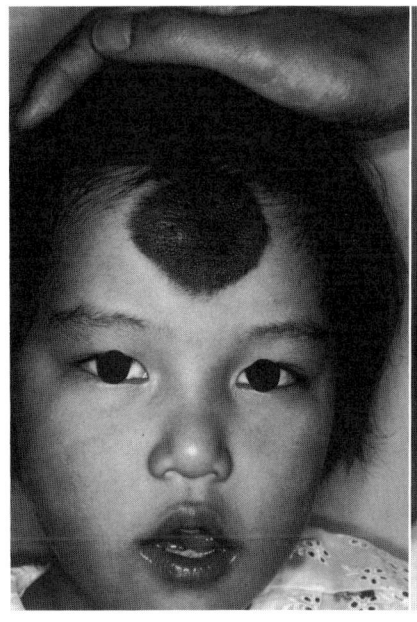

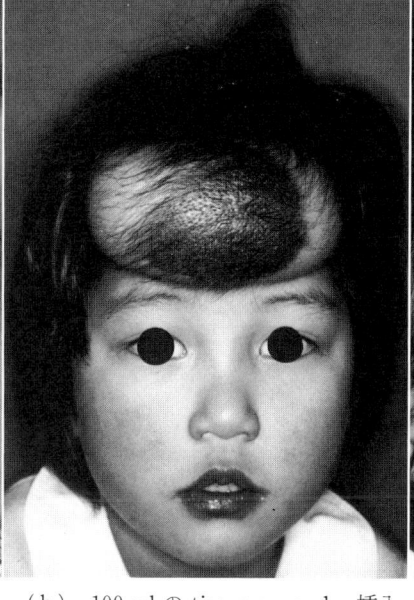

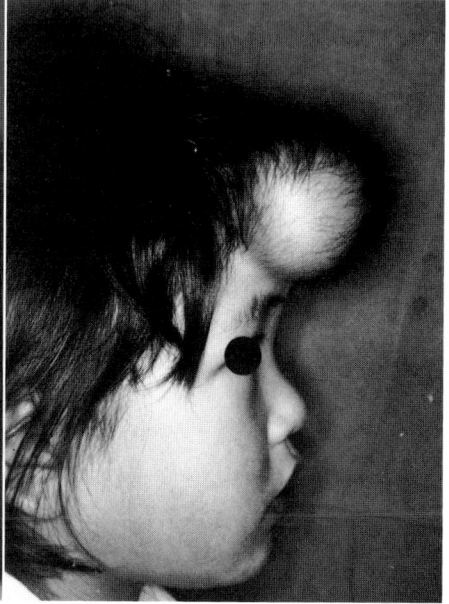

(a) 有毛性色素性母斑の術前　　(b) 100 ml の tissue expander 挿入後 15 週, 正面　　(c) 同前, 側面

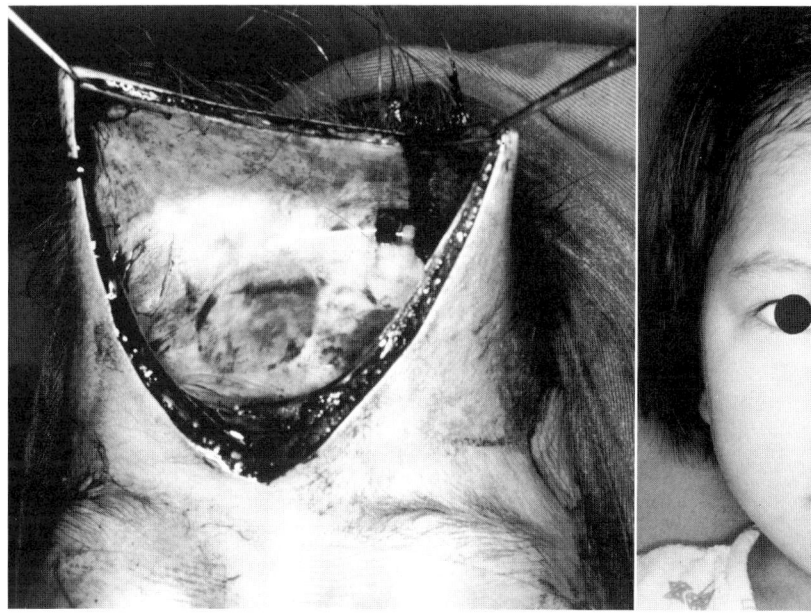

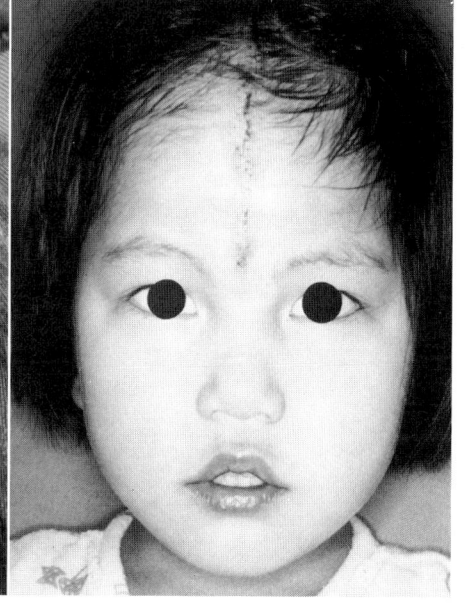

(d) 病変部全切除　　(e) 術後 10 日

図 16・2　症例 1：3 歳, 女, 前額部の expanded random pattern flap 例

や通常の局所皮弁で被覆閉鎖が困難な場合, 本法を用いてその適用の範囲拡大が図れる[6)7)]。

企画できる局所皮弁を下記に列挙する。

①小範囲の局所皮弁：皮下茎皮弁, 双葉皮弁などの expanded random pattern flap。

②広範囲の局所皮弁：額皮弁, 耳後部皮弁, 頬皮弁, cervico-facial rotation flap, horizontal 双茎皮弁, 肩背皮弁, 胸三角筋部皮弁などの expanded random pattern flap。

③筋皮弁：広頸筋, 僧帽筋, 大胸筋などの expanded myocutaneous flap。

2. 禁　忌

乳幼児や高齢者などの手術に協力できない患者, 糖尿病や出血・感染などを併発する危険性の高い患者の適用は禁忌であろう。また, 発育途上期の患者の成長を障害しないよう, 適用には十分留意する必要がある。

3. 合併症

Radovan[1)], Manders ら[8)], 桜井ら[2)]の報告に見られるように, バッグ挿入中の合併症としては一般に,

①生理食塩水注入時の疼痛

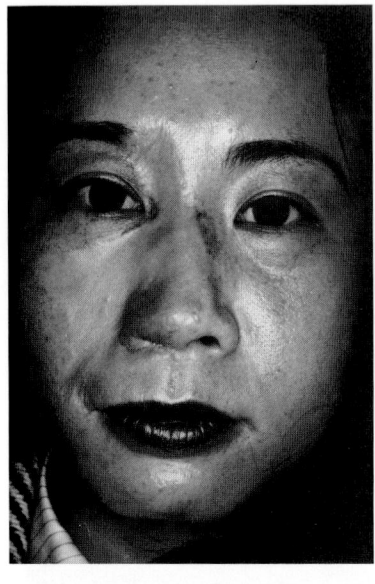

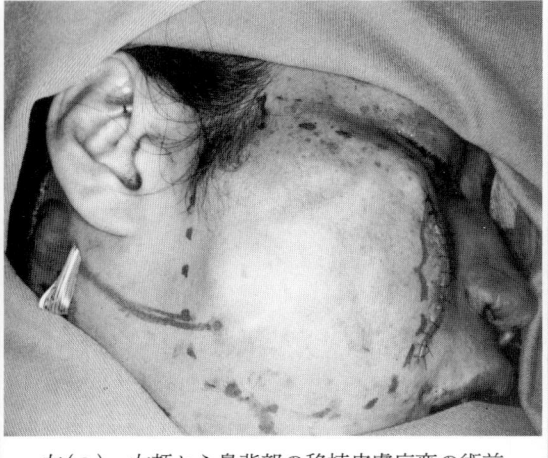

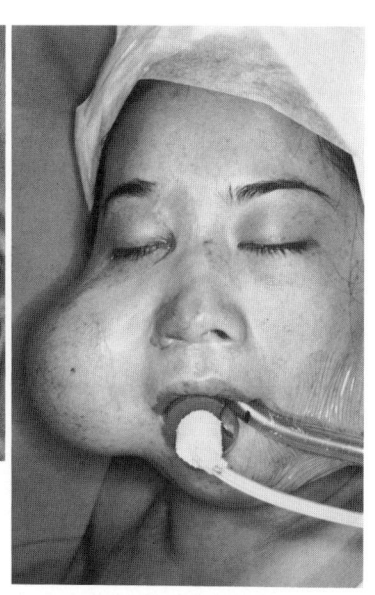

左(a) 右頬から鼻背部の移植皮膚病変の術前
中(b) 150 ml の tissue expander 挿入直後
右(c) 同挿入後 11 週

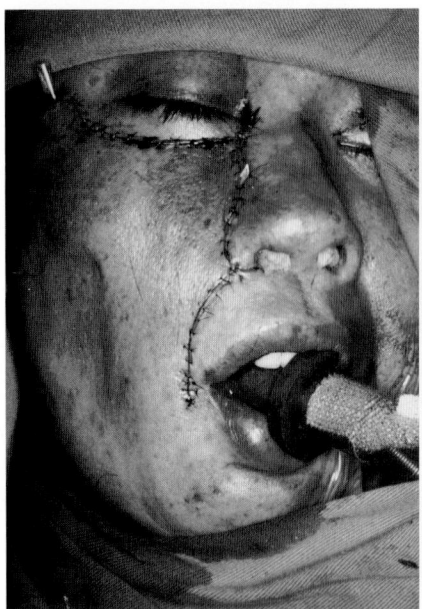

(d) 移植皮膚病変切除, cervico-facial rotation flap による被覆直後 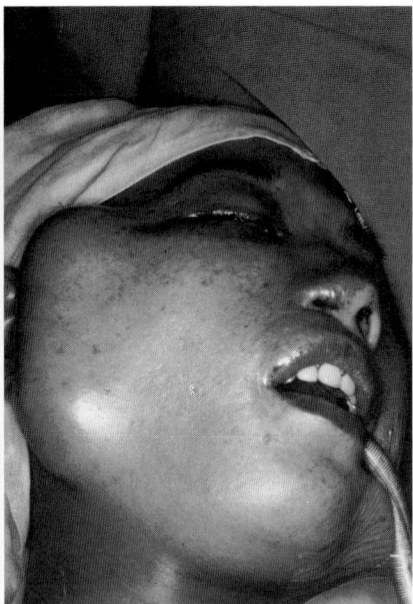
(e) 遊離植皮片採取のため右耳前部に 100 ml の tissue expander 挿入中 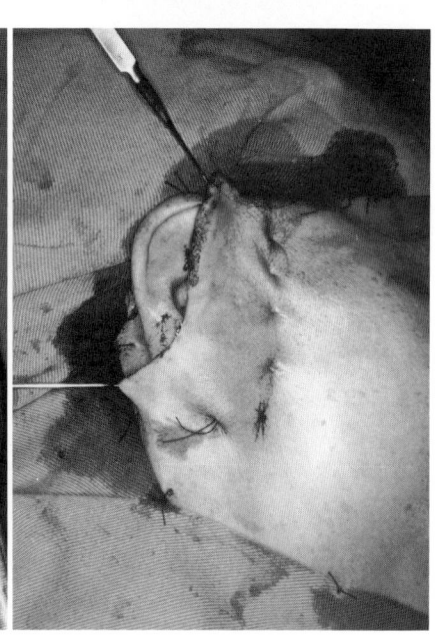
(f) 遊離植皮片採取

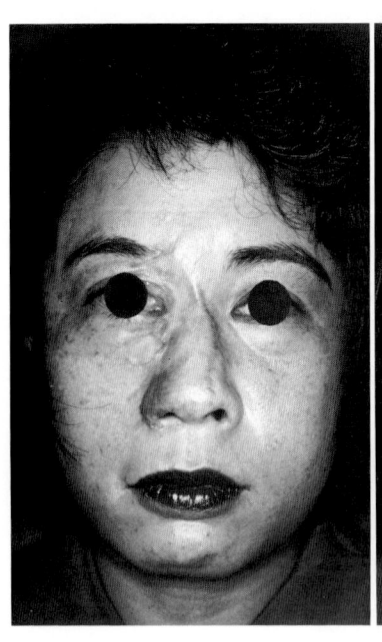

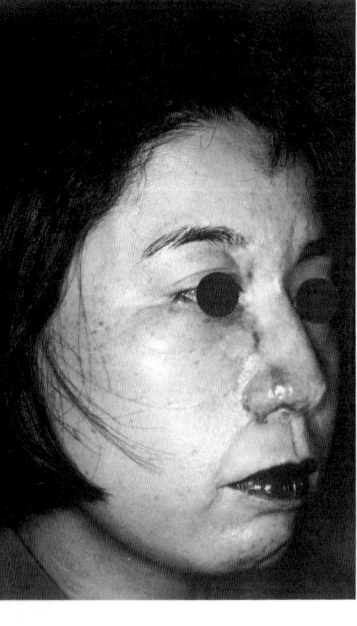

左(g) 頬部の皮弁移植後 1 年 9 カ月, 鼻背部の遊離植皮術後 9 カ月の正面
右(h) 同前, 側面

図 16・3 症例 2:34 歳, 女, 頬部の expanded random pattern flap および含皮下血管網遊離全層植皮例

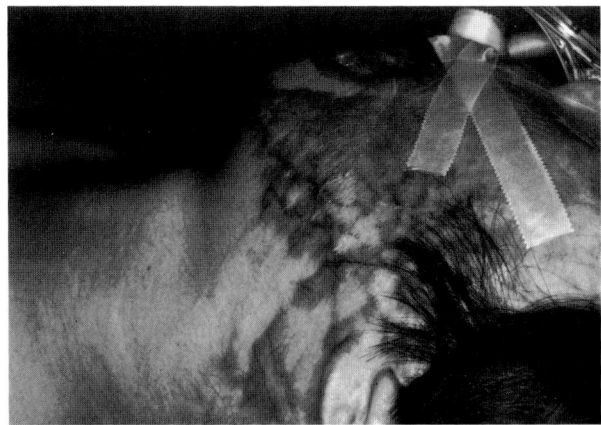

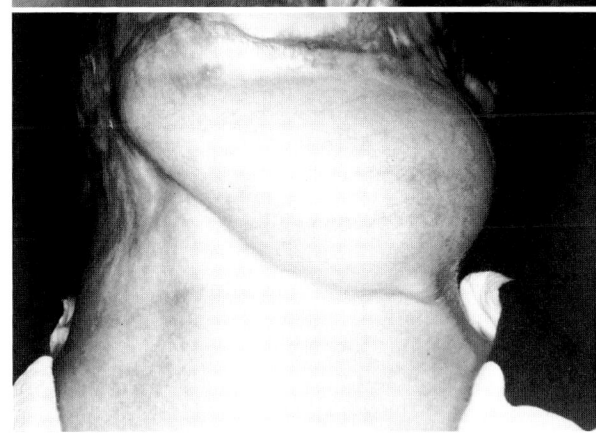

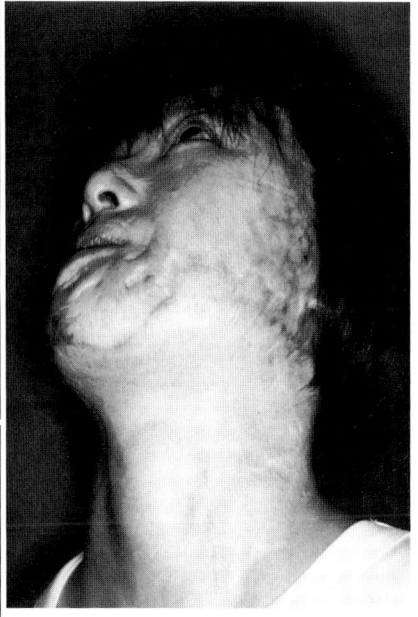

図 16・4 症例 3：23 歳，女，頸部の expanded myocutaneous flap 例
(a) 両側頬～下顎縁部瘢痕の術前
(b) 150 ml と 250 ml の tissue expander 挿入後 9 週
(c) 術後 7 カ月

②発赤・阻血・壊死
③血腫
④感染
⑤バッグやバルブの露出
⑥線維性カプセル拘縮
⑦バッグの損傷
⑧皮膚線条
⑨漿液腫

などが発生するが，まずは挿入時の止血操作，清潔・無菌操作，均一な皮下剥離などが重要である．顔面・頸部では，顔面の血管・神経，表情筋の圧迫や呼吸・循環系に対する影響は経験していないが，十分注意する必要がある．とくに，熱傷瘢痕や植皮術後例では，expander 挿入後の皮弁伸展時に，皮膚や皮下の瘢痕介在による皮弁の部分的壊死や伸展不良が見られた．また，瘢痕部位に挿入のため皮切を求めた結果，縫合部の哆開を起こした．

4．手技上の問題点

①口囲の近傍や前頸などの可動部位では，実測よりやや大きめの容量の tissue expander を選択する．
②下眼瞼外反や口囲の歪みを来さないよう，伸展方向を考慮に入れた tissue expander の配置が必要である．
③下床が不均一な部位では，一様な伸展が得られない．
④顎下やオトガイ下部のバッグの挿入には，頸下顎角の輪郭を消失しないよう，広頸筋下にポケットの作成が必要である．
⑤放射線，熱傷，外傷や手術侵襲後の皮膚や皮下組織には瘢痕を伴うため，一様な伸展を得ることが困難である．
⑥バッグ除去後の皮弁の移植に際して，regional aesthetic unit や顔面皺線，とくに額皮弁による外鼻再建では輪郭線など，目立たない位置に縫合線を求める．

5．手技の長所と短所

●長所
①部位的に血行に富むため，良好な外観と機能を備えた局所皮弁が作成できる．
②広範囲にわたって皮弁を挙上する必要がなく，皮弁採取部位に犠牲の少ない局所皮弁が得られる．
③expansion により，delay で得られる組織と同様の血管形成効果が期待され，皮弁の挙上領域を容易に拡大させうる[3]．

●短所
①再建に時間がかかる．

②頻回の通院が必要である。

③伸展期間中の醜形が目立ち，開口運動，頸部の屈伸運動など日常生活を妨げる。

④下床が不均一なため，伸展の度合いを見積ることが困難である。

(塚田　貞夫，桜井　伴子)

文　献

1) Radovan, C. : Tissue expansion in soft-tissue reconstruction. Plast. Recosntr. Surg., 74 : 482, 1984.
2) 桜井伴子，安田幸雄，北山吉明ほか : Tissue expander を用いた皮膚・軟部組織の再建. 日形会誌, 9 : 250, 1989.
3) Cherry, G. W., Austad, E., Pasyk, K., et al. : Increased survival and vascularity of random-pattern skin flaps elevated in controlled, expanded skin. Plast. Reconstr. Surg., 72 : 680, 1983.
4) Thornton, J. W., Marks, M. W., Izenberg, P. H., et al. : Expanded myocutaneous flaps : Their clinical use. Clin. Plast. Surg., 14 : 529, 1987.
5) González-Ulloa, M. : Restoration of the face covering by means of selected skin in regional aesthetic units. Br. J. Plast. Surg., 9 : 212, 1957.
6) Argenta, L. C., Watanabe, M. J., Grabb, W. C. : The use of tissue expansion in head and neck reconstruction. Ann. Plast. Surg., 11 : 31, 1983.
7) Marks, M. W., Argenta, L. C., Thornton, J. W. : Burn management : The role of tissue expansion. Clin. Plast. Surg., 14 : 543, 1987.
8) Manders, E. K., Schenden, M. J., Furrey, J. A., et al. : Soft-tissue expansion : Concepts and complications. Plast. Reconstr. Surg., 74 : 493, 1984.

II 顔面・頸部の再建

17 Calvarial bone を利用した顔面骨の再建

SUMMARY

頭蓋骨移植の歴史は古く，König（1890）が頭蓋骨外板を皮膚骨弁として，有茎で移植したのが最初である。この有茎移植後，Keen（1901）は頭蓋骨骨片の遊離移植による頭蓋形成術を行った。頭蓋骨を顔面修復に最初に利用したのは Ombredanne & Thiersch である。その後，Conley（1972）が側頭筋骨弁として眼窩の再建を行い，以後，顔面修復に頭蓋骨移植が使用されるようになった。一方では，同年代に脛骨，肋骨，腸骨などの遊離移植も開発され，利用されていた。しかし，近年になって，頭蓋・顔面外科や微小外科の発達とともに，骨移植の研究も一段と進み，頭蓋・顔面再建には頭蓋骨移植の方が，種々の点でより有利であることが実証されてきた。そのおもな理由として，
①扁平骨は長管骨より生存量が大きく，血管新生が早い
②顔面骨に適合する形と輪郭を持つ移植骨が採取できる
③同一術野で手術できる
④術後の疼痛が少なく，早期歩行が可能である
⑤術後の瘢痕が頭髪によって目立たない

などが挙げられる。さらに，最近では頭部表層解剖の検索もなされ，種々の型の血管柄付頭蓋骨移植が報告されている。この血管柄付移植は，以上述べた利点に加えて，新しい骨形成と骨成長が見られることも知られている。このように，頭蓋骨移植の有用性が認められた現在，頭蓋・顔面再建に頭蓋骨移植を一次選択とする人が増えてきている。したがって，本術式は今後ますます利用され，発展していくものと確信する。

はじめに

近年，頭蓋骨移植は頭蓋・顔面外科領域において注目され，その有用性が指摘されている。その理由として，頭蓋骨移植が他の長管骨移植と比べ，移植骨への血管進入が多く[1]，その生存量が大きいこと[2,3]が挙げられる。さらに，血管柄付移植の場合，非血管柄付移植に比べ，骨形成[4,5]と骨成長[6]に関してより有利となることも実証されている。したがって，これらの利点から，本術式は今後ますます利用され，発展していくものと思われる。そこで，本章では顔面再建に応用される頭蓋骨移植術を中心に，その概念，手術に必要な解剖と実際的な手技について説明し，症例の供覧と若干の文献的考察を述べる。

A 概 念

頭蓋骨移植は頭蓋冠の骨（calvarial bone）が用いられ，頭蓋や顔面の再建に利用される。この頭蓋骨移植には遊離移植と有茎移植の2つの方法がある。遊離移植では頭蓋骨は外板または全層で採取され，骨粉（bone dust）[7]，骨小片（bone chip）[8,9]，骨板[10~12]などの形状で使用されている。一方，有茎移植では頭蓋骨外板が皮膚[13]，筋肉または筋膜など[14~16]の茎をつけて採取され，利用される。最近，この有茎移植の中で，移植骨への栄養血行を考慮した axial pattern の骨弁が開発された。これは血管柄付頭蓋骨移植（vascularized calvarial bone grafting）または頭蓋骨弁（calvarial bone flap）と呼ばれるもので，McCarthy ら[17]によって確立された概念である。

B 解 剖

頭蓋骨移植を行うにあたり，頭部層構造，頭部表層血管，頭蓋骨の厚さなどについて熟知する必要がある。

1．頭部の層構造

側頭部の層構造は表層から，頭皮，側頭頭頂筋，帽状腱膜下層，側頭筋膜（浅葉，深葉），側頭筋，骨膜下層，骨の順である。骨膜は側頭筋の下にはなく，それ以外の

所に存在する。側頭頭頂筋は退化した筋で，一般的には superficial temporal fascia と呼ばれる。側頭頭頂筋は帽状腱膜から起こって耳介に向かい，前方では前頭筋と，後方では後頭筋と，顔面では浅筋膜線維層（SMAS）と連結している。帽状腱膜下層と側頭筋膜の間に innominate fascia が存在する。Innominate fascia は骨膜とつながり，側頭筋膜は骨膜下層と連続する。側頭筋膜は浅葉と深葉に分かれ，浅葉は頬骨弓前面に，後葉は頬骨弓後面に付着し，両葉間に脂肪組織が存在する。側頭筋膜深葉の下に側頭筋がある。

2．頭部の表層血管

頭蓋骨移植を血管柄付で行う場合，浅側頭動脈，中側頭動脈，深側頭動脈，滑車上動脈などが使用される。浅側頭動脈は頬骨弓後端で皮下に現われ，側頭頭頂筋の中を通り，前頭枝と頭頂枝に分かれる。茎には頭頂枝がよく利用される。中側頭動脈は浅側頭動脈から側頭骨下顎窩の所で分枝する。分枝後，側頭筋浅葉を貫き，深葉に沿って上行する枝を出し，側頭筋後部に終わる。その径は 1.5 mm を有し[18]，浅側頭動脈の 1/2～1/3 である。深側頭動脈は前枝と後枝に分かれ，前深側頭動脈は側頭筋の前部を，後深側頭動脈は側頭筋の中部を栄養する。浅側頭動脈，中側頭動脈，深側頭動脈はそれぞれ互いに密なネットワークをもっている。滑車上動脈は眼窩上孔内側の眼窩縁より前額部に現われ，前頭筋直上を上行する。図 17・1 は頭部表層血管の走行を，図 17・2 は側頭部層構造とその血管の分布状態を示す。

3．頭蓋骨の厚さ[19]

一般的に頭蓋骨は正中部が厚く，外側に向かうにつれて薄くなり，前方より後方が厚いといわれる。しかし，筆者らが頭部 X 線規格写真によって計測した頭蓋骨の厚さは頭頂骨が一番厚く，ついで前頭骨，後頭骨となっている。頭蓋骨の平均的厚さは欧米人が 7 mm であるのに対し，日本人は 5 mm である。性別差はあまりなく，年齢的に 20 歳まで厚さが増加し，60 歳を過ぎると減少する。

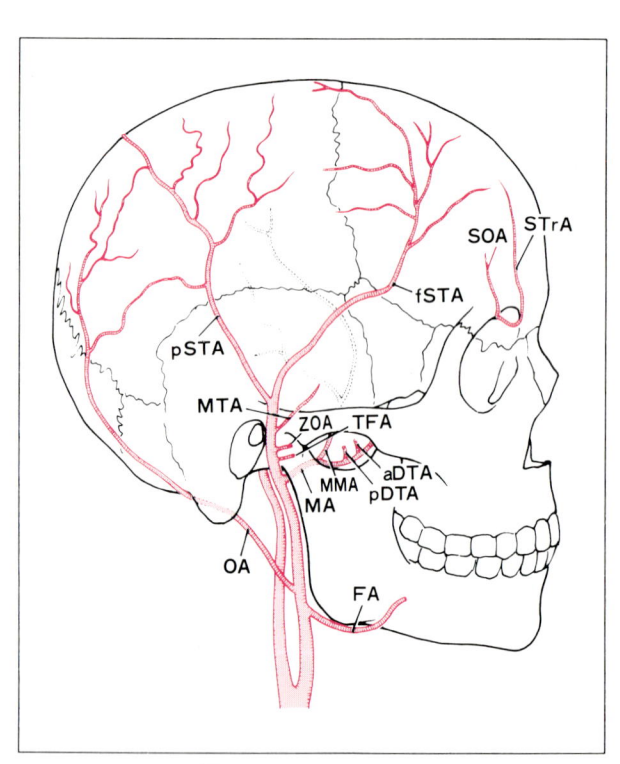

図 17・1 頭部表層血管
aDTA：前深側頭動脈，pDTA：後深側頭動脈，FA：顔面動脈，MA：顎動脈，MMA：中硬膜動脈，MTA：中側頭動脈，SOA：眼窩上動脈，STrA：滑車上動脈，fSTA：浅側頭動脈前頭枝，OA：後頭動脈，pSTA：浅側頭動脈頭頂枝，TFA：顔面横動脈，ZOA：頬骨眼窩動脈
（秦　維郎，細川　互，矢野健二ほか：血管柄付頭蓋骨移植の経験―側頭部の解剖学的考察と術式の検討―．日形会誌，7：941，1987．より引用）

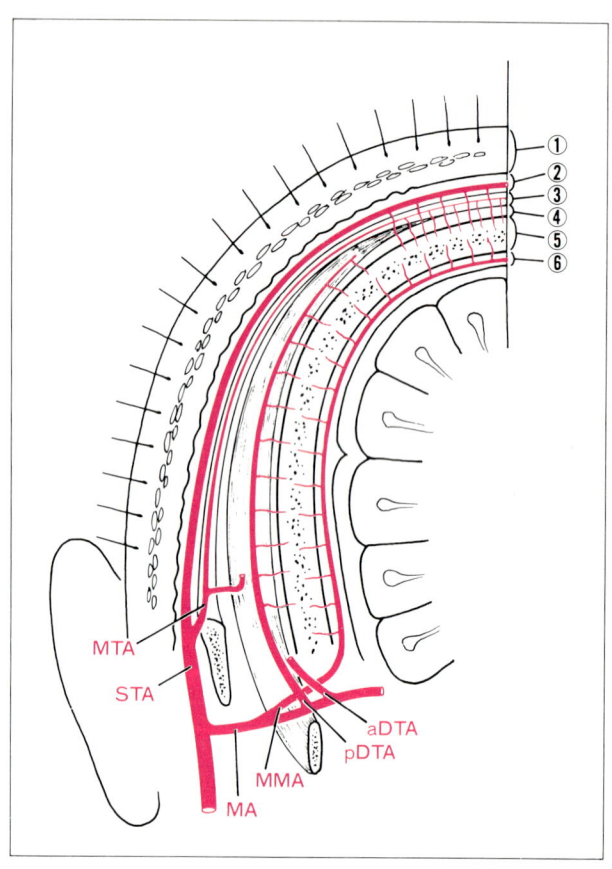

図 17・2 側頭部層構造と血管
①皮膚と皮下組織，②側頭頭頂筋，③側頭筋膜と骨膜，④骨膜下組織，⑤頭蓋骨，⑥硬膜
STA：浅側頭動脈，MTA：中動脈，aDTA：前深側頭動脈，pDTA：後深側頭動脈，MMA：中硬膜動脈，MA：顎動脈
（秦　維郎，細川　互，矢野健二ほか：血管柄付頭蓋骨移植の経験―側頭部の解剖学的考察と術式の検討―．日形会誌，7：944，1987．より引用）

C 術前の評価

　顔面変形の術前評価として，その変形程度を軟部組織，硬組織に分け，数量的に測定する必要がある．顔面軟部組織の計測として，①Martin 法，②モアレ法があり，顔面硬組織の計測として，①X 線規格写真，②CT 撮影，③三次元 CT 撮影，④口腔内石膏モデルなどがある．

D 手 技

1．器械・器具

　形成外科の切縫セットと，脳外科の開頭用の器械・器具を準備する．
　①形成外科の切縫セット
　②クラニオパーフォレーター，クラニオトーム，サージャトーム（サージカルソー，サージカルバー）
　③直ノミ，曲ノミ，リウエル，鋭匙，骨膜剝離子，槌
　④頭皮クリップ，シャンピープレートまたはワイヤー，ボーンワックス

2．切 開

　冠状切開が行われる．片側冠状切開だけで十分な時もある．必要に応じて顔面皺取り術の切開を追加する．この切開で採骨と顔面上部（眼窩，鼻，頰骨，頰骨弓）の再建が可能である．

3．移植骨

　移植に使われる骨は，頭蓋冠の骨（calvarial bone）である．解剖学的に頭蓋冠の骨は頭頂骨，前頭鱗，側頭骨鱗，後頭鱗からなっている．実際に本法で使用されるのは頭頂骨，前頭骨で，このうち頭頂骨の利用頻度が高い．

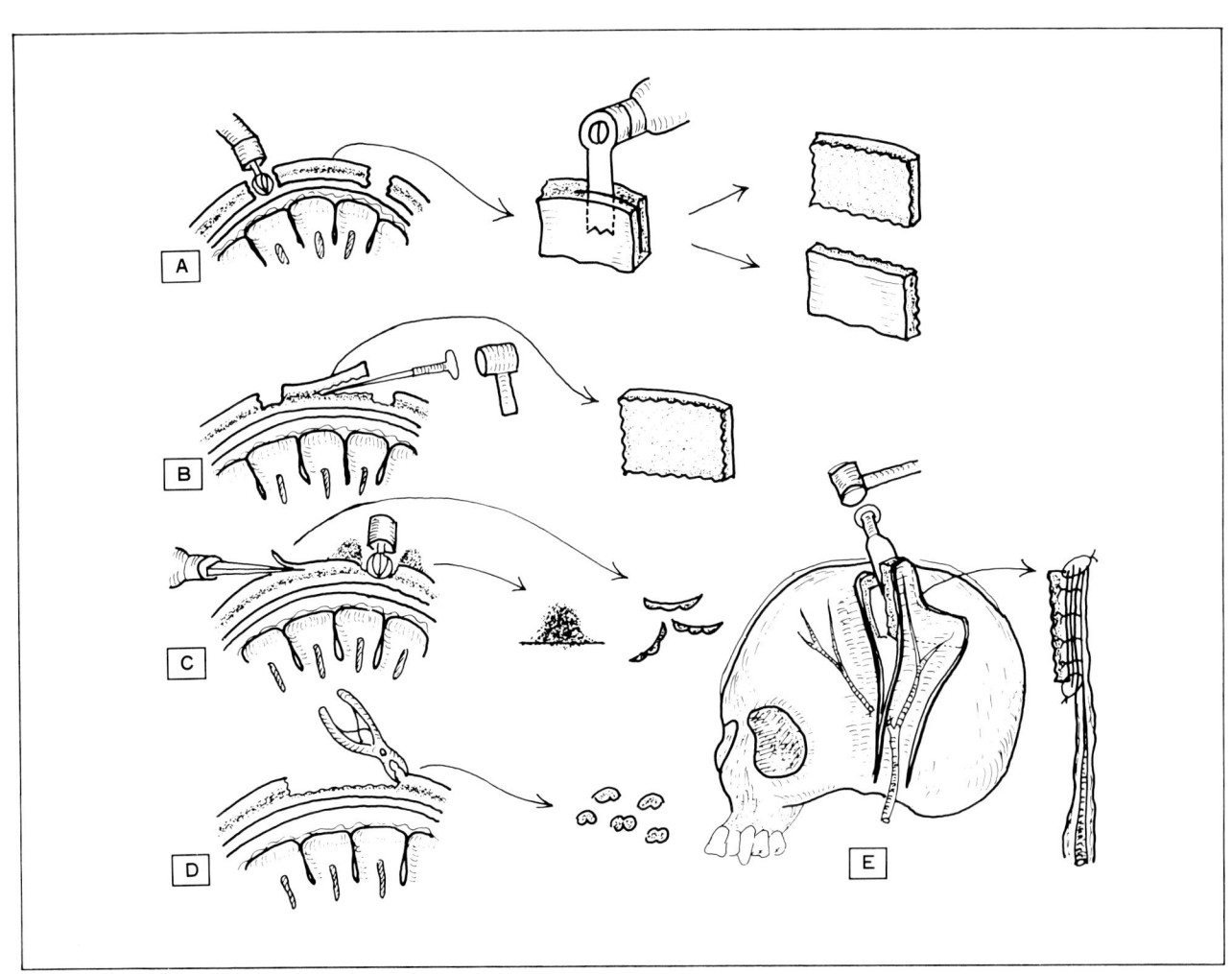

図 17・3　頭蓋骨移植の各型
A：全層採取，B：外板採取，C：削り骨，骨粉採取，D：骨小片採取，E：血管柄付き骨採取
(Cutting, C. B., McCarthy, J. G., Knize, D. M.：Repair and grafting bone, Plastic Surgery (1st ed.), edited by McCarthy, J. G., p. 622, W. B. Saunders Co., Philadelphia, 1990. より一部引用)

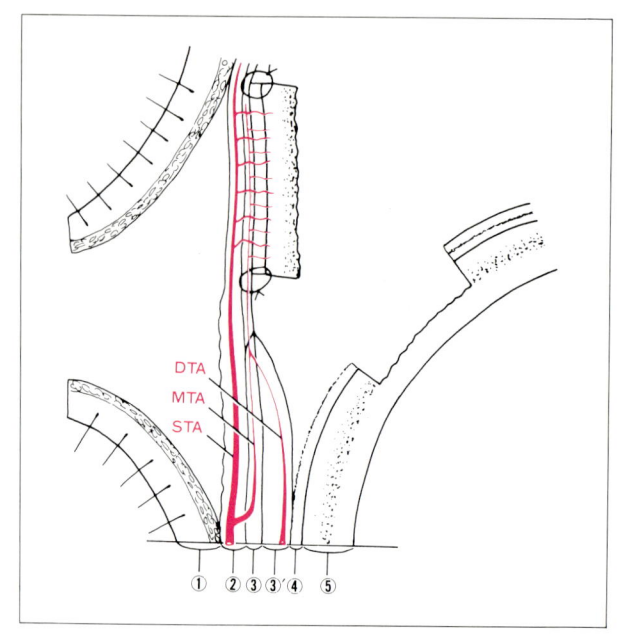

図 17・4 McCarthy I 法
茎は，側頭頭頂筋から側頭筋まで含む。
①皮膚と皮下組織，②側頭頭頂筋，③側頭筋膜，③′側頭筋，④骨膜下層，⑤頭蓋骨
STA：浅側頭動脈，MTA：中側頭動脈，DTA：深側頭動脈
(McCarthy, J. G., Zide, B. M.：The spectrum of calvarial bone grafting：introduction of the vascularized calvarial bone flap. Plast. Reconstr. Surg., 74：15, 1984. より引用改変)

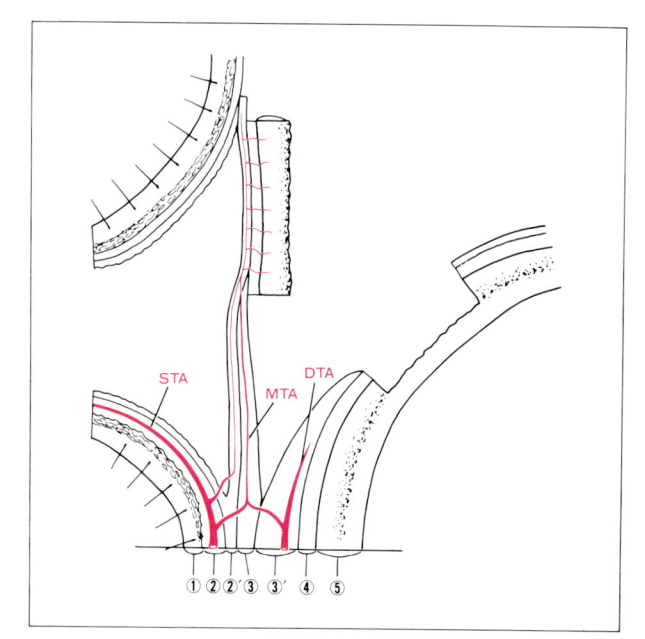

図 17・5 Casanova & Psillakis 法，Fujino & Nakajima 法
茎は帽状腱膜下層から側頭筋膜までを含む。
①皮膚と皮下組織，②側頭頭頂筋，②′帽状腱膜下層と innominate fascia，③側頭筋膜，③′側頭筋，④骨膜下層，⑤頭蓋骨
STA：浅側頭動脈，MTA：中側頭動脈，DTA：深側頭動脈
(Casanova, R., Cavalcante, D., Grotting, J. C., et al.：Anatomic basis for vascularized outer-table calvarial bone flaps. Plast. Reconstr. Surg., 78：306, 307, 1986. Psillakis, J. M., Grotting, J. C., Casanova, R., et al.：Vascularized outer-table calvarial bone flaps. Plast. Reconstr. Surg., 78：310, 1986. Fujino, T., Nakajima, H.：Cranial bone flap vascularized by temporal muscle or fascia, Craniofacial surgery. edited by Marchac, D., p. 417, 418, Springer-Verlag, Berlin, 1987. より引用改変)

4．移植方法

a．遊離頭蓋骨移植

全層，外板，骨小片，骨粉，削り骨として採取され，移植される。

①全層採取（図 17・3-A）：通常の開頭術と同じ要領で，頭蓋骨を全層で採取する。採取骨はサージカルソーで2分割し，採骨部の閉鎖と移植骨に使用する。5歳以下の幼児に適応となる。

②外板採取（図 17・3-B）：サージカルバーで，採取する形状に，板間層に至る溝を掘り，弱弯ノミで採取する。すべての先天性，後天性の頭蓋顔面変形に利用でき，もっともポピュラーである。

③骨粉，削り骨（shaving bone）採取（図 17・3-C）：骨粉はクラニオトーム使用時に出る骨の粉である。意外に量が多く，大きな頭蓋骨欠損もカバーできる。収集トレイが必要である。削り骨はノミで採取する。

④骨小片（図 17・3-D）：骨小片はリウエルで採取する。頬骨，頬骨弓の増量に用いる。

b．有茎頭蓋骨の移植（図 17・3-E）

従来の皮膚骨弁や筋肉骨弁と，最近の血管柄付骨弁がある。血管柄付骨弁には側頭部に茎をもつ側頭頭頂骨弁と，前頭部に茎をもつ前頭（頭頂）骨弁がある。

1）側頭頭頂骨弁：この骨弁の血管柄作成にはつぎの4通りの方法（報告年度順）がある。これらのほかに，側頭筋と骨膜を茎にする Antonyshyn の報告[4]もあるが，術式の詳細が不明なので省略する。

① McCarthy I 法（図 17・4）：側頭頭頂筋から側頭筋までの層を茎とするものである。血管柄に浅側頭動脈を含み，ほかに中側頭動脈，深側頭動脈を含む可能性がある。頭皮切開は冠状に入れ，剥離は側頭頭頂筋上で，毛嚢下に行う。血管柄は浅側頭動脈を中心に2～3cm幅で作成し，採取骨に向かって扇状とする。骨採取は先に述べた外板採取と同様に行う。血管柄付着部では茎を骨膜下で挙上し，操作する。骨周囲の溝掘りが終了したら，帽状腱膜と骨を縫合し，弱弯ノミで外板を遊離する。血管柄は先に扇状に作図した線で，一気に骨に至るまで切り，剥離，挙上する。

② Casanova & Psillakis 法[20]，Fujino & Nakajima

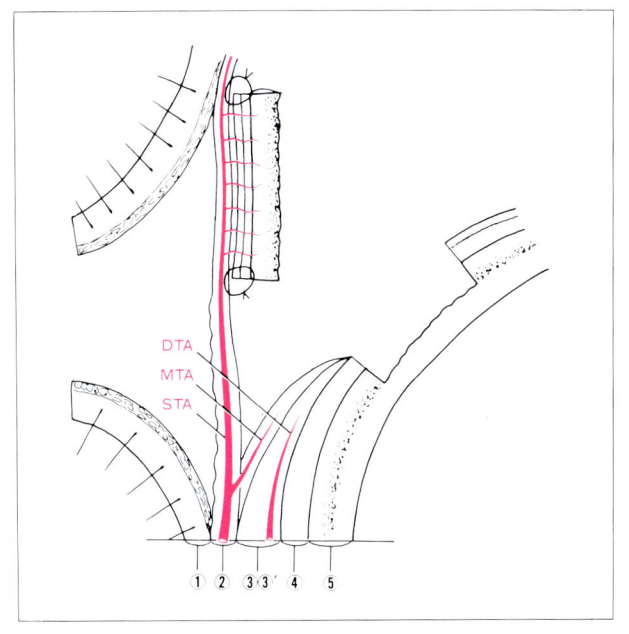

図 17・6 筆者法
茎は側頭頭頂筋である。
①②③③'④⑤，STA, MTA, DTA は図17・3と同じ。
(秦　維郎，細川　亙，矢野健二ほか：血管柄付頭蓋骨移植の経験―側頭部の解剖学的考察と術式の検討―. 日形会誌, 7：945, 1987. より引用)

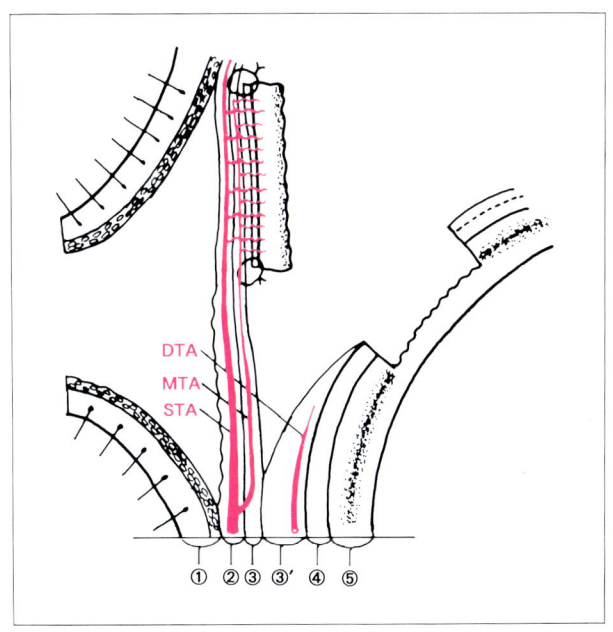

図 17・7 Mc Carthy II 法
茎は側頭頭頂筋から側頭筋膜までを含む。
①②③③'④⑤，STA, MTA, DTA は図17・3と同じ。
(Cutting, C. B., McCarthy, J. G., Knize, D. M.：Repair and grafting bone, Plastic Surgery (1st ed.), edited by McCarthy, J. G. p. 622 W. B. Saunders Co., Philadelphia, 1990. より引用改変)

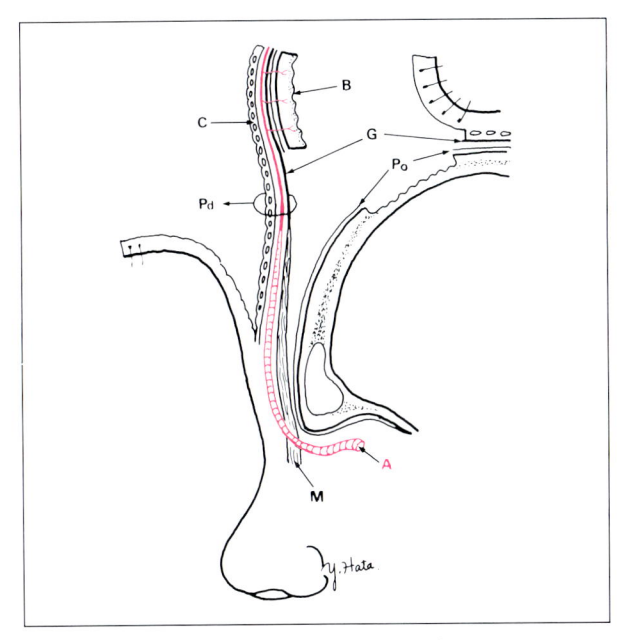

図 17・8 前頭（頭頂）骨弁
茎は前頭筋を含む。
A：滑車上動脈，B：頭蓋骨，C：皮下組織，D：帽状腱膜，M：前頭筋，Pd：血管茎，Po：骨膜
(Hata, Y., Hosokawa, K., Yano, K., et al.：Further application of supratrochlear vessels to facial repair. Ann. Plast. Reconstr. Surg., 20：91, 1988. より引用)

法[21]（図17・5）：帽状腱膜下層と側頭筋膜を茎にするもので，血管柄に中側頭動脈を含む。切開は側頭頭頂筋，帽状腱膜の層まで冠状に行い，帽状腱膜下層を露出する。この切開は通常の開頭時の切開と同じであるが，帽状腱膜下層は愛護的にできるだけ残し，茎に含ませる。

③筆者法[22]（図17・6）：側頭頭頂筋を茎にするもので，血管柄に浅側頭動脈を含む。頭皮切開は McCarthy I 法に準ずるが，採取骨が大きい場合，冠状切開線と直角に交わる切開線を追加する。

④McCarthy II 法[23]（図17・7）：側頭頭頂筋から側頭筋膜までの層を茎にするもので，血管柄に浅側頭動脈と中側頭動脈を含む。McCarthy が McCarthy I 法を改変して現在使用しているものである。

2）前頭（頭頂）骨弁[24)25]（図17・8）

血管柄は滑車上動脈を含む前頭筋で，前頭骨または頭頂骨を移植する。進入路は冠状切開と滑車上動脈に沿った直達切開がある。

E 術後管理

一般的な全身麻酔下手術の術後管理で十分であるが，開頭術に準ずるため，強力な抗生物質の投与と，脳神経外科的チェックが必要である。肋骨や腸骨採取と異なり，術後疼痛はほとんどなく，患者は術後，一両日で歩行できる。

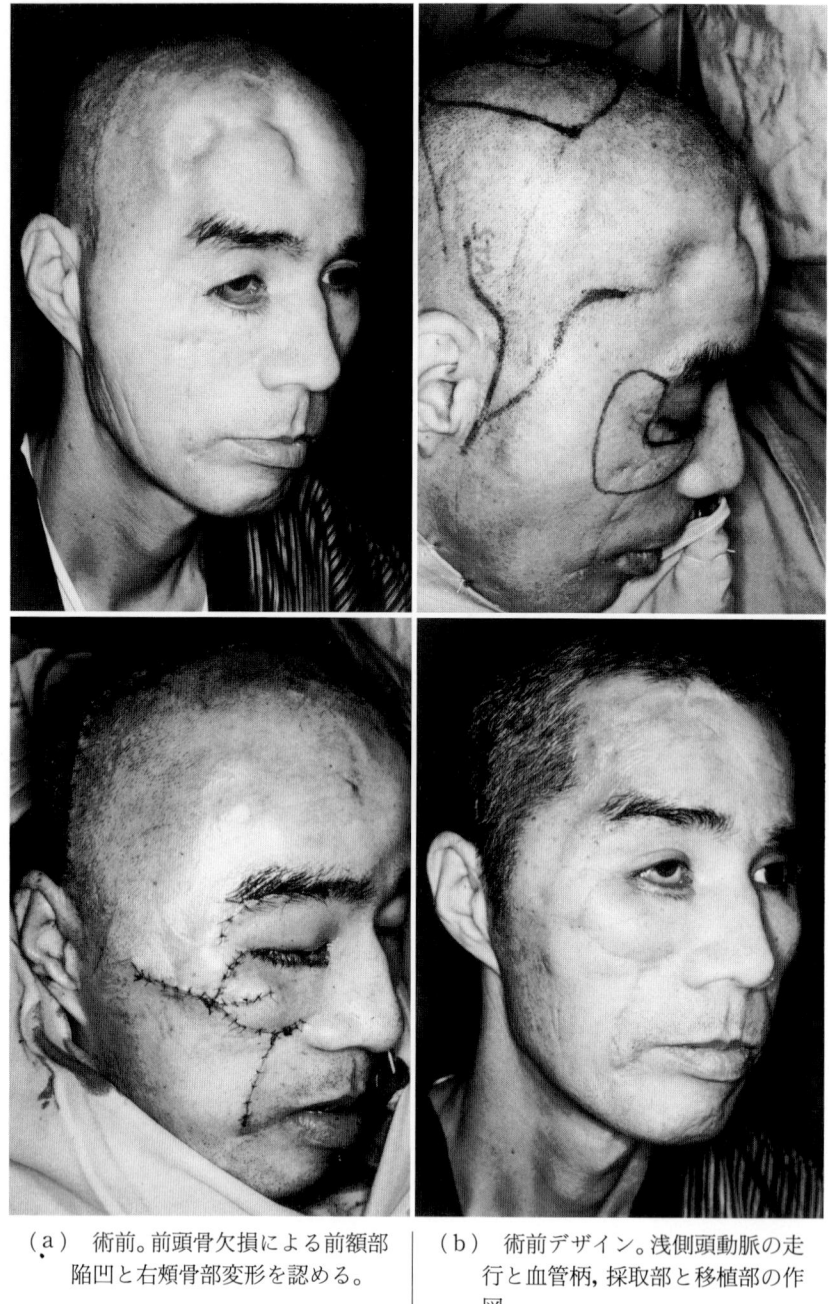

(a) 術前。前頭骨欠損による前額部陥凹と右頬骨部変形を認める。
(b) 術前デザイン。浅側頭動脈の走行と血管柄，採取部と移植部の作図
(c) 術直後
(d) 術後6カ月

図17・9 症例：47歳，男
(秦 維郎，細川 亙，矢野健二ほか：血管柄付頭蓋骨移植の経験―側頭部の解剖学的考察と術式の検討―．日形会誌，7：938，1987．より一部引用)

F 症 例

症例：47歳，男，陳旧性頭蓋・顔面骨骨折，右兎眼。

現病歴：6カ月前，トラクターの下敷きになり，右前頭骨開放性陥没骨折，頭蓋底骨折，硬膜外血腫，右顔面骨骨折，顔面裂創を受けた。

入院時所見：前頭骨欠損による陥没が2カ所見られる。眼球は下外方に変位し，閉眼不能と流涙があった(図17・9-a)。X線写真では右頬骨，上顎骨に著明な骨吸収像を認めた（図17・12）。

治療：顔面瘢痕が著明で，骨欠損が大きいため(図17・10-a)，眼窩と上顎再建には遊離腸骨移植，頬骨再建には血管柄付頭蓋骨移植を計画した(図17・9-b)。頭頂骨弁は浅側頭動静脈を含む側頭頭頂筋を茎として，4×5cm 大に作成し，移植した(図17・10-b～d)。前頭骨欠損には遊離頭蓋骨移植を行った（図17・11-a，b）。

経過：現在，術後5年3カ月で順調に経過している。図17・9-c は術直後，図17・9-d は術後6カ月の状態である。図17・12 は術前，術後6カ月の CT 像である。

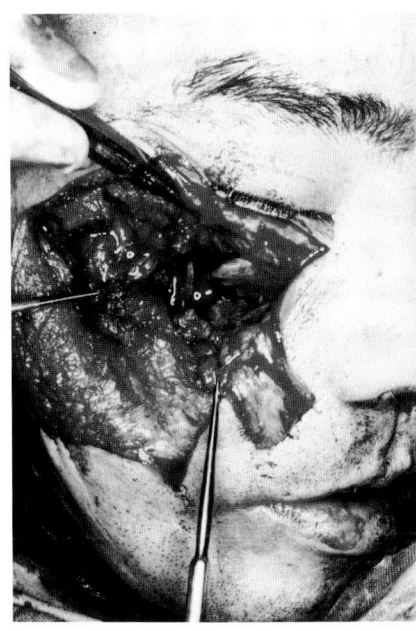

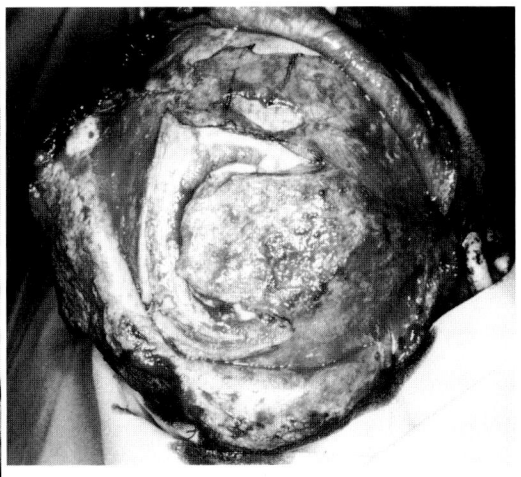

◀(a) 顔面骨欠損の状態
▲(b) 頭頂骨弁作成時。骨周囲の溝掘りが終了した状態。これから外板をノミで挙上する。

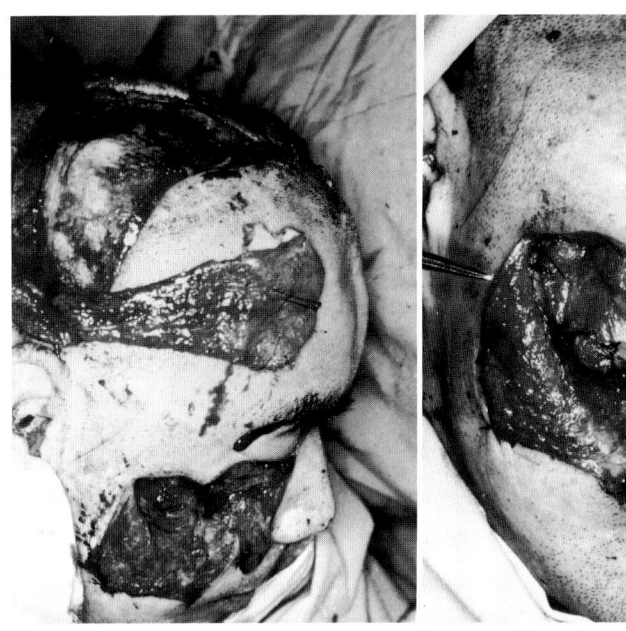

(c) 作成された頭蓋骨弁。茎は側頭頭頂筋で，中に浅側頭動脈を含む。

(d) 頭蓋骨弁移植終了時。遊離腸骨移植との併用で再建されている。

図 17・10 症例：47歳，男
(秦 維郎，細川 互，矢野健二ほか：血管柄付頭蓋骨移植の経験—側頭部の解剖学的考察と術式の検討—．日形会誌，7：939，1987．より一部引用)

G 考 察

1. 頭部表層解剖について

頭部表層解剖については名称に統一性がなく，また成書に記載されていない部分も多い。この不明瞭な事項は近年，臨床応用の必要性とともに再検討され，明らかにされてきた。しかし，細部に至ってはまだ意見の一致を見ていない。頭蓋骨移植を血管柄付で行う場合，頭蓋骨の血行動態を知る必要がある。従来，頭蓋骨の血行は，その大部分が中硬膜動脈によって養われ，外板の表面のみが表層からの血管によって栄養されるといわれる。Cutting[26]らも帽状腱膜から骨膜への表層頭蓋全体にわたる血行ネットワークがあるとしている。これに反し，筆者ら[27]の行った選択的血管への墨汁注入では，浅側頭動脈はその走行に一致する所に，わずかな骨への穿通枝を認めるのみであった。また，中側頭動脈注入では側頭筋に一致して，地図状に染まり，上側頭線を越えて広がっていた。染まり方は浅側頭動脈より中側頭動脈がやや強

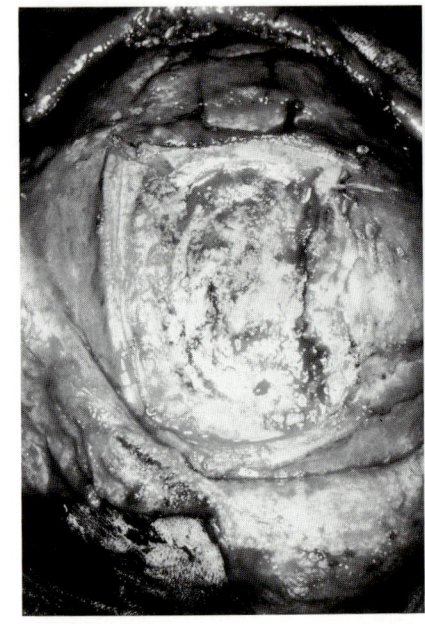

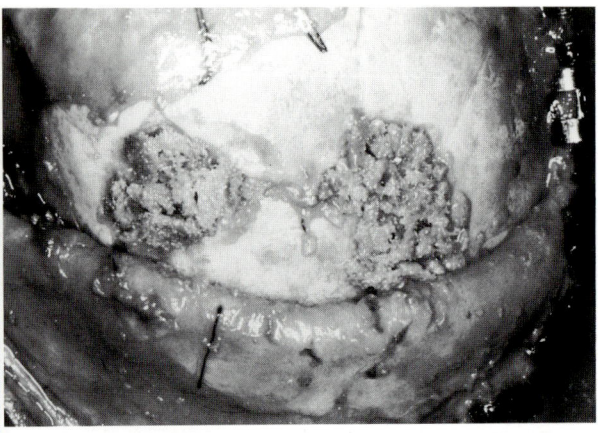

図 17・11 症例：47歳，男
◀(a) 頭頂部採取部。外板挙上後，周辺からリウエルで遊離移植用の骨小片を採取した。
▲(b) 前頭骨陥凹の再建。頭頂骨から採取した骨小片を陥凹部（2カ所）に充塡した。

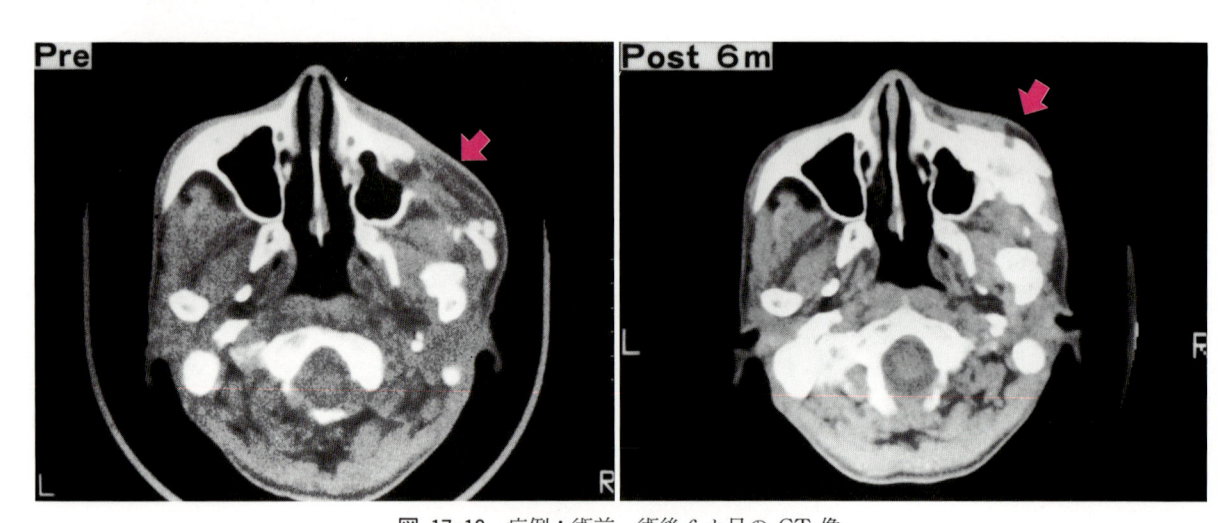

図 17・12 症例：術前，術後6カ月のCT像
（秦　維郎，細川　互，矢野健二ほか：血管柄付頭蓋骨移植の経験―側頭部の解剖学的考察と術式の検討―．日形会誌，7：939，1987．より引用）

く，その染まり方はすべて全層であった。これらの所見から，頭蓋骨外板の表層血行は従来の報告とは異なるものであり，また，頭蓋骨への血行は中側頭動脈の方が浅側頭動脈より優位である結論を得た。

したがって，CasanovaらやFujinoらの報告した側頭筋膜を茎とする骨弁の方が，側頭頭頂筋を茎とするものより血行が良く，さらにMcCarthyの方法は浅・中側頭動脈を含むため，血行はいっそう豊富であるといえる。しかしながら筆者らは，浅側頭動静脈のみを含む側頭頭頂筋を茎にした頭蓋骨移植，ならびに滑車上動静脈のみを含む前頭筋を茎にした頭蓋骨移植においてでも，長期にわたって十分に移植骨は生存しうるという結果を得ている[28]。

2．手技上の問題点

遊離移植の採骨は容易である。採骨時の注意として，外板採取では溝を幅広く掘ることがコツである。全層骨採取時に硬膜を損傷した場合は，密に縫合しておく必要がある。浅側頭動脈を茎に含ませる有茎移植では，頭皮と側頭頭頂筋の間の剥離を要する。両者は密着し，剥離に時間がかかる。コツは剥離面にボスミン加生理食塩水を注射し，浅側頭動脈を損傷しない程度に，薄い結合織性の膜を頭皮脂肪側につけて行うことである。このレベルの剥離では毛囊は露出せず，術後の脱毛も起こらない。また，大きい術野が必要な場合，冠状切開を軸に，互い違いの十字切開（Skoogの腋臭症の切開法）が有効である。

中側頭動脈を茎に含ませる術式では，層間の剥離は容

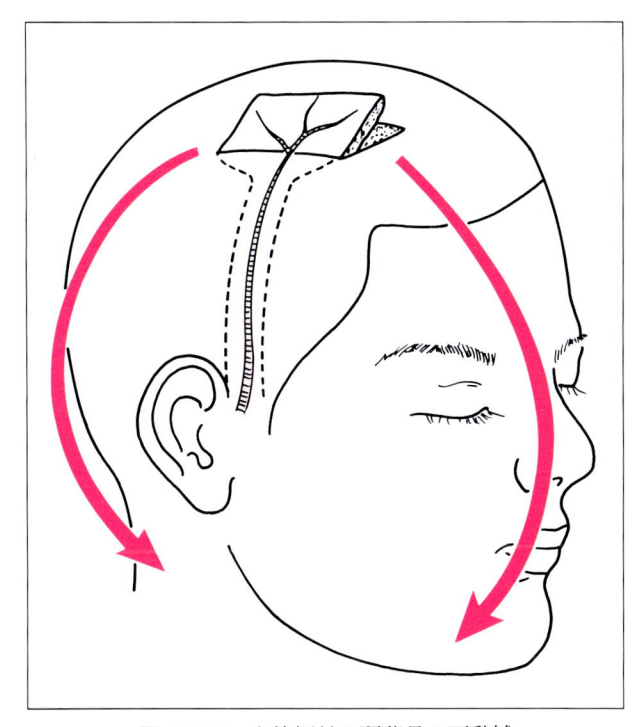

図 17・13　血管柄付き頭蓋骨の可動域
（秦　維郎：血管柄付頭蓋骨移植による再建術. 医学のあゆみ, 148：658, 1989. より引用）

易である。この方法には Casanova & Psillakis 法と Fujino & Nakajima 法がある。前者は茎に innominate fascia と側頭筋膜を含ませ，後者は帽状腱膜下層と側頭筋膜を含ませるとしているが，含む血管は中側頭動脈であり，手技的にあまり差はない。

頭蓋骨弁の可動域[29]を図 17・13 に示すが，側頭頭頂筋を茎にする術式が，その伸展性からもっとも可動域が広い。移植骨の血行は，骨面に付着した軟部組織からの穿通枝によって行われる。帽状腱膜は帽状腱膜下層で剝がれやすいため，帽状腱膜を含める術式では注意を要する。このため，帽状腱膜は採取骨より5mm幅大きく取り，ノミで挙上する前に骨と縫合しておく。とくに外傷後で頭皮剝脱を既往にもつ患者は，非常に粗である。

頭蓋骨移植では頭蓋骨の厚さが薄いため，しばしば量的不足を招く。この場合，重ね合わせるか，腸骨移植などの併用が有効である。採骨部の陥凹に対しては，レジン板で修復してもよいが，そのまま放置しても頭髪に隠れ，目立たない。

3. 本法の長所と短所

頭蓋骨移植を用いる場合の長所として，
①扁平骨は長管骨より血管新生が早く，生存量が大きい
②顔面骨に適合する形と輪郭をもつ移植骨が採取できる
③同一術野で手術できる
④術後の疼痛が少なく，早期歩行が可能である
⑤術後の瘢痕が頭髪によって目立たない
などがある。さらに血管柄付で用いる場合の利点として，
⑥血管柄を持たない頭蓋骨移植には骨破壊があるのに対し，血管柄付では新しい骨形成が見られる
⑦血管柄付で移植された頭蓋骨は成長する
などがあり，これらは実験研究で確認されている。

欠点としては，
①十分な量の骨を得ることが困難で，とくに幼小児に顕著である
②頭蓋骨はもろくて硬いため，細工しにくい
③有茎であるため，移動に制限がある
などが挙げられる。

4. 本法の適応，禁忌，合併症

本法はすべての頭蓋・顔面外科領域の再建に適応となる。とくに血管柄付移植は移植床の条件が悪い時（強い瘢痕組織，放射線障害，先天性奇形などの組織形成不全）に良い適応となる。また，頭蓋底欠損が奥深く，皮弁で裏打ちできない時も使用できる。

本法の禁忌として，脳圧亢進や骨に異常を来す疾患（代謝性，腫瘍性，炎症性）が挙げられる。比較的禁忌として，頭蓋骨の厚さの減少を見る高齢者も含まれる。

合併症には血腫，髄液漏，採骨部変形，脱毛などがあるが，これらは注意すれば避けられる。　　（秦　維郎）

文　献

1) Kusiak, J. F., Zins, J. E., Whitaker, L. A.：The early revascularization of membranous bone. Plast. Reconstr. Surg., 76：510-514, 1985.
2) Cutting, C. B., McCarthy, J. G.：Comparison of residual osseous mass between vascularized and nonvascularized onlay bone transfers. Plast. Reconstr. Surg., 72：672-675, 1983.
3) Zins, J. E., Whitaker, L. A.：Membranous versus endochondral bone： Implications for craniofacial reconstruction. Plast. Reconstr. Surg., 72：778-784, 1983.
4) Antonyshyn, O., Colcleugh, R. G., Hurst, L. N., et al.：The temporalis myoosseous flap：an experimental study Plast. Reconstr. Surg., 77：406-413, 1986.
5) Antonyshn, O., Colcleugh, R. G., Anderson, C., et al.：Growth potential in onlay bone grafts：A comparison of vascularized and free calvarial bone and suture bone grafts. Plast. Reconstr. Surg., 79：12-20, 1987.
6) LaTrenta, G. S., McCarthy, J. G., Cutting, C. B.：The growth of vascularized onlay bone transfers. Ann. Plast. Surg., 18：511-516, 1987.

7) Shehadi, S. I. : Skull reconstruction with bone. Br. J. Plast. Surg., 23 : 227-234, 1970.
8) Casanova, R., Cavalcante, D., Grotting, J. C., et al. : Anatomic basis for vascularized outer-table calvarial bone flaps. Plast. Reconstr. Surg., 78 : 300-308, 1986.
9) Cleveland, D., Steiner, R. : Surgical correction of malformations of the skull. Plast. Reconstr. Surg., 18 : 37-49, 1956.
10) Jackson, I. T., Helden, G., Marx, R. : Skull bone grafts in maxillofacial and craniofacial surgery. Ann. Plast. Reconstr. Surg., 44 : 949-955, 1986.
11) Marchac, D. : Radical forehead remodeling for craniostenosis. Plast. Reconstr. Surg., 61 : 823-835, 1978.
12) Tessier, P. : Autogenous bone grafts taken from the calvarium for facial and cranial applications. Clin. Plast. Surg., 9 : 531-538, 1982.
13) König, F. : Der Knocherne Ersatz grosser Schadeldefekt Zentralbl Chir., 27 : 497-501, 1890.
14) Watson Jones, R. : The repair of the skull defects by a new pedicle bone-graft operation. Br. Med. J., 1 : 780-781, 1933.
15) Stricker, M., Montaut, J., Hepner, H., et al. : Les osteotomies du crane et de la face. Ann. Chir. Plast., 17 : 233-244, 1972.
16) Conley, J., Cinelli, P. B., Johnson, P. M., et al. : Investigation of bone changes in composite flaps after transfer to the head and neck region. Plast. Reconstr. Surg., 51 : 658-661,1973.
17) McCarthy, J. G., Zide, B. M. : The spectrum of calvarial bone grafting : introduction of the vascularized calvarial bone flap. Plast. Reconstr. Surg., 74 : 10-18, 1984.
18) Abul-Hassan, H. S., Von Drasek Ascher, G., Acland, R. D. : Surgical anatomy and blood supply of the fascial layers of the temporal region. Plast. Reconstr. Surg., 77 : 17-24, 1986.
19) 秦　維郎, 松賀一訓, 細川　瓦ほか：頭部X線規格写真による頭蓋骨厚さの計測. 日形会誌, 8 : 140-153, 1988.
20) Psillakis, J. M., Grotting, J. C., Casanova, R., et al. : Vascularized outer-table calvarial bone flaps. Plast. Reconstr. Surg., 78 : 309-317, 1986.
21) Fujino, T., Nakajima, H. : Cranial bone flap vascularized by temporal muscle or fascia, Craniofacial Surgery, edited by Marchac, D., pp. 415-420, Springer-Verlag, Berlin, 1987.
22) 秦　維郎, 細川　瓦, 矢野健二ほか：血管柄付頭蓋骨移植の経験—側頭部の解剖学的考察と術式の検討—. 日形会誌, 7 : 934-948, 1987.
23) Cutting, C. B., McCarthy, J. G., Knize, D. M. : Repair and grafting bone, Plastic Surgery (1st ed.), edited by McCarthy, J. G., pp. 617-624, W. B. Saunders Co., Philadelphia, 1990.
24) McCarthy, J. G., Cutting, C. B., Shaw, W. W. : Vascularized calvarial bone flaps. Clin. Plast. Surg., 14 : 37-47, 1987.
25) Hata, Y., Hosokawa, K., Yano, K., et al. : Further application of supratrochlear vessels to facial repair. Ann. Plast. Reconstr. Surg., 20 : 89-95, 1988.
26) Cutting, C. B., McCarthy, J. G., Berenstein, A. : Blood supply of the upper craniofacial skeleton : The search for composite calvarial bone flaps. Plast. Reconstr. Surg., 74 : 603-610, 1984.
27) 秦　維郎, 矢野健二, 松賀一訓ほか：新鮮屍体における側頭部の解剖学的考察. 日頭顎顔会誌, 5 : 1-10, 1989.
28) 伊藤　理, 秦　維郎, 朴　修三ほか：有茎頭蓋骨移植2症例の長期経過について(補遺). 日形会誌, 19 : 347-350, 1999.
29) 秦　維郎：血管柄付頭蓋骨移植による再建術. 医学のあゆみ, 148 : 658, 1989.

III 下顎の再建

18　血管柄付遊離肩甲骨皮弁移植による下顎の再建

19　血管柄付遊離腸骨移植による下顎の再建

20　血管柄付遊離腓骨移植による下顎の再建

21　有茎骨筋皮弁による下顎の再建

22　骨延長による腫瘍切除後の下顎再建

III 下顎の再建

18 血管柄付遊離肩甲骨皮弁移植による下顎の再建

SUMMARY

頭頸部癌切除に伴い下顎骨が切除された場合，顔面形態の変形ばかりでなく，咀嚼・嚥下・構音といった日常生活にとって重要な機能の低下を招くので，何らかの再建が必要となる。これまで，遊離骨移植（non-vascularized bone graft），骨付有茎（筋）皮弁，金属プレートなど種々の方法が用いられてきたが，いずれも満足のいく結果は得られていない。

一方，マイクロサージャリーの発達は血管柄付骨もしくは骨皮弁移植を可能とし，下顎再建の分野でも大きな進歩をもたらした。筆者らは近年，血管柄付遊離肩甲骨皮弁の有用性に着目し，本皮弁を癌切除後の下顎再建に積極的に用いて，良好な成績を収めている。

本皮弁の特徴的な利点として，以下のものが挙げられる。
①皮弁と骨弁への栄養枝が独立しているため，両皮弁の立体的自由度が高い。
②皮弁が比較的薄いため，口腔内欠損の再建に適している。
③大きな皮弁が採取できるだけでなく，必要に応じ独立した血行を有する2つの皮弁を同時に挙上することが可能である。

本皮弁は採取できる肩甲骨の長さに制限があるものの，広範な軟部組織欠損を伴う下顎再建には，きわめて有用な皮弁であるといえる。

はじめに

下顎骨は，形態的に顔面下半部を形成するばかりでなく，機能的には口腔下半部の支持体として，咬合，咀嚼，嚥下に大きな役割を果たしている。したがって，癌の切除などにより下顎骨の一部が切除され，その連続性が断たれた場合，下顎の再建は患者の日常生活への復帰にとって不可欠となる。

再建法として古くは遊離骨移植（non-vascularized bone graft）や金属プレートが用いられてきた。しかし，前者は血行の途絶された組織を，後者は生体にとっての異物を移植する方法であり，安定した成績を得ることは難しかった。とくに癌切除に伴う症例では，術前に多量の放射線が照射されていたり，口腔内組織に大きな欠損が生じることが多く，これらの方法では術後感染の危険性が高かった。

これに対し，マイクロサージャリーの発達により，血行の良い組織を必要な量だけ一期的に移植することが可能となり，骨移植においても主要栄養血行を温存したまま"生きた骨（living bone）"として移植することが可能となり[1,2]，下顎再建においても術後成績の著しい向上につながった[3]。

筆者らもこれまで癌切除に伴う下顎の再建には，マイクロサージャリーを用いた遊離複合組織移植が第一選択と考え，再建を行ってきたが，最近では遊離肩甲骨皮弁の有用性に着目し，多用している[4]。

A 肩甲骨皮弁の概念と歴史

1980年，Dos Santos[5]が，屍体を用いた検索より，背部の肩甲骨上の皮膚が肩甲回旋動静脈によって栄養されることを明らかにし，同年にGilbert[6]が遊離皮弁（free scapular flap）として，最初の臨床報告を行った。当初は遊離もしくは有茎の皮弁として使用されていたが，1981年，Teotら[7]は肩甲回旋動脈の枝が皮膚と同時に肩甲骨を栄養しており，骨付皮弁としても挙上できることを報告した。

これらの知見に基づき，1983年，Banisら[8]が臨床例を発表し，1986年，Swartzら[9]はこの骨付肩甲骨皮弁を用いて上顎・下顎の再建例のまとまった報告を行った。以来，整形外科領域も含め，多方面で本皮弁は使用されて

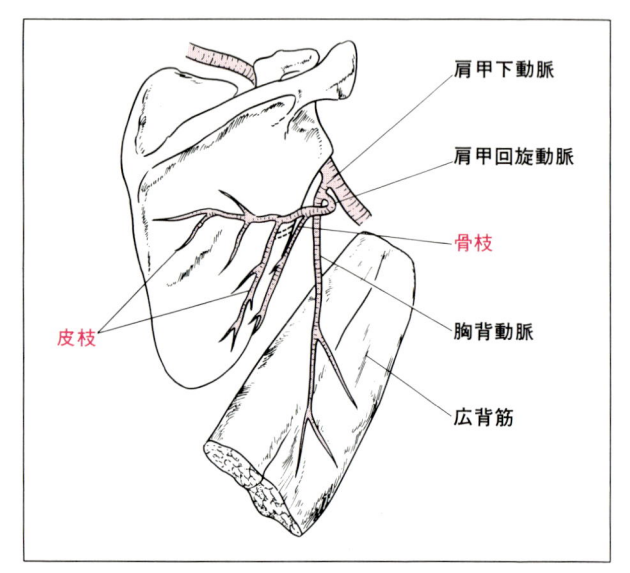

図 18・1 血管柄付遊離肩甲骨皮弁の採取の血行
(中塚貴志,波利井清紀,海老原敏ほか:遊離肩甲骨皮弁による下顎の再建. 形成外科, 34:35, 1991. より引用)

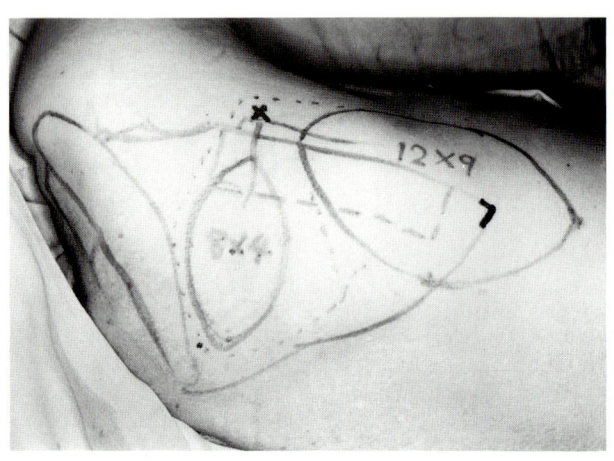

図 18・2 皮弁のデザイン
(中塚貴志,波利井清紀,海老原敏ほか:遊離肩甲骨皮弁による下顎の再建. 形成外科, 34:35, 1991. より引用)

いる[10]。

B 解 剖 (図 18・1)

本皮弁を栄養する血管は肩甲回旋動静脈である。これは肩甲下動静脈の一分枝であり,もう一つの分枝は広背筋および前鋸筋に分布する胸背動静脈である。したがって,必要に応じ,肩甲下動静脈を茎として,肩甲骨皮弁と広背筋皮弁ないし前鋸筋皮弁を同時に挙上することも可能である。

肩甲回旋動静脈は腋窩において肩甲下動静脈より分岐した後,肩甲下筋上を背部に向かって走行し,大円筋,小円筋,および上腕三頭筋長頭に囲まれた内側腋窩隙を通り,皮下に現れる。この間,肩甲骨外側縁において肩甲骨への栄養枝を出している[11]。骨への血液流入路としては,肩甲骨外側縁に沿って下降しながら直接骨へ流入する複数の枝を介する経路と,大円筋や小円筋などを介した骨膜血行による経路がある。また,下方の肩甲棘には胸背動脈よりの枝である angular branch が直接流入しており,この部分を独立した骨弁として移植することも可能である[12]。

皮膚への栄養枝は,内側腋窩隙より背部正中に向かい水平に走行する枝(水平枝)と,肩甲骨外縁に沿ってほぼ垂直に下降する枝(垂直枝)に大きく分かれる。また,最近ではこれに加え,肩の方向に向かう上行枝の存在も指摘されており[13],背部皮膚への豊富な血行形態が明らかにされている。

C 手 技

1. 皮弁のデザイン (図 18・2)

デザインにあたっては,まず上腕をやや外転した状態で肩甲骨の輪郭をマークしておき,肩甲骨外側縁で大円筋と小円筋の間に生じる内側腋窩隙を確認する。この部位に皮膚への栄養枝が立ち上がってくるわけであるが,内側腋窩隙は触診にて容易に確認でき,また血管走行の解剖学的変異もまれなため,術前のドップラー検査などは必要としない。

ついで皮弁の作図に移るが,1つの皮島ですむ場合は垂直枝を利用した皮弁(いわゆる parascapular flap)とするのが,骨の採取も容易に行えて都合がよい。2皮島の場合には,これに加え,水平枝を含む皮弁をデザインする。骨に対する皮弁の自由度を増すためには,皮膚栄養枝のやや末梢寄りに皮島をデザインするのがよい。

なお,本皮弁は骨と皮膚への栄養枝が独立し,かつ皮膚栄養枝が比較的長いため,骨に対し皮弁の位置が自由になるのが利点である。肩甲骨自体は弯曲が少なく,ほぼ直線状であるため,皮弁の採取は下顎欠損の位置に関係なく,左右どちらの背部からも可能である。筆者らはできるだけ利き腕でない側の肩甲骨を採取するようにしている。

2. 皮弁の挙上 (図 18・3〜18・5)

体位は採取側を上側とする側臥位をとる。上腕は外転位とするが,術中も自由に動かせるように清潔な布で覆った状態にしておくのが,血管柄の剝離操作を容易にする。

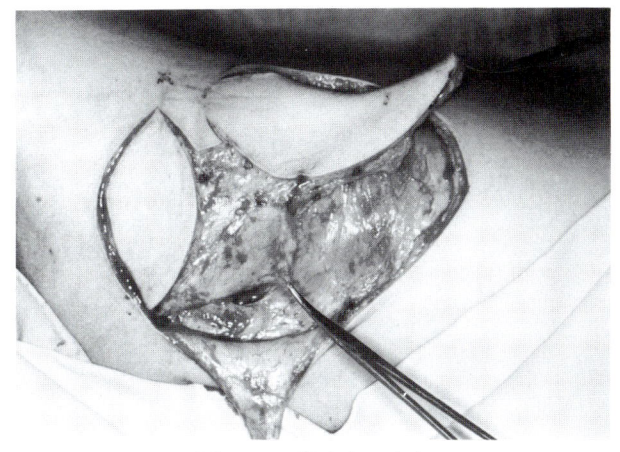

図 18・3 挙上中の皮弁
皮島周囲の皮下組織も含めて挙上している。
（中塚貴志，波利井清紀，海老原　敏ほか：遊離肩甲骨皮弁による下顎の再建．形成外科，34：35，1991．より引用）

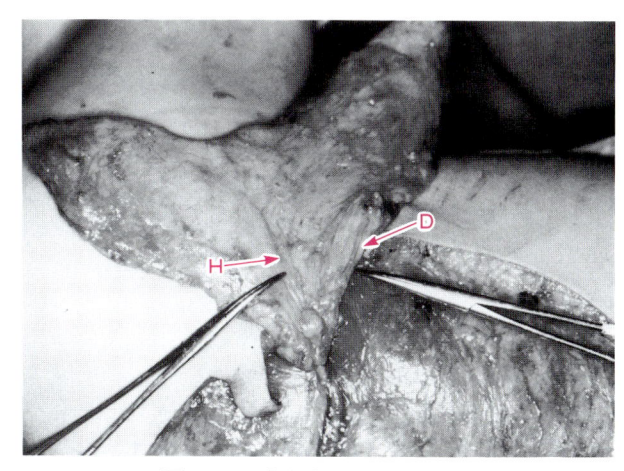

図 18・4　皮弁裏面の皮膚栄養枝
H：水平枝，D：垂直枝

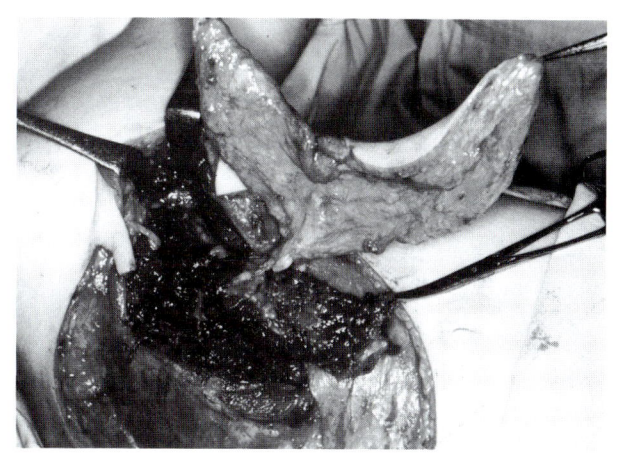

図 18・5　島状に挙上した肩甲骨皮弁

　皮弁の挙上は遠位部より始め，大円筋，小円筋，棘下筋の筋肉上で挙上していく．皮膚への栄養枝は筋膜上に分布しており，脂肪の多くない症例では一般に，容易に走行を確認できる．
　なお，筆者らはデザインした皮島のみを島状に挙上するのではなく，その周りの筋膜周囲組織も広範囲に含めて挙上している．その理由は，これら血行に富んだ組織を利用して骨弁を覆うようにすれば，移植骨そのものを感染などから保護できるばかりでなく，再建部周囲の死腔の充填にもなるからである．
　さて，皮弁遠位部からの挙上で栄養血管の末梢を確認したならば，それを中枢側の内側腋窩隙に向かって追跡しながら，皮弁の剝離を進めていく．この際，大円筋と小円筋に分布する筋枝を結紮しながら，肩甲骨外側縁で両筋肉の間から立ち上がる皮膚栄養枝本幹を求める．ついで，腋窩方向に切開を延長し，筋肉の間を分けると，本骨皮弁の栄養血管である肩甲回旋動静脈を直視下に確認することができる．この血管を起始部である腋窩動静脈に向かって剝離するわけであるが，動脈の剝離は比較的容易である．しかし，静脈は動脈に伴走して少なくとも2本あり，また中枢側では周囲から合流してくる枝と複雑なネットワークを形成しており，これらの処理がやや煩雑なことがある．しかし，多くの場合，腋窩静脈流入部付近で太い1本となっているので，できる限り中枢側まで追い求めるのがよい．一般に腋窩動静脈からの起始部まで剝離を進めると，約5cmの長さの血管柄を得ることができる．
　こうして皮島の挙上と肩甲回旋動静脈の剝離が完了したら，最後に骨の採取を行う．採取する骨の幅・長さに合わせて肩甲骨上の骨切り線を決定し，骨膜に切開を入れ，骨切りを行うのに必要なだけの骨を骨膜下に露出する．この際，肩甲骨ほぼ中央の骨膜上を水平に走行する比較的太い動静脈があるので，これを確認して結紮するようにする．また，上方端の骨切りの際，栄養血管は肩甲骨関節窩のすぐ下に位置しているので，これを損傷しないよう，注意を払わねばならない．
　骨切りが完了したら，肩甲骨背側より付着している筋肉を切離していく．関節窩下方より肩甲棘まで最大限に採れば，約13cmの骨が採取できる．以上の操作により，肩甲回旋動静脈（もしくは肩甲下動静脈）を血管茎とする島状の骨皮弁が挙上できる．
　皮弁採取部は骨断端および筋肉断端からの止血を念入りに行った後，大円筋，小円筋の切除端どうしをできるだけ寄せ合わせ，ドレーンを挿入して閉鎖する．皮膚の縫合は採取した皮島の大きさによるが，1皮島の場合，上腕を内転位にすることなどで，20×12cmの大きさまで一期的縫合が可能であった．

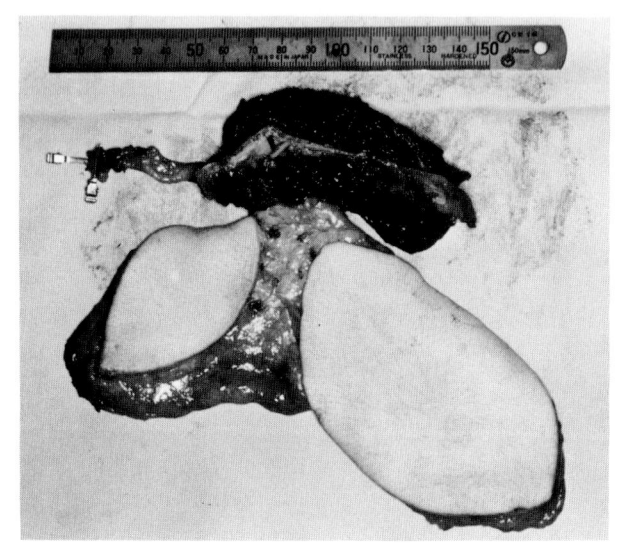

図 18・6 骨切り後の肩甲骨皮弁
(中塚貴志,波利井清紀,海老原 敏ほか:遊離肩甲骨皮弁による下顎の再建.形成外科,34:35, 1991.より引用)

3. 骨皮弁の縫合・固定(図 18・6)

　上記のように肩甲骨皮弁が挙上・遊離されたら,ただちに骨の形態を下顎欠損に合わせて細工する。採取した標本があれば,それを基準として,必要に応じた形に骨に弯曲を加える。弯曲部の骨切りラインが決定したら,その部分の骨膜を必要最小限だけ剝離する。オステオトームを用いて凸側の骨皮質のみに切開を加え,用手的に若木骨折を起こさせる。骨切り後に生じた骨欠損部には楔状の骨片を挿入し,サージカルワイヤーにて仮固定しておく。以上の操作を皮弁採取部を閉創している間に行っておくと,時間の節約となり,無駄が少ない。

　患者を仰臥位に戻したら,骨皮弁を欠損部に置き,骨部の長さや高さなど細かい修正を行う。移植骨の位置は,上下顎に残存歯牙があればその咬合を基準にして決定し,なければ上下歯槽弓の位置を参考にする。また,下顎骨断端と肩甲骨断端との接触面を合わせるように,断端の骨面を削る。

　骨を先に固定してしまうと口腔深部での縫合が不確実となりやすいので,移植骨の整形が終われば,まず口腔内に移植すべき皮弁の縫合固定を行う。ついで,移植骨と残存下顎骨との固定に移るが,術後合併症も少ないためチタンのミニプレートを好んで用いている。骨の固定が終われば血管吻合に移る。

　なお,創閉鎖の際,骨接合部や骨切り部はプレートやワイヤーを用いているため,できるだけ皮弁とともに挙上した皮下組織や肩甲骨に付着した筋体などで覆っておくようにするのが,術後の感染予防につながる。2皮島の場合,最後に皮膚欠損部を修復するための皮弁を縫着し,手術を終了する。

D 術後管理

　皮弁の血流状態の監視に関しては,通常の遊離組織移植時と同様であるが,骨移植の場合には骨部よりの出血がある程度見込まれるので,ドレーンが有効に働き,創部に血腫形成などがないかどうかも注意しておく。

　皮弁採取部に関しては,術後早期は安静を保たせ,術後約2週間ほどで肩の運動を始めさせ,徐々に運動範囲を広げていく。

　本皮弁採取時に切断される筋肉は大円筋,小円筋であり,これらの筋肉は肩の内旋・外旋運動などに補助的に働くので採取後の機能障害は少ない。これまでの症例では,大きな皮島を採取したことにより肩の運動制限が長引いたと思われる例もあるが,遅くとも術後半年でほぼ日常生活に支障なく肩の挙上が可能となっている。

E 症　例

　症例:67歳,男,口腔底癌(sT4N2c)(図 18・7)。
　口腔底癌の診断にて,某大学口腔外科にて化学療法を受けるも著明な効果なく,国立がんセンター頭頸科を受診した。初診時,口腔底正中部を中心に下歯肉前方にまで及ぶ病変を認め,X線像にて下顎骨の破壊を認めた。

　手術では,まず両側上頸部郭清,舌・口腔底切除,および下顎正中部を含む下顎区域切除が行われた。ついで,腫瘍切除後に生じた下顎複合組織欠損に対して,右背部より 12×5 cm の皮島と,長さ約 13 cm の肩甲骨を有する肩甲骨皮弁をデザインし,挙上した。採取した肩甲骨は下顎欠損部の形態に合わせて2カ所で骨切りを行い,ワイヤーで固定した。

　術後経過は順調で,26日目より経口摂取が可能となり,42日目には退院した。術後1年で右肩の運動制限はとくになく,日常生活にも支障はない。

F 考　察

　マイクロサージャリーの発達により血管柄付骨移植が可能となり,放射線照射部位や口腔に面する創部などでも,比較的安全に骨移植が行えるようになってきた。しかし,下顎の再建は立体的形態の特殊性,動的機能の複雑さゆえに,いまだに再建の困難なものの一つである。とくに癌切除に伴う下顎欠損では,骨自体の欠損だけでなく,口腔粘膜や顔面皮膚の欠損も伴う複合組織欠損と

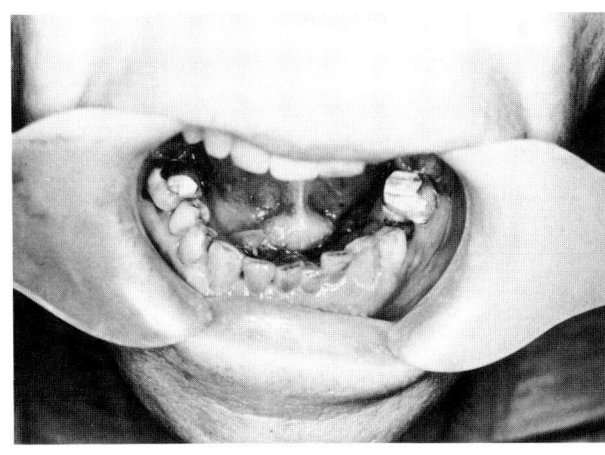

(a) 術前の状態 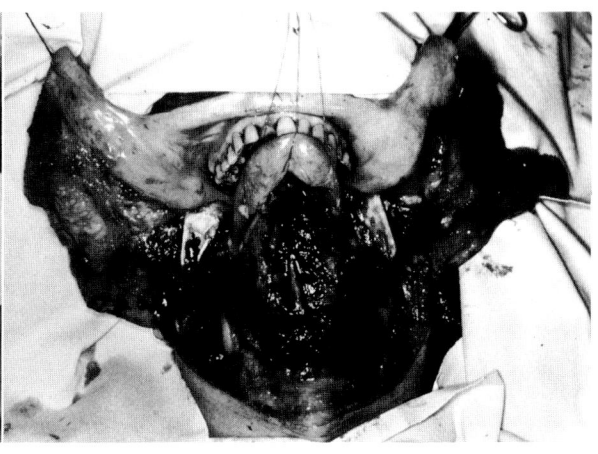
(b) 腫瘍切除後の状態。口腔底切除および下顎正中部を含む下顎区域切除がなされている。 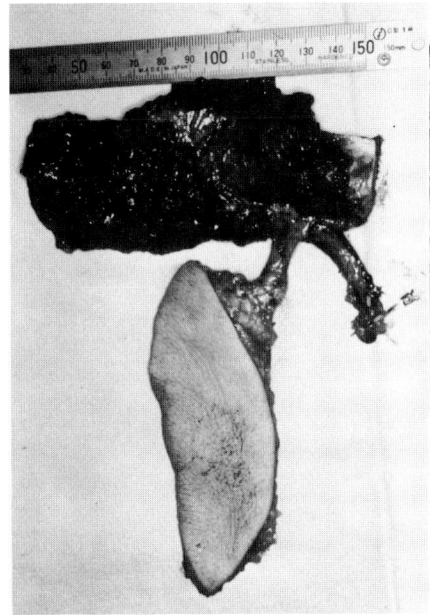
(c) 採取された肩甲骨皮弁 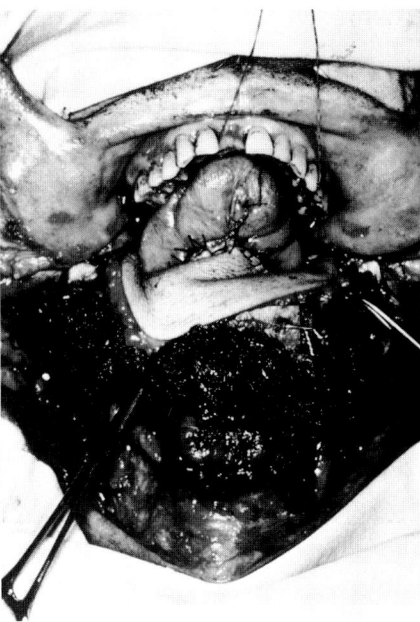
(d) 欠損部に移植された肩甲骨皮弁（血管吻合前の状態） 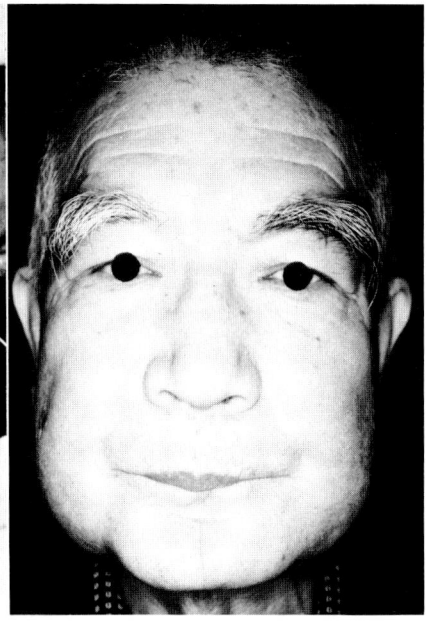
(e) 術後1年の正面顔貌

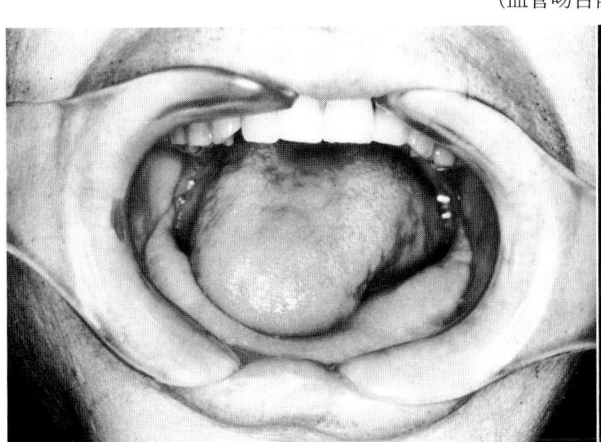

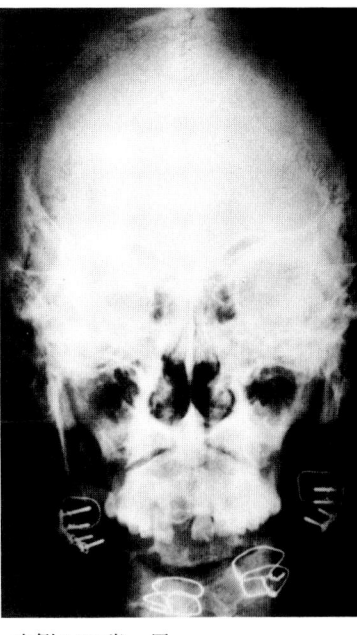

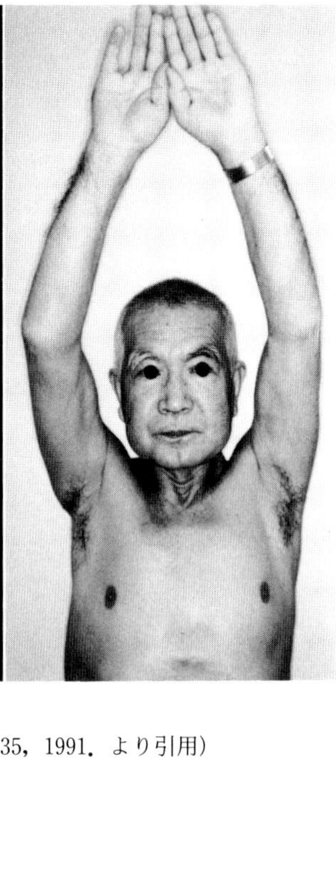

左(f) 同口腔内所見。良好な顎堤が形成されている。
中(g) 術後1年目のX線像
右(h) 肩の挙上制限は認められない。

図18・7 症例：67歳，男
（中塚貴志，波利井清紀，海老原敏ほか：遊離肩甲骨皮弁による下顎の再建．形成外科，34：35，1991．より引用）

なることが多く，再建材の選択に関しては議論の多いところである[14)~18)]。筆者らはこれまで報告したように，肩甲骨皮弁を癌切除後の下顎再建に用いて良好な成績を収めている[4)]が，本皮弁の利点をまとめると以下のようになる。

①解剖学的変異が少なく，挙上が容易である。
②栄養血管の径が太く，吻合が容易である。
③皮膚および骨への血行が豊富で，安定している。
④皮膚，骨それぞれの栄養枝が独立しているため，骨弁と皮弁とを立体的に，自由な位置に固定できる。
⑤皮弁が比較的薄いため，口腔内欠損部に移植してもbulkyとならず，義歯装着に適した，良好な顎堤を形成しやすい。
⑥大きな皮弁を採取できるばかりでなく，必要に応じ，独立した血行を有する2つ（最大3つ）の皮弁を同時に挙上することが可能である。
⑦皮弁採取後の機能障害が少ない。

さらに上記以外に，現在，下顎再建に使用されることの多いほかの骨皮弁（腸骨皮弁や腓骨皮弁など）と比較して，肩甲骨より骨を採取する利点として，術後早期（術後1～2日）に離床可能となる点が挙げられる。腸骨や腓骨からの採取では通常，最低1週間は安静が必要で，それだけ離床が遅れる。これは癌患者などで高齢者が多い場合にはとくに重要なことで，術後合併症の予防・早期回復につながる。また，腸骨や腓骨に比べるとやや骨皮質が薄いが，インプラント植立の成功例が報告されており[19)]，インプラントの併用により良好な咬合機能を復元することも可能である。一方，欠点として，

①手術中の体位変換が必要であり，このため手術時間がやや長くなる
②採取できる骨の最大長が約13cmであり，それ以上の大きな下顎欠損には，本皮弁のみでは対処できない
③肩甲骨の形態より，下顎枝を含むようなL字型の下顎骨再建には不適である

などが挙げられる。これらの欠点はあるものの，骨欠損がとりわけ大きい症例を除けば，広範な軟部組織欠損を伴う下顎再建例に，本皮弁はきわめて有用な皮弁であると言える。　　　　　　　　　　　　　（中塚　貴志）

文　献

1) Harii, K.: Microvascular Tissue Transfer. Igakushoin, Tokyo, 1983.
2) 中塚貴志，波利井清紀，海老原敏：血管柄付骨移植．歯科ジャーナル，25：191，1987．
3) 中塚貴志，海老原敏，波利井清紀ほか：癌切除にともなう下顎再建術の検討．日形会誌，11：283，1991．
4) 中塚貴志，波利井清紀，海老原敏ほか：遊離肩甲骨皮弁による下顎の再建．形成外科，34：35，1991．
5) Dos Santos, L. F.: The vascular anatomy and dissection of the free scapular flap. Plast. Reconstr. Surg., 73 : 599, 1984.
6) Gilbert, A., Teot, L.: The free scapular flap. Plast. Reconstr. Surg., 69 : 601, 1982.
7) Teot, L., Bosse, J. P., Moufarrege, R., et al.: The scapular crest pedicled bone graft. Int. J. Microsurg., 3 : 257, 1981.
8) Banis, J. C., Acland, R. D.: Clinical applications of the scapular skin and osteocutaneous flap. Transaction of the VIII th International Congress of Plastic and Reconstructive Surgery, p.137, 1983.
9) Swartz, M. W., Banis, J. C., Newton, E. D., et al.: The osteocutaneous scapular flap for mandibular and maxillary reconstruction. Plast. Reconstr. Surg., 77 : 530, 1986.
10) 関口順輔，小林誠一郎，加藤文雄：整形外科領域における血管柄付肩甲骨移植術．整災外，30：1025，1987．
11) Sekiguchi, J.: A morphological study of the lateral border of the scapula for bone grafting. Jikeikai Med. J. 37 : 277, 1990.
12) Coleman, J. J., Sultan, M. R.: The bipedicled osteocutaneous scapular flap: A new subscapular system free flap. Plast. Reconstr. Surg., 87 : 682, 1991.
13) Maruyama, Y.: Ascending scapular flap and its use for the treatment of axillary burn scar contracture. Br. J. Plast. Surg., 44 : 97, 1991.
14) Daniel, R. K.: Mandibular reconstruction with free tissue transfers. Ann. Plast. Surg., 6 : 40, 1978.
15) 波利井清紀，山田　敦，中塚貴志：血管柄付遊離腸骨移植による下顎の再建．形成外科，34：47，1991．
16) Hidalgo, D. A.: Fibular free flap: A new method of mandible reconstruction. Plast. Reconstr. Surg., 84 : 71, 1989.
17) Soutar, D. S. and Widdowson, W. P.: Immediate reconstruction of the mandible using a vascularized segment of radius. Head Neck Surg., 8 : 232, 1986.
18) Taylor, G. I.: Reconstruction of the mandible with free composite iliac bone graft. Ann. Plast. Surg., 9 : 361, 1982.
19) Schmelzeisen, R., Neukam, F. W., Shirota, T., et al.: Postoperative function after implant insertion in vascularized bone graftsin maxilla and mandible. Plast. Reconstr. Surg., 97 : 719-725, 1996.

III 下顎の再建

19 血管柄付遊離腸骨移植による下顎の再建

SUMMARY

微小血管吻合の手技を用いた血管柄付遊離腸骨移植あるいは腸骨付皮弁移植は，Taylorら[1~3]によって確立されて以来，数多くの報告があり，その中でも下顎骨の再建によく適応される方法の一つである。

本法の利点は，

① 骨の血行が豊富で，放射線照射や多少の感染のある移植床においても骨癒合が良好で，骨吸収もほとんど生じない
② 比較的大きな骨が採取可能で，下顎の形態に合わせた細工が容易である
③ 骨への栄養血管である深腸骨回旋動静脈の血管柄が比較的長く，血管径も太い
④ 採取部の瘢痕が隠れやすい

などである。

一方，欠点としては，

① 骨付皮弁とした場合，皮弁の血行がやや不安定である
② 外側大腿皮神経の損傷を生じやすい
③ 皮弁がやや bulky である
④ 顔面の皮膚を再建した場合，皮弁の color match が良好といえない

などが挙げられる。

下顎悪性腫瘍切除に際しては，下顎骨および口腔粘膜または皮膚の広範な欠損を生じることが多いが，血管柄付遊離組織移植が可能となって以来，根治的な悪性腫瘍の切除が行われやすくなったといっても過言ではない。しかし，下顎は食事摂取，構音などの機能を有し，その再建は大変に難しく，いまだ一定の見解がないのが現状と思われる。本稿では，血管柄付腸骨移植による下顎再建術について，その手技を中心に述べた。

はじめに

下顎は咀嚼・構音機能を有し，また下顎骨は特有な形態を持っているため，その再建は機能的にも形態的にも困難な部位である。とくに下顎悪性腫瘍切除に際しては，下顎骨および口腔粘膜または皮膚まで広範囲に切除されることが多く，その再建が良好に行われない場合には高度の変形を残し，日常生活に苦痛をもたらすことになる。

従来，下顎骨の再建には主として腸骨を用いた遊離骨移植あるいは人工物による方法がとられてきたが，骨の吸収や人工物の露出など問題点が生じやすい傾向にあった。近年，有茎筋皮弁移植や，マイクロサージャリーの進歩に伴う血管柄付遊離組織移植がさかんとなり，血行を保った状態での骨移植が可能となり，その優れた成績が報告されている。本稿では血管柄付遊離腸骨移植について述べる。

A 概　念

腸骨への血行を保って移植する方法には，浅腸骨回旋動静脈あるいは深腸骨回旋動静脈を利用する方法があるが，腸骨へは深腸骨回旋動脈からの血行が優位で豊富であることから，下顎再建には深腸骨回旋動静脈を血管柄とした移植が一般的である。また，下顎の再建は主として悪性腫瘍切除後に行われることが多く，その場合，口腔粘膜や皮膚が多少なりとも欠損することが普通である。そこで，腸骨とともに腸骨稜上の皮膚をつけ，骨付皮弁として採取するのが一般的であり，筆者らの経験例でもすべてが皮弁を付けて腸骨を移植している。そこで，血管柄付腸骨皮弁としての再建を中心に述べる。

B 解　剖

腸骨は2つの薄い皮質である外板と内板，および板間

の海綿骨からなり，腸骨稜は成人では少なくとも約 2 cm の厚さをもち，下方に行くほど薄くなり，後述する深腸骨回旋動脈との関係で，腸骨採取は腸骨稜から約 4 cm の深さまでが有用である。また，腸骨には多くの筋が付着しており，腹壁の外腹斜筋，内腹斜筋，腹横筋は腸骨稜の上端に付着し，外側面では前方で大腿筋膜張筋，後方で中殿筋，下方で小殿筋を起始している。

　腸骨を栄養する主要血管，深腸骨回旋動脈（DCIA）は鼠径靱帯上 1～2 cm の部位で，外腸骨動脈の前外側面から分枝し，鼠径靱帯と平行に走り，上前腸骨棘に向かって上外側に走っている。そして，上前腸骨棘の直前で上行枝を出し，その後，腸骨筋と腹横筋膜間の腸骨稜下 1～2 cm の深さを走行する。その間に，腸骨や腹筋群に枝を出し，筋肉を通した皮膚への穿通枝にて腸骨稜上の皮膚を栄養する。腸骨への分枝はその外板側で，腸骨へ入る上・下殿動脈の分枝と吻合する。静脈は伴行静脈が存在し，通常 2 本あるが，外腸骨静脈に流入する前に 1 本となる。色素注入テストでは，腸骨稜を中心に皮膚の比較的大きな領域が養われるとされ，皮膚への穿通枝は外腹斜筋の付着の約 2 cm 以内に出現するとされる。DCIA の径は 2～3 mm，静脈は 2～4 mm で，血管柄は 5～8 cm 程度採取可能である（図 19・1）。

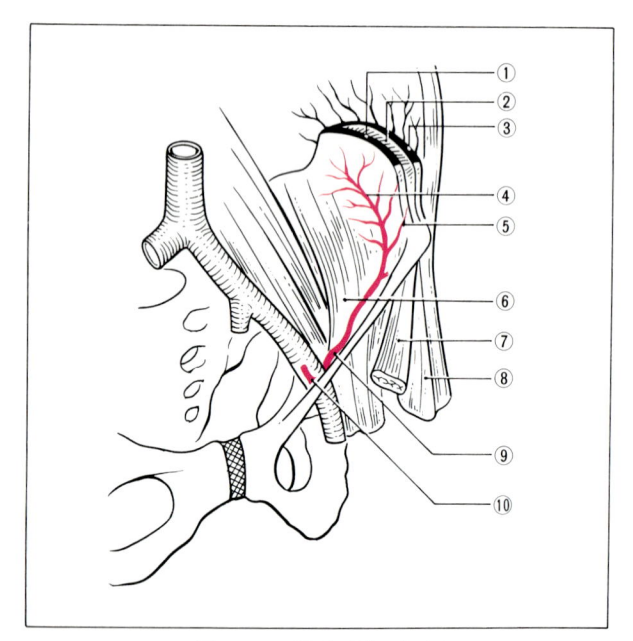

図 19・1　腸骨近傍の解剖
①腹横筋，②内腹斜筋，③外腹斜筋，
④深腸骨回旋動脈（DCIA）の主枝で腸骨を栄養，
⑤DCIA の上行枝，⑥腸骨筋，⑦縫工筋，
⑧大腿筋膜張筋，⑨DCIA，⑩外腸骨動脈
（Manktelow, R. T. : Microvascular Reconstruction : Anatomy, applications and surgical technique. p. 69, Springer Verlag, Berlin, Heidelberg. New York, Tokyo, 1986. より引用）

C 術前の評価

　腫瘍切除時の一次再建，および切除後変形に対する二次再建のいずれにおいても，下顎骨の欠損量および口腔粘膜，皮膚などの軟部組織欠損量をよく把握することが重要である。そして，下顎骨の欠損部位と軟部組織欠損が口腔側か皮膚側かにより，また吻合する血管の位置などを含めて，腸骨の採取側を決定する。微小血管吻合による組織移植であるため，移植床の血管の選択も重要である。とくに二次再建の場合は，移植床の血管造影をしておくことが望ましく，放射線照射などの関係から，健側の血管を利用することも多い。DCIA の造影は原則として必要ないが，既往歴にヘルニアや虫垂炎の手術が行われている場合には注意を要する。

D 手　技

1．血管柄付腸骨皮弁の採取

　仰臥位にて，恥骨，大腿動脈，上前腸骨棘，鼠径靱帯，腸骨稜をマーキングし，皮弁を腸骨稜を中心にデザインする（図 19・2）。まず鼠径靱帯上約 1 cm で，靱帯に平行に大腿動脈部より上前腸骨棘に向かって皮膚切開を行い，腹壁を全層に切開する。すると脂肪組織内に DCIA の拍動を触れ，同定されることになる。DCIA は鼠径靱帯の 1～2 cm 上に見られ，外腸骨動脈の前外側面から分枝するのが普通である。動静脈を剝離挙上するが，静脈壁は比較的薄く，ちぎれやすいので，注意を要する。

　つぎに，皮弁の内側に切開を加え，腸骨稜から少なくとも 3～4 cm 離して，腸骨稜に平行に外腹斜筋，内腹斜

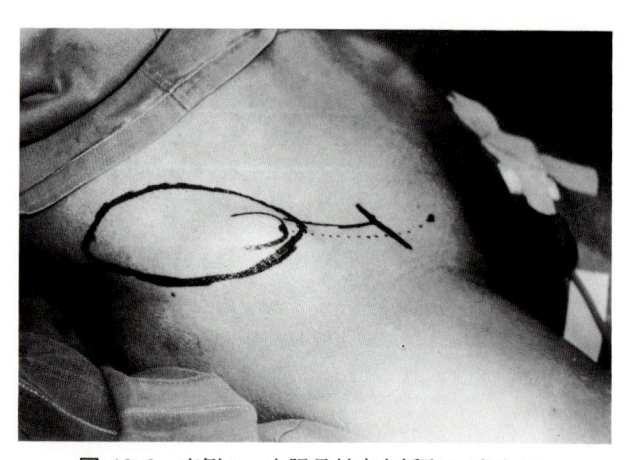

図 19・2　症例 1，右腸骨付皮弁採取のデザイン
恥骨，大腿動脈，上前腸骨棘などをマーキングし，腸骨稜上に皮弁をデザインする。点線の鼠径靱帯上約 1 cm の実線が深腸骨回旋動脈の走行を示す。

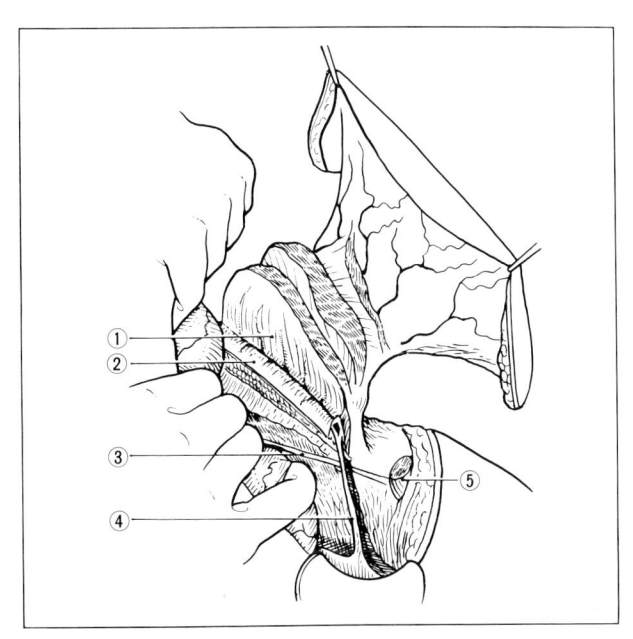

図 19・3 血管柄付腸骨皮弁の採取
①腹横筋，②腸骨筋，③大腿外側皮神経，
④深腸骨回旋動静脈，⑤切離された縫工筋
(Manktelow, R. T.: Microvascular Reconstruction: Anatomy, applications and surgical technique. p. 73, Springer Verlag, Berlin, New York, Tokyo, 1986 より引用)

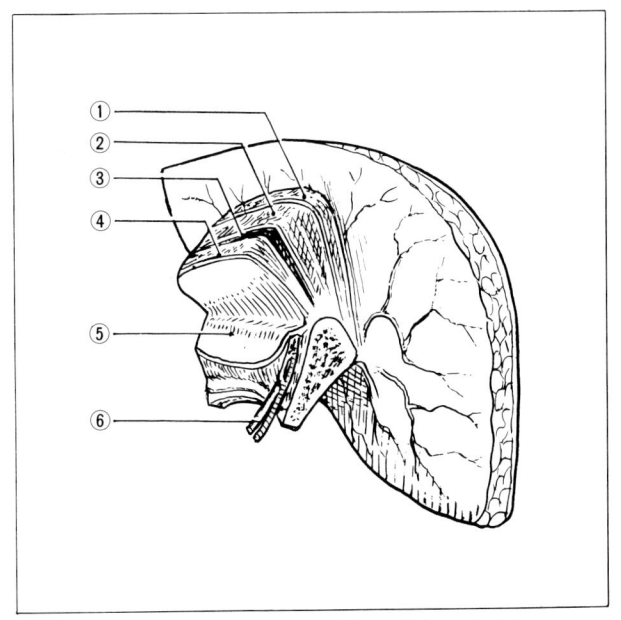

図 19・4 採取された血管柄付遊離腸骨皮弁
①外腹斜筋，②内腹斜筋，③腹横筋，④腹横筋膜，
⑤腸骨筋および筋膜，⑥深腸骨回旋動静脈
(Manktelow, R. T.: Microvascular Reconstruction: Anatomy, applications and surgical technique. p. 75, Springer Verlag, Berlin, Heidelberg, New York, Tokyo, 1986 より引用)

筋，腹横筋を切開する。これらの腹筋群が皮弁を養う穿通枝の carrier となる。DCIA は，腹横筋と腸骨筋の接点で触れることができる。

つづいて，皮弁の外側面に切開を加え，大腿筋膜張筋，中殿筋，小殿筋をはずし，腸骨外板を剥離露出する。欠損した下顎骨よりやや大きめの腸骨を採取するようにデザインし，DCIA に損傷を加えないように，DCIA の走行の下 1～2 cm で，電動鋸あるいはノミにて骨を採取する。

最後に，縫工筋をその起始ではずし，DCIA を茎とした腸骨付皮弁が挙上される（図 19・3，19・4）。

2．皮弁採取部の閉鎖

腸骨付皮弁採取後は，十分止血の後，腹筋群と大腿筋膜張筋，中殿筋をそれぞれの層でしっかり縫合し，ヘルニアの発生を予防する。ドレナージを行い，皮膚を縫合するが，比較的大きな皮弁でも，腸骨稜の隆起が減少していることで，閉鎖は容易である。

3．腸骨片の細工と固定，血管吻合

やや大きめに採取された腸骨を下顎骨の欠損に合わせ，DCIA を損傷しないようにトリミングを行う。また，下顎の弯曲に合わせるため，外板側に骨切りを行ない，楔状の小腸骨片を挿入し，形態を整えることもある。腸骨はワイヤー，キルシュナー鋼線，ミニプレートなどを用いて下顎骨断端に固定し，皮弁を粗に縫合しておく。つぎに，準備された移植床の動静脈と深腸骨回旋動静脈を顕微鏡下に吻合する。通常，移植床血管としては顔面動脈もしくは上甲状腺動脈が用いられ，静脈はその伴行静脈か外頸静脈が用いられる。最後に，骨や皮弁の血行をチェックしながら，皮弁の縫合を追加する。

E 術後管理

術後は顎間固定は行わず，顎の安静を求めるのみとし，約 4 週間は経鼻栄養食，5 週目より経口流動から粥食に，6 週目から全粥食，7 週目より普通食という食事摂取を基本としている。その間，経口的な水分摂取はストローなどで行わせてよく，またうがいや water pick による口腔内の清浄に努める。血管吻合を頸部で行っているため，術後約 1 週間は砂嚢などを用い頸部の安静を保ち，また抗血栓療法としては，ウロキナーゼやプロスタグランジン製剤を用いることが多い。術後の血行モニターは，皮弁の色，pin-prick test，レーザードップラー血流計などにより判断している。しかし，口腔側に皮弁を移植した場合には，皮弁の色の判断は困難で，pin-prick test が有効である。腸骨採取部はドレナージを十分に行い，感染を生じないよう注意し，歩行は 10 日目頃より許可する。

168　III．下顎の再建

図 19・5　症例1：63歳，男，右下顎部扁平上皮癌
腫瘍は下顎骨の一部（長さ6 cm）とともに切除された。

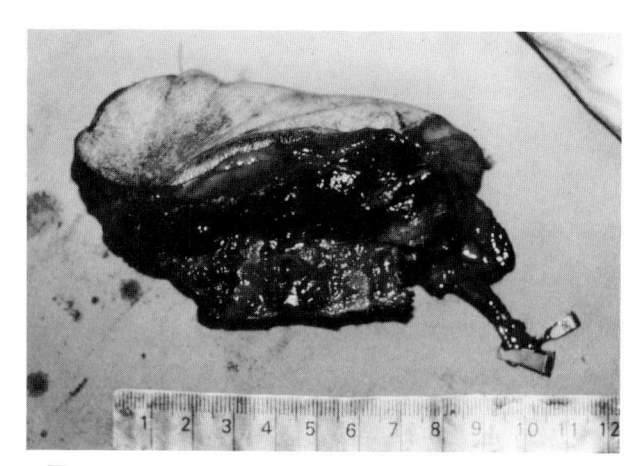

図 19・6　深腸骨回旋動静脈を血管柄とした7×4 cmの腸骨と，11×6 cmの皮弁を採取

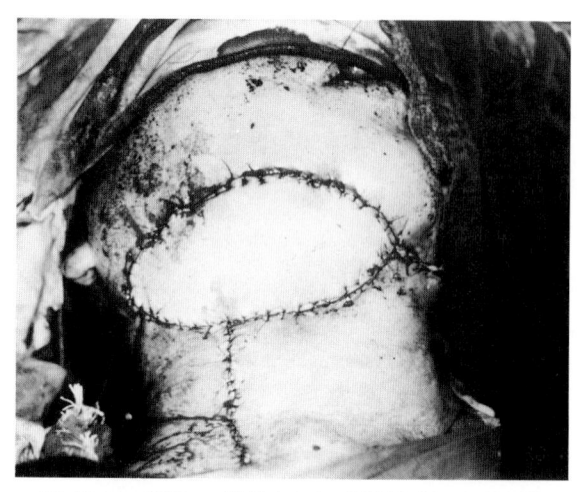

図 19・7　症例1。腸骨皮弁を下顎骨欠損，皮膚欠損部に移植し，血管吻合を施行した。

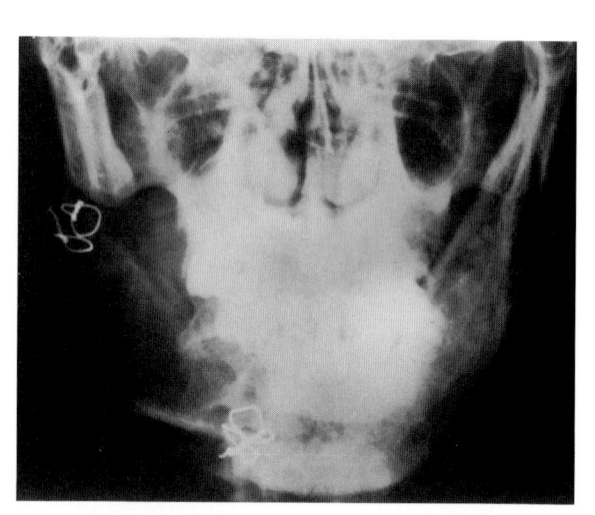

図 19・8　症例1，術後1カ月半のX線像
下顎骨の形態はほぼ良好である。

F 症 例

【症例1】 63歳，男，右下顎部扁平上皮癌

右下顎部扁平上皮癌（皮膚由来）にて，腫瘍は下顎骨（長さ6 cm）とともに切除された（図 19・5）。

右腸骨付皮弁をデザインし（図 19・2），深腸骨回旋動静脈を茎とした7×4 cmの腸骨と，11×6 cmの皮弁を採取した（図 19・6）。骨はワイヤーにて固定し，上甲状腺動脈，外頸静脈と血管吻合を行った（図 19・7）。術後1カ月半のX線像では下顎骨の形態は良好で（図 19・8），下顎の形態も若干の二次修正を要するが，ほぼ満足な結果が得られた（図 19・9）。

【症例2】 52歳，女，下顎欠損

下顎腫瘍切除後，プレートによる再建が行なわれていたが，プレートが折れ，その刺激による疼痛と下顎変形のために来院した（図 19・10）。

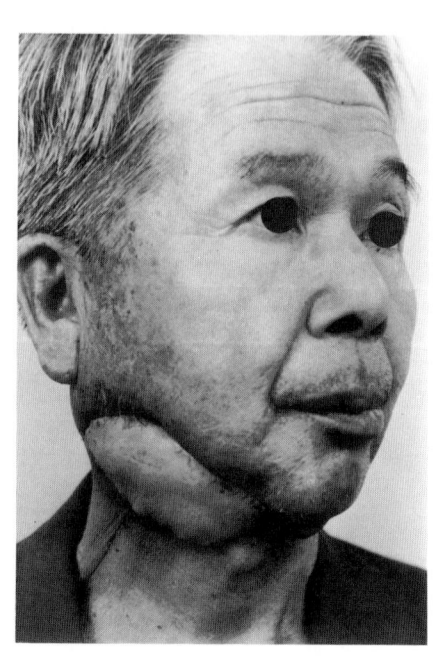

図 19・9　症例1，術後
下顎の形態は二次修正を要するが，ほぼ満足できる。

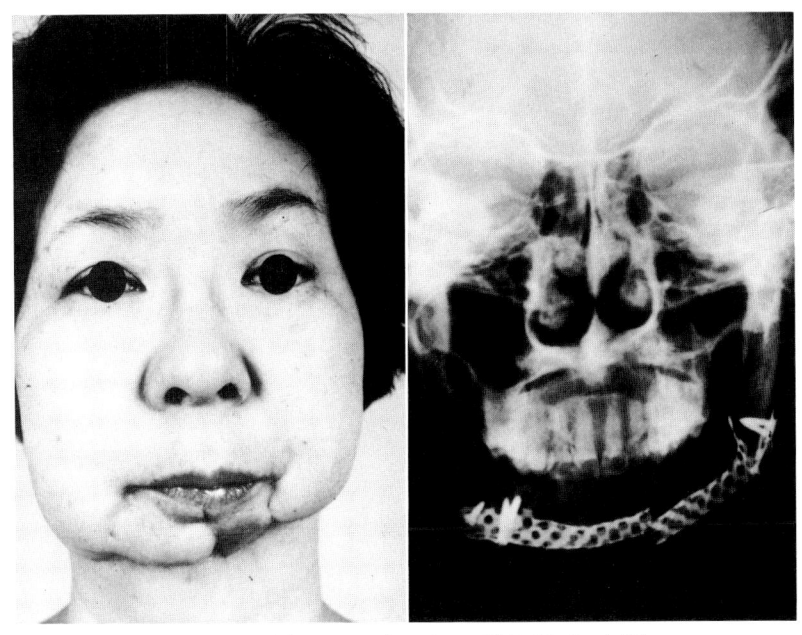

図 19・10 症例2：52歳，女，下顎欠損（二次例）
下顎腫瘍摘出後，プレートによる再建が行われているが，折れたために疼痛があり，また軟部組織の欠損も認められる。
(図 19・10～19・17 は，西村剛三，梶 彰吾，村上隆一ほか：遊離腸骨付鼠径皮弁による顎再建の経験．日形会誌，9：708-711，1989．より引用)

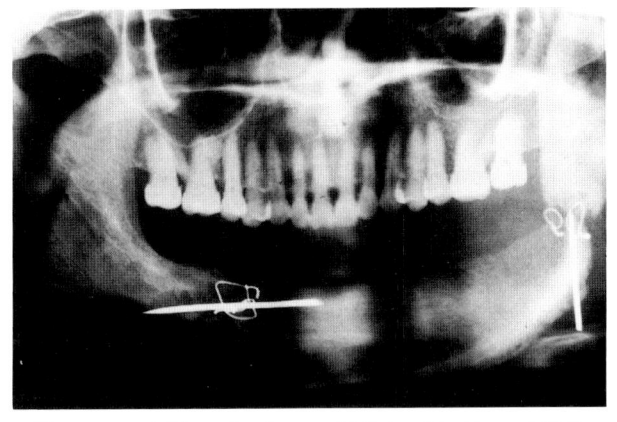

図 19・11 症例2，9×4 cm の腸骨と，14×7 cm の皮弁を移植後1年のX線所見
骨癒合は良好で，吸収もほとんど認められない。

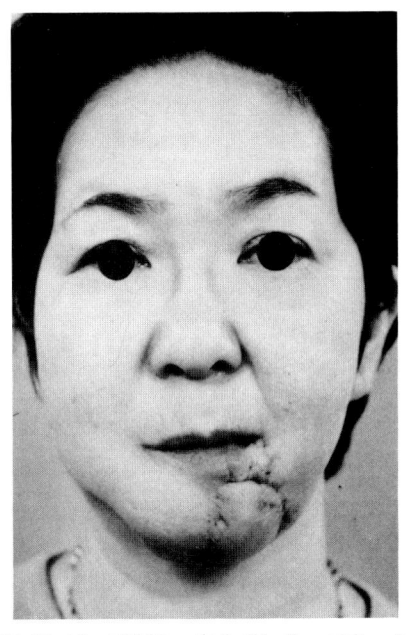

図 19・12 症例2，皮弁が bulky であったため，2回の修正術を施行した。

下顎部瘢痕切除およびプレート除去後，深腸骨回旋動静脈を茎とした 9×4 cm の腸骨と，14×7 cm の皮弁を採取した。腸骨はキルシュナー鋼線とワイヤーにて下顎骨に固定し，血管吻合は顔面動静脈と行った(図 19・11)。本例は中年の女性で脂肪層が厚く，皮弁が bulky となったため，2回の修正を行った。術後1年では骨折，骨吸収などの問題もなく，外貌，咀嚼，構音の改善が見られた（図 19・12)。

【症例3】 46歳，男，右下顎半切後変形

下顎腫瘍にて右下顎半切を受け，口腔側は D-P 皮弁にて再建されていたが，下顎変形，構音障害を主訴に来院した。

下顎骨は正中より右側で欠損し，皮膚側に高度の瘢痕拘縮が認められた（図 19・13)。深腸骨回旋動静脈を茎とし，13×7 cm の腸骨と 15×8 cm の皮弁を採取したが，腸骨片は下顎体から下顎枝への弯曲を再現するため，腸骨外板側を切り，小骨片を挿入し，細工を行った（図 19・14)。腸骨はワイヤーにて下顎骨断端および周囲の軟部組織に固定し，左側の上甲状腺動静脈と血管吻合を行った（図 19・15)。術後2週目の骨シンチグラフィーでは，移植骨片への良好な取り込みが見られる（図 19・16)。術後1年ではほぼ満足できる形態が得られ，構音・咀嚼機能の

170　III．下顎の再建

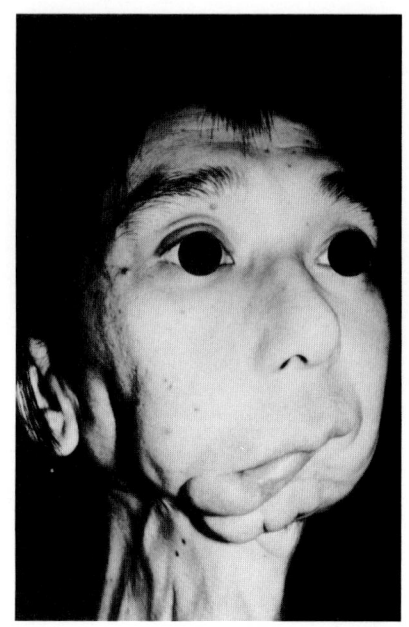

図 19・13　症例3：46歳，男，右下顎半切後変形
　下顎腫瘍にて右下顎半切が行われたが，高度の瘢痕拘縮を来し，構音，咀嚼機能障害を認める。

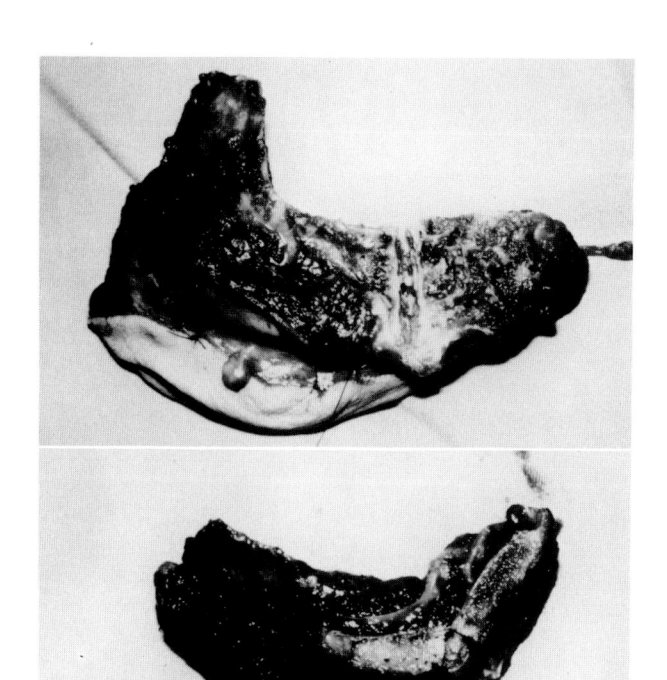

図 19・14　症例3，13×7 cm の腸骨付の 15×8 cm の皮弁を採取し，腸骨は下顎骨の形態を再現するため，外板側より骨切りし，小骨片を挿入して弯曲を形成した。

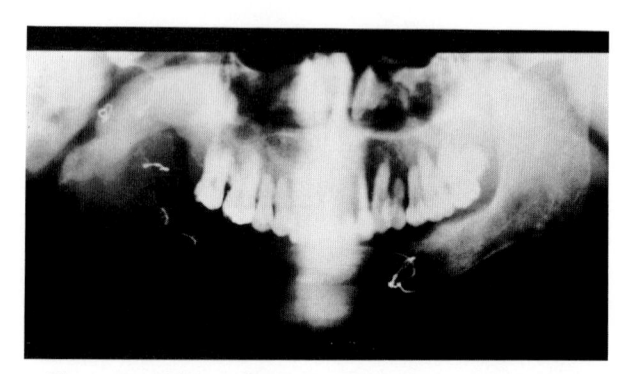

図 19・15　症例3，腸骨は下顎骨断端および周囲の軟部組織とワイヤーにて固定した。

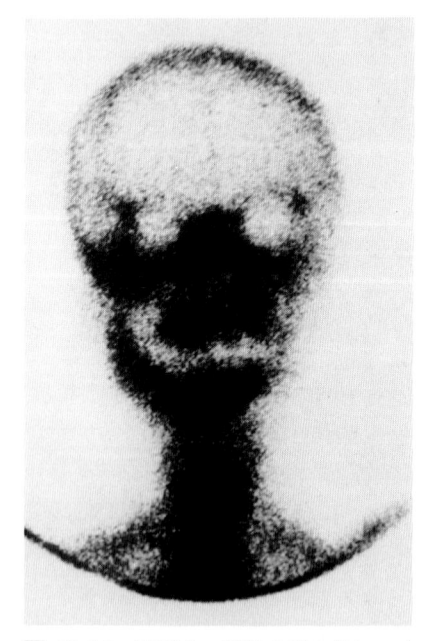

図 19・16　症例3，術後2週の骨シンチ移植骨片へ良好な取り込みが見られる。

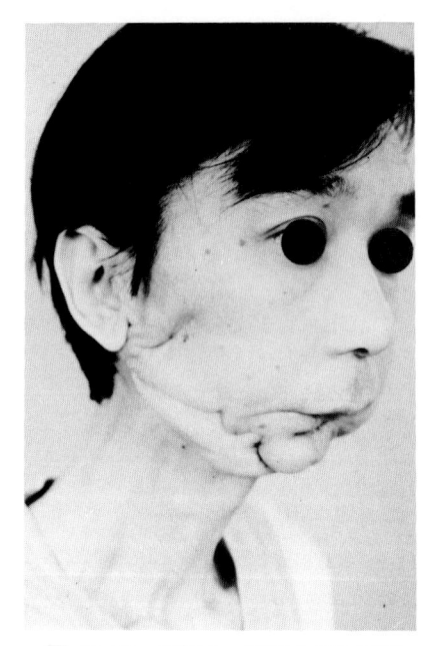

図 19・17　症例3，術後1年の状態
　下顎の形態および構音，咀嚼機能に改善が認められた。

改善が見られた（図19・17）。

G 考察

血管柄付遊離腸骨移植あるいは腸骨付皮弁移植は，Taylorら[2)3)]の報告以来，種々の再建に適用され，良好な結果が報告[4)5)]されてきた．本法の下顎再建に対する利点は，

① 比較的大きな骨が採取でき，下顎骨の特有な形態に合わせた細工が容易であること
② 腸骨への血行が豊富で，放線線照射や多少の感染のある移植床でも骨癒合が良好で，骨吸収もほとんど生じないこと
③ 深腸骨回旋動静脈の血管径が比較的太く，また5～8 cmの血管柄が得られること
④ 採取部の瘢痕が隠れやすいこと
⑤ 腸骨採取部は顔面と比較的離れているので同時に手術が進行でき，また体位の変換も必要でないこと

などが挙げられる．

一方，欠点としては，

① 骨付皮弁として移植することが多いが，皮弁の血行がやや不安定であること
② 筋組織も含まれ，また皮弁がやや厚いため，bulkyとなりやすいこと
③ 顔面，頸部への移植であるため，皮弁の color match, texture match にやや難があること
④ 腹壁ヘルニア発生の可能性があること
⑤ 大腿部に知覚麻痺を生じること

などが挙げられる．

腸骨付皮弁とした場合の皮弁の血行に関しては，Taylorら[1)]は死体における色素注入テストにて，DCIAにより栄養される皮膚領域には個人差があるとしており，皮弁挙上可能な大きさの上限を明確にはしていないが，27×14 cm の皮弁を挙上している．筆者らの下顎再建での経験では最大 14×7 cm の皮弁を，下腿再建例では最大 22×7.5 cm の皮弁を移植したが，生着している．

また，Taylor らは血管系の解剖の検索にて，皮弁はDCIAからの多くの穿通枝で栄養され，その穿通枝は外腹斜筋の腸骨稜への付着部より 2～2.5 cm 以内で外腹斜筋を貫いて，その直上の粗性結合織内で多くの吻合の後，皮膚へ分布しているとし，皮弁に外腹斜筋上の粗性結合織および 2～2.5 cm の外腹斜筋を含めることと，皮弁の長軸を上前腸骨棘と肩甲下部を結ぶ線上にとるよう述べている．しかし，上前腸骨棘より内側（腸骨稜の内側ではない）の大腿動脈側では皮弁の血行に問題があったこ

とを指摘し，上前腸骨棘の外側に皮弁を作成するように勧めている．

本法は血行の豊富な腸骨を用いるので，骨の再建にはたいへん優れているが，皮弁がやや bulky であるために，口腔粘膜側の再建，とくに歯槽堤の再建が困難である．そこで，口腔側を前腕皮弁で再建するとする報告もある[5)]．しかし，本法は筋組織も含み，ボリュームをもっていることで，悪性腫瘍摘出後の死腔充塡という意味では優れているといえる．また，義歯装着の問題に関して，Lukashら[6)]は移植された腸骨への osseo integrated jaw implant で固定力のある義歯の装着に成功しており，今後広く応用される方法と思われ，そのような意味では腸骨は厚みをもっているため，有利な再建材料と考えられる．

本法の合併症としてのヘルニアは，筋組織を強固に縫合することで避けられるが，外側大腿皮神経の損傷は避けられないことが多く，術後の大腿外側のしびれ感について患者に説明しておく方がよい．

本法では，腸骨への血行は内板側より入るため，外板を温存して内板側の移植が可能で，とくに小児においては一考に値すると思われる．筆者らの経験[7)]の中に，以前に腸骨外板側を切除されていた部位から腸骨内板付皮弁を採取した例があるが，骨の血行は良好であった．

下顎悪性腫瘍摘出後の再建に本法を適応する場合，一期的に行うか，二次的に行うかについては，症例により異なるが，できれば多少時間が延長しても，一次再建の方が移植床の血管が露出していることや瘢痕がないことなどから，二次再建より手術操作が容易であると考える．

（梶　彰吾，藤井　徹）

文献

1) Taylor, G. I., Townsend, P., Corlett, R.：Superiority of the deep circumflex iliac vessels as the supply for free groin flaps, experimental work. Plast. Reconstr. Surg., 64：595-604, 1979.
2) Taylor, G. I., Townsend, P., Corlett, R.：Superiority of the deep circumflex iliac vessels as the supply for free groin flaps, clinical work. Plast. Reconstr. Surg., 64：745-759, 1979.
3) Taylor, G. I.：Reconstruction of the mandible with free composite iliac bone grafts. Ann. Plast. Surg., 9：361-376, 1982.
4) 西村剛三，梶　彰吾，村上隆一ほか：遊離腸骨付鼠径皮弁による顎再建の経験．日形会誌，9：704-713, 1989.
5) 波利井清紀，山田　敦，中塚貴志ほか：血管柄付遊離腸骨移植による下顎の再建．形成外科，34：47-58, 1991.
6) Lukash, F. N., Sachs, S. A., Fischman, B.：Osseointegrated denture in a vascularized bone transfer：func-

tional jaw reconstruction. Ann. Plast. Surg., 19 : 538-544, 1987.
7) 梶 彰吾, 村上隆一, Syed, S. A. ほか：腸骨外板側切除部位からの遊離腸骨付皮弁の経験. 形成外科, 32 : 729-733, 1989.

8) Manktelow, R. T. : Microvascular Reconstruction ; anatomy, applications and surgical technique., Springer Verlag, Berlin, Heidelberg, New York, Tokyo, 1986.

III 下顎の再建

20 血管柄付遊離腓骨移植による下顎の再建

SUMMARY

血管柄付遊離骨移植は，下顎再建に対する第一選択として多くの施設において利用されており，確立された術式となっている。本稿では，血管柄付遊離腓骨・骨皮弁による下顎再建の適応，注意点を中心とした手術手技に関して述べた。

本法の利点として，
① 骨切りが数カ所で可能な，血行の豊富な長い腓骨を採取することができる。
② 皮弁が薄く，歯肉・口腔底などの複雑で，比較的小さな欠損のliningに適している。
③ 下顎の術野と同時に骨・骨皮弁の挙上ができる。
④ 採取部の合併症が少ない。

などが挙げられる。

一方，欠点としては
① 皮弁部分の血行が不安定である。
② 肩甲骨と比較して骨と皮弁部分の自由度が低い。
③ 軟部組織量が少ないため，死腔を形成しやすい。

ことなどが挙げられる。

現在筆者らは，これらの利点，欠点を考えたうえで，下顎の骨欠損，軟部組織欠損の範囲，大きさに応じて腓骨を選択している。具体的には，軟部組織欠損の比較的小さい側方欠損，および骨切りを2カ所必要とする下顎前方欠損に対して，腓骨を適応している。そして，前方欠損において軟部組織欠損量が多い場合は，軟部組織の欠損量に応じて，前腕皮弁，前外側大腿皮弁，腹直筋皮弁との併用を積極的に行っている。

はじめに

血管柄付遊離骨は，骨内の血行を保持したまま移植を行うことができる。このため，感染の危険性が高く，力学的に強度の必要な下顎の再建においても，それまで行われていた遊離骨移植などと比べて著しい術後成績の向上をもたらした。血管柄付遊離骨移植の材料としては，これまでに肋骨[1]，腸骨[2]，中足骨[3]，肩甲骨[4]，橈骨[5]，などが歴史的に報告されてきたが，中でも比較的新しく開発された腓骨は，その多くの利点から再建材料として，広く用いられるようになってきた。本稿では血管柄付遊離腓骨・骨皮弁移植（腓骨・骨皮弁と略す）による下顎再建について述べる。

A 概念

最初に血管柄付腓骨移植を臨床応用したのは，英語圏においてはTaylor[6]とされているが，実際には日本人である上羽らと考えられ[7]，最近になって『Plastic and Reconstructive Surgery』誌上においてもそのことが指摘された[8]。腓骨移植は当初，四肢骨の再建に用いられることが多く，下顎再建における腓骨移植のまとまった報告を最初に行ったのはHidalgoである[9]。そしてその後は，腓骨を中心に据えて下顎再建の方針を立てる報告も多くなっており[10]，Cordeiroらは，ほとんどの下顎再建は腓骨で対応すべきと述べている[11]。

腓骨が開発された当初は，付随する皮弁を含まない骨弁として報告されたが，吉村[12]，Chen[13]らによって骨皮弁として挙上できることが報告された。また，Baudetらは，ヒラメ筋を腓骨に付加させて，骨筋弁として挙上できることを最初に報告した[14]。さらに，Hidalgoらは，長母趾屈筋を腓骨に付加させる報告を行っている[15]。

B 解剖

腓骨は上端，下端および骨幹，すなわち腓骨体からなる長管骨である（図20・1）。腓骨体の断面は，前縁，後縁，

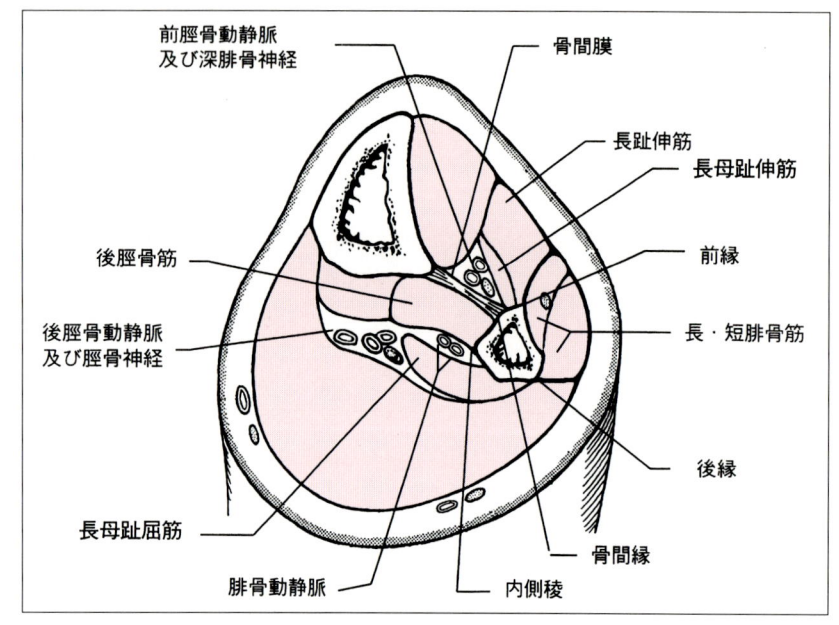

図 20・1 下腿中央における断面のシェーマ

内側稜を頂点とする三角形をなしている。腓骨の上端である腓骨頭は，脛骨とともに脛腓関節を形成しており，腓骨の下端も脛骨との間には，脛腓靱帯結合が存在している。骨幹部には脛骨との間に骨間膜が存在し，下腿の前方筋群と後方筋群を隔てている。

腓骨・骨皮弁をおもに栄養する腓骨動脈は，90％において後脛骨動脈から分岐するが，前脛骨動脈から分岐する場合などもある。このため，皮弁を挙上する際には，ほかの主要動静脈を確認しながら剥離を進める必要がある。後脛骨動脈から分岐した腓骨動脈は，腓骨頭から約5，6cm遠位の高さから，腓骨の内後方に沿って下行する。腓骨頭，および腓骨の下端を栄養しているのは腓骨動脈ではなく，骨端動脈である[16]。このため腓骨採取の際には，前述した靱帯組織を損傷しないためにも，上下端から約5cmは断端を温存することが必要である。腓骨動脈は，数本の骨膜枝を分枝した後，腓骨の中間付近で腓骨の骨皮質を貫いて，骨髄を栄養する血管を分枝する[17]。このように腓骨は，髄内血行，および骨膜血行の両方面より栄養されているが，そのどちらかの血行を温存しておけば，骨癒合に問題はないと報告されている[18]。

腓骨動脈は通常，腓骨頭より遠位，4cmから27cmの間に数本の皮膚への穿通枝を分枝している[18]。経験的には腓骨の中央点より遠位で，2/3より近位に比較的太い穿通枝があり，腓骨との位置関係も良いため，筆者らはこの穿通枝を利用するようにしている。これらの穿通枝は，主としてヒラメ筋と長腓骨筋の間にある下腿後筋間中隔を立ち上がってくるが，ときに長腓骨筋，長母趾屈筋，後脛骨筋，ヒラメ筋を貫通している場合があるので注意を要する。また，肉眼的に確認できる穿通枝が存在しないケースもまれに見られる。穿通枝がこのようにvarietyをもっているため，穿通枝によって養われる皮膚領域の大きさも見解が一定していない。穿通枝をうまく取り込んでも，術後皮弁の部分的な血流障害が見られる場合もあり，Hidalgoらも約10％のケースで皮弁部分の血行が不安定であったと報告している[19]。

C 術前の評価

まず，患者の全身状態，予後などを総合的に判断して，血管柄付骨移植の適応を判断する。最近は下顎用チタンプレートの発達もあり，プレートと遊離軟部組織皮弁との併用で，安定した成績が収められている[20]。血管柄付骨移植が選択された場合，再建材としては，腓骨のほかに肩甲骨，腸骨，あるいは肋骨が候補として挙げられる。それぞれの骨・骨皮弁の利点，欠点を熟知した上で，各症例の組織欠損に一番適した再建材を選択する必要がある。

移植床に血管吻合に適した血管が得られるかどうかの検討も必要である。腓骨・骨皮弁の欠点の一つに，血管柄が短いことが挙げられるが，悪性腫瘍摘出後の一次再建においては，問題となることはあまりない。しかし，二次再建においては，瘢痕，放射線照射の範囲を術前に知っておく必要があり，近くに良好な移植床動静脈がないことが予想される場合は，前腕皮弁をflow-throughの形で用いるなどの方法を考慮する[21]。

腓骨・骨皮弁を選択した場合，術前に必ずドップラー

血流計を用いて腓骨動静脈からの皮膚穿通枝の場所を確認し，マーキングしておく．穿通枝が確認されない場合は，前腕皮弁などとの併用，あるいは肩甲骨皮弁などへの変更を考えた方がよい．筆者らは，侵襲の大きさを考慮して術前の血管造影を行っていないが，ドップラーによる穿通枝の確認ができれば，安全に腓骨・骨皮弁を挙上できると考えている．

D 手　技

1．術野の準備

　腓骨・骨皮弁の利点の一つに，皮弁の挙上を仰臥位で，下顎の手術と同時進行に行えるという点が挙げられる．このため，下顎の術野の準備と同時に下腿の準備も行うが，腓骨動静脈の皮膚穿通枝は腓骨の内下方から腓骨下方を通って皮膚に立ち上がってくるので，腓骨の下面を見やすい体位を確保する．具体的には，まず腰部に枕を置き，少し体幹を傾かせ，ターニケットを装着した上で，下肢全体の消毒を行う．つぎに股関節を屈曲内転させ，膝関節に滅菌布を挟み，屈曲させる．

2．腓骨・骨皮弁の挙上

　まずドップラーによる穿通枝のマーキングポイントを中心に，欠損範囲に合わせて皮弁部分のデザインを行う．モニタリング用皮弁の場合，腓骨採取後無理なく皮膚縫合するために，皮弁の幅は3cm以内に留める．腓骨を採取するためのデザインは，皮弁部分のカーブをそのまま波形に頭側，尾側に延長して行う．

　皮弁の皮切は，筆者らは下方より行っている．実際の穿通枝が筋間から立ち上がってくる場所は，皮膚の重力による下垂のためか，マーキングポイントより上方にあることが多く，上方より皮切を行った場合，穿通枝を損傷する恐れがあるからである．皮弁下方の皮切が筋膜に達したら，筋膜下に下腿後筋間中隔に向かって剥離を進める．筋間中隔に達するまでは筋膜上を剥離する報告も多いが[17)22)]，筋膜上の血管網を確保するために筆者らは筋膜下で剥離している．筋間中隔付近で穿通枝を確認したら，皮弁の上方にも皮切を加え，筋膜下を剥離する．ここから，腓骨に向かってヒラメ筋と長腓骨筋の間を穿通枝に沿って剥離を進める．穿通枝が筋間中隔を立ち上がっている場合は剥離は容易であるが，ヒラメ筋などの筋体内を通っている時は，無理に血管周囲を剥離せずに，少量の筋体をつけたまま剥離する．穿通枝が腓骨の下方から立ち上がってくるところまで剥離できたら腓骨の処理に移る．

　皮切を腓骨の上下端に向けて広げ（腓骨頭近くでは総腓骨神経の損傷に注意する），腓骨外側の長・短腓骨筋，長趾伸筋，長母趾伸筋を上方に除けながら，腓骨後縁から前縁を越えて骨間縁にかけて，腓骨骨膜上を剥離する．前縁より内側の骨間膜までは視野が取りにくく，前脛骨動静脈，深腓骨神経を損傷する可能性があるので注意する．ここで骨切りを行うが，骨切りを行う場所は骨の必要量とは関係なく，腓骨と腓骨動静脈の間が少し離れている上下端より5cmほどの位置で行う．骨膜下に腓骨を全周性に剥離後，腸ベラなどを後面に置いてサージカルソーにて骨切りを行えば，腓骨動静脈損傷の危険性はない．骨切り後は腓骨動静脈の中枢側，末梢側が確認できるので，ここで末梢側を結紮しておく．

　つぎに切断した腓骨の両端に単鉤をかけて外側に引っ張りながら，前方より骨間膜を切離し，さらに後脛骨筋を剥離する．後脛骨筋の直下に腓骨動静脈が存在するので，後脛骨筋はある程度腓骨に付着させたまま剥離する．最後に長母趾屈筋を剥離するが，これもある程度の筋体を腓骨につけた方が腓骨動静脈損傷の危険は少ない．

　腓骨動静脈を中枢側に剥離した後，ターニケットを解除し，骨断端よりの出血を確認して，移植床の準備を待つ．

3．移植骨の整形

　下顎を正確に再現するためには，下顎切除前にreconstruction plateを用いていったん残存下顎予定部を固定をしておき，骨移植前にもう一度そのplateで固定を行い，欠損部を把握する方法が一般的である．筆者らは咬合を正確に再現する方法として，術前に残存予定の歯列にmulti-bracketを装着しておき，術中に顎間固定を行うことにより欠損範囲を正確に把握する方法を，症例を選んで行っている[23)]．

　具体的な再建は，まず採取した腓骨・骨皮弁を下顎にあてがい，必要な骨の長さ，血管柄の位置を確認する．余剰な骨は切除するが，血管柄をできるだけ長く確保するために，腓骨動静脈を中枢側より腓骨骨膜下に剥離した後に，腓骨中枢側を切除する．つぎに欠損部の弯曲に合わせて骨切りを行うが，これには弯曲の内側をくさび形に切除する方法と[24)]，骨切り部にくさび形の骨をはめ込む方法がある．理想的には前者の方が望ましいが，同側の下肢から腓骨を採取して顔面動脈や上甲状腺動脈に無理なく腓骨動脈が吻合できるように腓骨を細工した場合，ちょうど弯曲の内下方に腓骨動静脈が走行することになるため，血管柄を損傷する可能性がある．このため，

場合によっては小さなくさび形の遊離骨片を外側から挟んでプレート固定をする方法を取っている。しかし，これによる骨癒合の遷延などは経験していない。

4．残存下顎への固定と血管吻合

腓骨による下顎の形成が終了後，まず口腔内の欠損がある場合は皮弁を口腔内に縫着する。つぎに骨の残存下顎への固定をミニプレートを用いて行うが，固定後，皮膚穿通枝に緊張がかかっていないことを確認する。皮弁の部分壊死は皮弁自体の問題のほかに，ここでの穿通枝にかかる緊張が原因となっている可能性がある。最後に血管柄にねじれがないように，移植床動静脈との血管吻合を行う。

5．閉　創

下顎を含めた硬組織の再建と，頭頸部における軟部組織だけの再建との大きな違いは，死腔の充填が困難なことである。死腔を残すことは瘻孔や感染の危険性，ひいては血管吻合部のトラブルにまでかかわってくる問題である。先にも述べたように，腓骨の軟部組織は少ないため，必要であればほかの軟部組織皮弁を併用すべきであるし，また閉創の前に，とくに顎下部など死腔になりそうな場所に必ずドレーンを留置する。

E 術後管理

皮弁の監視に関しては，通常の遊離組織移植と同様であるが，前述したように移植骨周辺に死腔を残しやすいので，ドレーンの有効性，血腫の形成の有無などに注意する。術後は2〜4週間の経管栄養の後，流動食から経口摂取を開始する。

腓骨皮弁採取部の合併症は小児を除き，ほとんどないとされており[25]，以前いわれていた母趾の屈曲拘縮は術後早期の運動訓練によって防止できると考えられる。Anthonyらは術後できるだけ早く運動訓練をした方が足関節の可動域の減少を抑えることができると報告している[26]。このため，筆者らも植皮をしなかった場合は，術後副子固定などせず，1週間後位より運動療法を開始している。

F 症　例

【症例1】63歳，女，左下歯肉癌（T2N0M0）
左下歯肉の腫脹を主訴に近医を受診し，生検の結果，扁平上皮癌と診断されたため，東京大学耳鼻科を紹介された。入院の上，化学療法，放射線治療を施行後，手術となった。手術では，まず左全頸部郭清，筋突起を含めた下顎区域切除が行われた。ついで，欠損部に対して10×4cmの皮島をもつ腓骨皮弁を左下腿にデザインし，挙上した。挙上した腓骨の長さは20cmほどであったが，必要な腓骨の長さは7cmであったため，腓骨の近位から腓骨動静脈を骨膜下に剥離し，血管柄の長さを確保した上で，近位部腓骨を切除した。採取した腓骨皮弁の皮弁部分を口腔内の欠損に一部縫着した後，腓骨を残存下顎にプレートにて固定した。軟部組織欠損量はさほど大きくなかったため，腓骨皮弁のみで対応することができた。

術後経過は順調で，2週間目より経口摂取が可能となり，34日目に退院した。術後9カ月現在，嚥下機能，構音機能に問題なく，また整容的にも本人は満足している。腓骨採取部にも問題はない（図20・2）。

【症例2】59歳，男，左口腔底癌（T4N0M0）
左口腔底からの痛みを伴う，出血を主訴に東京大学口腔外科を受診した。口腔底部癌の診断のもと，化学療法，放射線治療を施行後，手術となった。

手術では，まず左根的頸部郭清，右上頸部郭清，舌・口腔底切除，および下顎正中部を中心に12cmの下顎区域切除が行われた。欠損部は骨，軟部組織ともに広範に及ぶため，腓骨皮弁，および腹直筋皮弁による再建を予定した。左下腿よりモニタリング用の皮弁を付けて腓骨皮弁を挙上しようとしたところ，皮膚穿通枝が存在しなかったため，腓骨弁のみを挙上した。同時に挙上した腹直筋皮弁によって，まず舌・口腔底の再建を行った後，下顎欠損部の形態に合わせて2カ所で骨切りを行った腓骨を，プレートにて残存下顎に固定した。

術後，CT検査上，口腔底に浸出液の貯留が見られたが，保存的に治癒し，術後4週間目より経口摂取が可能となり，60日目に退院した。術後10カ月現在，軟食を経口摂取しており，電話での他人との会話も可能である。整容的にも良好な下顎の形態が再建されている（図20・3）。

G 考　察

下顎再建に用いる再建材の中心は，過去に報告された血管柄付遊離骨移植の歴史的推移とともに，肋骨，腸骨，肩甲骨と変化してきた。そして，筆者らの施設においても，近年は腓骨を用いる割合が増加してきている。腓骨の，ほかの再建材に対する利点をまとめると以下のようになる。

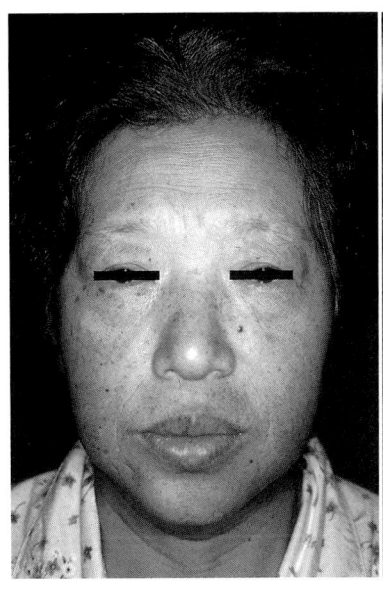

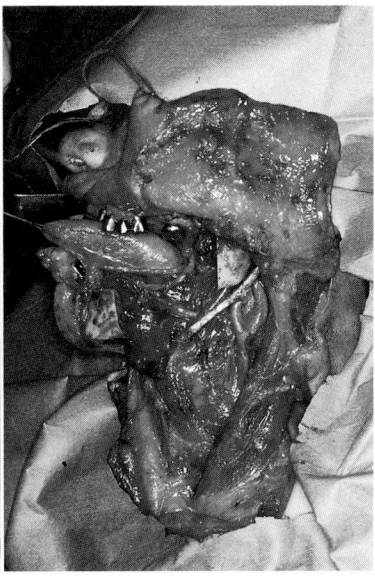

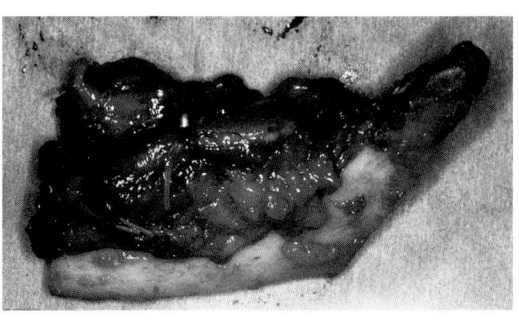

20. 血管柄付き遊離腓骨移植による下顎の再建　177

左から
(a) 術前の正面像。
(b) 腫瘍切除後の状態。下顎区域切除，および頸部郭清が行われている。
(c) 切除した腫瘍組織。下顎区域切除および筋突起の切除がなされており，下顎角は温存されている。また，切除された軟部組織量は少量である。

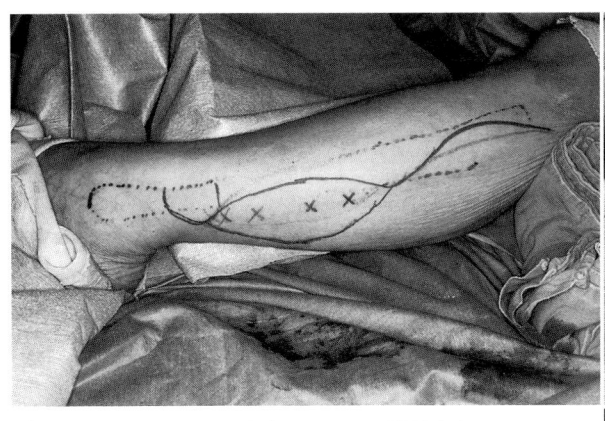

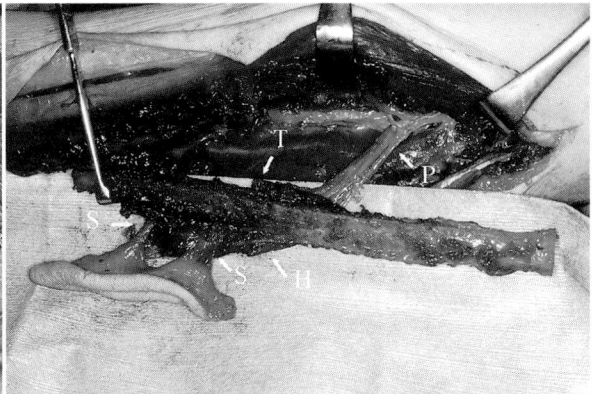

d|e
―
　f

(d) 左下腿にデザインされた腓骨皮弁。
(e) 挙上した腓骨皮弁。後脛骨筋，長母趾屈筋の一部を腓骨に付着させている。P：腓骨動静脈，T：後脛骨筋，H：長母趾屈筋，S：皮膚穿通枝。
(f) プレートにて固定された腓骨。
(g) 術後9カ月の正面像
(h) 術後9カ月のX線像

図 20・2　症例1：63歳，女，左下歯肉癌（T2N0M0）

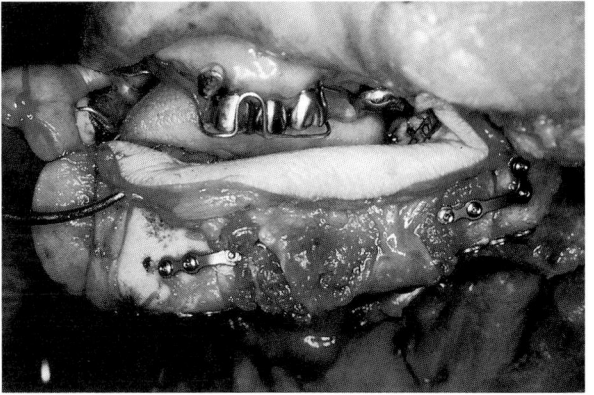

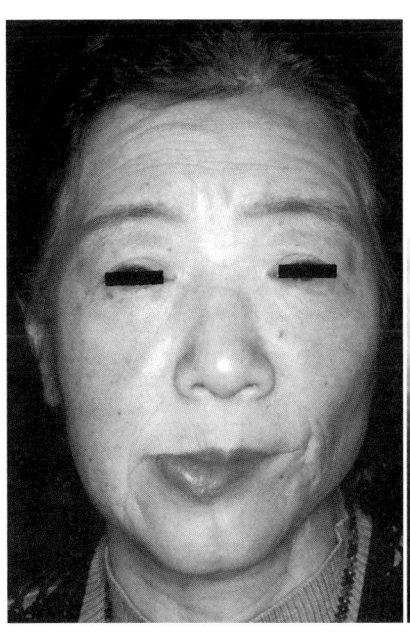

g|h

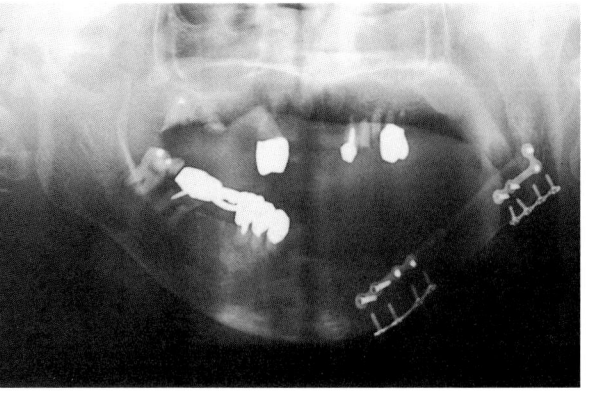

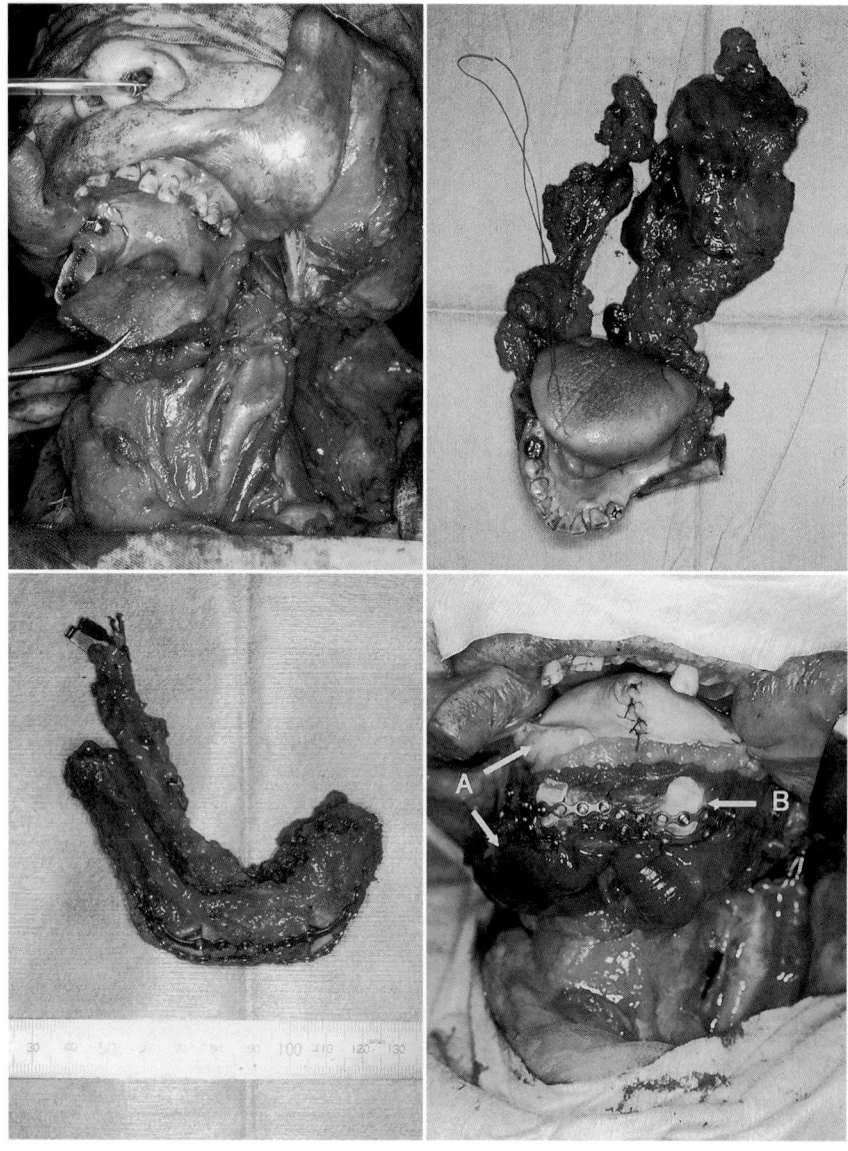

178 III. 下顎の再建

(a) 腫瘍切除後の状態。正中を含めた下顎区域切除，舌・口腔底切除，および頸部郭清が行われている。

(b) 切除した腫瘍組織。腓骨皮弁のみの再建では軟部組織量が不足することが分かる。

(c) 採取した腓骨弁。下顎の弯曲に合わせて2カ所に骨切りを行った。

(d) 欠損部に移植された腹直筋皮弁（矢印A）と腓骨弁（矢印B）。

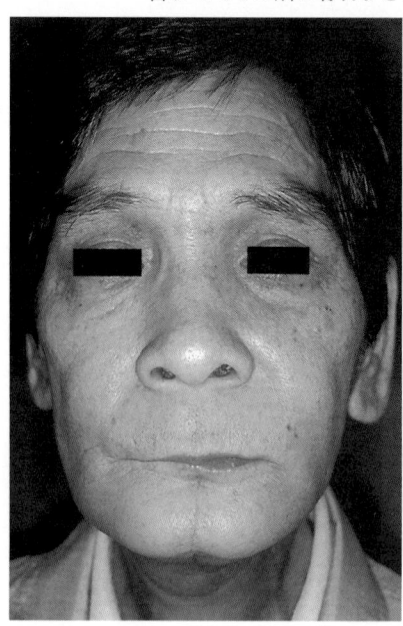

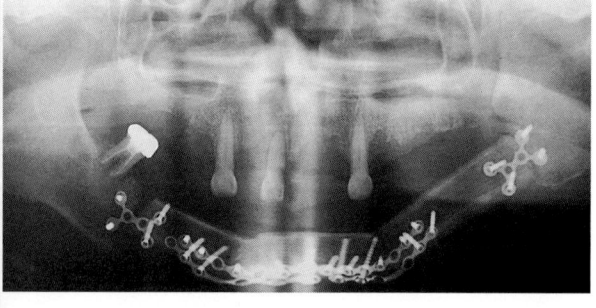

▲(e) 術後3カ月の正面像。
◀(f) 術後3カ月のX線像。
図 20・3　症例2：59歳，男，左口腔底癌（T4N0M0）

① 血行の豊富な長い骨を採取することができる。
② 太さはインプラントを植立するのに十分である。
③ 血行を損なわずに骨切りが数カ所でできる。
④ 栄養血管の径が太く，吻合が容易である。
⑤ 皮弁が薄く，歯肉・口腔底などの複雑で，比較的小さな欠損のliningに適している。
⑥ 下顎の術野と同時に骨・骨皮弁の挙上ができる。
⑦ 採取部の合併症が少ない。

これらの利点をうまく利用すれば腸骨，肩甲骨などと比較しても術後の機能的にも整容的にも優れた下顎再建が期待できる。

一方，欠点としては，
① 皮弁部分の血行が不安定である。
② 肩甲骨と比較して骨と皮弁部分の自由度が低い。
③ 軟部組織量が少ないため，死腔を形成しやすい。

などが挙げられる。欠点の①〜③はいずれも大きなトラブルに直結するものであり，骨移植そのものが失敗に終わる可能性をもっている。事実，筆者らの施設で経験した腓骨・骨皮弁は現在のところ，ほかの骨・骨皮弁に比べて皮弁壊死率が高い。これらのことから，腓骨・骨皮弁を用いる際は以下の点に留意すべきであろう。すなわち，

① 骨皮弁を挙上した後，皮弁部分の血行を十分に確認し，血行不良と考えられた場合は，腓骨は骨弁として利用するに留め，前腕皮弁などを併用すること。
② 皮膚穿通枝に緊張がかからないように皮弁縫着，骨固定を行うこと。
③ 軟部組織欠損量に照らし合わせて，ほかの軟部組織皮弁をdual free flapとして併用することを常に考慮すること。
などが挙げられる。

これらの点から現在，筆者らは症例で呈示したように，軟部組織欠損の比較的小さい側方欠損，および骨切りを2カ所必要とする下顎前方欠損に対して腓骨を適応している。そして，前方欠損において軟部組織欠損量が多い場合は，軟部組織の欠損量に応じて，前腕皮弁，前外側大腿皮弁，腹直筋皮弁との併用を行っている。

(多久嶋亮彦，波利井清紀)

文 献

1) Serafin, D., Villarreal-Rios, A., Georgiade, N. G.：A rib-containing free flap to reconstruct mandibular defects. Br. J. Plast. Surg., 30：263-266, 1977.
2) Taylor, G. I., Townsend, P., Corlett, R.：Superiority of the deep circumflex iliac vessels as the supply for free groin flaps. Clinical work. Plast. Reconstr. Surg., 64：745-759, 1979.
3) Bell, M. S., Barron, P. T.：A new method of oral reconstruction using a free composite foot flap. Ann. Plast. Surg., 5：281-287, 1980.
4) Swartz, W. M., Banis, J. C., Newton, E. D., et al.：The osteocutaneous scapular flap for mandibular and maxillary reconstruction. Plast. Reconstr. Surg., 77：530-545, 1986.
5) Soutar, D. S., McGregor, I. A.：The radial forearm flap in intraoral reconstruction：the experience of 60 consecutive cases. Plast. Reconstr. Surg., 78：1-8, 1986.
6) Taylor, G. I., Miller, G. D., Ham, F. J.：The free vascularized bone graft. Plast. Reconstr. Surg., 55：533-544, 1975.
7) 上羽康夫，藤川重尚：神経繊維腫症における遊離血管柄付腓骨移植の9年間のfollow up. 整・災外，26：595-600, 1983.
8) Coskunfirat, O. K.：Free vascularized fibula transfer：who was first？Plast. Reconstr. Surg., 104：1202-1203, 1999.
9) Hidalgo, D. A.：Fibula free flap：a new method of mandible reconstruction. Plast. Reconstr. Surg., 84：71-79, 1989.
10) Wei, F. C., Demirkan, F., Chen, H. C., et al.：Double free flaps in reconstruction of extensive composite mandibular defects in head and neck cancer. Plast. Reconstr. Surg., 103：39-47, 1999.
11) Cordeiro, P. G., Disa, J. J., Hidalgo, D. A., et al.：Reconstruction of the mandible with osseous free flaps：a 10-year experience with 150 consecutive patients. Plast. Reconstr. Surg., 104：1314-1320, 1999.
12) Yoshimura, M., Shimamura, K., Iwai, Y., et al.：Free vascularized fibular transplant. J. Bone Jt. Surg.-Am. Vol., 65：1295-1301, 1983.
13) Chen, Z. W., Yan, W.：The study and clinical application of the osteocutaneous flap of fibula. Microsurgery, 4：11-16, 1983.
14) Baudet, J., Panconi, B., Caix, P.：The composite fibula and soleus free transfer. Int. J. Microsurg., 4：10, 1982.
15) Hidalgo, D. A.：Fibula free flap mandibular reconstruction. Clin. Plast. Surg., 21：25-35, 1994.
16) Restrepo, J., Katz, D., Gilbert, A.：Arterial vascularization of the proximal epiphysis and the diaphysis of the fibula. Int. J. Microsurg., 2：49-55, 1980.
17) Weiland, A. J., Moore, J. R., Daniel, R. K.：Vascularized bone autografts. Clin. Orthop., 174：87-95, 1983.
18) Wei, F. C., Seah, C. S., Tsai, Y. C., et al.：Fibula osteoseptocutaneous flap for reconstruction of composite mandibular defects. Plast. Reconstr. Surg., 93：294-304, 1994.
19) Hidalgo, D. A.：Aesthetic improvements in free-flap mandible reconstruction. Plast. Reconstr. Surg., 88：574-585, 1991.
20) Boyd, J. B., Mulholland, R. S., Davidson, J., et al.：The free flap and plate in oromandibular reconstruc-

tion : long-term review and indications. Plast. Reconstr. Surg., 95 : 1018-1028, 1995.
21) Nakatsuka, T., Harii, K., Yamada, A., et al. : Dual free flap transfer using forearm flap for mandibular reconstruction. Head Neck, 14 : 452-458, 1992.
22) Wei, F. C., Chen, H. C., Chuang, C. C., et al. : Fibular osteoseptocutaneous flap : anatomic study and clinical application. Plast. Reconstr. Surg., 78 : 191-200, 1986.
23) Takushima, A., Susami, T., Nakatsuka, T., et al. : Multi-bracket appliance in management of mandibular reconstruction with vascularized bone graft. Jpn. J. Clin. Oncol., 29 : 119-126, 1999.
24) Jones, N. F., Monstrey, S., Gambier, B. A. : Reliability of the fibular osteocutaneous flap for mandibular reconstruction : anatomical and surgical confirmation. Plast. Reconstr. Surg., 97 : 707-716, 1996.
25) Hidalgo, D. A. : Fibula free flap : a new method of mandible reconstruction. Plast. Reconstr. Surg., 84 : 71-79, 1989.
26) Anthony, J. P., Rawnsley, J. D., Benhaim, P., et al. : Donor leg morbidity and function after fibula free flap mandible reconstruction. Plast. Reconstr. Surg., 96 : 146-152, 1995.

III 下顎の再建

21 有茎骨筋皮弁による下顎の再建

SUMMARY

下顎部の再建でもっとも難しいのは，修復側の状態と再建手技の選択のバランスの配慮で症例に応じた再建法を選択すべきである。すなわち，再建の目的は，生じた欠損の大きさによって異なり，咀嚼・嚥下・構音などの口腔機能に対し，より合目的的な再建法を選択することが必要となる。

有茎骨筋皮弁による修復法は，骨軟部組織欠損の一期的な補塡と被覆を目的とした術式であり，血行を温存したまま皮弁を移行することを最大の利点とする。下顎部欠損においては，軀幹上部に作成される骨筋皮弁が適応とされ，
①鎖骨付胸鎖乳突筋皮弁
②肩甲骨付僧帽筋皮弁
③胸骨・肋骨付大胸筋皮弁
④肋骨付広背筋皮弁
などが用いられている。

本稿では，これらの有茎骨筋皮弁について，その概要を整理するとともに，代表的術式として，胸骨および肋骨付大胸筋皮弁，肋骨付広背筋皮弁を取り上げ，拡大および縮小筋皮弁の概念をふまえた皮弁の作成法と，各種欠損に対する両皮弁の適応と実際について要諦を述べた。

はじめに

下顎部は各種機能の複合体であり，顔面形態の保持に加え，咀嚼・嚥下・構音などの枢要な口腔機能に対し，合目的的に構築された構造体と解されている。したがって，この部の障害は単に日常生活での制限を強いられるばかりではなく，全身的な影響に加え，整容的・精神的にも生活上きわめて重要な意味をもつ。

下顎部の再建でもっとも難しいのは，修復側の状態と再建手技の選択である。骨のみの部分的な欠損から，周囲軟部組織を含めた下顎半側・全欠損に至るさまざまな損傷に対し，温存された機能と形態を正確に把握し，個体のもつ条件を加味した上で，より確実な再建法をおのおの選択することが必要となる。すなわち，再建術の目的は生じた欠損の大きさによって異なり，下顎形態の保持と皮膚軟部の被覆に加え，舌・歯牙の機能，口腔・顎堤の形態に対する十分な検討と配慮が要求される。

有茎骨筋皮弁による修復法は，皮弁血行の理解と応用の発展に伴って開発されてきた方法であり，血行を温存した骨を皮弁とともに移行することにより，硬組織の補塡と軟部組織の被覆を一期的に行うことを目的とした術式である。下顎の再建においては比較的古い歴史をもち，鎖骨付胸鎖乳突筋皮弁[1]，肩甲骨付僧帽筋皮弁[2]，肋骨および胸骨付大胸筋皮弁[3,4]，肋骨付広背筋皮弁[5]などが考案され，母床の条件の悪い症例，広範な骨欠損を有する症例に対し，その有効例が報告されてきた。

一方，微小血管吻合術のこの分野への導入と，それによる進展癌への手術適応の拡大により，再建法の選択の幅が広がり，術式の確立とその適応の整理が待たれている，というのが現状であろう。そこで本稿では，下顎部の再建に用いられる有茎骨筋皮弁について，その概念を整理するとともに，代表的術式を紹介し，その要諦について述べる。

A 概　念

下顎部は，口腔側軟部組織，下顎骨，顔面頸部皮膚により構成されており，修復に際しては深達度，範囲，性状の違いにより，おのおのの部に対する再建法の適応を考慮し，術式を選択することが必要となる。

下顎部の支持組織である骨部は，連続が絶たれた場合，開閉咬筋の均衡が崩れ，残存下顎は変位して咬合は不能となり，舌の運動も障害される。それゆえ，骨部の欠損

はできるだけ再建されることが要求される。再建法として，一般に8cm未満の欠損であれば，遊離骨移植にて良好な結果が期待できる。人工補填材についても同様，周囲組織が温存されている場合には，骨採取部の犠牲なく再建が可能である。他方，悪性腫瘍に続発する欠損，二次的再建，感染を伴う際には，術前の放射線照射，瘢痕の存在などにより移植床からの血行は期待できず，この際，それ自体に血行を有する組織による再建を行うこととなる。すなわち，欠損の大きさに加え，移植床の状態の悪い場合には，再建材料として血管柄を有することが必要条件となる。

口腔側の欠損に対しては，生じた欠損の大きさに加え，残存機能の温存と再建を考慮した修復法を選択する。健側舌が残存する場合，舌運動・顎堤の再建を考慮し，薄い皮弁が選択されるが，舌亜全摘例に対しては，構音域の再建のために口腔底に隆起を作るので，大きな組織を移植することが必要となる。また，顔面頸部皮膚側にも欠損を生じる時には，単一茎にて複数の皮弁部を作成できる皮弁が望まれる。

下顎の再建法は，上記のごとく，骨部と軟部の両者に対する再建の兼ね合いによって選択される。また，悪性腫瘍例では頸部郭清の有無，年齢，合併疾患，予後なども考慮されなくてはならない。

骨部軟部に対する被覆補填が比較的安定した結果を得ることができるようになった現在，下顎部分切除，区域切除症例に対しては義歯の装着，顎堤の再建といった点が創意工夫されてきている。反面，下顎半側以上の再建を要する際の大部分は進行例であり，咀嚼・構音の再建が当面の課題とされるが，下顎を再建することにより，顔面の変形が避けられるだけでなく，構音機能の低下も防げるので，条件が許す限り再建を試みるべきである。

B 有茎骨筋皮弁

ここではもっともよく用いられている肋骨および胸骨付大胸筋皮弁，肋骨付広背筋皮弁について述べる。

1. 肋骨・胸骨大胸筋皮弁

a. 解 剖

大胸筋は鎖骨の前面内側1/2（鎖骨部），胸骨膜から第2〜6肋骨（胸肋部），腹直筋鞘最上部（腹部）に起始し，上腕骨大結節稜に停止する横扇型の筋肉である。神経支配は胸筋神経である。血行は主栄養動脈として胸肩峰動脈（筋枝）より，分節血行として複数の内胸動脈穿通枝の支配を受ける。

大胸筋皮弁を栄養する胸肩峰動脈は，鎖骨外側1/3付近で鎖骨下動脈より出て，鎖骨筋筋膜を貫いた後，肩峰枝，鎖骨枝，三角筋枝，大胸筋枝へと分枝する。肩峰枝は小胸筋枝を出した後，第3肋骨付近より大胸筋内へ入り，胸肋部筋体内へ広く分布する。また，鎖骨枝は鎖骨部筋体を養う。他方，内胸動脈穿通枝は内胸動脈より各肋間で分枝し，肋間筋内で後肋間動脈と，また胸骨外側肋間より大胸筋内に入り，肋骨軟骨移行部付近にて胸肩峰動脈筋枝と互いに血管網を形成する（図21・1）[6)7)]。

骨筋皮弁として作製される場合，骨部への血行は大胸筋筋体付着部よりの骨膜枝，および内胸動脈系を介した肋間筋筋体付着部からの骨膜血行により養われる。

b. 術前評価と皮弁のデザイン

大胸筋付着部である胸骨半側，第5〜7肋骨のいずれかを選択し，前胸部皮膚に必要な長さをデザインする。下顎体部の再建には筋体との付着がもっとも強固で，比較的弯曲の少ない第5肋骨が適するが，角部下顎枝の欠損の長い症例では茎の長さが不足する場合もある。また，同側からの採取では弯曲の形態が逆となり，茎を180度回転して移行することとなる。オトガイ部のように弯曲

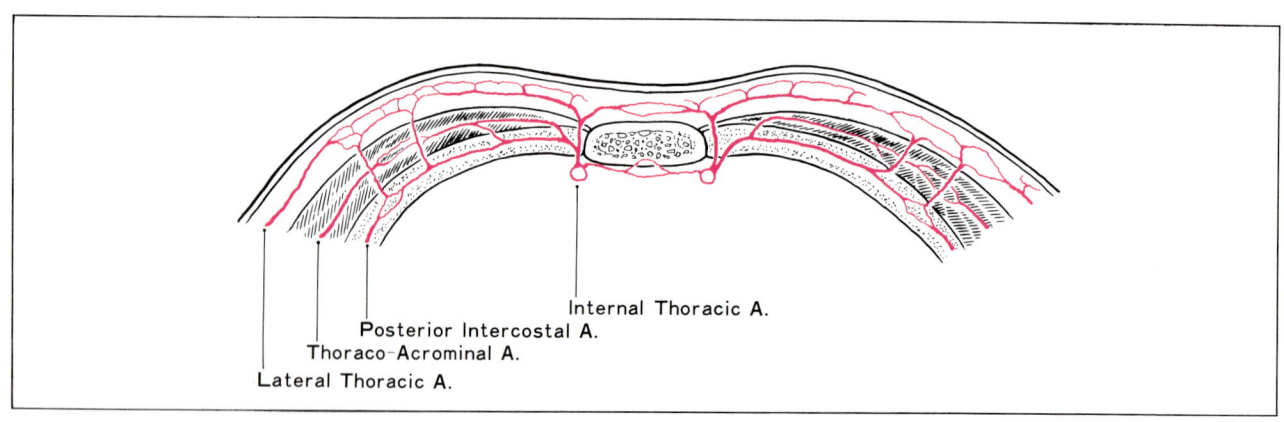

図 21・1 前胸壁の血行

の強い部位の再建には，第6肋骨を用いればよい．

肋骨に大胸筋が付着する範囲は通常 7〜8 cm であり，その多くは肋軟骨部で構成される．一方，胸骨は広く上下方に約 13〜15 cm にわたり筋体が起始しており，長くまっすぐな骨を，全層もしくは内側皮質骨を温存して採取可能である．

皮弁部のデザインは，安全のため，あらかじめ D-P 皮弁部を避け[8]，粘膜欠損部位と下顎との相関関係を念頭に置き，位置を決める．筋体上であれば比較的自由にデザインが可能であるが，到達距離により筋体下縁部が選択される．この部では腹直筋前鞘を含めることにより，下方向への延長を行うことができるほか，bipaddled flap として2枚の皮弁を作成することも可能である（図21・2）[9]．

c．皮弁の挙上

D-P 皮弁部を温存し，肩峰と季肋部を結ぶ線上の鎖骨下部より皮膚切開を始め，大胸筋を確認する．ついで，大胸筋の上下縁を露出し，筋体起始部への広がりを把握した後，筋体裏面小胸筋間を用手的・鈍的に遠位方向へ剝離を進め，胸肩峰動脈筋枝の走行，筋体への流入部を確認する．

皮島に皮切を加え，皮弁遠位側を下方から上方へと大胸筋下に剝離を行い，採取骨部へ到達した後，骨切りを行う．肋骨の場合，採取肋骨断端を骨膜下に露出した後，やや長めに剪刀にて外側端を切断し，周囲肋間筋・肋間動静脈・肋骨骨膜を採取肋骨にできるだけ付着させつつ，外下方より内側へ向かい挙上する．ついで，胸肋関節を脱臼させて，肋軟骨骨頭を胸骨から切離する．胸骨の採取の際には，体部正中側より骨鋸にて骨切りを加える．胸骨下は疎な結合織であり，全層で採取した方が手技的には容易であるが[10]，この場合，術後，前胸部皮下に心拍動を触れることとなる．また，胸骨肋軟骨移行部は胸膜起始部にあたるため，骨切りは極力胸骨側にて行うことが望ましい．以後，通常の大胸筋皮弁挙上の手技に従い[11]，島状皮弁として下顎部欠損へと移行される．なお，開胸に際しては，残存胸膜・肋間筋を気密状態で縫合閉鎖し，胸腔ドレナージによる持続吸引を行う．胸部の皮膚欠損部は通常，周囲皮膚の縫縮によって一期的に閉鎖可能である．

2．肋骨広背筋皮弁

a．解　剖

広背筋は背部の表層下方に存在する三角形の広く大きな筋肉で，第 7〜12 胸椎棘突起・胸腰筋膜と，腸骨稜後部 1/3・第 10〜12 肋骨・肩甲骨下角に起始し，上腕骨小

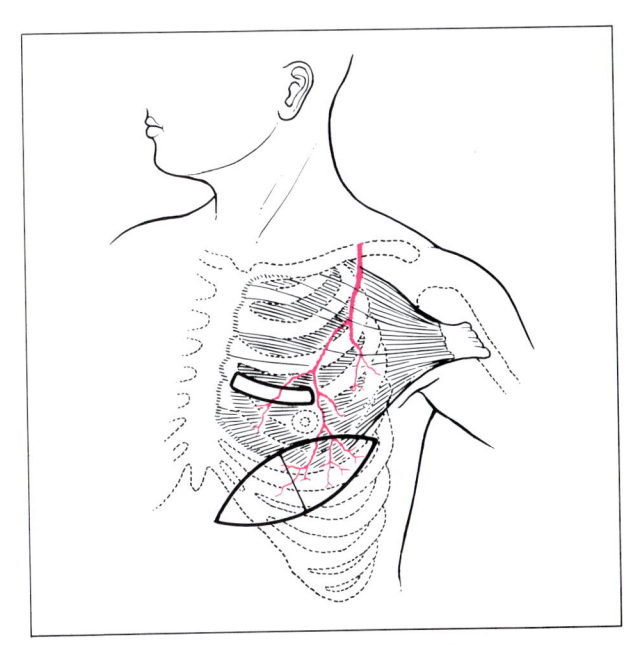

図 21・2　肋骨付大胸筋皮弁のデザイン

結節稜に停止する．神経支配は胸背神経である．血行は主栄養動脈として胸背動脈より，分節血行として下位肋間動脈，腰動脈穿通枝により栄養される．

広背筋皮弁を栄養する胸背動脈は，筋体内で正中枝と外側枝に分岐し，ほぼ広背筋上の領域を支配する．他方，下位肋間動脈の後胸穿通枝は傍脊椎部より出て，肋間筋，広背筋遠位側で胸背動脈と密な血管網を形成する（図21・3）．このため，第 7〜12 肋骨を含めた骨筋皮弁として，また，隣接筋膜血行を利用することにより，拡大筋皮弁として筋体前後方に約 10 cm，遠位には腰三角部まで延長可能である[12][13]．

b．術前評価と皮弁のデザイン（図21・4）

口腔粘膜の再建部位と下顎骨欠損の位置関係を十分考慮して，採取する肋骨と島状皮弁の位置を決める．前記のごとく，肋骨広背筋皮弁は，前鋸筋（第 1〜9 肋骨に付着）を含め第 7〜12 肋骨のいずれも選択可能であるが，有茎として下顎の再建に用いる場合，下位第 9・10・11 肋骨を選択することにより，顎関節まで容易に到達させることができる．採取する肋骨には軟骨が含まれていないので，強固な固定が可能であり，通常緩やかな弯曲部分を 12〜15 cm まで複数本利用できる[14]．

皮弁部は，筋体上であれば，いかなる形態のデザインも作成可能である．すなわち，口腔内粘膜および下顎部皮膚欠損に対する2枚の皮弁は，筋体の長軸に沿った近位部および遠位部に bipaddled flap として作成されるほか[15]，胸背動静脈の筋体内正中枝・外側枝を利用し，単一茎複数皮弁とすることにより，茎血管の折れ曲がりを防ぎ，良好な血行と容易な移植床への移行が可能となる

184　III. 下顎の再建

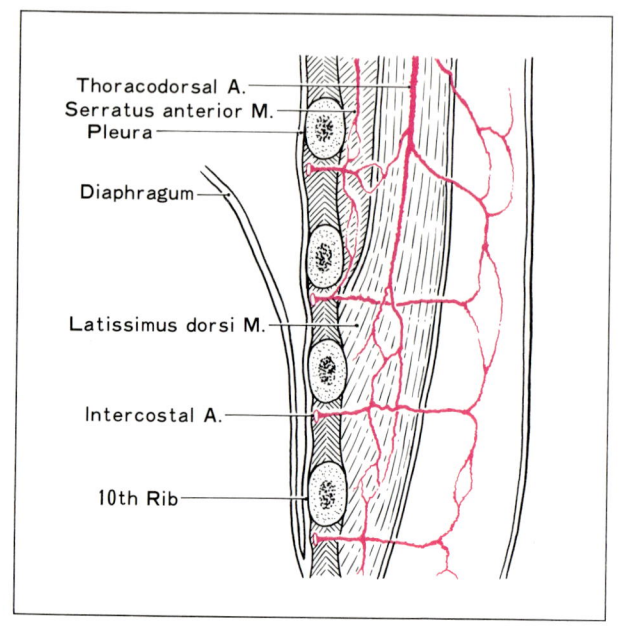

図 21・3　側背部の血行

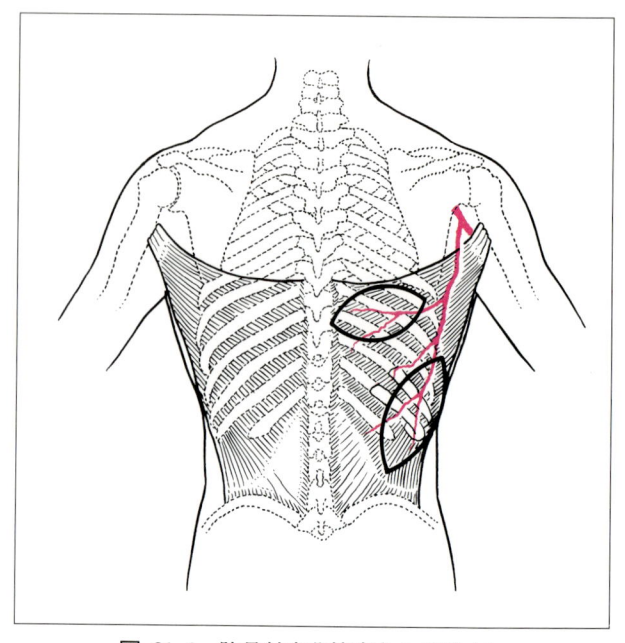

図 21・4　肋骨付広背筋皮弁のデザイン

（a）作図　　　（b）挙上された皮弁
図 21・5　肋骨広背筋皮弁

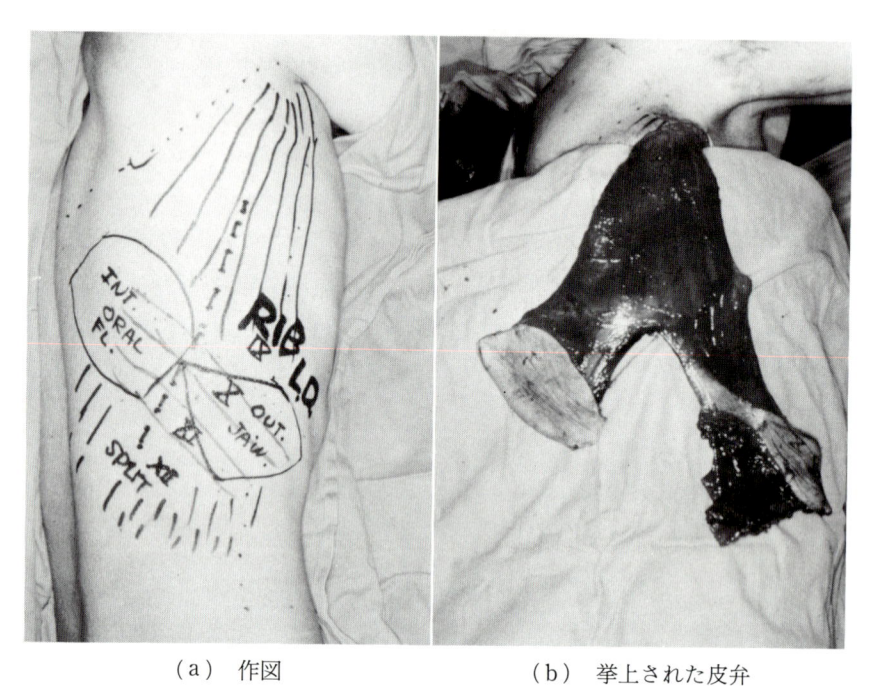

（図 21・5-a）。また，皮弁遠位側は付着する筋体の量を減じた縮小筋皮弁[16]とすることにより，口腔内の再建に適した薄い皮弁として作成することもできる。

c．皮弁の挙上

腋窩の頂点と腰三角を結ぶ線上で，頂点より約 10 cm 下方より皮膚切開を加え，広背筋を確認する。ついで，前鋸筋との間を用手的・鈍的に遠位方向へ剝離を進め，肋間からの穿通枝は必要に応じ結紮処理する。近位側の剝離を注意深く進めると，前鋸筋枝，肩甲回旋動脈も明らかとなり，優位血管以外は，必要に応じ結紮切離する。

骨部の挙上は，皮弁遠位側より広背筋の肋骨への起始部を確認し，必要とされる移植肋骨の長さより遠位で骨膜下に露出した後，肋骨剪刀にてこれを切断する。肋間下縁の動静脈を確認した後結紮し，これを周囲肋間筋に含めるように肋骨側につけ，ついで肋骨切断端を強く挙上させながら，移植骨両断端より胸膜骨膜間を鈍的に剝離挙上する（図 21・5-b）。肋骨骨膜血行は，おもに骨膜内および骨膜下で血管網を形成しており[17]，不必要な周囲肋間筋・胸膜はできるだけ温存するように努める。場合により一部開胸となるが，周囲肋間筋の残存している条件下であれば容易に閉胸可能である。一方，複数肋骨の採取に際しては，閉胸機を用いて残存胸膜・肋間筋を

air tight に縫合閉鎖し，胸腔ドレナージによる持続吸引を行う．下位肋骨部は肋骨横隔洞を形成し，肋骨下に肺実質を伴わないことも，手術操作を容易にしている．挙上された肋骨広背筋皮弁は，胸背動脈流入部近位で筋体を切離し，島状皮弁として下顎欠損部へと移行する（図21・5）．

3．下顎部への到達経路

大胸筋および広背筋を有茎皮弁として下顎部・頸部に移行する際には，
 ①皮下到達法 subcutaneous approach
 ②大小胸筋間到達法 pectral tunnel approach
 ③鎖骨下到達法 subclavicular approach
の3つの方法がある．

鎖骨下到達法は，鎖骨胸筋膜を貫き，鎖骨骨膜下にトンネルを作成し，皮弁到達経路の短縮を目的とした方法である[18]．広背筋ではさらに大胸筋下を通り，解剖学的な最短距離を通過することとなる．Bulky な皮弁では用いにくい点もあるが，他法と比較し鎖骨部の形態が温存でき，茎部のねじれ圧迫を予防する点からも優れている（図21・6）．

4．移植骨の固定法

残存歯のある場合には，上下顎を正常咬合位で顎間固定を行った後，最終的な移植骨の大きさを決定する．固定位置は，体部の欠損では容易に決定されるが，オトガイ部での広範な切除例では，骨を本来の下顎下縁の位置に合わせて移植すると，歯牙の高さがないため相対的に下口唇が内翻する．このため，移植骨の前方の弯曲をあまり大きくつけず，やや小さめに作成した方がよい．また，2本の肋骨を用いることにより内翻を防ぎ，深い前庭と強固な支持力を得ることも可能である．

骨固定は，顔面骨あるいは指骨用のミニプレートを用いて行う．移植骨—残存下顎を bicortical に固定することにより，強固な固定力が獲得できる．ただし，軟骨部の固定では補助固定を要する．また，健側のオトガイ神経が残存している場合，その設置には注意が必要である[19]．

顔面骨骨折用のミニプレートは各種開発されているが，一般に移植骨の固定には圧迫骨接合を目的としたものは不要であり，術後の経過観察の点からもチタニウムを素材としたプレートの使用が望ましい．

C 考　察

下顎の再建に用いられる有茎骨筋皮弁は，頭頸部外科領域における皮弁の概念の導入に伴い，段階的・必然的に進歩発展を遂げてきた．口腔癌切除後に残存粘膜を縫縮する目的で健常な下顎骨を切除していた時代から，D-P 皮弁・各種筋皮弁の開発により皮膚軟部の被覆法が確立され，骨部の欠損に対してもより安定した結果が求められるようになってきた．

有茎骨筋皮弁は 1978 年 Siemssen[1] により考案され，胸鎖乳突筋皮弁に鎖骨を含めた皮弁を作成し，下顎骨体部欠損の再建に用いられた．以後，大胸筋・広背筋・僧帽筋皮弁などの筋皮弁に，各筋体起始部の肋骨，胸骨，鎖骨，肩甲骨をともに挙上することにより，硬軟両組織を同時に再建しようとする試みがなされてきた（表21・1）．

これらのうち，鎖骨付胸鎖乳突筋皮弁は血行の不安定性，皮弁採取後の障害，また両側頸部郭清症例では使用不可能であるなどの理由により，また肩甲骨付僧帽筋皮弁は体位変換と，頸部郭清時に頸横動脈を温存する必要があり，手技が煩雑であるなどの理由により，今日では一般的な術式として用いられていない．

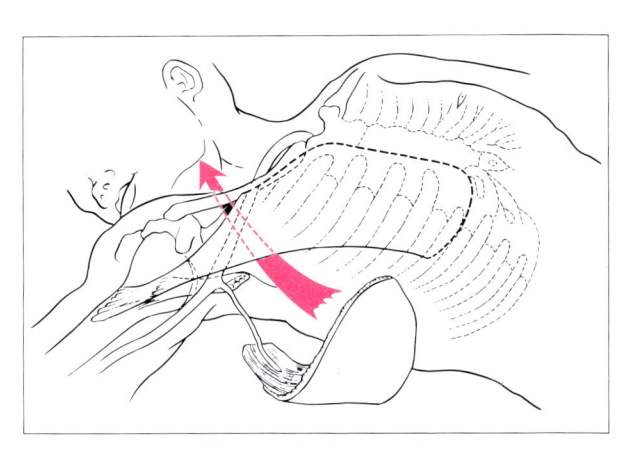

図 21・6　鎖骨下到達法

表 21・1　軀幹上部における骨皮弁・骨筋皮弁

骨	筋/皮弁	茎血管
鎖骨	胸鎖乳突筋	後頭動脈
	大胸筋	胸肩峰動脈
	僧帽筋	頸横動脈
肩甲骨	肩甲皮弁	肩甲回旋動脈
	僧帽筋	頸横動脈
肋骨	肋骨皮弁	肋間動脈
	大胸筋	胸肩峰動脈
	小胸筋	胸肩峰動脈
	前鋸筋	胸背動脈
	広背筋	胸背動脈
胸骨	大胸筋	胸肩峰動脈

1. 胸骨・肋骨大胸筋皮弁の適応と実際

骨付有茎大胸筋皮弁による下顎の再建は，頸部郭清の必要な悪性腫瘍で，舌口腔粘膜の欠損を伴う下顎骨区域切除例が適応となる。また，放射線照射や高度の瘢痕により血行障害を来している下顎骨欠損も対象となる[20]。

大胸筋皮弁は頸部の再建に広く用いられてきた皮弁であり，切除手術に続いて，仰臥位のまま，体位変換なく皮弁を作成・移動できる点で優れている。しかし，
　①ほかの筋皮弁に比べ，皮膚血行が比較的不安定である
　②皮弁作製部の瘢痕が目立つ，とくに女性では乳房の変形が著しい
　③太った人や女性では，皮弁が不適当なほど厚くなる

などの欠点をもつ。皮弁の表層部や辺縁部に壊死が起こりやすく，下顎・口腔内に用いた場合には瘻孔発生・感染の頻度が高くなるとの報告も見られる[20]。また，骨部の特徴は，

＜肋骨＞
　①弯曲の形態はオトガイ部，角部の再建に適合する
　②約 7 cm 採取可能
　③軟骨部を含むため，脆く，感染や固定力には弱い
　④肋骨の弯曲が逆となり，茎を 180 度回転する必要がある

＜胸骨＞
　①肋骨と異なり，海綿骨に富む
　②約 14 cm 採取可能（半層）
　③弯曲がなく，オトガイ部，各部の再建では骨片を分割する必要がある

などである。肋骨を用いた場合，とくに問題とされるのは，残存骨と軟骨部との固定であり，この部には骨性の癒合は期待できないため，強固なプレートもしくは外固定の併用により，確実な線維性の結合を得る必要がある。この際，小胸筋を含めて皮弁を作成することにより，軟骨部を避け，より外側の肋骨を採取することも可能である[21]。

胸骨は半層および全層のいずれでも使用可能であるが，むしろ全層で採取した方が手技的にも容易であり，出血も少ない。骨厚も下顎によく対応している。内外側を皮質骨に囲まれ強固であり，固定も容易である。移植片の長さが 3～4 肋間以内であれば，胸郭の再建は要しない。

両骨筋皮弁とも，移行された皮弁は厚く，義歯の装着には難点を有するが，手技的には容易であり，短時間で施行可能である。また，胸骨は最近報告の散見される人工歯根の再建に適した骨形態を有しており，有茎骨付筋弁としての応用も可能であると思われる。

2. 肋骨付広背筋皮弁の適応と実際

肋骨付広背筋皮弁は，骨付大胸筋皮弁と同様に悪性腫瘍例が対象とされるが，皮膚血行が良好で大きな皮弁が移行できるため，粘膜皮膚の広範な欠損を伴った下顎半側切除例には良い適応となる。

広背筋皮弁は，有茎にて上顎・耳介部・後頭部への被覆域を有する身体最大の皮弁であり，下位肋骨を含めた骨筋皮弁としての特徴は，
　①皮膚血行が安定しており，拡大・縮小筋皮弁として応用可能
　②正中枝・外側枝を用いた 2 枚の皮弁を，同一茎で移行できる
　③12～15 cm の肋骨を全層もしくは半切して，複数本採取可能
　④肋骨には軟骨を含まない
　⑤皮弁と肋骨の結合は密ではなく，比較的自由に骨部と皮弁部の位置を選択できる
　⑥皮弁作成部の瘢痕が目立たない部位にある

などである。また，有茎で用いられるため，両側頸部郭清，放射線照射による吻合血管への影響に関係なく皮弁の移行が可能である。

微小血管外科の発達に伴い，腸骨，橈骨，中足骨，腓骨，肩甲骨，頭蓋骨による下顎の再建が試みられているが，下顎半側を再建するには 12～15 cm 長の骨と十分な大きさの皮弁が必要とされる。血管柄付腸骨移植はもっとも優れた骨部再建材であるが，皮弁が厚く，口腔粘膜の再建には何らかの工夫を要する。また，他法では骨の組織量が不十分である。肋骨は半側切除例に対し十分な骨強度を有しており[22]，複数本の肋骨を用いることによって咬筋の残存しうる条件下の再建においても十分利用可能である。

一方，欠点として以下の点が挙げられる。
　①半側臥位での手術，もしくは側臥位への体位変換を要する。
　②ときに開胸となる。

広背筋皮弁は半側臥位にて通常は挙上可能であるが，頸部郭清例および胸背動脈正中枝を利用する場合，仰臥位より側臥位への体位の変換を要する。近年，拡大前鋸筋皮弁に肋骨を付着させ，体位交換の問題点を考慮した術式[23]も紹介されており，試みられてよい方法と考えられる。

（丸山　優，澤泉　雅之）

文 献

1) Siemssen, S. O., Kirkby, B., O'Connor, T. P. F. : Immediate reconstruction of a resected segment of the lower jaw using a compound flap of clavicle and sternomastoid muscle. Plast. Reconstr. Surg., 61 : 724-731, 1978.
2) Panje, W. R., Cutting, C. : Trapezius osteomyocutaneous island flap for reconstruction of the anterior floor of themouth and themandible. Head Neck Surg., 3 : 66-71, 1980.
3) Cuono, C. B., Ariyan, S. : Immediate reconstruction of a composite mandibular defect with a regional osteomusculocutaneous flap. Plast. Reconstr. Surg., 65 : 477-483, 1980.
4) Green, M. F., Bryston, J. R., Thomson, E. : A one-stage correction of mandibular defects using a split sterunum pectoralis major osteomusculocutaneous transfer. Br. J. Plast. Surg., 34 : 11-16, 1981.
5) Maruyama, Y., Onishi, K., Urita, Y. : Rib latissimus dorsi osteomyocutaneous flap in reconstruction of a mandibular defect. Br. J. Plast. Surg., 38 : 234-237, 1985.
6) Nakajima, H., Maruyama, Y. : The definition of vascular skin teritories with prostaglangin E_1 : Anterior chest, abdomen and thigh-inguinal region. Br. J. Plast. Surg., 34 : 258-263, 1981.
7) Reid, C. D., Taylor, G. I. : The vascular territory of the acrominothoracic axis. Br. J. Plast. Surg., 37 : 194-212, 1984.
8) Beak, S., Lawson, W., Biller, H. F. : Ananalysis of 133 pectoralis major Myocutaneous flaps. Plast. Reconstr. Surg., 69 : 460-469, 1982.
9) Harii, K. : Myocutaneous flaps-clinical applications and refinements. Ann. Plast. Surg., 4 : 440-456, 1980.
10) 坂東正士：下顎骨の肋骨大胸筋皮弁と胸骨大胸筋皮弁による再建．形成外科，26：487-495，1983．
11) Maruyama, Y., Nakajima, H., Fujino, T. : A dynamic reconstruction of a facial defect with a pectralis major myocutaneous flap. Br. J. Plast. Surg., 33 : 145-149, 1980.
12) 丸山 優，中嶋英雄：Prostaglangin E_1 による血管皮膚支配領域と musculocutaneous (MC) flap のデザインへの応用．整形災害外科，25：897-907，1982．
13) 大西 清，丸山 優，張 正忠ほか：肋骨広背筋皮弁の応用と評価．日形会誌，7：402-416，1987．
14) Maruyama, Y., Ohnishi, K., Iwahira, Y., et al. : Free compound rib-latissimus dorsi osteomusculocutaneous flap in reconstruction of the leg. J. Reconstr. Microsurg., 3 : 13-18, 1986.
15) Watson, J. S. : The use of the latissimus dorsi island flap for intra-oral reconstruction. Br. J. Plast. Surg., 35 : 408-412, 1982.
16) Hayashi, A., Maruyama, Y. : The reduced latissimus dorsi musculocutaneous flap. Plast. Reconstr. Surg., 84 : 290-295, 1989.
17) Hassan, A. B., Ikram, S., Saad, E. F. : Simplified technique for isolating vascuralized rib periosteal grafts. Plast. Reconstr. Surg., 86 : 1208-1215, 1990.
18) Hayashi, A., Maruyama, Y. : Subclavicular approach in head and neck reconstruction with the latissimus dorsi musculocutaneous flap. Br. J. Plast. Surg., 44 : 71-74, 1991.
19) 丸山 優，澤泉雅之：ミニプレートを用いた顔面骨骨折の手術．手術，44：1185-1191，1990．
20) 工藤啓吾：骨付き有茎大胸筋皮弁による下顎の再建．形成外科，34：15-24，1991．
21) Little, J. W. III, McCulloch, D. T., Lyons, J. R. : The lateral pectoral composite flap in one-stage reconstruction of the irradiated mandible. Plast. Reconstr. Surg., 71 : 326-331, 1983.
22) 鎌田信悦，川端一嘉，高橋久昭ほか：肋骨付遊離広背筋皮弁による下顎の再建．形成外科，34：25-33，1991．
23) Inoue, T., Ueda, K., Hatoko, M., et al. : The pedicled extended serratus anterior myocutaneous flap for head and neck reconstruction. Br. J. Plast. Surg., 44 : 259-265, 1991.

III 下顎の再建

22 骨延長による腫瘍切除後の下顎再建

SUMMARY

口腔癌切除や下顎腫瘍の切除後，一期的に血管柄付骨移植により下顎再建が施行されることが多い。咀嚼機能の回復には，さらに義歯の装着やデンタルインプラントの植立が必要であるが，上顎歯槽弓に調和した下顎を一期的に再建することはいまだ困難である。これは，再建下顎が上顎歯槽弓に対し小さく再建されることが多く，また術後の瘢痕拘縮により狭小化しやすいからである。

これに対し，骨延長法を用いて移植骨を二次的に延長し，同時に口腔内スペースを拡張することが可能である。また，下顎辺縁切除後や血管柄付骨移植後でも顎堤の高さが不足している場合には，骨トランスポート法を用いて垂直的な高さの増量を図ることができる。同様の方法を用いて顎関節部の再建も可能になっている。下顎区域切除後に一期的再建が施行されず，口腔内スペースが狭小化している場合では，残存下顎を骨延長法に準じて移動させ，口腔内スペースを拡張してから骨移植を施行する。従来は遊離皮弁などの組織移植を施行して口腔内スペースを拡張していたのに対し，この方法では義歯の装着やデンタルインプラントの植立に障害となる厚い皮弁を，口腔内に移植する必要がなくなる。

こうした骨延長法は，小さな骨欠損の修復や瘢痕が強い移植床における骨増量に最も適していると考えられ，延長装置の改良により今後，本法の適応が拡大すると期待される。しかし，大きな骨欠損，放射線照射後の下顎骨や感染を生じている場合など，骨新生が不良と考えられる場合には，本法の適応は避けなくてはならない。

はじめに

近年，microsurgery の発達により口腔癌や下顎骨腫瘍における下顎骨切除後の骨欠損に対し，血管柄付骨移植が施行されるようになり，大きな骨欠損や合併した軟部組織欠損においても整容的に良好な結果が得られている。しかし，上顎歯槽弓に調和した下顎歯槽弓を一期的に再建し，義歯やデンタルインプラントにより咀嚼機能を回復することは，いまだ困難である。

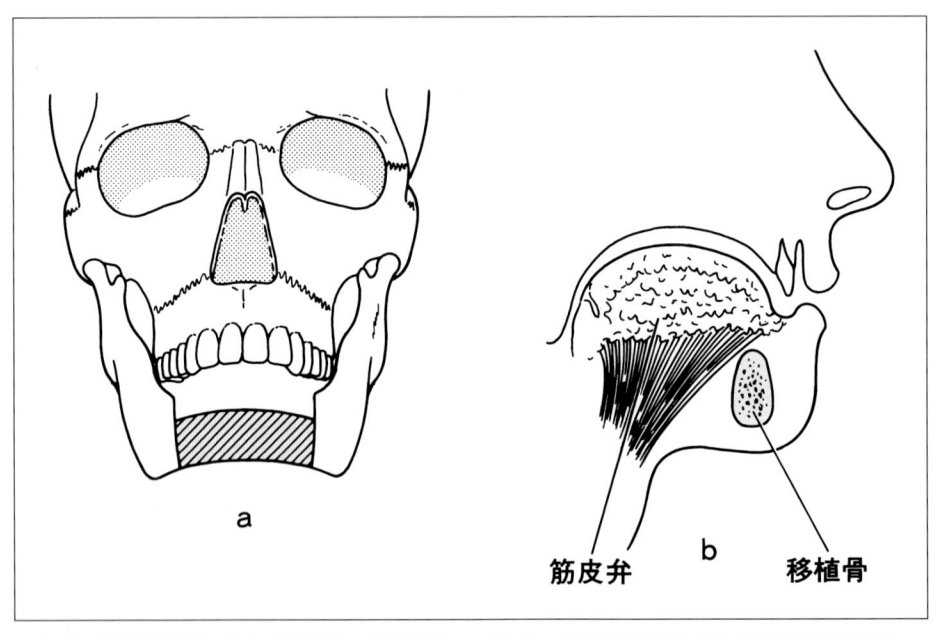

(a) 残存下顎枝は内方偏位し，移植骨（斜線部）は上顎歯槽弓に対し短く直線的になりやすい。

(b) 上顎歯槽弓に対し移植骨は後方に位置することが多い。

図 22·1 狭小化しやすい再建下顎骨

その理由として，①周囲軟部組織への緊張を避けるため，下顎歯槽弓は元来の歯槽弓より小さめに作成される傾向にあり，上顎歯槽弓に調和しにくいこと（図22・1），②術後，とくに放射線照射後では軟部組織の拘縮により口腔内容積が狭くなる傾向にあること，③術後に関節突起の位置異常を生じやすく，同時に再建下顎の位置も変化しやすいこと（図22・2），などが挙げられる。また，腓骨による再建や，下顎辺縁切除後では顎堤の高さが不足し義歯やデンタルインプラントの装着や植立が困難なことがある（図22・3）。

口腔癌術後の患者のQOLを高めるためには，咀嚼機能を改善することが重要であり，これらの問題を解決するために骨延長術が有用な場合がある。骨延長術は，骨そのものが延長されて形態を整える効果のほかに，皮膚，筋肉，血管や神経などの軟部組織を拡張する効果がある。これを応用して，上下顎の歯槽弓の適合を得るために再建下顎の二次的骨延長[1〜4]や，口腔内組織の拘縮に対し，骨移動による口腔内スペースの拡張を行っている[4,5]。さらに，骨の移動を利用して骨欠損を修復する骨トランスポートによる下顎骨再建や顎堤再建も行われている[1,3,6〜9]。本稿では，こうした骨延長術を用いた下顎骨再建について述べる。

A 概 念

二次的骨延長術とは，上顎歯槽弓に対して小さな再建下顎歯槽弓を延長する方法であり，同時に周囲の軟部組織も拡張される。すでに移植された血管柄付骨を骨の中央で離断し，延長器を用いて延長する方法である（図22・4）。残存下顎歯と上顎歯の咬合状態を確認しながら延長を行い，再建下顎歯槽弓を上顎歯槽弓に適合させる[1,2,4]。

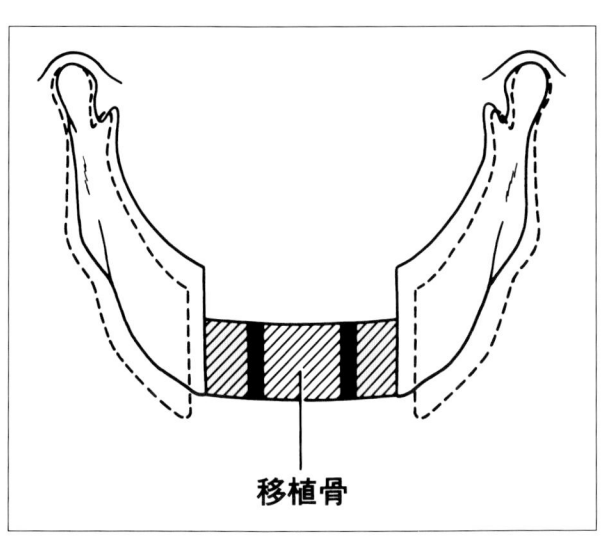

図 22・2　残存下顎枝は内方に偏位し，移植骨も後方に位置しやすい。点線部は元の下顎枝の位置，実線は内方に偏位した下顎枝。

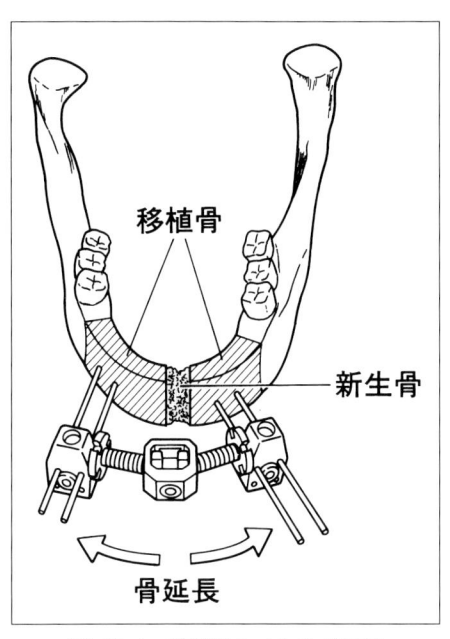

図 22・4　移植骨の二次的骨延長
（森 良之，高戸 毅，波利井清紀：骨延長術と骨トランスポート法による下顎の再建．頭頸部腫瘍，25：421-425，1999．より引用）

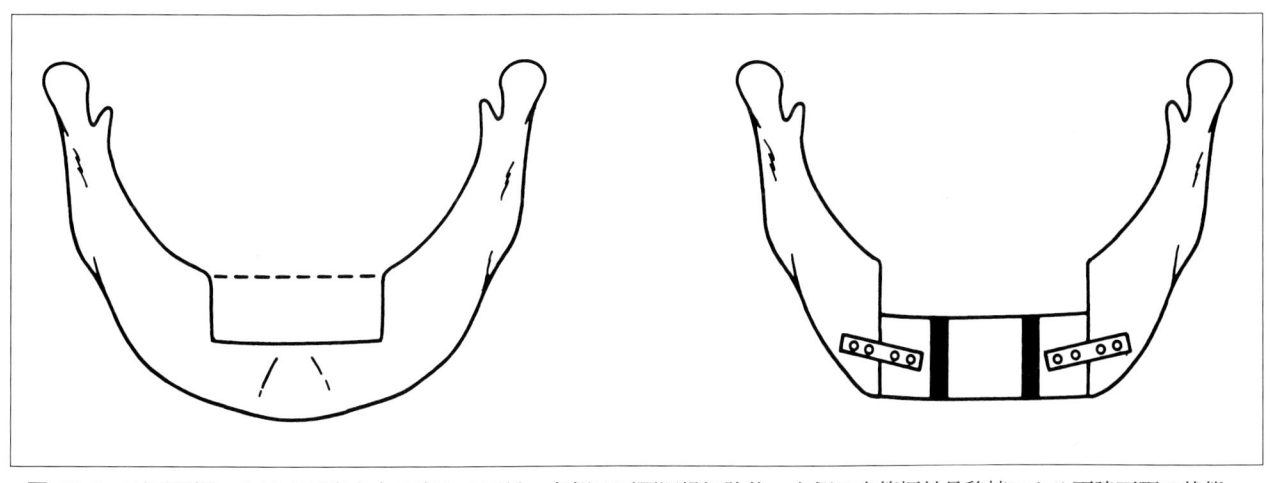

図 22・3　下顎顎堤における垂直方向の高さの不足。左側は下顎辺縁切除後，右側は血管柄付骨移植による再建下顎の状態。

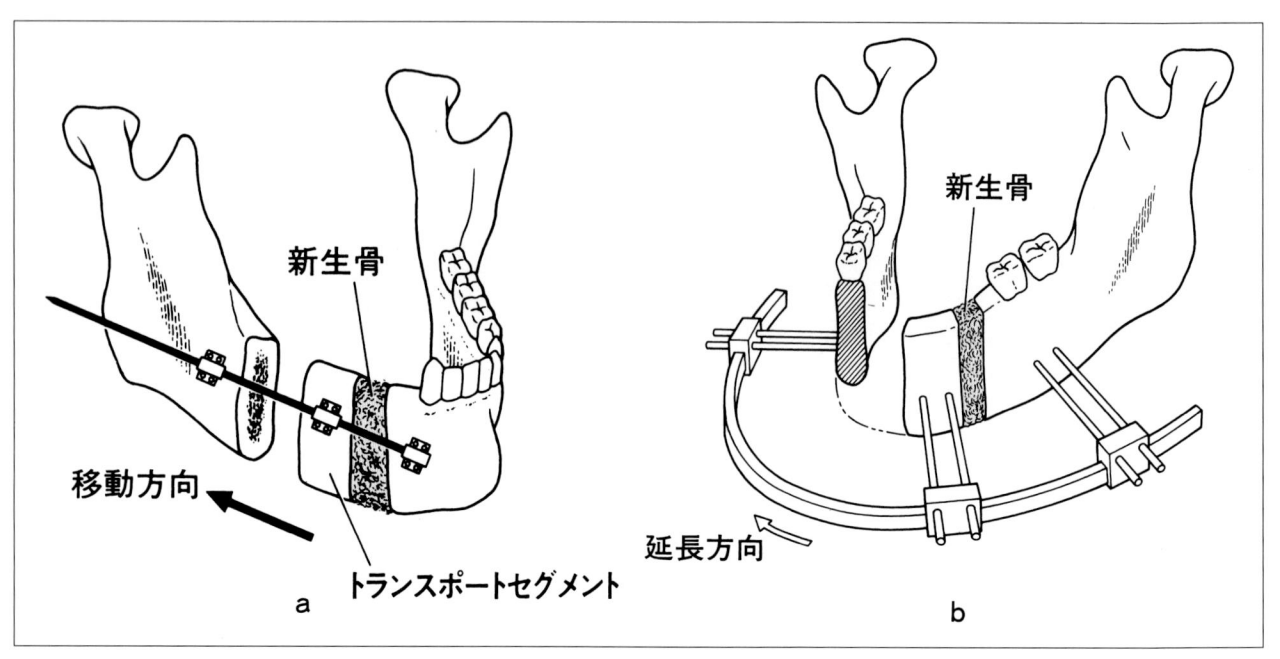

(a) 骨欠損が比較的小さな場合。　　(b) 骨欠損が大きい場合。
図 22・5　下顎骨欠損に対する骨トランスポート法
（森　良之，高戸　毅，波利井清紀：骨延長術と骨トランスポート法による下顎の再建．頭頸部腫瘍，25：421-425，1999．より引用）

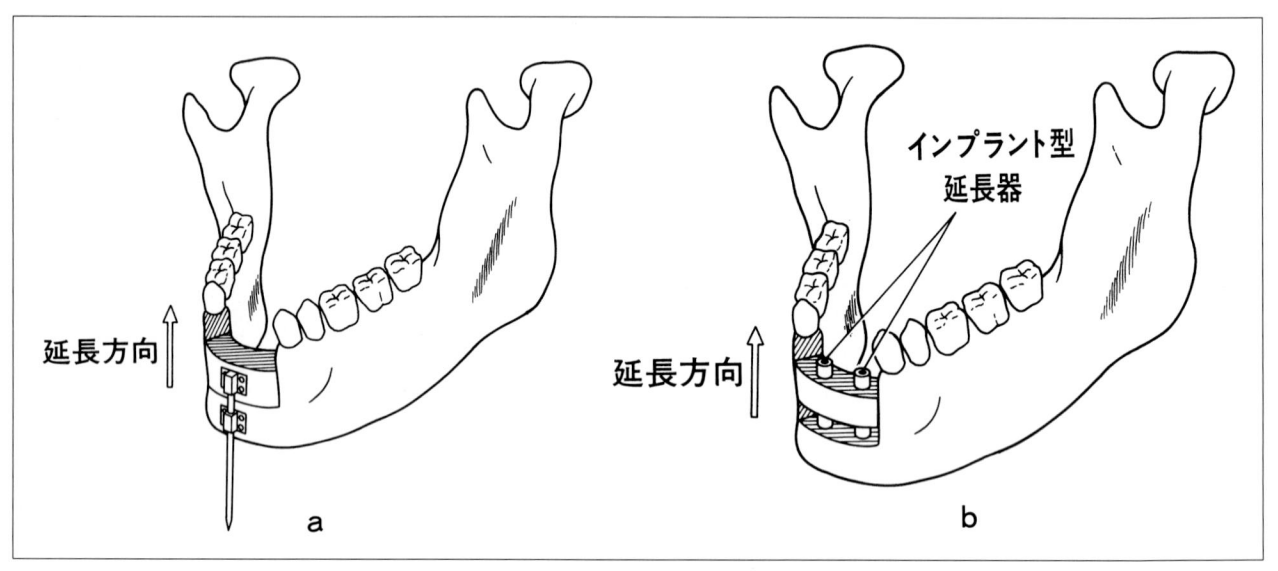

(a) 口腔外調節型延長器。　　(b) インプラント型延長器。
図 22・6　歯槽骨の垂直的骨延長術
（森　良之，高戸　毅，波利井清紀：骨延長術と骨トランスポート法による下顎の再建．頭頸部腫瘍，25：421-425，1999．より引用）

これに対し，骨移動による口腔内スペースの拡張とは，おもに下顎骨の一期的再建が行われていない症例に対し行われる方法である．残存下顎を移動させ軟部組織を拡張することにより，新たな骨移植のスペースを確保することを目的としている[1)4)5]．骨移植前に拘縮した口腔内軟部組織を拡張することにより，骨移植時に skin paddle の同時移植を必要としない利点がある．口腔内に，拘縮解除のための新たな skin paddle の移植を行うと，義歯やデンタルインプラントの装着がさらに困難になるからである．

骨トランスポート法とは，残存骨の位置関係を保ちながら，骨断端部に作成した骨のセグメント（移動骨片：transport segment）を一定方向にわずかずつ徐々に移動させ，移動骨片の後方に新生骨を形成させて骨欠損を修復する方法である（図 22・5）[10)~13]．この方法を応用して，口腔癌における下顎辺縁切除後の下顎骨に対し，残存している下顎骨の垂直的な骨延長が行われる（図 22・6）．骨延長と同時に，その上に存在する粘膜などの軟部組織を同時に拡張可能である．同法により顎堤形成を行うことにより，可撤式義歯の装着やデンタルインプラントの植立が可能になる．また，顎関節部の欠損に対し，下顎枝に垂直方向に骨トランスポート法を応用し，顎関節部の

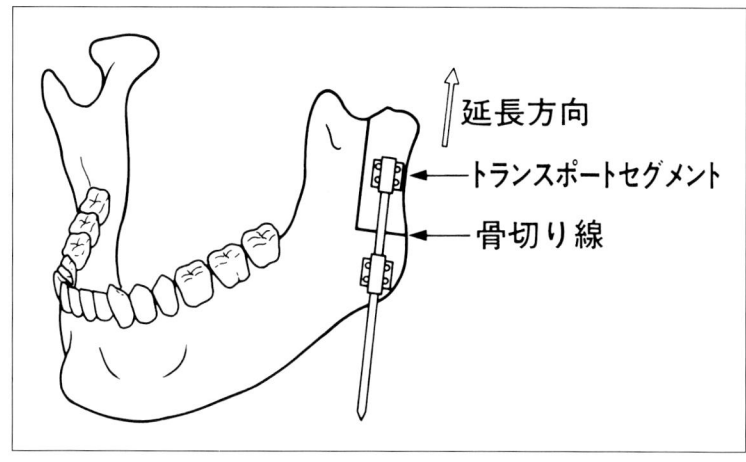

図 22・7 骨トランスポート法による顎関節形成術
(森 良之,髙戸 毅,波利井清紀:骨延長術と骨トランスポート法による下顎の再建.頭頸部腫瘍,25:421-425,1999.より引用)

再建も行われている(図22・7）[14)~16)]。

B 術前の評価

パノラマX線写真,頭部X線規格写真,三次元CT像などによる評価を行い,骨欠損の状態を十分に把握しておく。また,口腔内石膏模型を作製し,歯列や咬合状態を把握しておく。さらに,延長装置の装着,延長終了時の状態などを確認するために,プラスチック製実体モデルを作製し,模擬手術を行うことが好ましい[17)]。

また,口腔内の粘膜,瘢痕,移植皮膚および歯の状態などを把握しておく。放射線照射などについて,過去における治療歴の確認が必要である。

C 手 技

いずれのタイプの骨延長法においても,実施にあたりもっとも重要な点は,使用する延長装置の選択である。骨欠損の形態は症例によって異なるので,延長部位の形状や延長距離に応じて装置を選択する必要がある。通常は,既成の延長装置の中から選択するが,症例に応じて特殊な延長装置を作製することが必要な場合もある。

手術法は,下顎骨の延長の場合,口腔前庭切開か皮膚切開のいずれかを選択する。延長に伴い,縫合部に緊張がかからないように,切開線の位置に注意が必要である。いずれの切開においても,通常,舌側の骨膜は剥離せず,移動骨の血行の温存に注意する。骨切りのデザインを行った後,延長装置固定のネジの位置に,専用のドリルを用いて穴をあけておく。骨切り前に,延長装置を装着しておく方がよい。つぎに,全層に骨切りを行って延長装置を装着する。

D 術後管理

現在では通常,術後4~5日間の待機期間をおいた後,1回0.4~0.5 mm,1日2回すなわち1日延長量0.9~1.0 mmの速度で骨延長を行う。この延長量は,延長装置によってそれぞれ設定されているが,差はわずかである。延長は,咬合状態などを参考に最終的に延長終了時期を決定するが,数mmは過矯正に行う必要がある。創内型の延長装置で回転部分が露出している場合は,延長終了後にカッターにて露出部を切断する。骨形成状態を確認するため,2週間ごとにX線写真を撮影し,延長部に十分な骨形成が確認されたら,延長装置を除去する。長期間,延長装置を装着していても骨形成が十分でない場合には,装置除去時に海綿骨を骨延長部に充填することも考慮する。

E 症 例

1. 二次的骨延長による下顎再建[1)2)4)]

症例:49歳,男
主訴:咀嚼障害
現病歴:エナメル上皮腫の再発に対し,他病院にて下顎骨部分切除および血管柄付腓骨移植が施行された。プレートの感染による骨髄炎を生じ,再建下顎は上顎歯槽弓に対し狭小化し義歯の装着は困難であった(図22・8-a)。義歯装着による咀嚼機能改善を希望して当科を受診した。

治療経過:プレート除去により骨髄炎が治癒した後,再建下顎の骨延長術を施行した。口腔内切開より,移植

192　III．下顎の再建

された腓骨のほぼ中央の部分を骨切りし，ピンの挿入は中央部骨切り線の両側に2本ずつ行い，骨延長装置（Orthofix M 407）を装着した（図22・8-b）．2週間の待機期間の後，1回0.45 mm，1日2回（1日延長量0.9 mm）の速度で延長を行った．計30 mm骨延長を行った後（図22・8-c, d），骨延長器をさらに8週間固定し，X線上で骨延長部の骨形成を確認した後（図22・8-e），延長装置を除去した．

骨延長器除去後3カ月目に，鼠径部からの分層植皮による口腔前庭形成術を施行した（図22・8-f）．さらに，その4カ月後にインプラント植立手術を施行した（図22・8-g, h）．インプラント植立後，義歯の装着を行い，現在常食の摂取が可能となっている（図22・8-i）．

2．骨移動による組織拡張を用いた下顎再建[1)4)5)]

症例：53歳，男

主訴：咀嚼障害および審美障害

現病歴：舌癌に対し，他院において舌亜全的，下顎骨辺縁切除，前腕皮弁による舌再建術が施行された．術後8カ月に辺縁切除を施行された下顎骨が骨折し，以後，下顎の拘縮および口腔内スペースの狭小化がしだいに進行し，咀嚼が不可能となり当科を受診した（図22・9-a～d）．

治療経過：骨移植による下顎の再建に先立ち，口腔内スペースの拡張を行った．これは口腔内スペースを拡張し，骨を移植するスペースを作成することが目的である．骨折部の下顎骨のそれぞれの断端にピンを2本ずつ挿入し，骨延長装置（Orthofix M 407）を装着した．骨折部

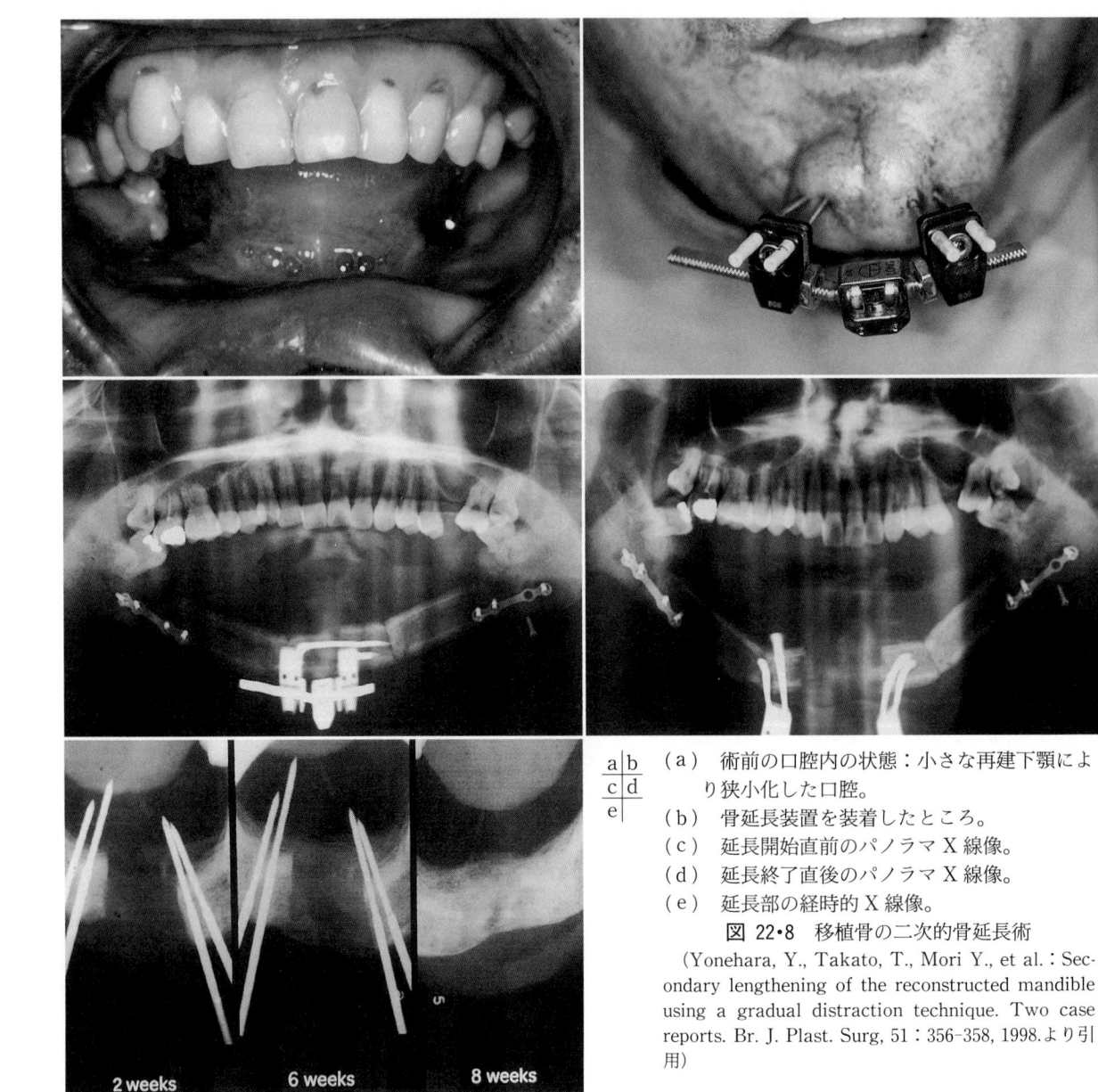

a	b
c	d
e	

（a）術前の口腔内の状態：小さな再建下顎により狭小化した口腔．
（b）骨延長装置を装着したところ．
（c）延長開始直前のパノラマX線像．
（d）延長終了直後のパノラマX線像．
（e）延長部の経時的X線像．

図 22・8　移植骨の二次的骨延長術

（Yonehara, Y., Takato, T., Mori Y., et al.: Secondary lengthening of the reconstructed mandible using a gradual distraction technique. Two case reports. Br. J. Plast. Surg, 51：356-358, 1998.より引用）

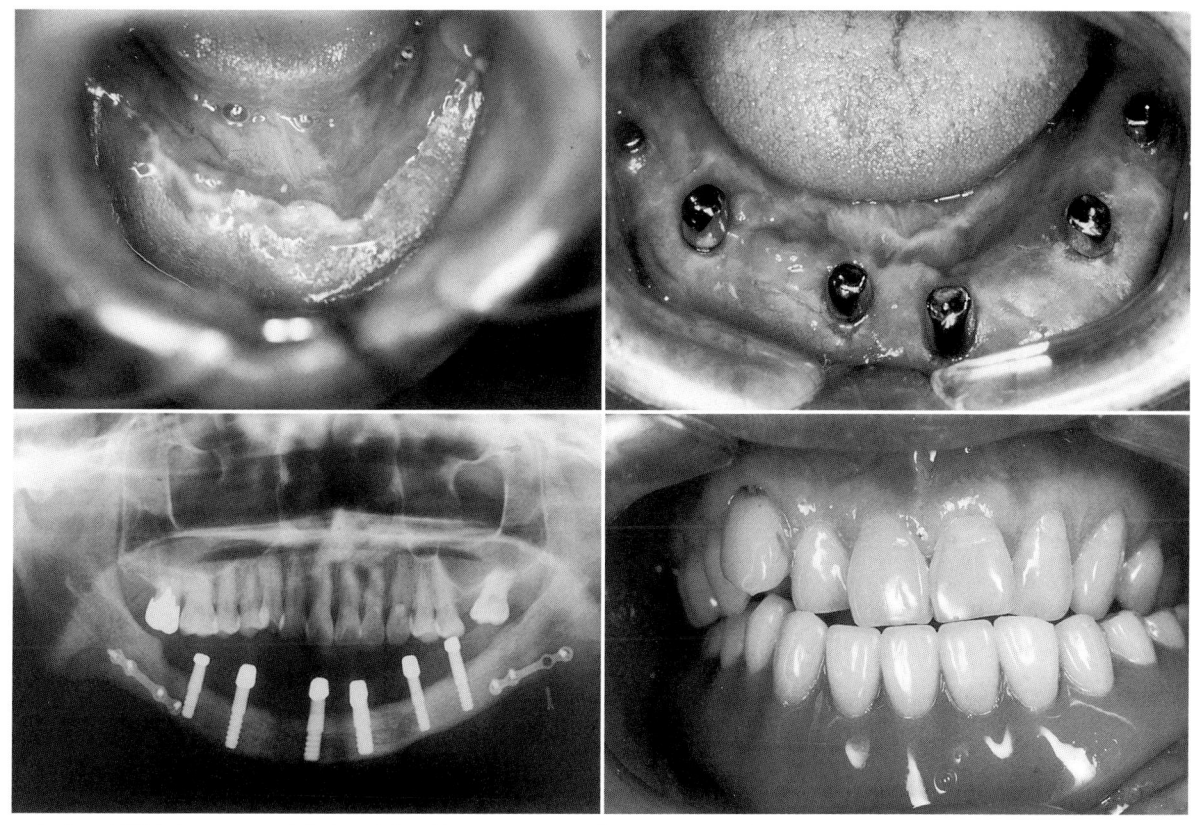

(f) 分層植皮による口腔前庭形成後の状態。
(g) デンタルインプラント植立後の口腔内。
(h) デンタルインプラント植立後のパノラマX線像。
(i) インプラント義歯を装着した状態。

図 22・8 つづき

分を 32 mm 拡大することにより，上顎歯槽弓と適合する位置に残存下顎を移動させることができた（図 22・9-e）。

延長後 3 カ月目に，作成した骨欠損部に血管柄付腸骨の移植術を施行した。下顎骨断端の切除を行ったため，約 80 mm の腸骨を移植した（図 22・9-f）。骨移植後 4 カ月目に鼠径部からの分層植皮による口腔前庭形成術を施行し，さらに 1 年後にインプラント植立術を施行した（図 22・9-g）。現在，義歯の装着により常食の摂取が可能である（図 22・9-h, i）。

F 考　察

骨延長法には大きく分けて 2 つの特徴がある。一つは骨を移植することなく骨を形成することである。もう一つは徐々に硬組織を移動さすことにより，皮膚，筋肉，血管，神経などの軟部組織の拡張を行うことが可能な点であり，形成外科領域において広く用いられている tissue expander と原理は同様のものといえる。このような点から骨延長術は"外科的組織形成術"と称することができる[1)4)]。

口腔癌で下顎骨の区域切除を施行された症例では，即時再建例においても，再建下顎の歯槽弓が上顎のそれに対し短い場合が多く見られる。また，即時再建を行わなかった場合には，下顎骨用プレートを使用していても口腔内スペースの狭小化は避けられない。これらの症例において，骨延長術を応用して skin paddle など軟部組織を移植することなく口腔内スペースを拡張させることは，義歯を装着させるためにたいへん有用な手段である。これは，遊離皮弁などの組織移植を用いて口腔内スペースを拡張しても，義歯装着やインプラント植立などに際し，逆に厚い皮弁が障害となる場合が多かったためである。

最終的な咬合回復に際しては，デンタルインプラントの植立および義歯の装着のため，横方向の骨延長ばかりでなく，歯槽堤の垂直方向の増量が不可欠な場合も多いが，これに対しても，垂直方向専用の装置やインプラントを利用した口腔内装置が考案されている[6)8)9)]。この方法により，歯槽骨の垂直方向への増量と同部の歯肉の拡張が可能となる。

こうした骨延長法は，小さな骨欠損の修復や瘢痕が強い移植床における骨増量にもっとも適していると考えら

194　Ⅲ. 下顎の再建

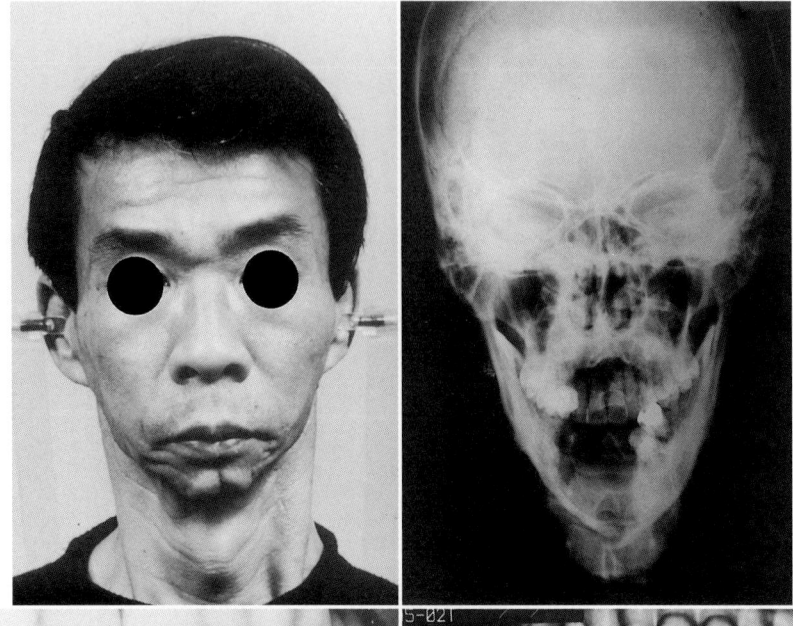

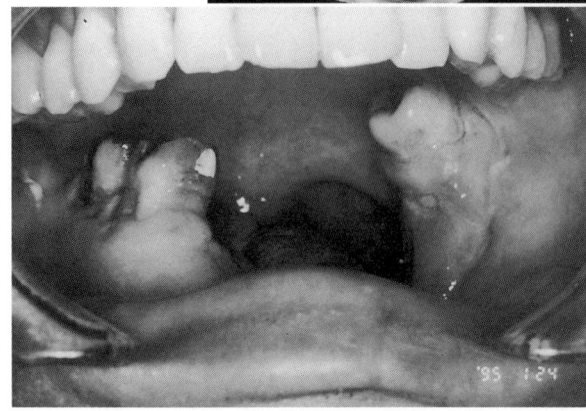

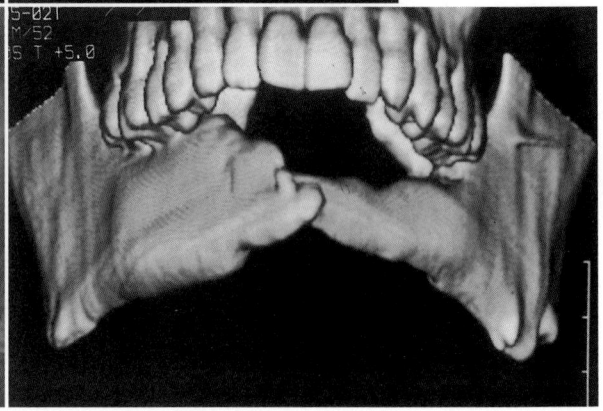

(a)	術前の正面像。オトガイ部が著しく狭小化している。	(b)	術前の正面X線像。
(c)	術前の狭小化した口腔内の状態。	(d)	術前の三次元CT像：下顎骨が骨折し下顎歯槽弓が狭小化している。

図 22・9　骨移動による組織拡張を用いた下顎再建
(Yonehara, Y., Takato, T., Matsumoto, Y., et al.: Distraction of scarred soft tissue before secondary bone grafting. Int. J. Oral Maxillofac Surg., 28：347-348, 1999.より引用)

れる。これに対し，大きな骨欠損，放射線照射後や感染を生じている場合など，骨新生が不良と考えられる場合には本法の適応は避けるべきである。今後，骨延長法の下顎骨における応用範囲は広く，さらなる延長装置の開発および，術前のコンピューター・プランニングと各症例に適した延長装置の作製[18)19)]などが，適応症例の拡大と良好な結果につながるものと考えられる。

(高戸　毅)

文　献

1) 高戸　毅，森　良之，江口智明ほか：顎顔面領域における骨延長術の応用．Hosp. Dent., 10：2-17, 1998.
2) Yonehara, Y., Takato, T., Mori, Y., et al.: Secondary lengthening of the reconstructed mandible using a gradual distraction technique. Two case report. Br. J. Plast. Surg., 51：356-358, 1998.
3) 高戸　毅，江口智明：仮骨延長法の顎顔面領域への応用，pp. 16-24, クインテッセンス出版，東京，1999.
4) 米原啓之，松本重之，高戸　毅ほか：腫瘍切除後の再建下顎における機能回復―骨延長術およびインプラント植立による咀嚼機能の回復―．形成外科，42：211-220, 1999.
5) Yonehara, Y., Takato, T., Matsumoto, Y., et al.: Distraction of scarred soft tissue before secondary bone grafting. Int. J. Oral Maxillofac. Surg., 28：347-348, 1999.
6) Chin, M.: Alveolar process reconstruction using distraction osteogenesis. International Proceedings. Division of International Congress on Cranial and Facial Bone Distraction Processes：51-54, 1997. internal devices：review of five cases. J. Oral Maxillofac.

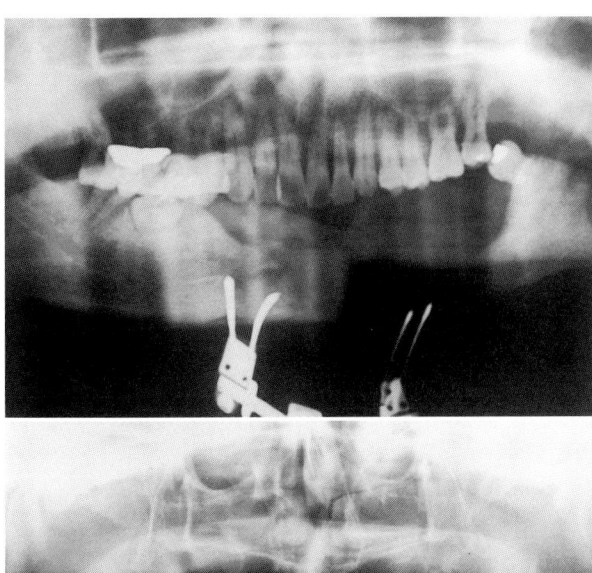

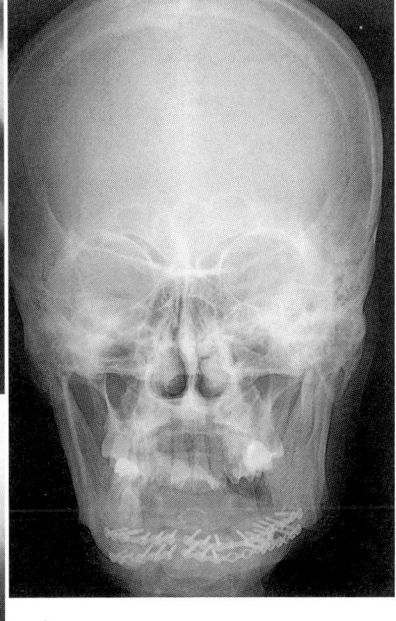

(e) 下顎骨移動後のパノラマX線像。骨移動により拡張された骨欠損部。
(f) 血管柄付腸骨移植後の正面X線像。
(g) デンタルインプラント植立後のパノラマX線像。

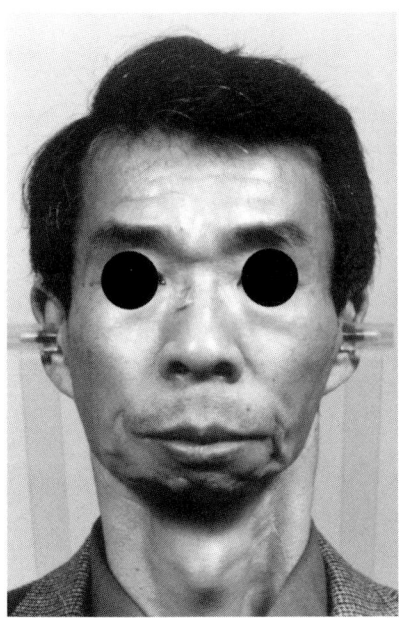

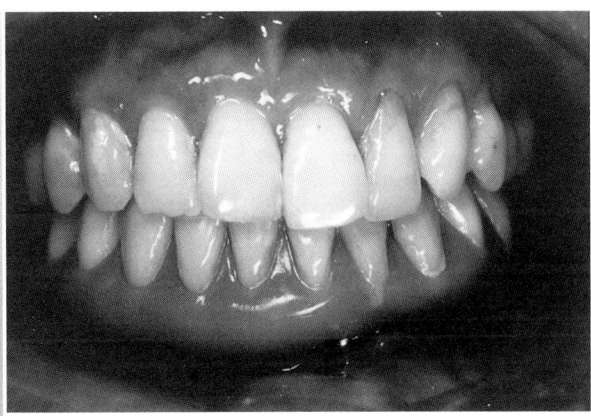

◀(h) 術後の正面像。下顔面の形態が改善している。
▲(i) インプラント義歯を装着した状態。
図 22・9 つづき

Surg., 54：45-53, 1996.
7) Oda, T., Sawaki, Y., Fukuta, K., et al.：Segmental mandibular reconstruction by distraction osteogenesis under skin flap. Int. J. Oral Maxillofac. Surg., 28：347-348, 1998.
8) 森 良之，高戸 毅，波利井清紀：骨延長術と骨トランスポート法による下顎の再建．頭頸部腫瘍，25：421-425, 1999.
9) 森 良之，須佐美隆史，松本重之ほか：咬合機能の回復を目指した顎再建．頭頸部腫瘍，26：446-451, 2000.
10) Constantio, P. D., Shybut, G., Friedman, C. D., et al.：Segmental mandibular regeneration by distraction osteogenesis. An experimental study. Arch Otolaryngol. Head Neck Surg., 116：535-545, 1990.
11) Constantio, P. D., Friedman, C. D.：Distraction osteogenesis. Application for mandibular regrowth.

Otolaryngol. Clin. North Am., 24：1433-1443, 1991.
12) Sawaki, Y., Hagino, H., Yamamoto, H., et al.：Trifocal distraction osteogenesis for segmental mandibular defect：a technical innovation. J. Craniomaxillofac. Surg., 25：310-315, 1997.
13) 小田知生：仮骨延長による顎骨欠損の再建．顎骨延長術の臨床応用，pp. 42-46，クインテッセンス出版，東京，1999．
14) Stucki-McCormick, S. U.：Reconstruction of the mandibular condyle using transport distraction osteogenesis. J. Craniofac. Surg., 8：48-52, 1997.
15) 上田俊豪，高戸　毅，米原啓之ほか：骨トランスポート法による顎関節形成術に関する実験的研究―第1報：形態学的検討―．日形会誌，18：74-82，1998．
16) 上田俊豪，高戸　毅，米原啓之ほか：骨トランスポート法による顎関節形成術に関する実験的研究―第2報：組織学的検討―．日形会誌 18：83-91，1998．
17) Takato, T., Harii, K., Komuro, Y., et al.：Mandibular lengthening by gradual distraction：analysis using accurate skull replicas. Br. J. Plast. Reconstr., 46：686-693, 1993.
18) Gateno, J., Teichgraeber, J. F., Aguilar, E.：Computer planning for distraction osteogenesis. Plast. Reconstr. Surg., 105：873-882, 2000.
19) Gateno, J., Teichgraeber, J. F., Aguilar, E.：Distraction osteogenesis：a new surgical technique for use with the multiplanar mandibular distractor. Plast. Reconstr. Surg., 105：883-888, 2000.

IV 口腔・咽頭の再建

23 Free flap による口腔・中咽頭の再建
24 有茎筋皮弁による口腔・咽頭の再建
25 外側への拡大大胸筋皮弁による頭頸部広範囲欠損の再建
26 遊離前腕皮弁および足背皮弁による口腔・中咽頭の再建
27 遊離筋皮弁による口腔・中咽頭の再建
28 術後機能評価に基づく口腔・中咽頭の再建
29 遊離小腸移植による頸部食道再建術
30 遊離皮弁による頸部食道の再建
31 Pectoral arcade flap による下咽頭頸部食道の再建
32 TJ シャント法による音声の再建
33 咽喉食摘後の音声再建
　　—遊離空腸移植によるエレファント型シャント法—

IV 口腔・咽頭の再建

23 Free flap による口腔・中咽頭の再建

SUMMARY

頭頸部腫瘍（とくに癌）切除後の再建法に，マイクロサージャリーによる遊離組織移植（いわゆる free flap）がさかんに利用されるようになったのは，1980年代に入ってからである。この再建法は移植床の状態に応じて再建材が選べるため，頭頸部のような複雑な機能と形態をもつ部位の再建には，もっとも適したものである。近年では free flap を頭頸部再建の第一選択と考えている施設も多く，学会発表も隆盛の一途をたどっている。

本稿では，頭頸部癌切除後の再建のうち，もっとも複雑な機能と形態の再建が要求される口腔・中咽頭部に焦点をあて，free flap による再建の適応と再建材（皮弁ほか）の選択について，筆者らの考え方を述べた。

はじめに

頭頸部腫瘍（とくに癌）は口腔や咽頭を中心に発生するため，その切除に伴って，咀嚼・嚥下など生存のための基本的な機能や，発語・構音など社会生活に不可欠な機能が損傷される。そのほか，顔面や頸部などの外貌が著しく破壊される可能性が大きく，癌切除後の患者の生活の質（quality of life：QOL）を考えると，その形成再建術は切除と同等に重要なものである。

頭頸部癌と形成外科のかかわりは古く，19世紀中頃にはすでにドイツ近代形成外科の始祖ともいわれる von Graefe によるインド法を使った外鼻形成術や，Dieffenbach により頬部癌切除後の欠損が局所皮弁で治療されたという記録などがある[1]。しかし，これらの手術が本当の意味で発達し始めたのは1960年代に入ってからで，McGregor による temporal flap の開発や，Bakamjian による shoulder flap（あるいは neck compound flap），deltopectoral flap などの開発以後のことである[2,3]。1970年中頃になると，これらの皮弁に加えて筋皮弁が登場し[4]，大胸筋皮弁や広背筋皮弁などの有茎移植による頭頸部の再建が，新しい方法としてさかんに行われるようになった[5,6]。

筋皮弁は従来きわめて困難であった口腔や咽頭の一期的再建をも可能にした画期的な方法であったが，解剖学的にも複雑な管腔を構成し，また，切除の程度によってさまざまな欠損を生じる口腔や中咽頭領域を自由に再建するには十分ではない。また，皮弁の部分壊死や感染によって容易に難治性の唾液瘻を作り，治療に難渋することも多く，これらは皮弁（あるいは筋皮弁）を有茎で移行する限り，避け難い欠点でもあった。

これに対し，マイクロサージャリーによる遊離組織移植（いわゆる free flap）は，

①欠損の部位，種類や程度に応じて再建材を自由に選択できる

②良好な血行を持つ組織で一期的に再建を完了できる

などの大きな利点がある。最近では，口腔や中咽頭のみならず，頭頸部再建全般においてもっとも進歩している方法の一つである。

A 概念

微小血管吻合を利用した皮弁の遊離移植は，いわゆる遊離皮弁あるいは free skin flap と呼ばれているが，筋皮弁や骨付皮弁の移植なども含め，単に free flap と総称されることが多い（以下 free flap と述べる）。

頭頸部の再建において，free flap は頭皮欠損部の被覆から顔面・頸部の皮膚欠損や，口腔・咽頭粘膜の欠損の修復，さらには下顎などの骨欠損部の再建などに多用されている。とくに，下顎を含めた口腔や中咽頭領域の再建への応用範囲は広い。

再建に際しては薄い皮弁や厚い皮弁，さらに骨付皮弁など，必要となる組織も多様であり，移植組織の選択が自由にできる free flap が有用となる[7-9]。

再建には癌切除と同時に再建を行う一次（即時）再建（primary (immediate) reconstruction）と，後日改めて再建術だけを行う二次再建術（secondary reconstruction）があるが，唾液瘻や感染のコントロールが難しい口

腔や中咽頭では，ほとんどが一次再建術の対象となっている。

B 再建領域の特徴

1. 解 剖

癌発生部位として見た口腔・中咽頭領域の解剖は，UICC（Union Internationale Contre le Cancer）のTNM分類の規約にも詳細に決められている。これによると，口腔は，

　①頬粘膜（亜部位として上下の口唇粘膜面，頬粘膜，臼後部，上下の頬歯槽溝が含まれる）
　②上歯槽と歯肉
　③下歯槽と歯肉
　④硬口蓋
　⑤舌（亜部位として有郭乳頭より前の舌背および舌縁，舌下面と舌腹が含まれる）
　⑥口腔底

の6部位に分けられている（図23・1）。

中咽頭は，

　①前壁（亜部位として舌根，喉頭蓋谷，喉頭蓋前面）
　②側面（亜部位として口蓋扁桃，扁桃窩および口蓋弓，舌扁桃溝）
　③後壁
　④上壁（亜部位として軟口蓋下面，口蓋垂）

の4部位に分けられている。

しかし，癌の切除においてはこれらの亜部位を越えることはもちろん，しばしばいくつかの部位を合併して切除せざるを得ないため，再建という立場から見ると，いくつかの欠損形に大別し，皮弁などの適応を考えるのがよい。

2. 機 能

口腔・中咽頭は，咀嚼・嚥下と発語・構音という重要な機能を担当している。咀嚼・嚥下は生存のために不可欠な基本的機能であり，発語・構音機能は社会生活上もっとも重要である。また，広範囲切除に伴って顔貌が著しく損なわれることもあり，術後のQOLを良好に保つためにも，適切な再建術が必要となる[10]。

C 適応と術前の評価

1. 適応と禁忌

Free flap を用いた再建は頭頸部のほぼすべての領域で行われるが，もっとも多いのは口腔・中咽頭領域で，筆者らの経験でも全再建例の約60％を占めている[11]。

Free flap がもっとも良い適応となるのは，舌（亜）全摘出後の口腔底の再建，口腔・咽頭粘膜と顔面や頸部皮膚あるいは下顎骨などを含めた合併切除後の再建など，比較的広範囲な組織欠損が生じる症例である。最近では，前腕皮弁など薄く柔軟性に富む筋膜皮弁の開発に伴いさらに適応が拡大し，従来では temporal flap などの局所皮弁で閉鎖されていた頬粘膜の欠損や，舌・口腔底および歯肉の部分欠損の被覆にも積極的に free flap が用いられ，良好な結果が得られている。

このように free flap による再建術は機能的にも整容

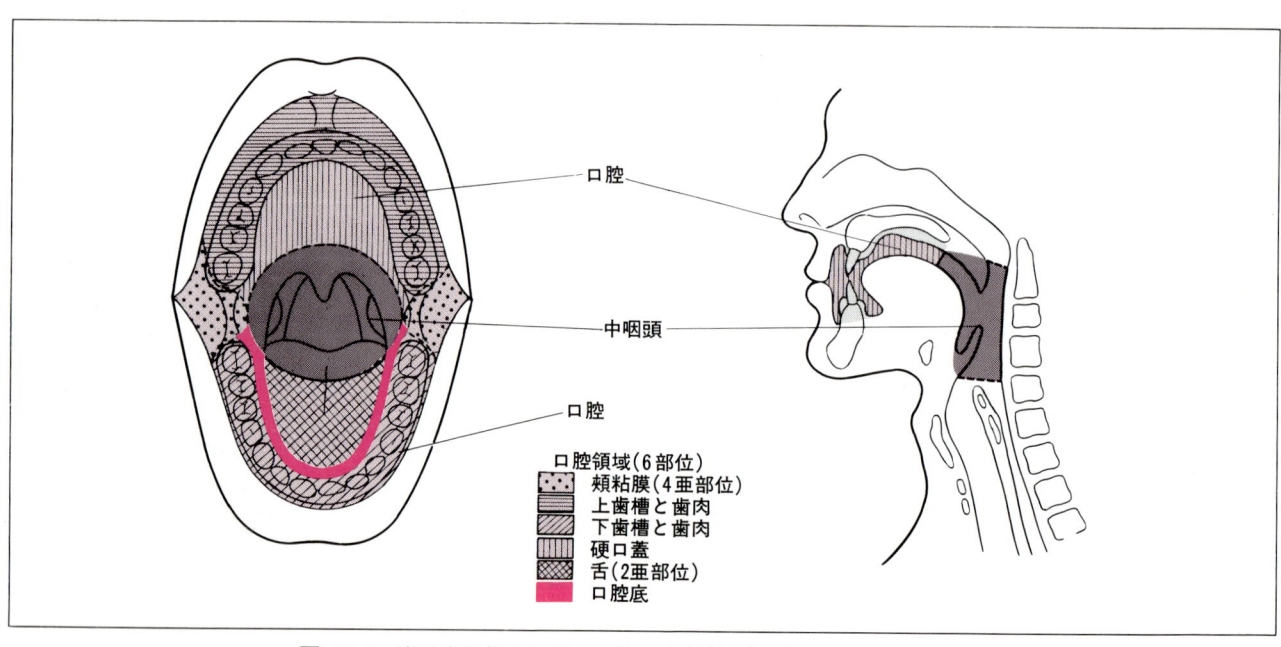

図23・1 癌発生部位より見た口腔・中咽頭の解剖（UICC分類より）

的にも，ほかの再建術よりはるかに優れた結果を得ることが多い。しかし，free flap がマイクロサージャリーによる血管吻合の技術を必要とするため，
　①患者が比較的高齢者であり，動脈硬化や糖尿病などの血管性疾患を合併していることが多い
　②術前に放射線照射や化学療法が行われており，高度な血管の変性を起こしている可能性がある
　③根治的頸部郭清などで移植床に適当な血管が残らない。また，残そうとすると，郭清が十分に行えない可能性がある
　④手術時間が長い
など，頭頸部癌の再建へ本法を用いることに不安を抱く人もある。しかし，これらの問題点の多くは前腕皮弁や腹直筋皮弁など，長く太い血管柄をもつ皮弁の導入により解決され，現在では絶対的な禁忌となる症例は全身状態のよほど悪い患者以外は少ないものと思われる。年齢は，筆者らの経験でも最年長者は 84 歳で，70 歳以上の症例も多く，全身的な合併症に注意すれば，あまり問題はないようである。

2．術前の評価

患者の年齢や全身状態，癌の浸潤の程度と切除範囲の予測，所属リンパ節転移の有無と頸部郭清の必要性と程度，遠隔転移の有無，術前の放射線照射とその線量，化学療法の種類などの情報をもとに，free flap による再建術を行うか否かを決定する。

a．放射線照射

術前の放射線照射は 60 Gy 以上になると，照射野内の動脈に著しい変性（内膜の肥厚と中膜よりの剥離，内腔の狭小化と血行の途絶など）が起こることがあり，照射野外で動脈を選択する必要がある。静脈は動脈に比べて変性は少ないが，頸部全体に強く照射が行われているような症例では，ほかの方法を考えた方がよい。

b．化学療法

術前の化学療法と血管変性の関係は明らかではないが（ブレオマイシン系統が一番強いといわれている），通常量の抗癌剤の全身投与では，吻合に差し支えるような変性は起こらないと思われる。ただし，抗癌剤を局所動注された動脈と，その領域の動脈は，著しく変性していることがある。

c．合併疾患ほか

患者の全身状態の把握，ことに血管吻合を必要とする上で問題となる動脈硬化や糖尿病などは，必須の検査項目である。癌の浸潤の程度と切除範囲の予測，頸部郭清と残せるであろう移植床の血管の検討は，最適の再建材を選択する上でもっとも重要な術前の評価事項である。ただし，移植床の血管を決定するための血管造影などは必要がない。前腕皮弁を利用する場合には，皮弁採取側の Allen テストが必要である。また，この部の皮静脈よりの注射歴を調べておくとともに，術前の静脈注射を禁止しておく。

D 手 技

1．頸部郭清と移植床血管の露出

再建を要するような口腔・中咽頭癌症例の多くは，頸部リンパ節郭清が必要である。上頸部郭清のみでとどまるか，根本的頸部郭清術の必要があるかは症例により異なるが，再建上問題となるのは後者の場合である。

すなわち，本法を施行するには移植床の血管として一対の動静脈が必要であるが，根本的頸部郭清においては内頸静脈の系統が温存されないので（保存的郭清では温存される），外頸静脈をあらかじめ温存する必要がある。しかし，外頸静脈は手術中の操作により損傷されていることもあり，不確実な場合には対側の頸部に移植床血管を求めた方がよい。鎖骨上窩で同側の頸横静脈か椎骨静脈を使うこともある。これらの症例では，腹直筋皮弁や前腕皮弁のような長い血管柄をもつ皮弁を選択する必要がある。静脈移植はあまり推奨できない。静脈に比べ動脈は比較的良く温存できる（図 23・2）。

2．切除範囲と再建材の選択

先に述べたように癌の発生部位は解剖学的に区分されているが，進展するに従っていくつかの部位にわたるので，切除後の欠損の範囲は 1 つの部位を越えるのが普通である。したがって，再建の範囲は癌発生部位の解剖学的区分とは異なる。

a．口腔の再建

舌癌や歯肉癌の切除に伴う口腔の欠損はその大きさや深さがさまざまであり，再建材の選択にもっとも迷う部位である（図 23・3）。

1）舌全摘・亜全摘後の再建

口腔底再建のうちではもっとも範囲の広いもので，喉頭が温存されている場合には，誤嚥を防ぐためにも厚みのある皮弁が必要である。大胸筋皮弁をはじめとする有茎筋皮弁は一期的再建法であり，唾液瘻を作らない優れた方法として登場したが[5)12)]，症例を重ねるにつれて壊死による失敗を経験することも多い[13)]。とくに大胸筋皮弁では辺縁部の小壊死による瘻孔形成が起こり，治癒の遷

202　IV．口腔・咽頭の再建

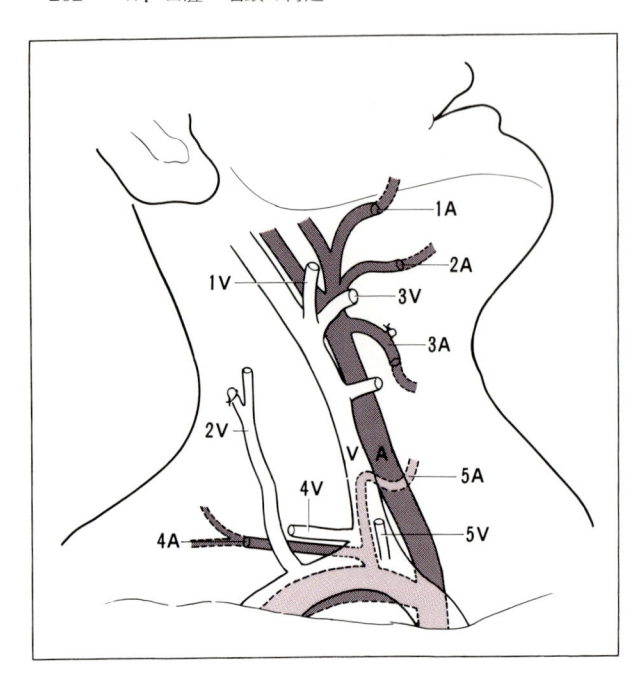

図 23・2　Free flap の移植床血管として利用できる頸部の主要動脈と静脈
A：総頸動脈，V：内頸静脈，
1 A：顔面動脈（27.2%），2 A：舌動脈（6.9%），3 A：上甲状腺動脈（48.0%），4 A：頸横動脈（14.6%），5 A：その他（3.3%）
1 V：顔面静脈（42.4%），2 V：外頸静脈（34.1%），3 V：上甲状腺静脈（5.3%），4 V：頸横静脈（2.0%），V：内頸静脈（13.0%），5 V：その他（3.2%）。
（%）は，筆者らが口腔・中咽頭の再建に利用した割合を示す。

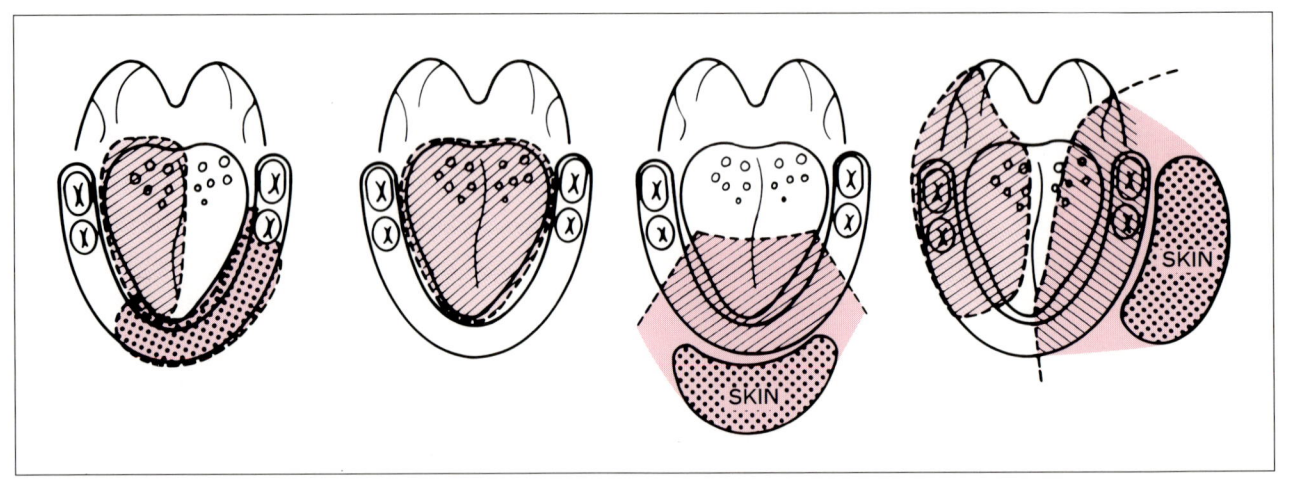

（a）舌・口腔底の欠損

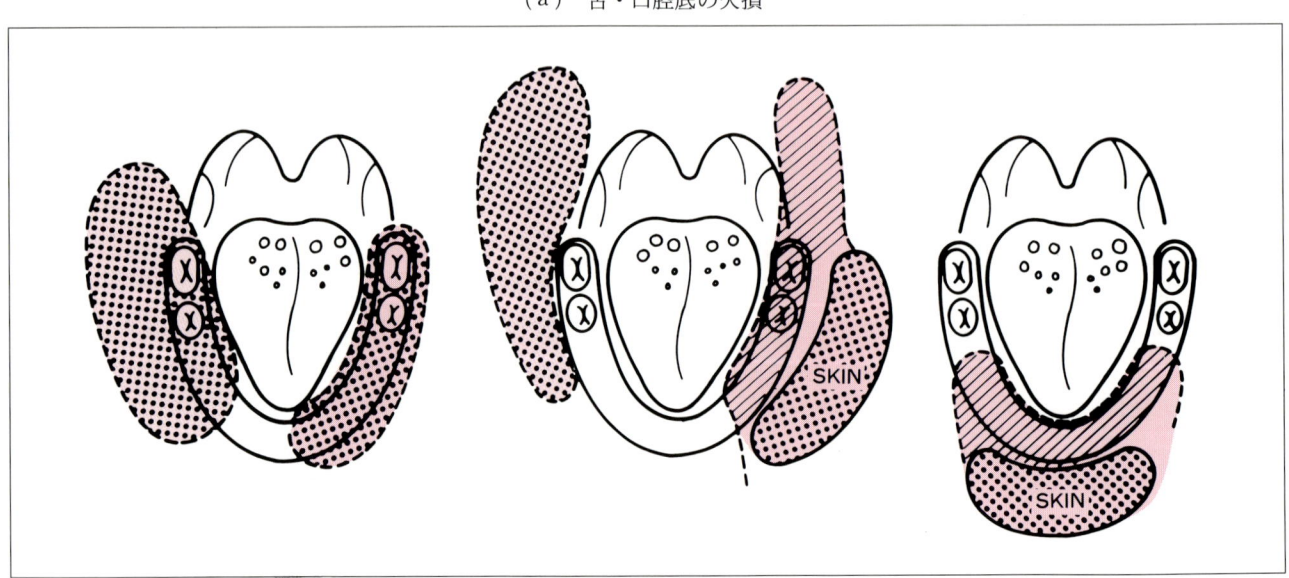

（b）下歯肉・頬粘膜の欠損

図 23・3　再建の立場より分類した口腔の欠損

延する症例が多く見られている。

瘻孔は筋皮弁先端のボリュームが少なく，下顎後面の口腔底に死腔が生じ，感染を起こすことでもできやすい（図23・4）。また，有茎筋皮弁は術後期間を経ると筋肉の萎縮，および茎の下方への牽引により，皮弁で再建された口腔底の沈下が起こり，機能的な問題を惹起することが多いようである。これに対し，遊離皮弁はもっとも血行の良い皮弁の部分を，口腔底に死腔なく充填しながら移植できるため，部分壊死や感染などを起こしにくく，瘻孔の形成が少ない。とくに脂肪層の厚い腹直筋皮弁での再建は，長期間を経ても皮弁の沈下が起こりにくいので，機能的な再建が行いやすい（図23・5，症例1）。これは，舌亜全摘や広範囲の部分切除で，残存舌の機能を温存して再建したい場合には，たいへん有用である（図23・6）。

2）舌部分切除後や，下歯肉，口腔底および頬粘膜の再建（図23・7）

比較的限局した舌癌，下歯肉や口腔底癌，頬粘膜癌，中咽頭癌などの多くは切除後の欠損の範囲が狭く，伝統的には temporal flap や cervical flap で再建されてきたが，薄くかつしなやかな前腕皮弁の開発により，free flap が第一選択となった感がある[9)14)]（図23・8，症例2）。前腕皮弁の欠点としては，皮弁採取部の植皮創瘢痕が目立つ点であるが，比較的高齢者の多い頭頸部癌症例ではあまり問題とはならない[15)]。

上腕の外側や内側より採取できる筋膜皮弁（lateral & medial upper arm flap）や足背皮弁などは，採取部が比較的目立たないが，前腕皮弁ほど大きく採取できないのと，手技が難しくなる欠点がある。また，空腸を開いて使う jejunal patch graft で再建している報告もある[16)]（図23・9）。

3）中咽頭の再建

解剖学的構造が複雑で，かつ，構音・嚥下といった機能に大きく関与しているので，再建がもっとも難しい部位である[17)]（図23・10）。側壁より舌根部にかけた広範囲な欠損が多いが，切除された部位の形態通りに再建しても，良好な結果が得られることは少ない。むしろ，厚めの筋皮弁で側壁を充填するのが機能的に良い。この際，有茎の筋皮弁では中咽頭上方の縫合部が離開しやすく，また，茎が皮弁を下方に引っ張るので，機能的な問題を残しやすい。

側壁より軟口蓋にかけた欠損でも，前腕皮弁で軟口蓋の形態を作るより，遊離筋皮弁で大きく閉鎖し，後鼻孔を狭くした方が，構音・嚥下機能が良いようである（図23・11）。中咽頭側壁の進行癌では下顎の上行枝が合併切

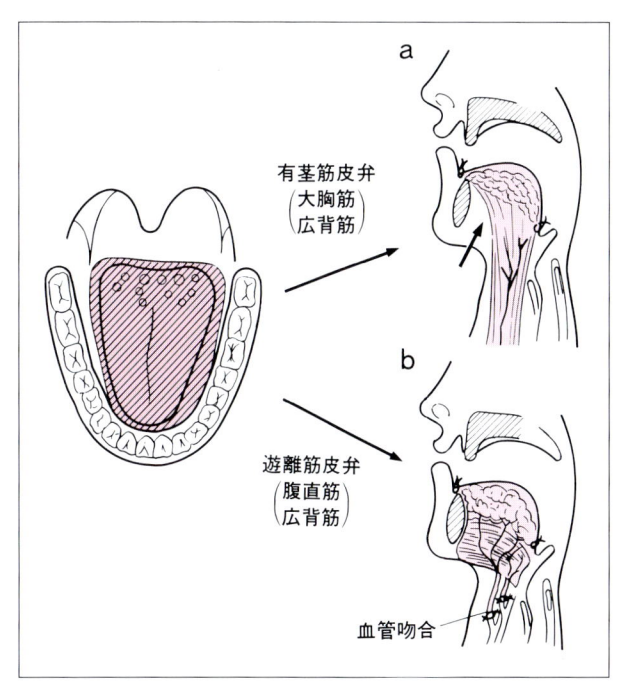

（a）有茎筋皮弁法。矢印の部分に死腔を生じ瘻孔ができやすい。
（b）遊離皮弁法。死腔がなく，瘻孔ができにくい。
図23・4　舌全摘出後の代表的な再建法

除されることもあるが，遊離筋皮弁で骨欠損部を十分充填しておけば，咬合の偏位は少ない（図23・12，症例3）。プレートで固定する場合もある。

遊離筋皮弁では，広背筋皮弁，腹直筋皮弁などが使われるが，最近では後者が圧倒的に多い[18)]。中咽頭側壁の限局した欠損や後壁の再建では，遊離前腕皮弁が第一選択であろう（図23・13，症例4）。Jejunal patch graft も良いが，茎を長くするためには，空腸を犠牲にする範囲が大きくなる。

4）広範囲合併切除例の再建

口腔・中咽頭癌は下顎骨を経て，頬部や頸部の皮膚にまで浸潤することがある。このような進行癌の切除では，粘膜より皮膚に至る全層の欠損，さらに下顎骨の一部を含めた欠損が生じる。再建は口腔あるいは中咽頭粘膜側の裏打ちと，皮膚欠損部の被覆の両者を同時に行う必要があり，複数の皮弁移植が必要となる（図23・14，症例5）。

大胸筋皮弁と deltopectoral flap を組み合わせた再建法も一般的ではあるが，筆者らは2皮島に分割した遊離筋皮弁（とくに腹直筋皮弁）を折り曲げて再建する方法や，共通の血管柄をもつ広背筋と前鋸筋を組み合わせた再建法を好んでいる[19)20)]。

下顎の欠損が大きい場合には肋骨付前鋸筋（または広背筋）皮弁，胸骨付大胸筋皮弁なども開発されているが，最近では2皮島をもつ肩甲骨付皮弁を遊離移植すること

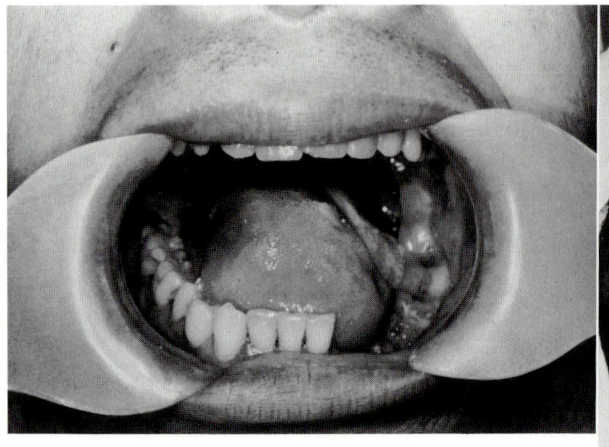

▲(a) 術　前
▶(b) 舌全摘出後の口腔底欠損

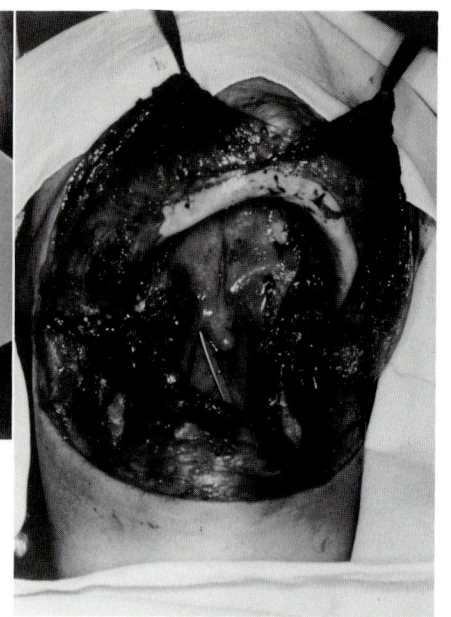

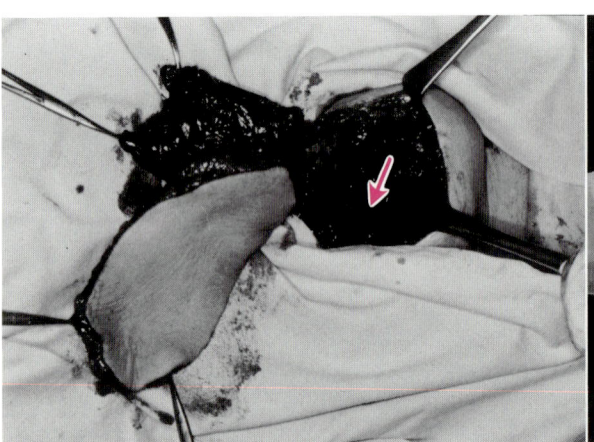

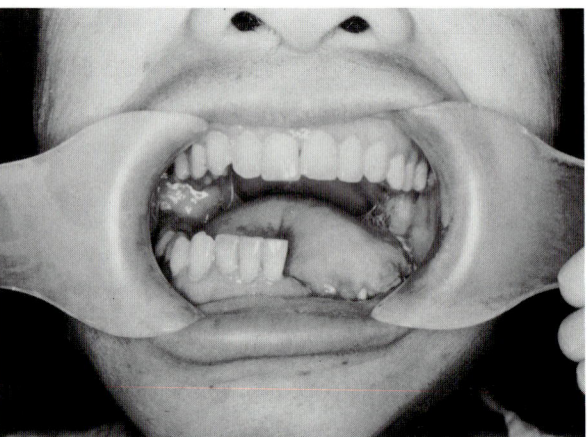

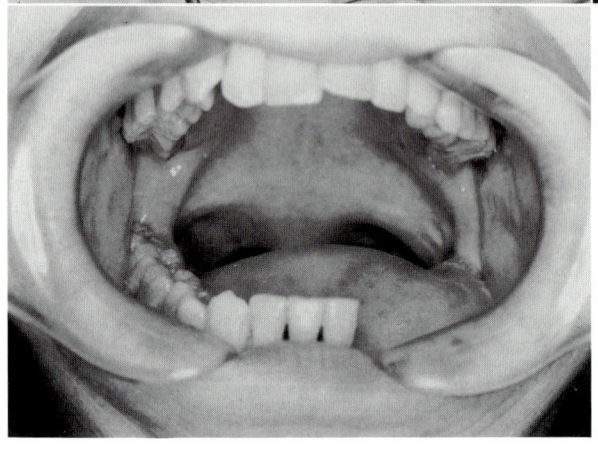

図23・5　症例1：46歳，男，舌癌，放射線照射（コバルト 50 Gy）後の再発による舌全摘出例
(c)　挙上した腹直筋皮弁（矢印：血管柄）
(d)　術後1カ月の状態
(e)　術後2年の状態

が多い[21]。

E 術後管理と合併症

1．全身管理

　高齢者が多く，手術時間も長いので，入念な術後全身管理が必要である。通常は抗凝固剤の全身投与は行わない。術後は2週間ほど経鼻経管栄養とする。

2．創の管理と皮弁のモニタリング

　唾液瘻を作ることがないので創の管理は楽であるが，血腫や感染は早期に発見し，ドレナージする。創の管理で一番大切なことは，吻合血管の血栓の早期発見である。Free flap のモニタリングには多くの方法があるが，皮弁が外部に見えている場合には，肉眼でその色調を観察す

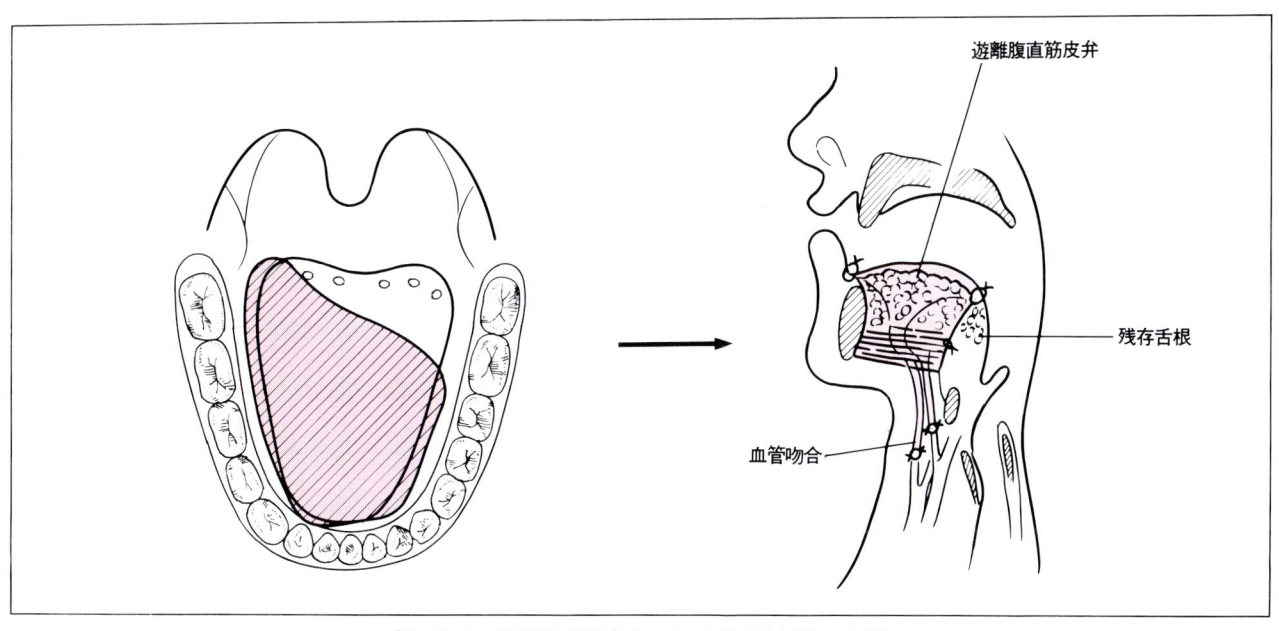

図 23・6　遊離腹直筋皮弁による舌亜全摘後の再建

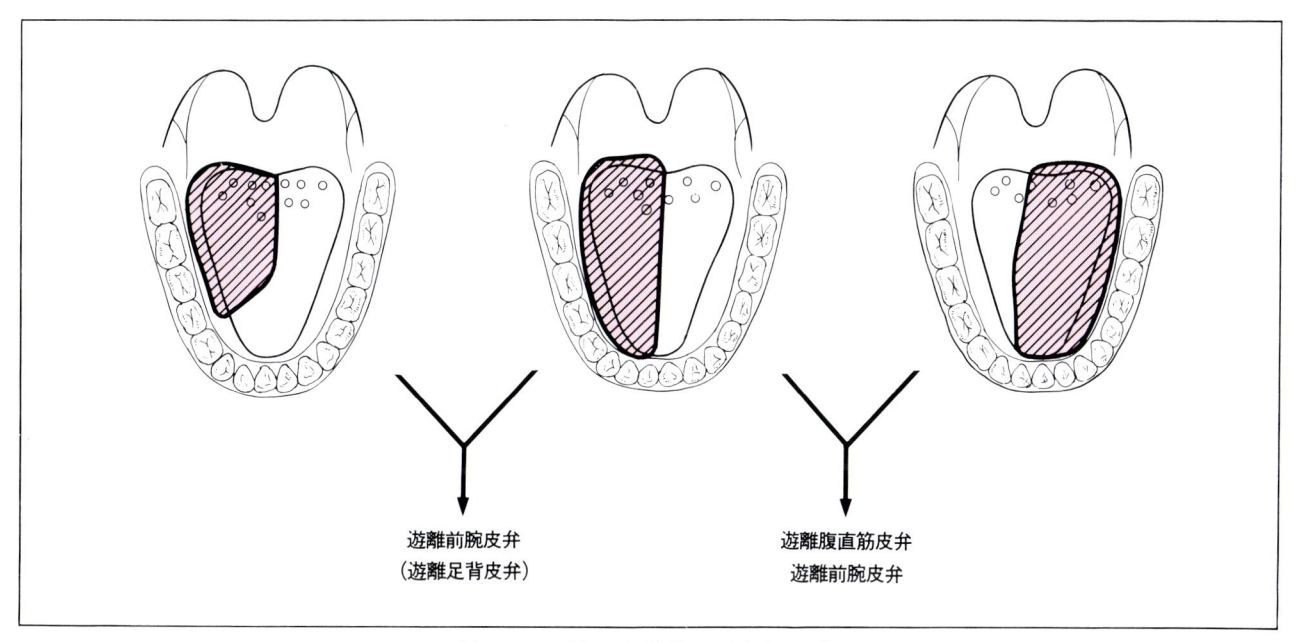

図 23・7　舌部分切除後の再建法の選択

るのが最良である。ただし，口腔内の皮弁の色調は案外見にくいことがあるので，不安な場合には18ゲージほどの針で皮弁の真皮下層を刺し（深く刺してはいけない），出血の有無と血の色を観察する。皮弁の色調の観察は術後3日間は1日最低3回は行い，血栓形成の可能性が疑われた時は，すみやかに吻合部を再開創し，血栓除去を行う。

3．合併症

a．全身的合併症

高齢者が多いのと，手術時間が長いため，術後肺炎などの合併症を起こしやすい。誤嚥による肺炎は致命的となることがある。再建がうまくいかない場合には，唾液瘻や創部の感染に弱い頸動脈の破裂や，まれではあるが敗血症やDICを起こすこともある。

b．局所的合併症

1）血腫と感染

頸部郭清が行われている場合には，持続吸引などで血腫の形成を予防する。口腔は唾液と食物残渣で汚染されているので，血腫はすぐに感染を引き起こす。感染は瘻孔形成や皮弁の壊死を拡大し，治癒を遷延させるので，早期にドレナージをし，洗浄を頻回に行う。

2）瘻　孔

もっともよく見られる局所のトラブルである。瘻孔の

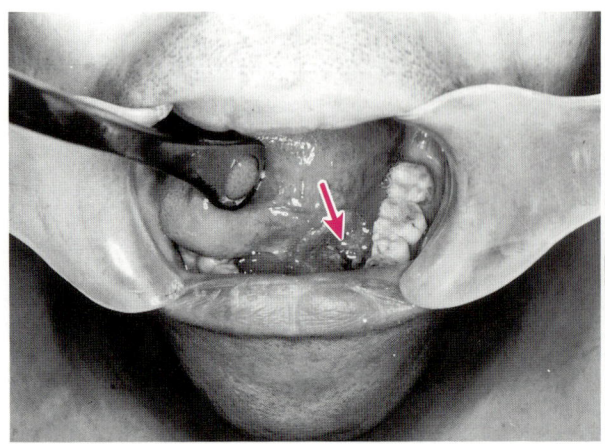

▲（a） 術前（矢印：腫瘍）
▶（b） 腫瘍切除と上頸部郭清後の口腔底の欠損

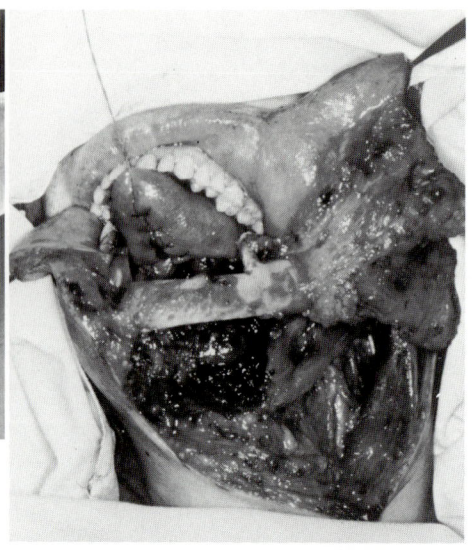

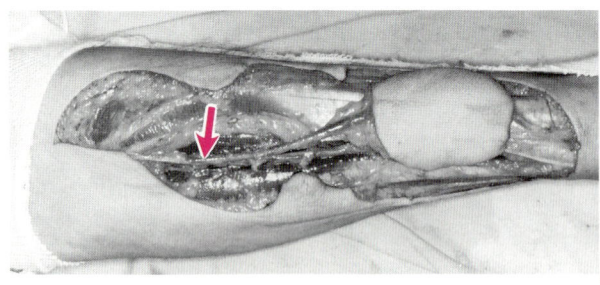

▲（c） 挙上した前腕皮弁（矢印：血管柄）
▶（d） 術後3年の状態
図 23・8 症例2：43歳，男，口腔底癌（T1N2M0）

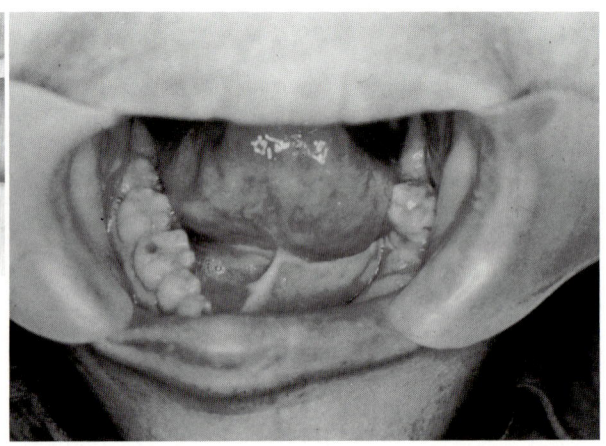

原因は皮弁の壊死や創部の離開のほか，感染によっても起こる．洗浄により自然閉鎖する瘻孔（いわゆる minor leakage）が多いが，難治性となり手術によっても閉鎖困難なものもまれではない．

3）血栓と皮弁の壊死

再建上もっとも重大な局所的合併症は皮弁の壊死である．Free flap の場合，皮弁の部分壊死を生じることは少なく，壊死のほとんどが吻合血管の閉塞（血栓，ねじれ，圧迫などが原因）によるもので，全壊死となる．吻合血管の血栓形成は術後 24 時間以内に起こりやすく，動脈に多く，静脈に少ない．血栓は早期に発見し再吻合すると，皮弁を救済できる可能性が高いので，術後の観察が重要である．

筆者らの経験では頭頸部における free flap の血栓発生率はきわめて少ない．また，皮弁の壊死も少なく，再建の成功率は 95%以上と，ほかの方法に比べきわめて良好である．

4）その他

移植した皮弁以外の頸部皮膚の壊死，下顎骨の固定プレートへの感染や露出，骨癒合不全などがある．直接的な合併症ではないが，再建部の形態の不良や機能不全は，患者の QOL に大きく影響する．

F 成 績

1977～1990 年に，国立がんセンター病院，東大病院と関連施設において行われた，口腔・中咽頭癌切除後の free flap による一次（即時）再建手術は 315 例であった．これらを腫瘍の原発部位より見ると，舌癌 119 例（37.8％），口腔底癌 50 例（15.9％），歯肉癌 42 例（13.3％），頬粘膜癌（臼後部を含む）37 例（11.7％），中咽頭癌 62 例（19.7％），その他（口蓋癌，口腔癌など）5 例（1.6％）となっている．

再建が行われた症例の手術時年齢は 17～84 歳と幅広いが，50 歳代にピークがある（50 歳以上が全体の 73％を占める）．男性が多い．

利用した free flap は筋皮弁では腹直筋皮弁が，皮弁（または筋膜皮弁）では前腕皮弁が圧倒的に多いが，いくつかの皮弁が組み合わせて用いられていることもあった（表 23・1）．

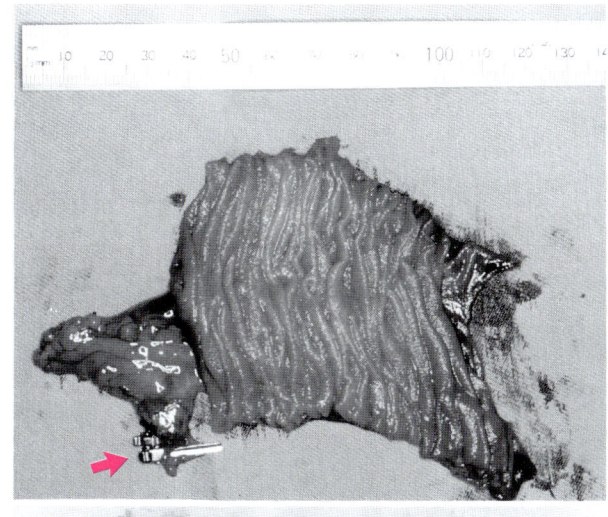

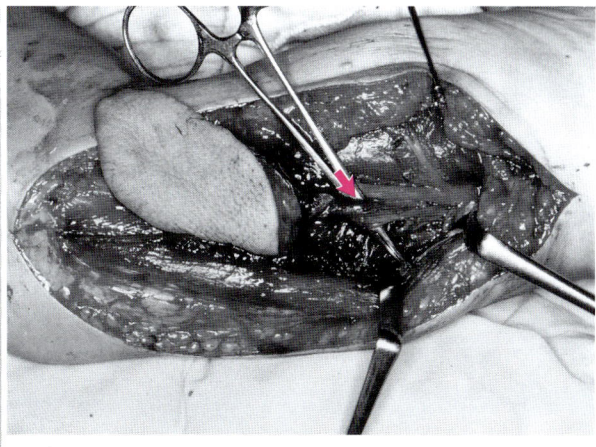

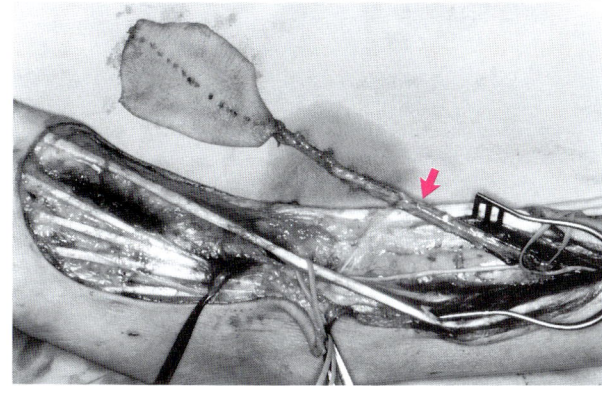

図 23・9　比較的小さな欠損の修復に適した flap（前腕皮弁以外。矢印：血管柄）
(a) Jejunal patch
(b) 外側上腕皮弁
(c) 足背皮弁

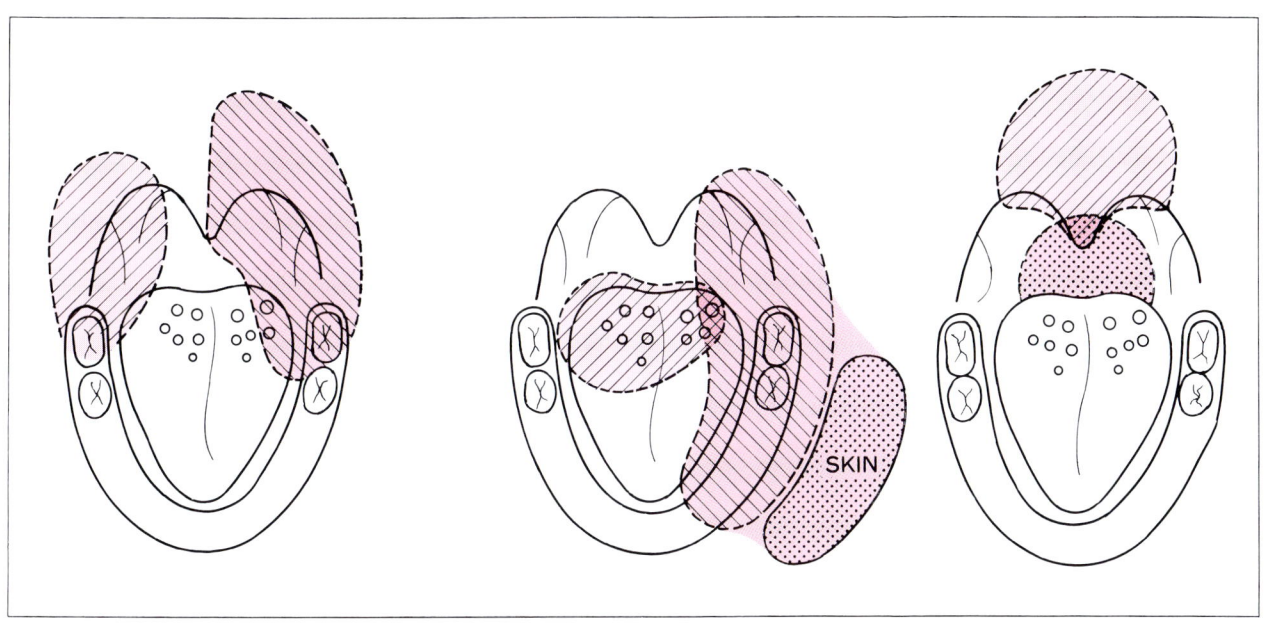

図 23・10　再建の立場より見た中咽頭の欠損

　吻合血管の血栓形成は動脈4例，静脈5例に見られた。動脈血栓の4例中，2例で再吻合が行われたが，皮弁が救済できたものはなかった。これに対し，静脈血栓5例では3例が再吻合を受け，3例とも皮弁を救済し得た。静脈血栓の方が早期発見，再手術により皮弁を救済し得た確立が高かった。一方，血栓の発見が遅れた症例（動脈血栓：2例，静脈血栓：2例）では血栓除去術が行われず，いずれも皮弁は完全壊死となった。血栓以外の血管のトラブルでは，皮弁の茎のねじれや圧迫が3例に見られ，完全壊死1例，部分壊死1例，再手術により完全生着1例という結果になった。

　ほかの合併症では，難治性の瘻孔が12例に見られ，こ

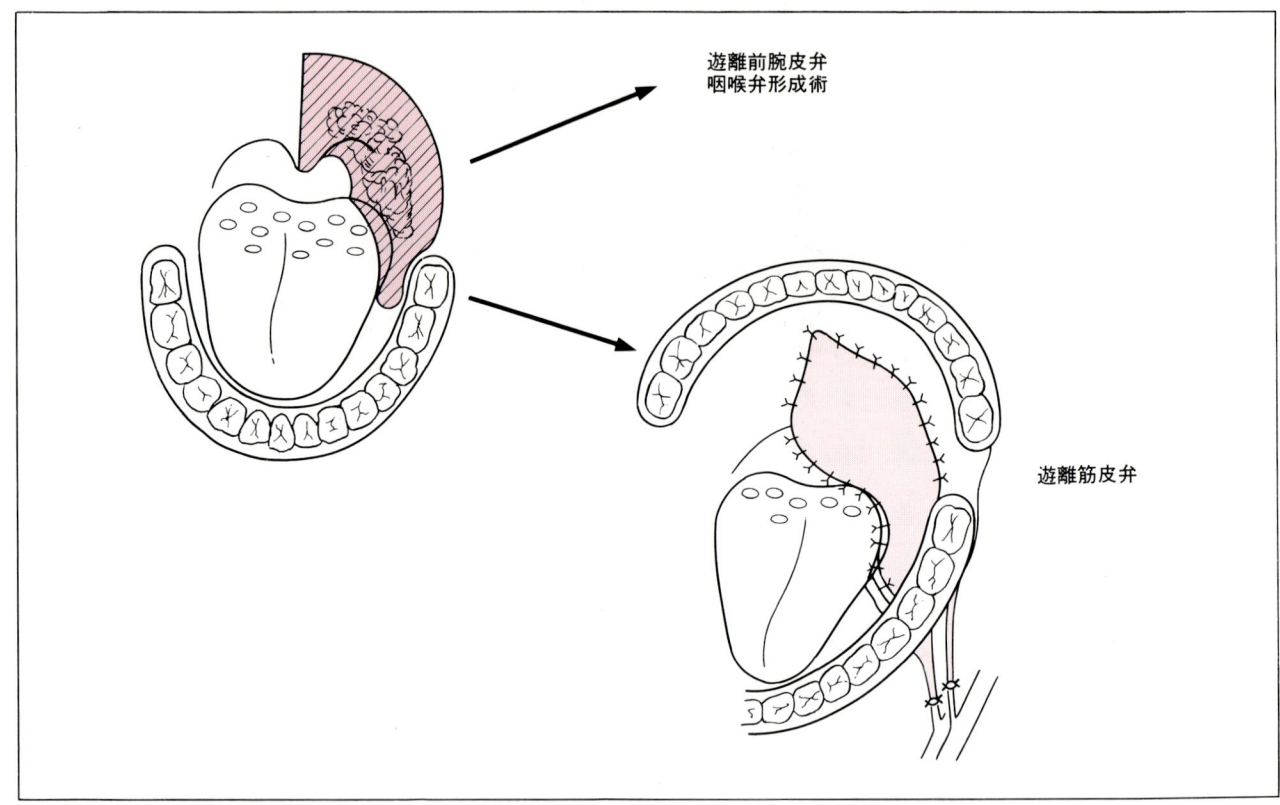

図 23・11　中咽頭の再建
中咽頭側壁より軟口蓋にかけた欠損部は，遊離前腕皮弁を使うと咽頭弁などを追加する必要がある。これに対し，厚めの遊離筋皮弁（とくに腹直筋皮弁）により，中咽頭側壁より軟口蓋にかけて大きく閉鎖すると，機能的に良好な成績を得る（本文参照）。

のうち閉鎖手術を行った症例は5例（大胸筋皮弁：2例，D-P皮弁：2例，デブリードマン：1例）であった。一方，minor leakage のように自然に閉鎖した小瘻孔は比較的多くに見られた（28例，8.9％）が，問題はなかった。

また，感染や瘻孔に伴う皮弁の壊死は部分壊死8例，完全壊死2例，表層壊死1例となっている。術後出血のため主要血管の結紮を要し，このため皮弁が壊死に陥ったのは2症例であった。感染により頸動脈が破裂したのは2症例，また，感染に伴いプレートの抜去を要した症例7例であった。

このほか，血腫3例，創離開2例，頸部皮膚壊死3例などがあった。皮弁採取部の重篤な合併症としては，腹直筋皮弁採取後の腹壁ヘルニアが2症例に見られた。

これらすべての合併症を勘案した再建成功率は約95％で，筋皮弁を含む有茎皮弁による再建に比べ高い成功率を得ている。

G 考　察

Free flap が頭頸部癌切除後の再建に用いられたのは比較的古いが[22]，多くの施設で積極的に行われるようになったのは過去10年ほどのことである。これはマイクロサージャリーの手技になじみがなかったためと，頭頸部癌患者の多くが高齢者であり，血管吻合に危惧を感じた人が多かったためであろう。また，1970年後半より有茎の筋皮弁が開発され，大胸筋皮弁や広背筋皮弁を用いた一期的再建術がさかんになったこともある[5)6)]。

しかし，これらの有茎筋皮弁も複雑な口腔や咽頭の再建には万全ではなく[13)]，やさしい free flap である前腕皮弁や腹直筋皮弁の導入により，多くの施設で free flap

表 23・1　Free flap として用いられた組織の種類

皮弁（または筋膜皮弁）		筋弁および筋皮弁	
前腕皮弁	121	腹直筋皮弁	120
橈骨付皮弁	4	2皮島皮弁	14
肩甲皮弁		広背筋皮弁	14
肩甲骨付皮弁	13	肋骨付皮弁	1
鼠径皮弁	1	2皮島	1
足背皮弁	1	広背筋＋前鋸筋皮弁	7
血管柄付腸骨および		肋骨付皮弁	4
骨付皮弁	14	前鋸筋皮弁	
（前腕皮弁と組み合		肋骨付皮弁	4
わせ）	8	空腸（パッチ）	4

合計 323 組織弁
（315例，このうち前腕皮弁と腸骨弁の組み合わせ8例）

（1977年11月～1990年12月，東大病院，国立がんセンターほか）

a	b	c
d	e	

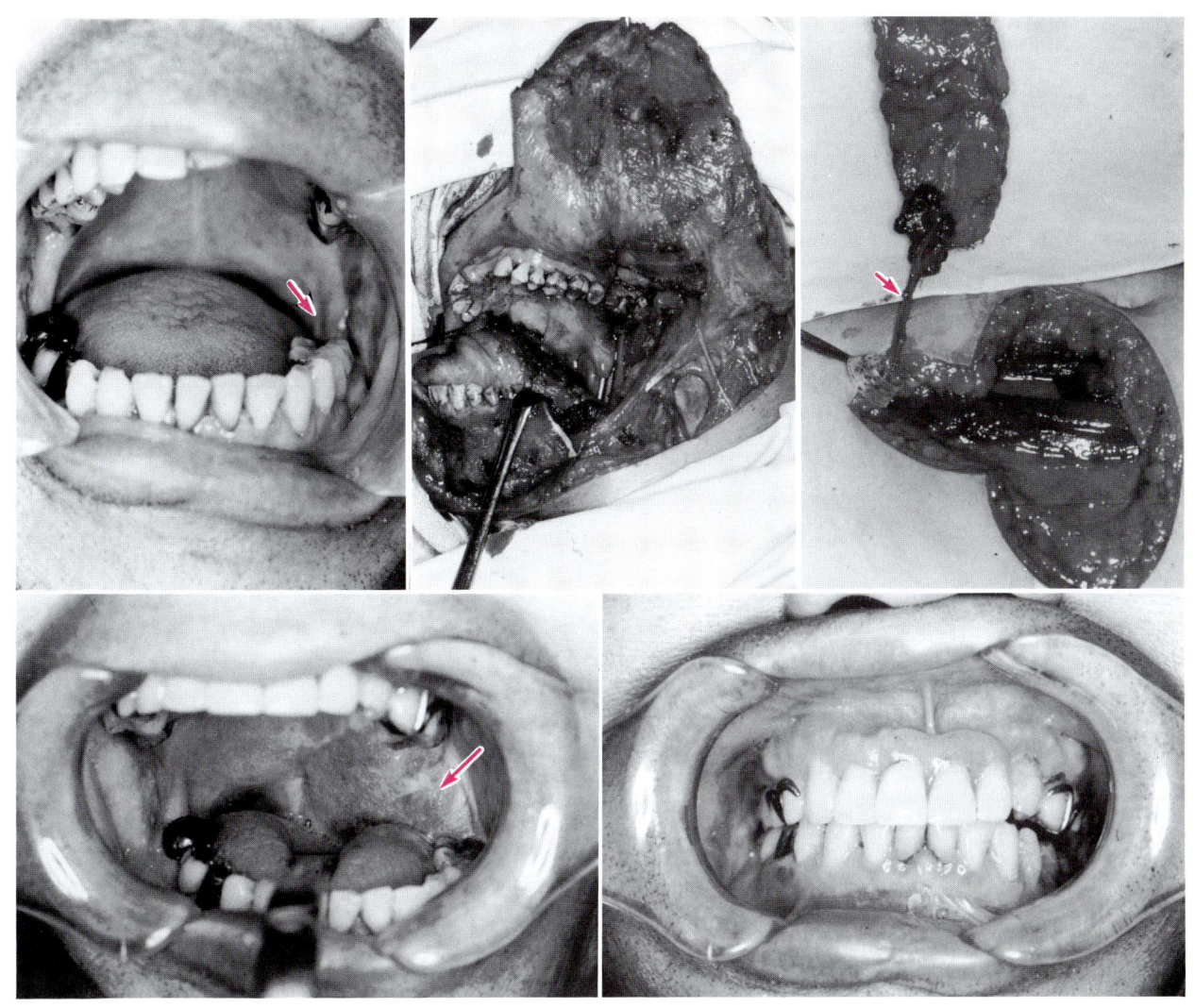

(a) 術前（矢印：腫瘍）
(b) 広範囲腫瘍切除，下顎上行枝部分切除，上頸部郭清後の中咽頭側壁の欠損
(c) 挙上した腹直筋皮弁（矢印：血管柄）
(d) 再建後4年目の状態（矢印：皮弁）
(e) 下顎の再建は行われていないが咬合は良好である。

図 23・12 症例3：51歳，男，中咽頭癌放射線照射再発例（rT4N0M0）
（波利井清紀：頭頸部癌切除後の再建，新外科学大系，29 D 巻，p.55，1989．より一部引用）

による再建が取り入れられるようになった[7)8)]。

　口腔・中咽頭再建における本法の利点は，一期的再建であるのはもちろんのこと，皮弁の選択が自由で，複雑な口腔・中咽頭の形態に合わせた再建ができることである。また，血行の良い皮弁が移植されるため，瘻孔の形成や治癒の遷延がほかの方法に比べて著しく少ないことである。

　欠点としては，マイクロサージャリーの手技を必要とするため，慣れないと手術に時間がかかる上，血管吻合のトラブルを起こしやすいことである。しかし，前腕皮弁や腹直筋皮弁のような太く長い血管柄をもつ皮弁を使うことにより，これらの危険は著しく少なくなっている。最近では微小血管用吻合器も開発されているので，症例を選んで行えば，優れた方法であると考える。

（波利井清紀，中塚　貴志）

文　献

1) McDowell, F. : The Source Book of Plastic Surgery, pp. 432-452, The Williams & Wilkins Co., Baltimore, 1977.
2) McGregor, I. A. : The temporal flap in intra-oral cancer : Its use in repairing the post-excisional defect. Br. J. Plast. Surg., 16 : 318-335, 1963.
3) Bakamjian, V. Y. : A two-staged method for pharyngoesophageal reconstruction with a primary pectoral skin flap. Plast. Reconstr. Surg., 36 : 173-184, 1965.
4) McCraw, J. B., Dibbell, D. G., Carraway, J. H. : Clinical definition of independent myocutaneous vascular territories. Plast. Reconstr. Surg., 60 : 341-352, 1977.
5) Ariyan, S. : The pectoralis major myocutaneous

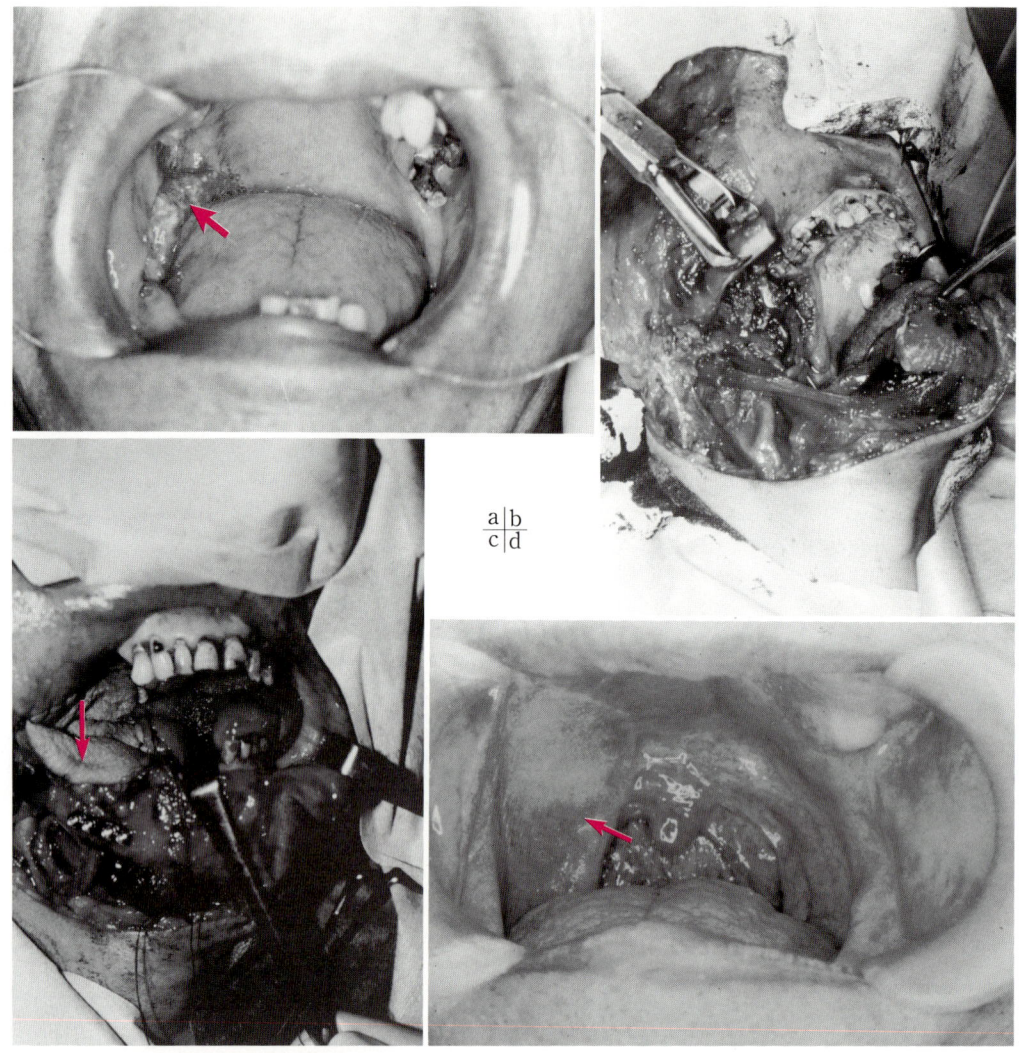

(a) 術前(矢印:腫瘍)
(b) 中咽頭側壁に及ぶ切除後の欠損
(c) 移植中の前腕皮弁(矢印)
(d) 術後3年の状態。薄い前腕皮弁(矢印)が中咽頭の側壁に良く適合している。

図 23・13 症例4:71歳,男,右臼後部癌(T2N0M0)
(中塚貴志,波利井清紀ほか:前腕皮弁による口腔・咽頭の再建.外科 Mook 51,マイクロサージャリー,波利井清紀編,pp. 108-109,金原出版,東京,1988. より引用)

flap: A versatile flap for reconstruction in the head and neck. Plast. Reconstr. Surg., 63:73-81, 1979.
6) 坂東正士:大胸筋を用いた頭頸部の再建法.手術,34:751-760, 1980.
7) 波利井清紀:マイクロサージャリーによる口腔・咽頭の再建.頭頸部腫瘍の治療,平野実編,pp. 381-397,医学教育出版,東京,1987.
8) 波利井清紀,小野 勇,海老原敏:マイクロサージャリーによる頭頸部癌切除後の再建手術.医学のあゆみ,135:49-54, 1985.
9) Soutar, D. S., Scheker, L. R., Tanner, N. S. B., et al.: The radial forearm flap: a versatile method for intraoral reconstruction. Br. J. Plast. Surg., 36:1-8, 1983.
10) 波利井清紀:集学治療における再建外科—その適応と術式.頭頸部腫瘍,16:14-16, 1989.
11) Harii, K.: The free flap in head and neck reconstruction. Head and Neck Cancer, edited by Fee, Jr. W. E., et al., Vol. 2, pp.33-35, B. C. Decker, Philadelphia, 1990.
12) 村上 泰:頭頸部再建外科の最近の進歩—myocutaneous flap の発展とその現況.耳鼻咽喉,53:77-87, 1981.
13) 梁井 皎,波利井清紀,山田 敦:頭頸部領域の再建術—有茎筋皮弁と遊離筋皮弁の成績の検討.The Latest Medical Book—筋弁および筋皮弁,波利井清紀,谷太三郎編,pp. 43-53,医学教育出版社,東京,1985.
14) Song, R., Gao, Y., Song, Y., et al.: The forearm flap. Clin. Plast. Surg., 9:21-26, 1982.
15) 高戸 毅,小野 勇,海老原敏ほか:Forearm flap 採取部における後遺症の検討.日形会誌,4:910-916, 1984.
16) Reuther, J.: Microsurgical small bowel transfer for intraoral reconstruction. Microsurgical Tissue Transplantation. edited by Riediger, D., Ehrenfeld, M., pp.

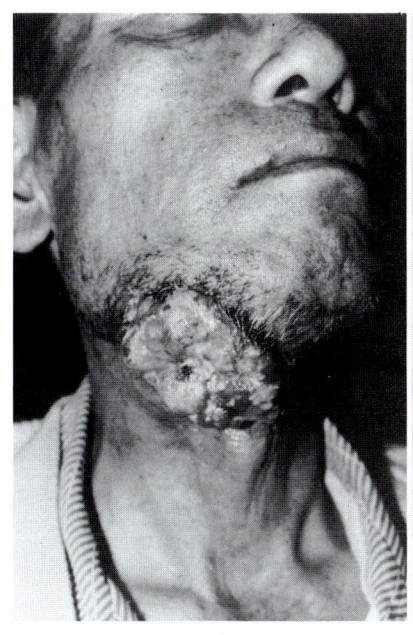

(a) 術前。口腔底癌が下顎骨より頸部皮膚にまで進展している。
(b) 広範囲切除後の口腔底および皮膚の全層欠損 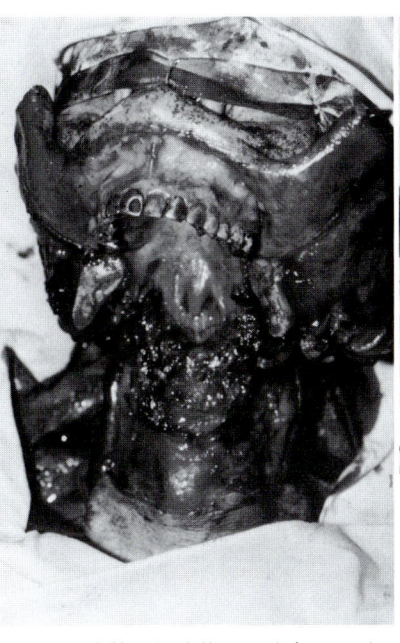
(c) 採取した広背筋皮弁と肋骨を含む前鋸筋皮弁（矢印：胸背動静脈）広背筋皮弁で口腔底を前鋸筋皮弁と肋骨で下顎部の再建を行った。 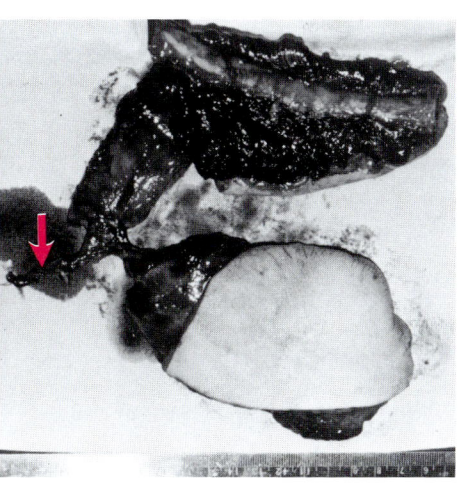
(d) 術後6年の状態 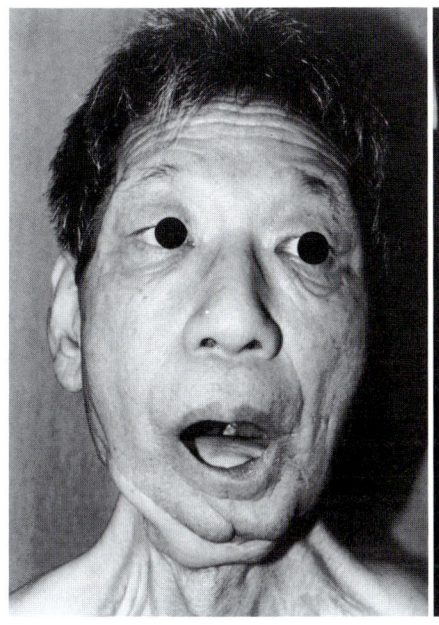
(e) 術後6年のX線像。移植した肋骨の吸収はない。 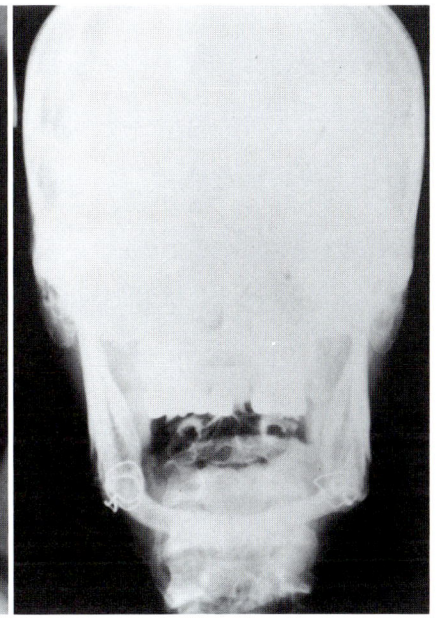

図 23・14 症例5：57歳，男，口腔底癌（T4N3M0）
（波利井清紀：癌治療と形成外科，日本臨牀．47：711，1989 より一部引用）

95-107, Quintessence Publishing Co., Chicago, 1989.
17) 海老原敏：中咽頭癌．図説臨床癌シリーズ．山村雄一，杉村隆監修，pp. 86-93，メジカルビュー社，東京，1987．
18) Harii, K.: Inferior rectus abdominis flaps. Microsurgical Reconstruction of the Head and Neck, edited by S. R. Baker, pp. 191-210, Churchill Livingstone, New York, 1989.
19) Fujino, T., Inuyama, Y., Inoue, T., et al.: Reconstruction of the total cheek defect by free myocutaneous flap. Auris. Nasus. Larynx., 12：156-160, 1985.
20) 朝戸裕貴，波利井清紀，中塚貴志ほか：二皮島遊離腹直筋皮弁を用いた頭頸部癌切除後全層欠損の再建．日形会誌，9：531-540，1989．
21) 中塚貴志，波利井清紀，海老原敏ほか：遊離肩甲骨皮弁による下顎の再建．形成外科，34：35-45，1991．
22) Harii, K.: Microvascular Tissue Transfer. Igaku-shoin, Tokyo, 1983.

IV 口腔・咽頭の再建

24 有茎筋皮弁による口腔・咽頭の再建

SUMMARY

現在，頭頸部領域の再建にはおもにマイクロサージャリーによる遊離筋皮弁，遊離皮弁が用いられているが，再建部近くに吻合血管を求められない症例など，なお有茎筋皮弁を選択する場合も少なくない。口腔・咽頭の再建に用いられる筋皮弁には胸鎖乳突筋皮弁，僧帽筋皮弁，広背筋皮弁，大胸筋皮弁などがあるが，その中でも大胸筋皮弁は現在でも多くの施設で用いられている。しかし，これら有茎筋皮弁はそれぞれいくつかの問題点をもっている。すなわち，筋皮弁は従来の皮弁と比べて血行の良い再建材料と考えられていたが，臨床報告上も，また血行状態の上でも，必ずしも安全な皮弁ではないことが分かってきた。したがって，筋皮弁の作成に当たっては，血行形態についての詳細な解剖学的知識と，技術的配慮が求められる。また，口腔・咽頭の再建の課題として，残存機能を損なわないことが求められ，このためには，原病巣の切除量に応じて移植組織量を考慮することが大切である。

本稿ではこれら2つの面から，大胸筋皮弁を中心に，有茎筋皮弁による口腔・咽頭の再建を総括した。

はじめに

現在，口腔・咽頭の再建に用いられる有茎筋皮弁は，胸鎖乳突筋皮弁，僧帽筋皮弁，大胸筋皮弁，広背筋皮弁などである[1)~4)]。しかし，これら筋皮弁は合併症を起こすことが少なくなく[5)~16)]，当初報告された血行の安定した再建材料とはいい切れず，血行についての再検討が求められてきた[17)18)]。また，移植筋皮弁の筋肉の萎縮によって口腔底の沈下を来し，口腔機能を著しく損なう報告もされている[19)20)]。

本稿ではこれらの問題を踏まえ，有茎筋皮弁を作成する上での血行形態の基礎知識と手術手技について，大胸筋皮弁を中心に述べる。さらに，広背筋皮弁と胸鎖乳突筋皮弁の症例を供覧し，機能を考慮した口腔・咽頭の再建について考察する。

A 筋皮弁の組織構成と血行形態

筋肉は血行のキャリアーであると同時に，欠損部に充塡する組織であるが，筋肉の多くは廃用性の萎縮を来し，術後2～3カ月でボリュームが半分からそれ以上に減少するという[21)22)]。とくに舌・口腔底の再建では，移植組織量によって術後口腔機能が左右される[20)23)]ので，組織構成を十分に考えた組織移植を行う必要がある。また，皮膚皮下組織は種々の皮膚筋肉血行によって栄養されており，おのおのの筋皮弁について，どの血行を選択するかが重要となる。皮膚筋肉血行について，種々の皮膚筋肉血行についての分類がなされている[24)25)]が，筆者は図24・1のごとく分類している。

すなわち，皮膚には皮膚固有の血管支配単位 angiosome があり，これを構成しているのは direct cutaneous branch Ⓐ と musculocutaneous artery の皮膚枝である。後者は筋層レベルで，Ⓑ 筋肉内を通るもの，Ⓒ 筋肉と筋肉の間を走るもの，Ⓓ 筋間中隔を通過するもの，の3つのタイプに分かれる。皮膚血行を中心に考えれば，これらはいずれも筋層を通る皮膚支配血管の終末枝とみなすことができる。これに対して，筋肉から立ち上がる細い穿通枝（musculocutaneous perforator），Ⓔ は筋肉支配血管の分枝で皮膚血行には補助的存在となる。いずれにしろ，これらの血管は互いに筋肉内でネットワークを形成しており，同じ筋皮弁でも，どの部分の血管構成を利用するかで血行の良否が決まる。

B 各筋皮弁について

1. 大胸筋皮弁

1970年代後半から頭頸部への再建材料として用いられた代表的な筋皮弁である。口腔・咽頭の再建には従来の皮弁と比べると回転半径が大きく，採取部位の一期的縫合が可能で，十分な量の組織を充塡することができ

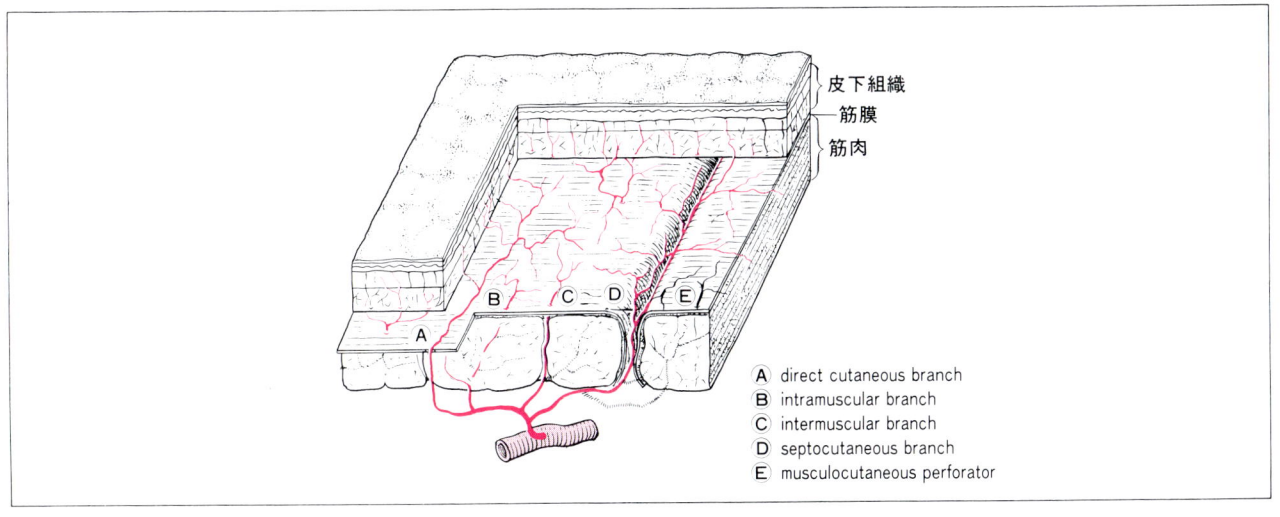

図 24・1 皮膚支配血管系
Ⓑ，Ⓒ，Ⓓは筋層を通る皮膚支配血管の終末枝で，Ⓐと並んで皮膚支配単位を構成する皮膚枝である。Ⓔは筋肉枝からの補助的な枝で筋肉血行に依存する。
(西條正城：有茎皮膚移植の理論．新外科学大系，出月康夫ほか編，29巻A，p.152，中山書店，東京，1988．より引用)

A direct cutaneous branch
B intramuscular branch
C intermuscular branch
D septocutaneous branch
E musculocutaneous perforator

る[22)26)〜28)]。頭頸部再建では近年，遊離皮弁・筋皮弁が第一選択の再建材料となっている。しかし，大胸筋皮弁は，遊離皮弁が適応とならない症例や，複数の皮弁を用いて再建する場合に好んで用いられる[29)30)]。また最近，筋皮弁採取後の変形や，ボリュームなどの点から，口腔内の小欠損例に対し，皮膚，皮下組織を含まない大胸筋・筋膜弁を用いる報告がある[31)]。

●血行

栄養血管となる胸肩峰動脈は筋体のおよそ2/3を栄養するが，皮膚枝 intramuscular branch（図24・1-Ⓑ）は少なく（図24・2），前胸部の皮膚に対しては外側1/3を栄養するに限られる[32)]。一般に皮島がデザインされる乳輪下部では，内胸動脈からの皮膚枝とこれにつながる前肋間動脈穿通枝が栄養する範囲である。挙上された皮弁は，主栄養血管と筋内ネットワークを通じた内胸動脈皮膚枝で栄養される（図24・3）。

●手技

まずドップラー血流計にて胸肩峰動脈の位置を確認する。これは筋皮弁の回転中心（pivot point）となるところであり，鎖骨中央部1横指下である。つぎに，ドップラー血流計で内胸動脈皮膚枝と肋間動脈の穿通枝を確認する。これらのいくつかを確実に含むように皮島をデザインするが，通常は肋骨弓を越えない。女性の場合は，乳腺を避けるように，皮島のデザインを正中にずらすか，乳房下溝に行う。また，皮島への穿通を多く取り入れるためには，皮弁を大きめに取ったり，皮下組織を広くつけるなどの工夫をする。皮切は主栄養血管の走行（図24・4の点線A−X）を考えて，前胸部内側から胸肩峰動静脈

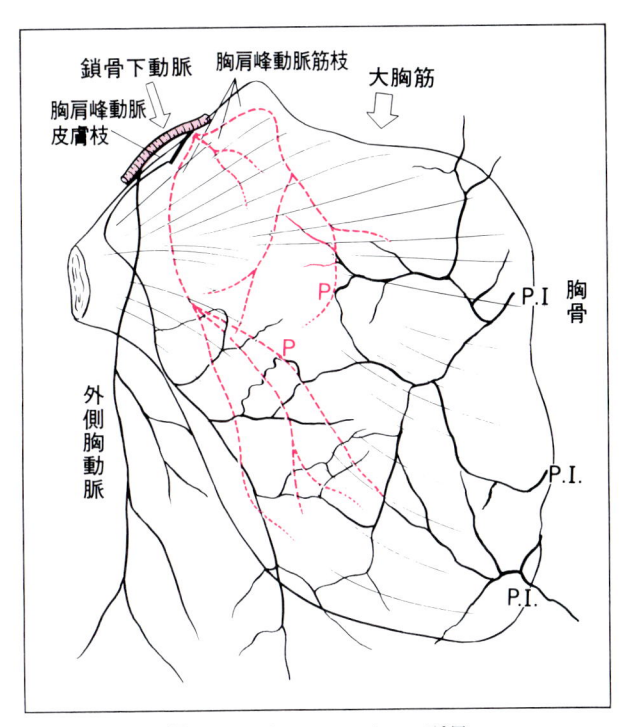

図 24・2 Angiography の所見
胸肩峰動脈枝からの intramuscular branch（P）は筋体の中央部に数本しか認められない。
P：胸肩峰動脈の intramuscular branch
P.I.：内胸動脈の intramuscular branch

に沿うよう，S字状あるいは弧状に置く。将来の必要性を考慮して，D-P皮弁部にはできるだけ切開が及ばないようにする。皮島部分が小さい場合は，その上方に皮下組織を広くつけ，良い血行が得られる。皮弁は遠位端から挙上するが，大胸筋縁を越えた部位であれば，腹直筋鞘を付けて挙上する（図24・4）。さらに大胸筋の下位肋軟骨付着部をていねいに剝離すると，肋間動脈の穿通枝が

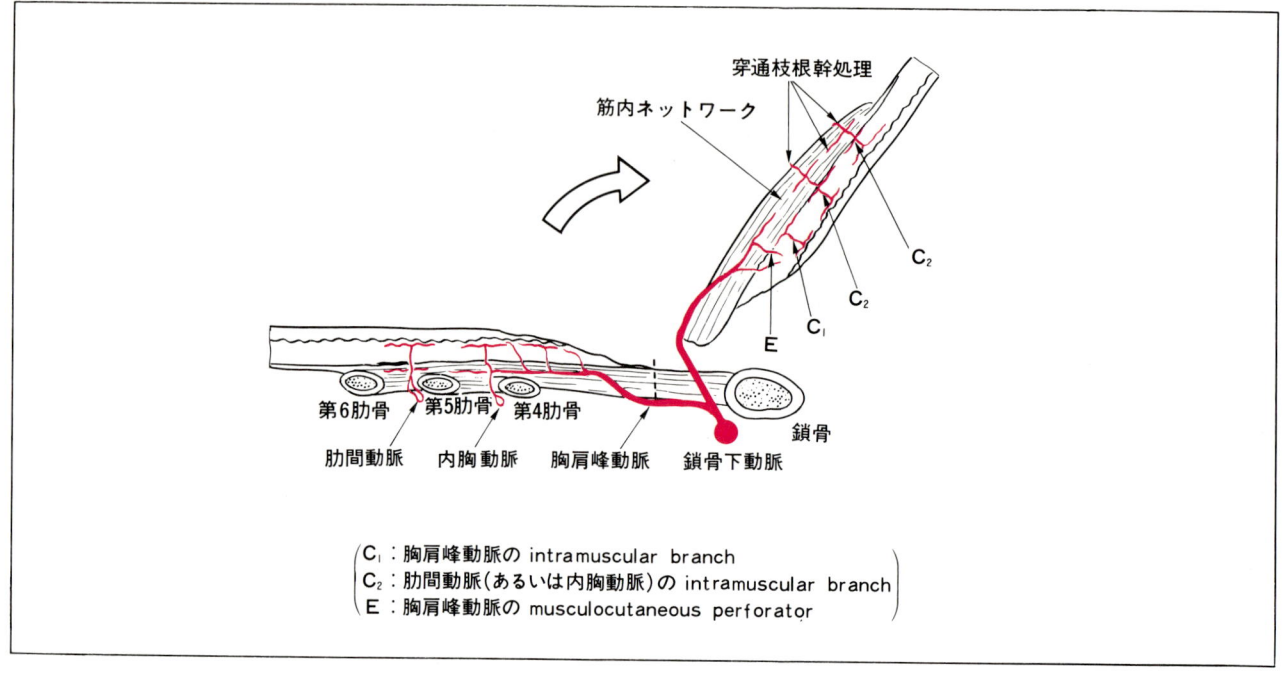

図 24・3 大胸筋皮弁の縦断面図（前胸部内側下部を皮島とする場合）
島状皮弁の遠位部は胸肩峰動脈筋枝と内胸動脈筋枝との筋内コミュニケーションを通じて内胸動脈皮膚枝 C_2 によって栄養される。

C_1：胸肩峰動脈の intramuscular branch
C_2：肋間動脈（あるいは内胸動脈）の intramuscular branch
E：胸肩峰動脈の musculocutaneous perforator

確認できるので，これをなるべく根部で結紮切離（根幹処理[33]）する（図24・3）。

島状皮弁の中枢側で両側前胸部皮下を大胸筋上にて剝離し，大胸筋外側縁を露出する。そこに筋鈎をかけて筋体をもち上げ，筋体の下面で胸肩峰動静脈と上胸神経の神経血管束（neurovascular bundle）を確認する。この神経血管束は大胸筋のほぼ中央部で筋体内に入り込むので，その部分を十分に含んだ筋の切除を行う。さらに中枢側では神経血管束は筋体と疎に付着しているので，この部分で神経血管束を筋体から剝離して神経血管茎（neurovascular pedicle）とすれば，茎の長さが得られる[31)34]。剝離の際に外側胸動脈が小胸筋外側から大胸筋に入り込むことがあるが，皮弁の移動範囲が制限されるので，これを切離する。

大胸筋鎖骨部での茎の処理としてこれを切離し，筋皮弁の茎を圧迫しないように，鎖骨上の皮下トンネルは広く剝離する。筋皮弁を移動させる際に，神経血管束がねじれないように十分注意する。通常，皮弁採取部は一期的に縫縮が可能である。

【症例1】 79歳，男，舌癌（T3N0M0，分化型扁平上皮癌）

化学療法を行った後，左口腔底を含む舌1/2切除，左頸部郭清術を行った。生じた欠損部に左前胸部より，7×15 cm の筋皮弁を島状に作成した。皮弁の近位側の表皮を剝離，皮下トンネルに皮弁を通し，皮弁が下がらないように筋茎を残存口腔底筋群に縫合固定した。術後，口

A：肩峰
X：剣状突起
I.M.：内胸動脈皮膚枝
I.C.：肋間動脈穿通枝

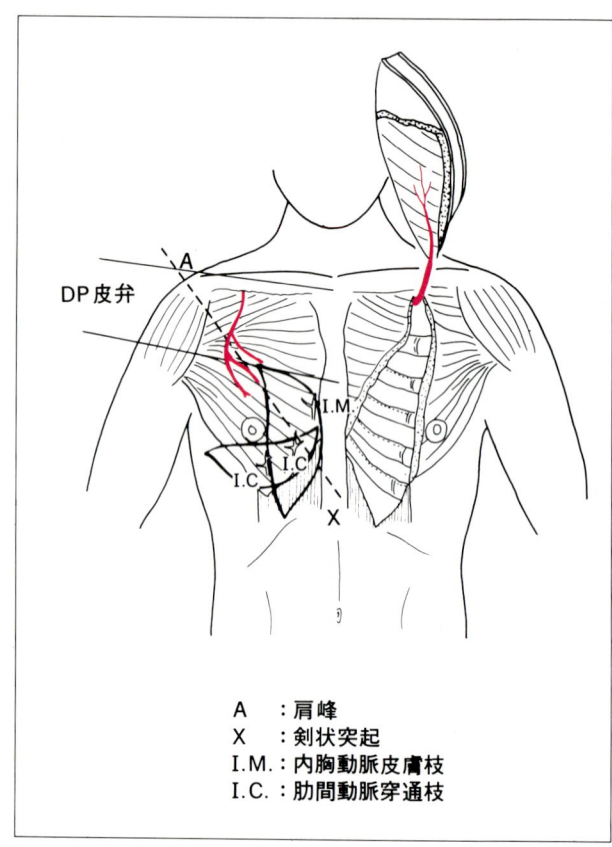

図 24・4 皮島のデザイン
内胸動脈および肋間動脈の皮膚枝を含むように皮島をデザインする。

腔底の沈下を認めず，会話明瞭度は5段階の2（よく分かるが，ときに分かりにくい語がある）であった（図24・5）。

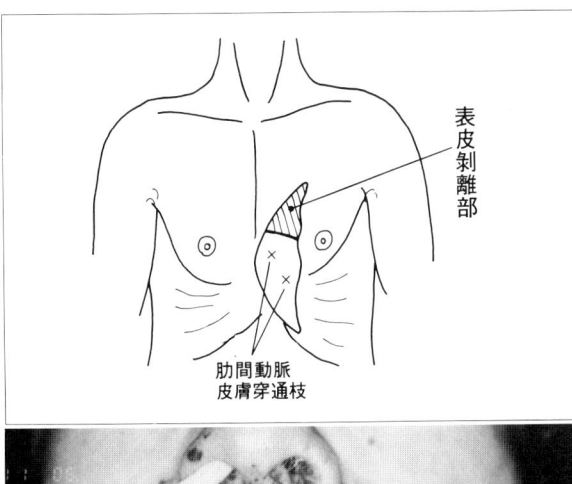

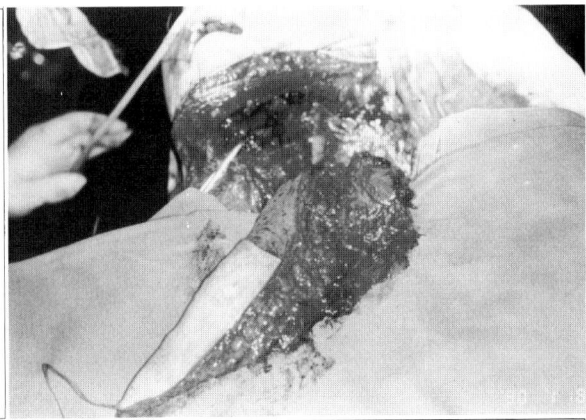

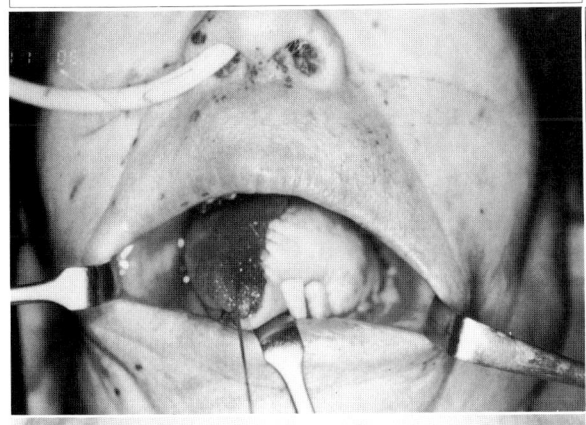

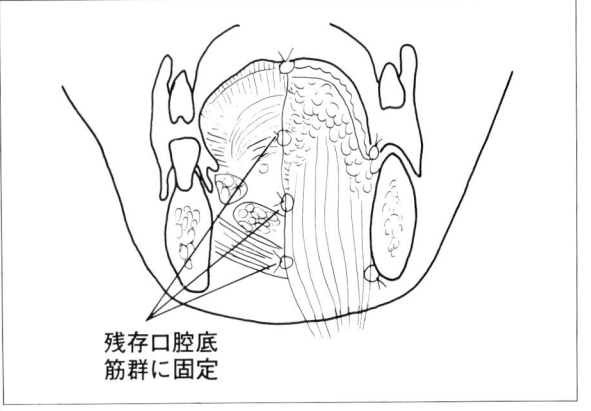

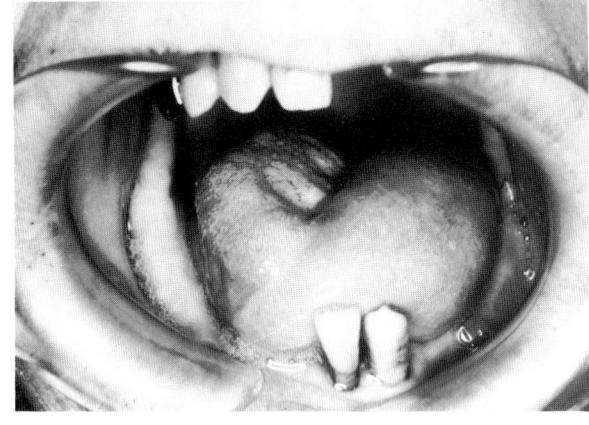

図 24・5 症例1：79歳，男
(a) 肋間動脈皮枝をドップラーで確認。皮弁内に含むようにデザインし，島状皮弁中枢側の表皮を剝離
(b) 皮弁の挙上
(c) 口腔内に皮弁を移植
(d) 前額断。舌隆起を形成し，固定した皮弁が沈下しないように残存口腔底筋群に固定
(e) 術後1年。皮弁の沈下は認められない。

2. 広背筋皮弁

広背筋皮弁は，大胸筋とほぼ同じく，比較的大きく作製しても皮弁採取部を一期的に縫縮することが可能で，傷が背部にあるので目立ちにくいなど，多くの利点をもっている。しかし，術中の体位変換が必要で，術後，血管茎部を圧迫する恐れがあるなどの欠点を持つ[4)28)35)37)]。

●血行

血行形態は大胸筋とほぼ同じで，胸背動脈と後肋間動脈の皮膚枝が主役をなし，それぞれの筋肉枝が互いに筋内ネットワークを形成している。

【症例2】 64歳，女，舌癌（T3N0M0，分化型扁平上皮癌）

舌2/3を切除し，左頸部郭清を行った。

右側臥位にて上肢挙上外転位にし，左広背筋上に 6×15 cm の皮弁をデザインした（図24・6-a）。後腋窩線に沿って縦切開を行い，広背筋前縁を露出した後，広背筋下を鈍的に剝離し，胸背動静脈と胸背神経を確認し，その近位で前鋸筋に分枝する枝を切離した。つぎに，皮弁部の皮膚を全層に切開し，さらに筋層まで達した後，遠位部より皮弁を挙上した。この際に数本の後肋間動脈が広背筋に枝を出しており，これを結紮切離し，胸壁と筋間を鈍的に剝離した。このようにして筋皮弁を末梢側から中枢の血管柄に向かって剝離を進め，肩甲回旋動静脈も切離して，肩甲下動静脈を血管茎とした。口腔・咽頭へ筋皮弁を移行するために，大胸筋下を剝離し，さらに鎖骨と大胸筋付着部も剝離してトンネルを作り，皮弁を移行した。皮弁は近位側の一部を表皮剝離し，遠位部約 8 cm を使用して残存舌に縫合した。この際，広背筋を残

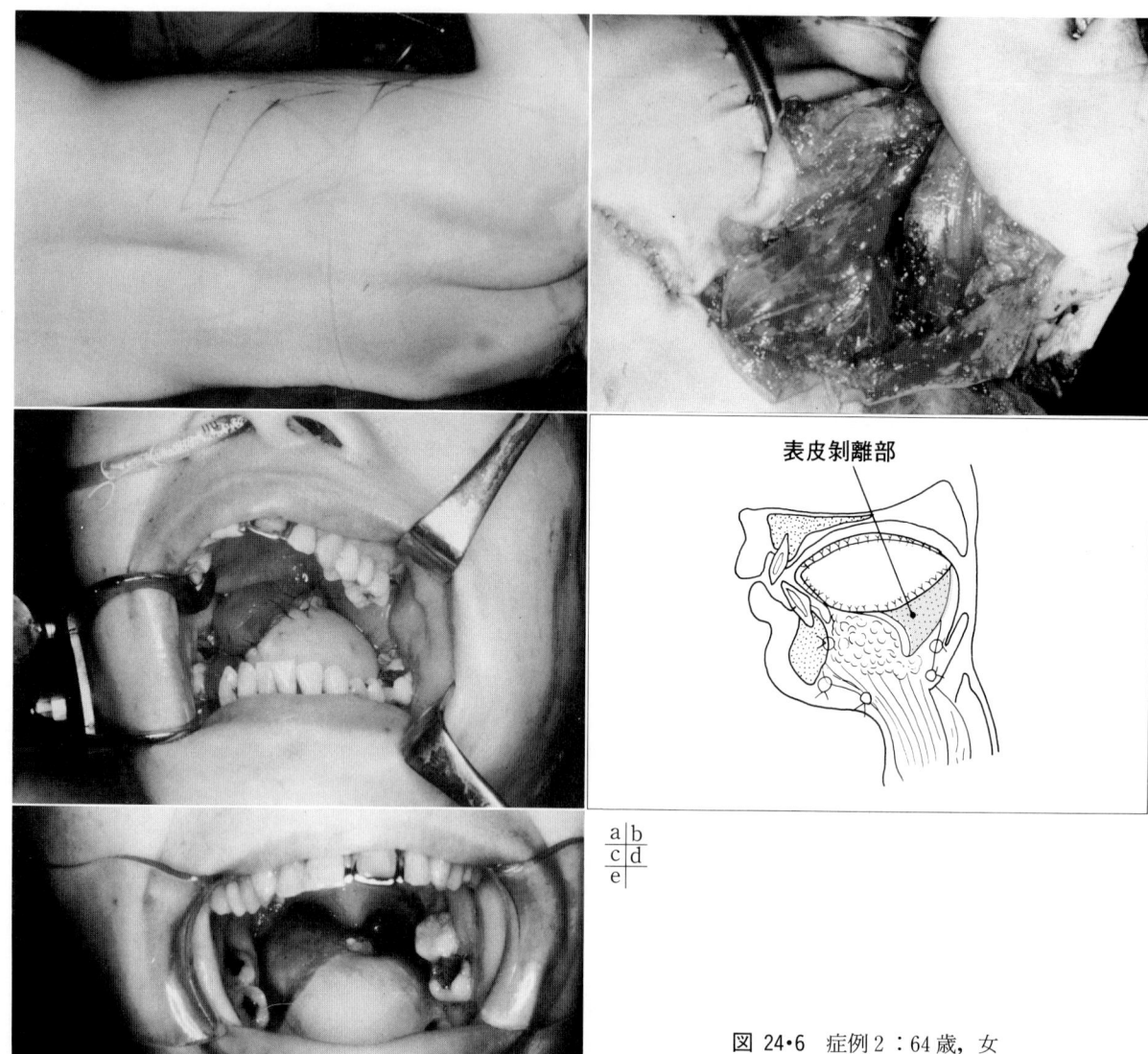

図 24・6 症例 2：64 歳，女
(a) 側臥位にて紡錘形に皮島をデザイン
(b) 大胸筋下を通し口腔内欠損部に皮弁を移行した。
(c) 舌隆起を形成するように皮弁を固定
(d) 表皮剥離部は口腔底にまわし，ボリュームを得る。
(e) 術後1年。皮弁の沈下は認められない。

存口腔底筋群に縫合し，口腔底の組織欠損を充填した(図24・6)。

3．胸鎖乳突筋皮弁

手技が容易で，隣接皮弁的に使われるという利点がありながら，頸部郭清側では栄養血管の温存が難しいなど使用しにくく，また血行も不安定である。現在では頸部郭清を行わない口腔・咽頭の小欠損症例においてのみ適応が制限されている[4)7)28)38)41]。

●血行

血行は後頭動脈，上甲状腺動脈，頸横動脈の複数支配で，術前に血行を確認することが難しく，不安定である[7)42)43]。

【症例3】 30歳，女，右下顎骨放射線骨髄炎，頬部変形

15歳時に右頬粘膜腫瘍にて2回切除され，コバルト照射を受けた。8年後，右下顎骨より腐骨の排出を認め，右頬粘膜の瘢痕拘縮による開口障害(14 mm)，頬部陥凹変形を来した。

これに対し，頬粘膜部の瘢痕を切除すると，約28 mmの開口が得られ，5×7 cmの欠損を生じた。まず胸鎖乳突筋の筋体をマーキングし，筋上に5×8 cmの皮弁をデザインした(図24・7-a)。皮弁遠位端より筋体下 carotid fascia 上を剥離挙上し，上甲状腺動脈を確認し，これと後頭動脈を含んだ上方茎の胸鎖乳突筋皮弁を島状皮弁として挙上した。筋皮弁の皮膚を一部表皮剥離し，口腔側の欠損部にあて，筋体を周囲皮下に縫着した。術後も皮弁の血行は良好で，筋皮弁採取部位は一期的に縫合した(図24・7)。

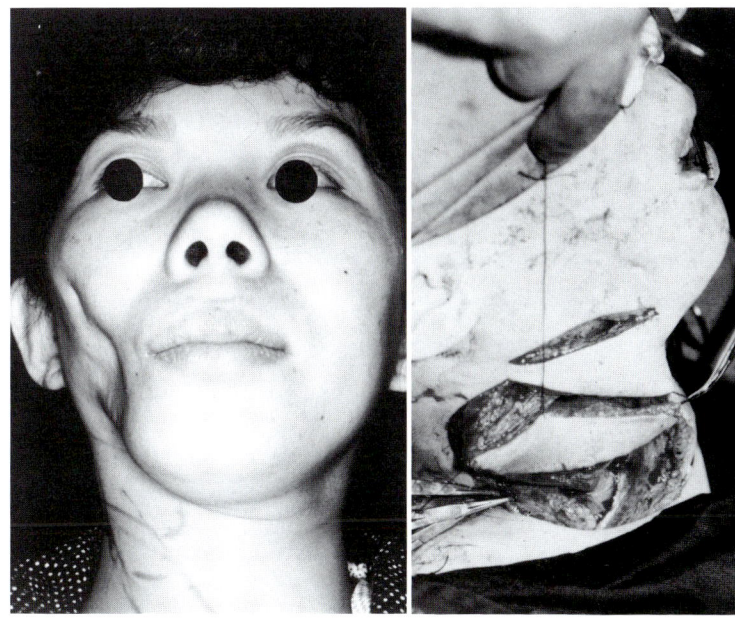

(a) 術前。右頬部の陥凹が著明である。　(b) 島状皮弁を挙上

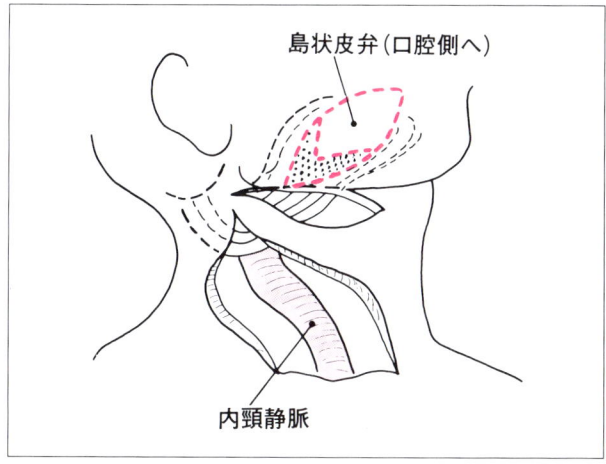

(c) 皮弁の一部を表皮剥離した後，口腔側粘膜欠損部に移行　(d) 術後6カ月

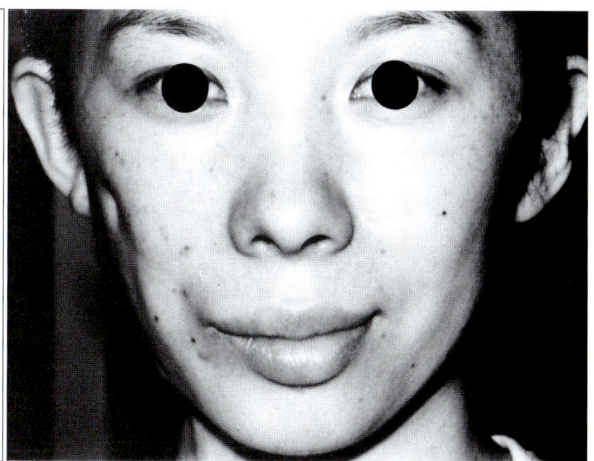

図 24・7　症例3：30歳，女

C 術後管理

皮弁血行の管理に関しては成書を参照されたい。口腔・咽頭の再建例では高齢者が多いので，早期に離床できるように努める。通常，術後3日には創部に留置したドレーンからの吸引量が減るので，座位をとらせるようにし，問題がなければ翌日から短い歩行をさせる。

D 考察

1. 各種筋皮弁の選択

頭頸部悪性腫瘍手術に関して，最近ではより根治的で拡大傾向にあり，頸部郭清も同時に行われる。とくに，舌・口腔の悪性腫瘍の場合は切除量も大きめになり，このような欠損に用いられる筋皮弁としては大胸筋皮弁，ついで広背筋皮弁がある。体位変換の手間などを考えると，大胸筋皮弁を利用することが多いが，いずれもその血行形態をよく理解した上で，手慣れた方を取ればよい。胸鎖乳突筋皮弁は頸部郭清をしない症例で，比較的小さな口腔・咽頭の欠損，瘻孔の閉鎖などに利用される。その他，僧帽筋皮弁も用いる報告もあるが，第一選択となることはない。

2. 合併症

過去の頭頸部領域に使用された有茎筋皮弁の合併症をまとめたものを示す(表24・1)。もっとも多く見られるの

表 24・1　頭頸部再建における有茎筋皮弁の合併症

			総数	完全壊死(%)	部分壊死(%)	瘻孔形成(%)	創離開(%)	感染症(%)	血腫形成(%)
大胸筋皮弁	Mehta	(1996)	220	6(2.7)	54(24.5)				
	Kasler	(1992)	70	0(0)	3(4)	13(19)			
	Kroll	(1990)	168	(2.4)	(17.2)	(20.8)	(25.6)	(13.1)	(6.0)
	Parker	(1988)	17	2(12)	2(12)	3(18)	2(12)	1(6)	
	工藤	(1985)	14		4(29)				
	Wilson	(1984)	112		18(16)				
	Maisel	(1983)	14		2(14)	4(29)			2(14)
	Ossoff	(1983)	95	1(1)	4(4)	5(5)	10(11)	1(1)	4(4)
	Mehrhof	(1983)	36	3(8)	9(25)	12(33)	9(25)		8(32)
	Baek	(1982)	133	2(1.5)	9(7)	18(13.5)	17(13)	7(5)	
	徳永	(1981)	11		1(9)	2(18)			1(9)
	坂東	(1980)	13	1(8)	2(15)				
広背筋皮弁	Sabatier	(1985)	56	2(3.6)	8(14)				
胸鎖乳突筋皮弁	Hamaker	(1987)	26		3(11)	1(3.8)			
	Larson	(1982)	12		4(33)				
	Ariyan	(1979)	14		7(50)				

は瘻孔形成で，表24・1を総計すると約16%に，皮弁部分壊死は14%で，ついで皮弁縫合部の離開が多い．筆者らの経験でも大胸筋皮弁では約25%に部分壊死を認めており，これらは皮弁の血行不良に起因する[17)18)]．瘻孔に関しては，小さいものであれば洗浄によって自然治癒することがあるが，手術を要する症例も少なくない．筆者らの症例では壊死皮弁が瘢痕治癒し，その結果，口腔底の沈下を起こしたものがあった．また，筋皮弁の完全壊死は約3%と少なく，原因として茎部の圧迫などが考えられる．

　局所の問題としては，血腫形成あるいは漿液貯留(seroma)がまれに起きる．これらはドレーンの挿入や十分な止血で予防できる．筋を切除するための脱落機能障害はあまり問題とならないが，術後の安静などで肩関節の可動域制限を来すことがあり，簡単なリハビリテーションが必要となる[44)]．

3．血行の確保

　筋皮弁は筋肉を血行のキャリアーとして，それによって栄養される皮膚，皮下組織を循環単位とする複合組織弁であり，多様な血行の組み合わせで栄養されているので，作り方によっては血行に問題が生じる[45)]．血行動態を確実に把握する方法がない現在，用いる筋皮弁の血行形態を十分に理解した上で筋皮弁を作成するには，以下の基本手技に留意する必要がある．

①ドップラー血流計にて皮膚穿通枝（図24・1-Ⓑ〜Ⓓ）の位置を確認し，これらを複数含むように皮島をデザインする．

②穿通枝を根幹処理する[33)]．

③愛護的に皮膚，筋膜，筋を扱う．

4．口腔機能を考えた再建法と注意点

　口腔・咽頭の再建のうち，舌口腔底は切除量によって術後口腔機能がある程度決まる[19)20)]ので，残存口腔機能を障害しない再建が望ましい．経験的に舌1/3以下の切除では比較的薄く軟らかい組織を充填するが，筆者らはこのような症例に遊離前腕皮弁を用いることが多い．舌1/2以上の切除では，移植組織量が少なすぎると口腔底隆起を保つことができず，機能障害を来す[20)]といわれ，欠損量より大きめの組織を移植する．しかし，筋体を越えるextension部を含む大きな皮弁をデザイン・挙上すると部分壊死を起こすことになり，ジレンマを生じる．そして，筋皮弁の部分壊死が起こると瘢痕治癒し，また筋皮弁の筋肉が術後数カ月で萎縮すると皮弁が沈下する．それにつれて口腔底が沈下すると，嚥下には大きな障害を起こさないが，構音に関しては軟口蓋閉鎖音〔k〕〔g〕，歯茎閉鎖音〔t〕〔d〕など舌背後部や舌尖を使う言葉に障害を来し，全体の会話明瞭度が低下する[19)20)]．筆者らの経験では，有茎筋皮弁を用いた舌口腔底の再建を行う際には，筋皮弁の筋肉部の萎縮を予想して，欠損量の1.5〜2倍程度の組織を移植している．また，茎部の拘縮の予防に対しては，十分に余裕をもった筋茎を作成し，皮島が引っ張られないように口腔底に縫合する．

まとめ

マイクロサージャリーの技術が進んだ現在，血行の不確実な有茎筋皮弁をあえて選択する機会は少ないが，近くに良好な吻合血管を求められない症例や，全身状態が不良のためにきわめて短時間に手術を終えなければならない症例では，有茎筋皮弁の適応となる．その際に，以上に述べた血行形態，口腔機能を十分に理解し，一つ一つの筋肉の実態に即した合理的な筋皮弁作製を心がけるべきである．

(前川　二郎，西條　正城)

文献

1) Ariyan, S. : Pectoralis major, sternomastoid, and other musculocutaneous flaps for head and neck reconstruction. Clinics in Plastic Surgery, edited by Rogers, B. O., Vol. 7, pp. 89-109, W. B. Saunders Co., Philadelphia, 1980.
2) 村上　泰：頭頸部再建外科最近の進歩—myocutaneous flap の発展とその現況．耳鼻咽喉，53：77-87，1981．
3) 坂東正士，椎名芳男：筋皮弁による頭頸部腫瘍の術後の再建．形成外科，26：477-494，1983．
4) 波利井清紀：頭頸部癌切除後の再建．新外科学大系，出月康夫ほか編，29巻D，pp. 35-63，中山書店，東京，1989．
5) Ossoff, R. H., Wurster, C. F., Berktold, R. E., et al. : Complications after pectoralis major myocutaneous flap reconstruction of head and neck defects. Arch. Otolaryngol., 109 : 812-814, 1983.
6) Sabatier, R. E., Bakamjian, V. Y. : Transaxillary latissimus dorsi flap reconstruction in head and neck cancer. Am. J. Surg., 150 : 427-434, 1985.
7) 奥田　稔，坂口幸作，羽田達正ほか：頭頸部再建における胸鎖乳突筋皮弁の応用（続報）．耳鼻咽喉，57：1027-1030，1985．
8) 工藤啓吾，柘植信夫，山口一成ほか：各種筋皮弁による口腔・顎・顔面欠損の再建と臨床経過に関する検討．日口腔外会誌，31：2323-2332，1985．
9) Larson, D. L., Geopfert, H. : Limitation of the sternocleidomastoid musculocutaneous flap in head and neck cancer reconstruction. Plast. Reconstr. Surg., 70 : 328-335, 1982.
10) Maisel, R. H., Liston, S. L., Adams, G. L., et al. : Complications of pectoralis myocutaneous flaps. Laryngoscope, 93 : 928-930, 1983.
11) Kroll, S. S., Goepfert, H., Jones. M., et al. : Analysis of complication in 168 pectoralis major myocutaneous flap used for head and neck reconstruction. Ann. Plast. Surg., 25 : 93-97, 1990.
12) Wilson, J. S. P., Yiacoumetti. A. M., O'Neill, T. : Some observations on 112 pectoralis major myocutaneous flaps. Am. J. Surg., 147 : 273-279, 1984.
13) Mehrhof, A. I., Rosenstock, A., Neifield, J. P., et al. : The pectoralis major myocutaneous flap in head and neck reconstruction. Am. J. Surg., 146 : 478-482, 1983.
14) Parker, D. A., Woodhead, J., Chir, B., et al. : Pectoralis major flap : Functional aspect of the repair of oral and oropharyngeal resections. J. Laryngol. Otol., 102 : 509-512, 1988.
15) Mehta, S., Sarkar, S., Kavarana, N., et al. : Complications of the pectoralis major myocutaneous flap in the oral cavity : a prospective evaluation of 220 cases. Plast. Reconstr. Surg., 98 : 31-37, 1996.
16) Kasler, M., Banhidy, F. G., Trizna, Z. : Experience with the modified pectoralis major myocutaneous flap. Arch Otolaryngol. Head Neck Surg., 118 : 931-932, 1992.
17) 石川好美：大胸筋の血行形態に関する研究．日口腔外会誌，36：1037-1055，1990．
18) 斉藤　等，佐藤文彦，上出一朗ほか：大胸筋皮弁の採取部位の検討．耳鼻咽喉，56：1003-1006，1984．
19) 熊倉勇美：舌切除後の構音機能に関する研究—舌癌60症例の検討．音声言語，26：224-235，1985．
20) 今野昭義，花沢　秀，吉野泰弘ほか：舌切除後の舌・口腔底再建術と術後の構音機能および咀嚼機能の評価．耳鼻と臨床，34：1393-1408，1988．
21) 徳永慎介，毛山　章，堤箸延幸ほか：大胸筋皮弁による頭頸部悪性腫瘍根治術後の再建—手術手技およびその術後成績に対する検討．形成外科，24：122-129，1981．
22) 坂東正士：大胸筋を利用した頭頸部の再建法．手術，34：751-760，1980．
23) 吉田豊一，佃　守，久保田彰ほか：頭頸部癌機能的再建—量的再建と動的再建．頭頸部腫瘍，19(2)：98-102，1990．
24) Nakajima, H., Fujino, T., Adachi, S. : A new concept of vascular supply to the skin and classification of skin flaps according to their vascularization. Ann. Plast. Surg., 16 : 1-19, 1986.
25) Cormack, G. C., Lamberty, B. G. H. : The Arterial Anatomy of Skin Flaps, p. 455, Churchill Livingstone, Edinburgh, 1986.
26) Ariyan, S. : The pectoralis major myocutaneous flap-A versatile flap for reconstruction in the head and neck-. Plast. Reconstr. Surg., 63 : 73-81, 1979.
27) Baek, S. M., Lawson, W., Biller, H. F. : An analysis of 133 pectoralis major myocutaneous flaps. plast. Reconstr. Surg., 69 : 460-469, 1982.
28) 坂東正士：頭頸部・顔面欠損の再建．筋皮弁と筋弁，丸毛英二編，pp. 41-65，克誠堂出版，東京，1985．
29) Chen, H. C., Demirkan, F., Wei, F. C., et al. : Free fibula osteoseptocutaneous-pedicled pectoralis major myocutaneous flap combination in reconstruction of extensive composite mandibular defects. Plast. Reconstr. Surg., 103 : 839-845, 1999.
30) Blackwell, K. E., Buchbinder, D., Biller, H. F., et al. : Reconstruction of massive defects in the head and neck : the role of simultaneous distant and regional flaps. Head Neck, 19 : 620-628, 1997.
31) Shindo, M. L., Costantino, P. D., Friedman, C. D., et al. : The pectoralis major myofascial flap for intraoral and pharyngeal reconstruction. Arch Otolaryngol.

Head Neck Surg., 118：707-711, 1992.
32) 西條正城：筋皮弁の血行．筋皮弁と筋弁，丸毛英二編，pp. 15-40，克誠堂出版，東京，1985.
33) 鳥居修平：舌・口腔の再建手術．手術，38：37-48, 1984.
34) Palmer, J. H., Batchelor, A. G.：The functional pectoralis major musculocutaneous island flap in head and neck reconstruction. Plast. Reconstr. Surg., 85：363-367, 1990.
35) Chowdhury, C. R., McLean, N. R., Griffithes, K. H., et al.：The repair of defects in the head and neck region with the latissimus dorsi myocutaneous flap. J. Laryngol. Otol., 102：1127-1132, 1988.
36) 坂東正士：筋皮弁による頭頸部腫瘍術後の再建―大胸筋皮弁，広背筋皮弁を中心に．耳鼻と臨床，26：853-860, 1980.
37) Quillen, C. G.：Latissumus dorsi myocutaneous flaps in head and neck reconstruction. Plast. Reconstr. Surg., 63：664-670, 1979.
38) Ariyan, S.：One-stage reconstruction for defects of the mouth using a sterno mastoid myocutaneous flap. Plast. Reconstr. Surg., 63：618-625, 1979.
39) Tiwari, R.：Experiences with the sternocleidomastoid muscle and myocutaneous flaps. J. Laryngol. Otol., 104：315-321, 1990.
40) Charles, G. A., Hamaker, R. C., Singer, M. I., et al.：Sternocleidomastoid myocutaneous flap. Laryngoscope, 97：970-974, 1987.
41) Jabaley, M. E., Heckler, F. R., Wallace, W. H., et al.：Sternocleiodomastoid regional flaps：a new look at an old concept. Br. J. Plast. Surg., 32：106-113, 1979.
42) Laude, M., Dakpe, J., Boudin, G.：Arterial blood supply to the sternocleidomastoid muscle. Anat. Clin., 4：61-67, 1982.
43) 佐藤泰司，竹内隆治，川島帝都夫ほか：ヒトの胸鎖乳突筋の動脈分布について．杏林医学会雑誌，15：39-55, 1984.
44) Har-El, G., Krespi, Y. P., Har-El, R.：Physical rehabilitation after myocutaneous flaps. Head and Neck, 12：218-224, 1990.
45) 西條正城：有茎皮膚移植の理論．新外科学大系，出月康夫ほか編，29巻A, pp. 141-159，中山書店，東京，1988.
46) Kiyokawa, K., Tai, Y., Tanabe, H. Y., et al.：A method that preserves circulation during preparation of the pectoralis major myocutaneous flap in head and neck reconstruction. Plast. Reconstr. Surg., 102：2336-2345, 1998.

IV 口腔・咽頭の再建

25 外側への拡大大胸筋皮弁による頭頸部広範囲欠損の再建

SUMMARY

大胸筋皮弁の詳細な血行形態の解明によって，本flapの皮島が大胸筋の外縁を越え，外側に向かって安全に拡大可能であることが明らかとなった。

その拡大可能な長さは，口腔咽頭再建で皮島を折り曲げて三次元的に用いる場合は約3cmまで，皮膚欠損の再建で皮島を折り曲げず二次元（平面）的に用いる場合は約6cmまでであった。これにより，舌中咽頭合併切除などの広範囲に及ぶ頭頸部欠損の再建も一つの大胸筋皮弁で行うことが可能となった。

はじめに

大胸筋皮弁は頭頸部に隣接し，その部の再建材料としてはもっとも普遍的なflapである。しかし，血行が若干不安定で部分壊死を生じやすいこと，到達距離に制限があり適応範囲が限られること，術後のpedicle部分の収縮により再建部位の下方牽引や頸部の拘縮が生ずること，胸部に変型を生ずることなどの問題点が指摘され，近年はfree flapによる頭頸部再建が主流になりつつある。

筆者らは，これらの大胸筋皮弁の問題点を解決するために血行形態と動態に関する研究や術式の工夫を行ってきた。その結果，これらの問題のほとんどが解決され，現在は頭頸部再建においてfree flapとほぼ同様の術後成績を得ることが可能となった[1〜3]。また，大胸筋皮弁が外側に拡大可能という研究結果により，舌根から中咽頭さらに軟口蓋に及ぶような口腔咽頭の広範囲欠損に対しても1つの大胸筋皮弁で安全に再建が行えるようになった[4]。本稿では，その論理的背景と実際の手術手技について述べる。

A 概念と解剖（血行形態と動態）

Pedicle flapである大胸筋皮弁を完全生着させる上でもっとも重要な点は，血行がflapの末端まで確実に到達することである。そのためには，主栄養血管である胸肩峰動脈の血流がどのような経路を通ってflapの末端にまで至るかを三次元的に把握し，flapのデザインと挙上を正確に行うことが必要である。

前胸部の皮島を頭頸部領域まで到達させるためには，flapのpivot point（胸肩峰動脈の起始部）からの距離の関係で皮島を少なくとも第4肋骨より下方から採取する必要がある。主栄養血管である胸肩峰動脈は第4肋骨の高さで乳頭の約1〜2cm内側付近で終わっており，その先端は第4肋骨より下方の皮膚には直接到達していない。第4肋骨より下方の皮膚は，内胸動脈およびその前肋間枝から立ち上がる数本の穿通枝に栄養されている。それらの穿通枝の多くは第4〜6肋間に存在し，大胸筋の下縁（第7肋骨）より下方にはわずかしか存在しない。胸肩峰動脈の先端にもっとも近接した穿通枝は，第4肋間で乳頭の約1〜2cm内側にある穿通枝（以後穿通枝IV-A）である。

したがって，大胸筋皮弁挙上後，胸肩峰動脈の血流は主としてまずこの穿通枝IV-Aの血管系に流入し，その後第4〜6肋間に存在するほかの穿通枝との血管ネットワークを通じて皮島の末端に至ることになる。すなわち大胸筋皮弁の血行を安定させるためには，穿通枝IV-Aを皮島内に必ず含み下縁は第7肋骨を越えない範囲から皮島を採取することが重要である。また，皮島が大胸筋の外縁を越えて外側に拡大可能な理由は，これらの穿通枝が皮膚に穿通した後外側に向かって走行するためである（図25・1, 25・2）。

B 手技

1．皮島および切開線のデザイン

皮島内に穿通枝IV-Aを必ず含み，上方は第4肋骨，下方は第7肋骨（大胸筋下縁），内方は胸骨正中線，外方は

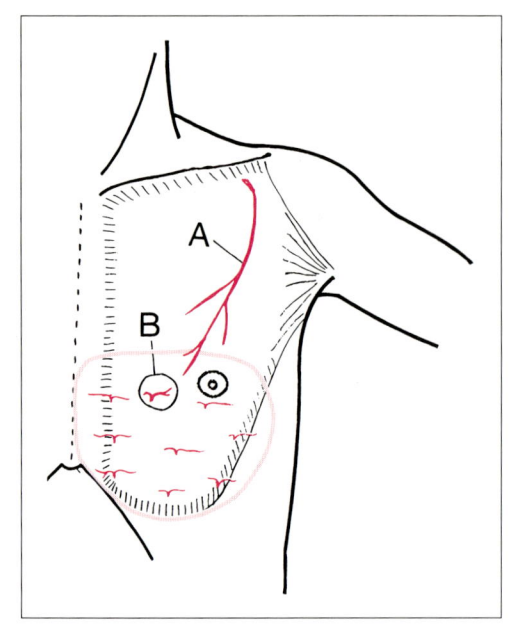

図 25・1　第4肋間内胸動脈前肋間枝の穿通枝（穿通枝IV-A）を中心とした胸部皮膚の血行形態
A：胸肩峰動脈，B：穿通枝IV-A

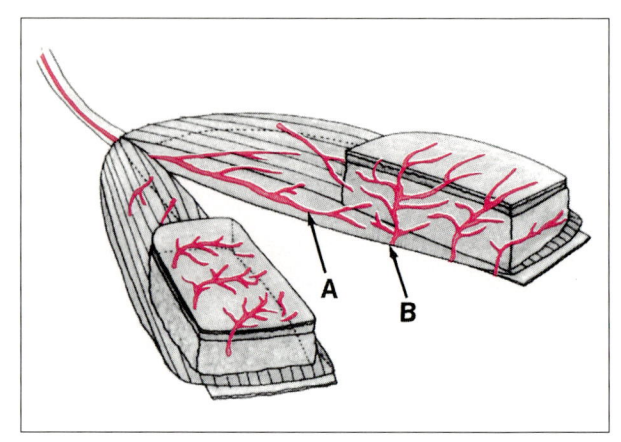

図 25・2　大胸筋皮弁の三次元的血行形態
A：胸肩峰動脈，B：穿通枝IV-A

通常大胸筋外縁より約3cm外側までの範囲内にデザインする．ただし，頸部や顔面皮膚欠損の再建で皮島を折り曲げずに二次的に用いる場合は，外側への拡大は約6cmまで可能である．また，皮島の外側に側胸部に及ぶV字状の切開線をデザインする．この切開線は，大胸筋皮弁を挙上する際の術野の展開と皮島採取部の閉鎖を行うためのものである．

2．大胸筋皮弁の挙上と移動

デザインに沿って切開を行い，まず側胸部のV字状の部分を筋膜皮弁として挙上し大胸筋の外側縁を明視下に置く．その外側縁から第4肋骨より上方の大胸筋下面を用手にて剝離し，胸肩峰動脈の存在を確認する．第4肋骨より下方の大胸筋下面の剝離は鋭的に行う．この際，大胸筋の筋体を損傷しないように剝離操作はできるだけ胸壁側で行い，腹直筋前鞘はflap側につけて挙上する．この操作中に穿通枝IV-Aを含む第4～6肋間の穿通枝が切断される．

つぎに，胸肩峰動静脈が確実に確認できる高さ（第2～3肋骨の高さ）で大胸筋筋体を横方向に切断する．その後その切断部より上方の胸肩峰動静脈を大胸筋下面から用手的に剝離し，pedicleを血管柄のみとする．この際，胸肩峰動脈から筋体へ立ち上がる数本の穿通枝を結紮切断し，血管柄を鎖骨下動静脈の分岐部まで遊離する．

Flapの頭側への移動は，鎖骨下のルート（鎖骨と鎖骨下面の骨膜との間）を通して行う．鎖骨の骨膜を約12～3cm幅で頸部と胸部の両側より切開する．その部より剝離子を挿入して鎖骨下面の骨膜を剝離し，その骨膜とともに鎖骨下動静脈を下方へ圧排する．これによって鎖骨下動静脈を損傷することなく容易に鎖骨下のルートが作成される．このルートを通してflapを頭側へ移動し，欠損部に移植する．

3．皮弁採取部の処理

縫縮可能な部分は縫縮し，残存した欠損部は側胸部に作成したV字状の筋膜皮弁で閉鎖する．乳輪乳頭を含めて皮島を挙上した場合や縫合閉鎖によってその位置が大きく偏位した場合には，乳輪乳頭をcomposite graftとして元の位置に戻す．

なお，1～3の手術手技の詳細については筆者らの文献[1)～3)]を参照されたい．

C 術後管理

最初の1週間は，頸部の伸展や頭部の健側への傾斜を枕や砂のうを用いて防止する．これはpedicleの部分が過伸展され血行障害が生ずることを予防するためである．しかし，以前の大胸筋皮弁に比べ筆者らが改良した方法では到達距離が大きく延長されている（Ariyanの原法[5)]より約8cm）ため，それほど神経質になる必要はない．

術後2週間で透視を行い，リークがなければ経口摂取を開始する．それまでは鼻からの経管栄養またはIVH管理とする．

術後の胸部の安静については，約2～3週間は三角巾で上肢の動きを制限し安静を保つ．その後上肢の挙上運動などのリハビリを積極的に行う．

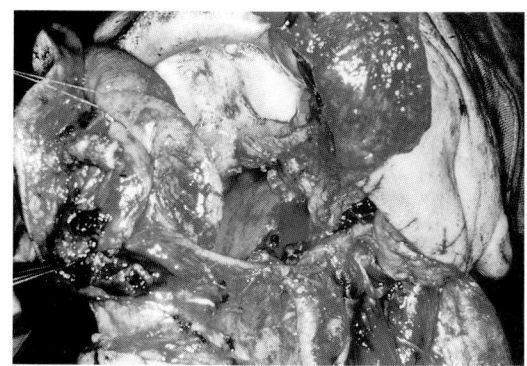

(a) 左の舌根，中咽頭側壁から軟口蓋正中までの欠損を認める。

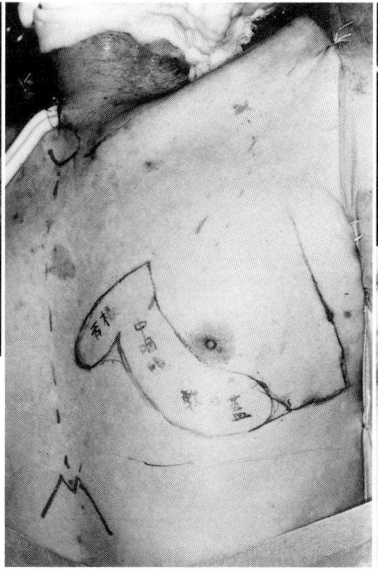

(b) 大胸筋皮弁のデザイン。軟口蓋を再建する部分の皮島は大胸筋の外縁を約3cm越えて採取する。

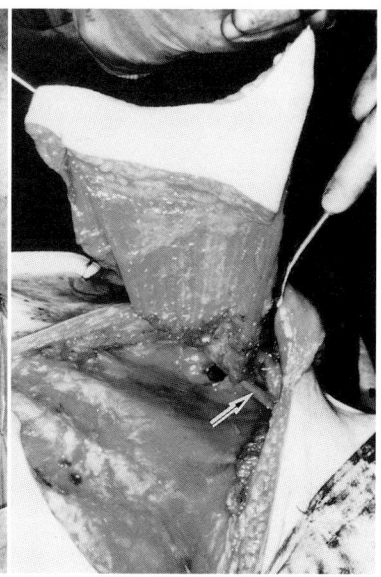

(c) 挙上した大胸筋皮弁
↓：血管柄

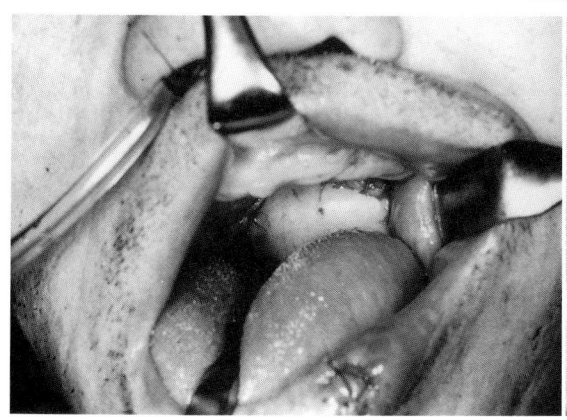

(d) 再建直後の所見。軟口蓋の部分は皮島を長軸方向に二つ折りにして再建した。

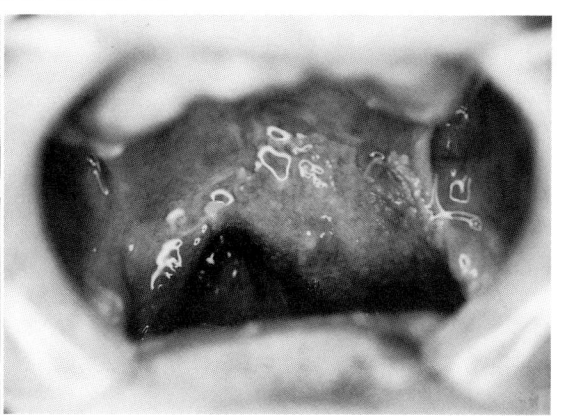

(e) 術後1年4カ月の軟口蓋の所見。大胸筋皮弁は完全生着した。

図 25・3　症例1：62歳，男，中咽頭癌

D 症　例

　外側へ拡大した大胸筋皮弁を頭頸部癌患者12例に用いた。それらの術後成績より外側へ安全に拡大できる範囲は，口腔咽頭再建で皮島を三次元的に折り曲げて用いる場合は約3cmまで，頸部の皮膚欠損などで皮島を折り曲げず二次元的に用いる場合は約6cmまでであった。

【症例1】62歳，男，中咽頭癌（T3N2bM0）
　中咽頭癌の拡大切除により，舌根1/3，中咽頭側壁，軟口蓋1/2の欠損が生じた（図25・3-a）。この欠損に対し，2葉弁の形状をした皮島を前胸部にデザインし，その内側の部分で舌根を，外側の部分で中咽頭側壁から軟口蓋を再建した。この際，軟口蓋に用いる部分の皮島は，大胸筋の外側を約3cm越えて採取した（図25・3-b, c）。大胸筋皮弁挙上後，鎖骨下のルートを通して欠損部へ移動し縫合した。軟口蓋の部分は，皮島を長軸方向に2つ折りにし，そのvolumeで鼻咽腔が狭くなるように再建した（図25・3-d）。

　大胸筋皮弁は完全生着し，術後2週より嚥下訓練を開始した。その後約2週間は軽度の誤嚥が持続したが徐々に消失し，術後1カ月目に気管孔を閉鎖した。現在術後1年4カ月を経過したが，中等度の開鼻声は認めるものの日常会話は可能である（図25・3-e）。

【症例2】47歳，男，耳下腺癌再発
　約1年前に耳下腺癌に対し耳下腺全摘後放射線治療が行われたが，耳介下部から顎下部に再発した。このため耳鼻科にて追加切除が行われた。しかし，術後創部に縫合不全と感染が生じ，創の開放とデブリードマンを行っ

224　IV．口腔・咽頭の再建

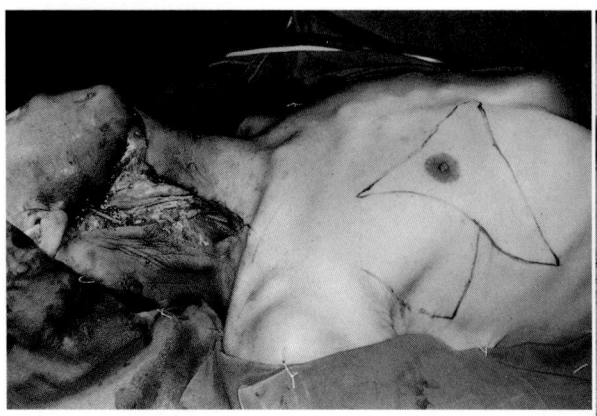

▲（a）　創の開放とデブリードマン後の頸部所見および大胸筋皮弁のデザイン。
▶（b）　大胸筋皮弁挙上時の所見。皮島は大胸筋の外縁を約6cm越えて採取した。

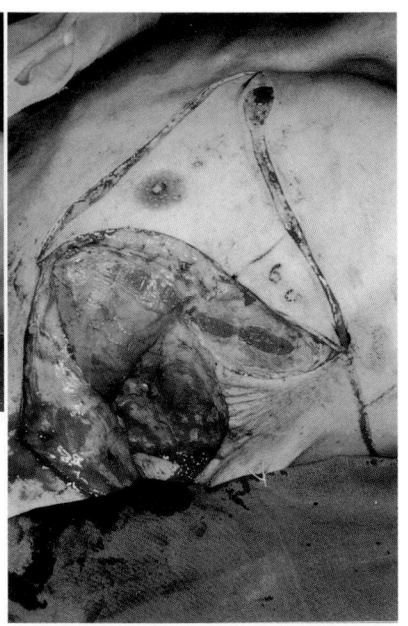

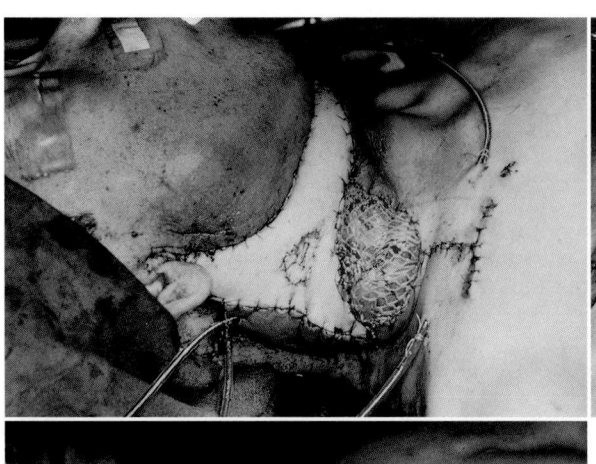

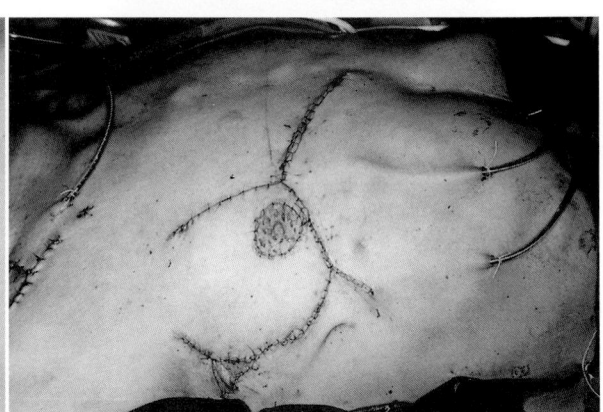

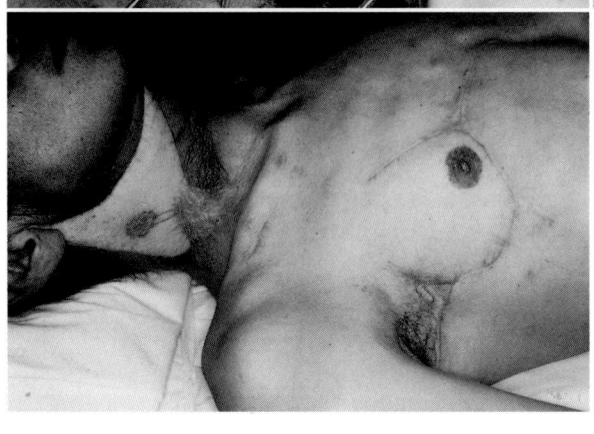

（c）　再建直後の所見。
（d）　前胸部皮弁採取部閉鎖時の所見。乳輪乳頭はcomposite graftとして元の位置に戻した。
（e）　術後4カ月の頸部および胸部の所見。大胸筋皮弁は完全生着した。

図 25・4　症例2：47歳，男，耳下腺癌再発

たところ，顎下部から頸部にかけての皮膚欠損と頸動脈の露出を生じた（図25・4-a）。これに対し，大胸筋皮弁による再建を行った。皮島は乳輪乳頭を含み，その外側縁は大胸筋の外縁を約6cm越えて採取した（図25・4-a, b）。大胸筋皮弁挙上後，鎖骨下のルートを通して欠損部に移動し縫合した。なお，乳輪乳頭はcomposite graftとして元の位置に戻した（図25・4-c, d）。術後経過は良好で大胸筋皮弁は完全生着した。現在術後4カ月を経過したが，頸部および胸部にとくに問題は生じていない（図25・4-e）。

E 考　察

筆者らは，本シリーズI-10[6)]において「たとえば舌半切と中咽頭が合併切除されたような場合で，flapのpivot pointよりもっとも遠い点が離れて2カ所にある場合は，大胸筋皮弁の適応外である」と述べた。それは，その当時の段階では大胸筋皮弁の詳細な血行形態が解明されていなかったことと到達距離が短かったことに原因があった。その後血行形態に関する研究によって血行が

安定し、さらに皮島部分の外側への拡大が可能であることが明らかになった[1~3]。また、手術手技の改良（鎖骨下のルートの作成）によって到達距離の延長（Ariyanの原法より約8 cm）が得られた。これらによって大胸筋皮弁の皮島を2葉弁の形状とすること、また余裕をもって皮島を欠損部に届かせることが可能となった。その結果、1つの大胸筋皮弁で舌と中咽頭（軟口蓋を含む）の同時再建を行うことが可能となった（図25・3）[1~4]。

大胸筋皮弁が外側へ拡大可能な理由は、内胸動脈前肋間枝の穿通枝が皮膚へ立ち上がった後外側に向かって走行するためと考えられる。すなわち、主栄養血管である胸肩峰動脈の血流は、第4肋間で乳輪乳頭の約1～2 cm内側にある穿通枝（穿通枝IV-A）の血管系から、第4～6間に存在するほかの穿通枝の血管系に流入し、その後それらの穿通枝の血管系の走行に従い外側に向かって流れていくと考えられる。

しかし、どの程度の長さまで拡大可能であるかについては、筆者らも試行錯誤を繰り返してきた。筆者らの12例の結果では、口腔咽頭の再建で皮島を三次元的に折り曲げて用いる場合は約3 cmまで、皮膚欠損などの再建で皮島を折り曲げず二次元的に用いる場合は約6 cmまで可能であった。これらの長さを実際の臨床にあてはめると、舌と軟口蓋を含めた中咽頭の再建では軟口蓋の正中まで（図25・3）、下顎頸部の皮膚欠損の再建では下顎正中から耳介下部に至るまでの長さ（図25・4）が限界と考えられた。

頭頸部再建においては、microsurgeryによるfree flapの移植が常に可能とは限らない。再建外科医にとって、pedicle flapである大胸筋皮弁とfree flapの両方を自由に取り扱えどのような状況にも対応しうることがきわめて重要と考えられる。（清川　兼輔，田井　良明）

文　献

1) 清川兼輔，田井良明ほか：口腔再建における大胸筋皮弁の合理的な用い方．頭頸部腫瘍，23：535-541，1997.
2) Kiyokawa, K., Tai, Y., et al.: A method that preserves circulation during preparation of the pectoralis major myocutaneous flap in head and neck reconstruction. Plast. Reconstr. Surg., 102：2336-2345, 1998.
3) 清川兼輔，田井良明，井上要二郎ほか：頭頸部再建における大胸筋皮弁の有用性の再認識と適応範囲の拡大．頭頸部腫瘍，25（3）：513～518，1999.
4) 清川兼輔，田井良明：舌根，軟口蓋を含む中咽頭広範囲切除後の再建．医学の歩み，186(12)：866～867，1998.
5) Ariyan, S.: The pectoralis major myocutaneous flap. A versatile flap for reconstruction in the head and neck. Plast. Reconstr. Surg., 63：73-81, 1979.
6) 清川兼輔，田井良明：大胸筋皮弁による口腔再建．腫瘍切除後の再建外科：最近の進歩，pp. 73-82，克誠堂出版，東京，1996.

26 遊離前腕皮弁および足背皮弁による口腔・中咽頭の再建

SUMMARY

遊離前腕皮弁および足背皮弁による口腔・中咽頭の再建を，悪性腫瘍切除後の症例を中心に述べた．再建後の機能は切除量に比例して悪くなり，また動的再建は困難であるため，残存した機能を助けるような再建を心がける．薄い皮弁が必要とされる場合には，前腕皮弁あるいは足背皮弁が選択される．前腕皮弁は血行が豊富で，その手技の容易さ，大きさとも優れ，多用されるが，足背皮弁は Allen テストが陽性で前腕皮弁が使えない場合に利用でき，採皮部が目立たないという特徴をもつ．術前に血管の破格，損傷を評価することは大切である．前腕皮弁作成においては，きわめて薄いパラテノンを1層残して植皮を確実に行うこと，血管が腕橈骨筋の内面を走行するので，皮弁と血管を分離しないようにすることが重要である．足背皮弁では長母指伸筋腱上の植皮を注意深く行う．移植床血管は上甲状腺動脈，外頸静脈を多用し，皮弁の静脈は伴行静脈を第一選択としている．静脈吻合は端側吻合が多い．前腕皮弁，足背皮弁とも安全で利用しやすい皮弁であり，舌部分切除，口蓋・咽頭の再建に適応となる．

はじめに

口腔・中咽頭は非常に複雑な形態をしており，その機能は咀嚼，嚥下，構音と，人間の生命維持，および社会生活に欠かせない．したがって，その再建は非常に重要であるが，容易ではない．口腔・中咽頭の再建を要する疾患は悪性腫瘍が多いので，悪性腫瘍切除後の再建を中心に述べる．

A 概 念

口腔・中咽頭は咀嚼，嚥下，構音の機能を有し，そのため可動性の大きい舌などがあり，複雑な形態と運動をもっている．

再建の目的はまず欠損を修復し，拘縮を防ぎ，皮膚との瘻孔を作らないことである．その上で嚥下，構音の機能を再建する．再建には植皮なども利用されてきたが，大きな欠損には有茎皮弁あるいは free flap が必要となる．Free flap は皮弁の選択肢の多彩さ，欠損部に適合させやすいこと，良好な血行の点から，有茎皮弁よりも優れている．口腔および中咽頭には，薄く，血管茎の長いものが要求されるため，足背皮弁，前腕皮弁が利用されてきたが，現在では後者が使われることが多い．また最近では腹直筋皮弁，前外側大腿皮弁を必要な部分のみ thinning して利用することもある．

足背皮弁は，1975年に McCraw[1] により発表され，その後 free flap として口腔にも利用された[2,3]．橈骨動脈により養われる前腕皮弁は，1981年，Yang ら[4] により報告され，Soutar ら[5,6] により口腔に利用された．また，尺骨動脈を栄養動脈とした前腕皮弁による口腔再建も報告されているが[7]，一般的ではない．

口腔・中咽頭の大きな欠損に対する再建は，free flap の利用により1回の手術で組織欠損を十分充填し，瘻孔を作ることなく，良好な再建が可能となった．さらに皮弁のデザインを工夫し，部分的に厚さを調節して立体的に再建することも可能になった．しかし，舌全摘後の運動を期待した動的再建は困難で，機能再建という面ではまだまだ十分なものではないのが現状である．したがって，残存する機能を障害せず，助けるような再建を心がける．

B 解 剖

1. 前腕皮弁

橈骨動脈は腕橈関節レベルより 1～2 cm 遠位で分岐し，肘窩から橈骨茎状突起を結ぶ線に沿って走行する．はじめは腕橈骨筋と円回内筋の間，つぎに腕橈骨筋と橈側手根屈筋の間を腕橈骨筋の内側に沿って走り，これらの筋間を通って皮膚への栄養血管を出すが，前腕の近位 2/3 は腕橈骨筋に覆われ，遠位 1/3 はそれぞれの腱との

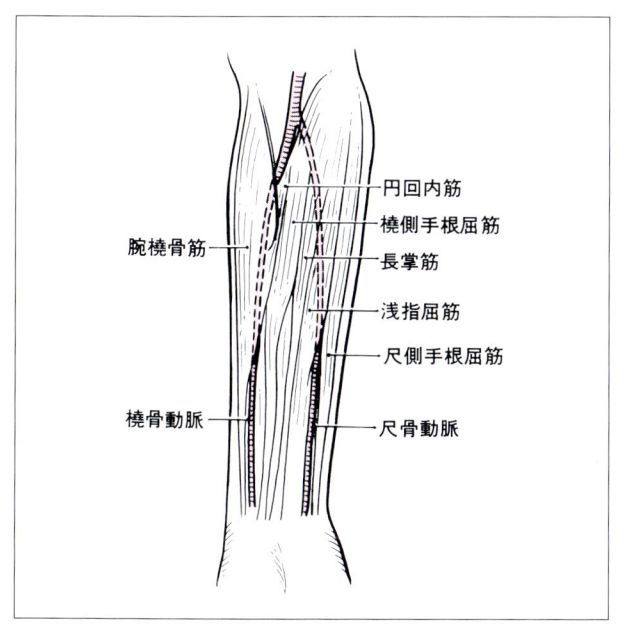

図 26・1 前前腕部の血管解剖
橈骨動脈，尺骨動脈と近接する筋肉を示す．

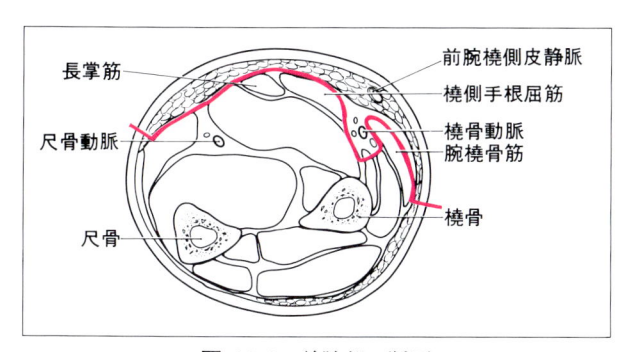

図 26・2 前腕部の断面
橈骨動脈は腕橈骨筋で覆われている．皮弁挙上時の層を示す．

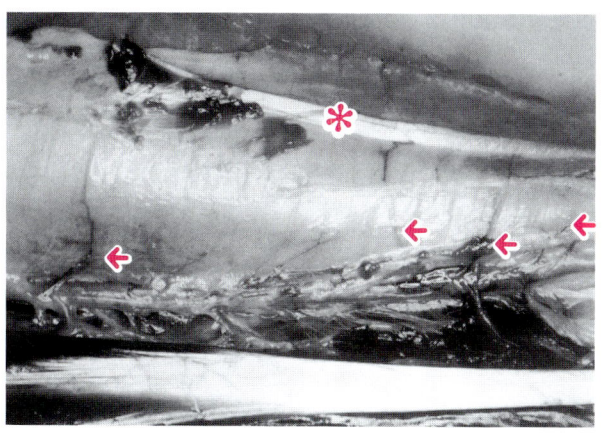

図 26・3 皮膚への栄養血管
前腕部遠位における筋膜下に存在する橈骨動脈よりの多数の皮枝（矢印）を示す．＊印は長掌筋腱

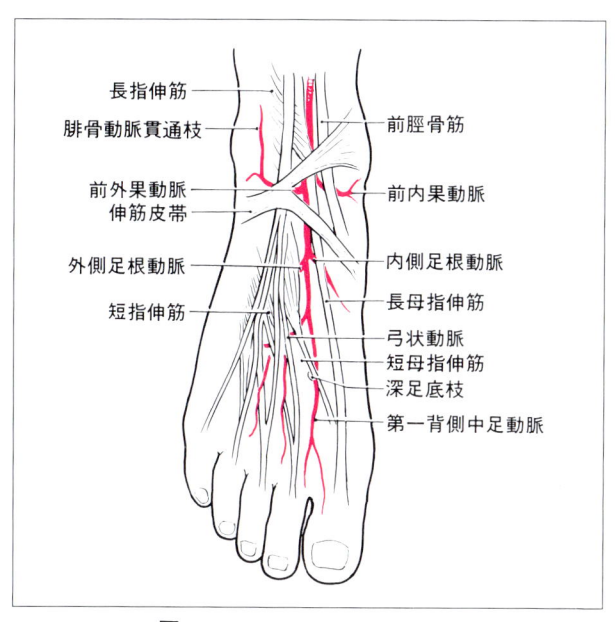

図 26・4 足背部の動脈の走行

間で皮下近く筋膜に覆われる（図 26・1, 26・2）。橈骨動脈は時に筋膜の上を走行することもあり，また上腕で分岐したり，2本の橈骨動脈をもつこともある[8)9)]。橈骨動脈の皮枝は上顆線より約 4 cm 遠位で inferior cubital cutaneous artery を分岐し，これは遠位外側に向かい[10)]，遠位では細い枝を多数分岐する[11)]。また，腕橈骨筋，橈側手根屈筋，長掌筋へも枝を分岐する（図 26・3）。尺骨動脈は尺側手根屈筋と浅指屈筋の間を通って，おもに近位1/2にて皮枝を出す[10)]。動脈には2本の伴行静脈が随伴する。還流静脈として伴行静脈あるいは橈側皮静脈を利用する。前腕橈側部には外側前腕皮神経が分布している。橈骨神経浅枝は腕橈骨筋の内面に沿って橈骨動脈の外側を下行し，前腕近位2/3と遠位1/3の境あたりで背側皮下に出て，手背に進む。

2．足背皮弁

足背動脈は前脛骨動脈の終枝であるが，約6％に前脛骨動脈の欠損例がある[8)]。この場合，腓骨動脈の貫通枝が代償し，足背動脈に連なる。足背動脈は長母指伸筋と短母指伸筋の腱の間を走行し，第一中足骨間隙の基部に至り，深足底枝と第一背側中足動脈に分かれる（図 26・4）。途中，短母指伸筋が血管上を交叉する。高齢者では，足背動脈は動脈硬化のために閉塞していることがある。第一背側中足動脈は，骨間筋の表層あるいは深層を走る。第一背側中足動脈は，欠損例あるいは同定しにくい例があり，Man[12)]によれば20例中3例に欠損があったと報告している。また，皮枝に関しては，伸筋支帯部とそれから遠位の足背動脈部と第一背側中足動脈部の3つに区分すると，中央部はもっとも皮枝が少ないので，皮弁に短母指伸筋を含めることを勧めている。動脈には伴行静脈と深腓骨神経が伴走する。還流静脈として，伴行静脈あるいは皮静脈を用意する。知覚神経は浅腓骨神経を利用する。

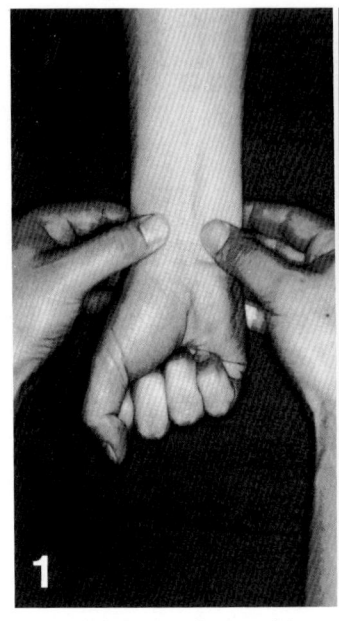

1. 患者に手をぎゅっと握らせた後，検者の両母指で橈骨動脈と尺骨動脈をしっかりと圧迫する。
2. その状態で手を開かせると，手掌が蒼白になっている。
3. 尺骨動脈の圧迫を除去して，手掌の色調の回復を見る。通常5秒以内に回復する。

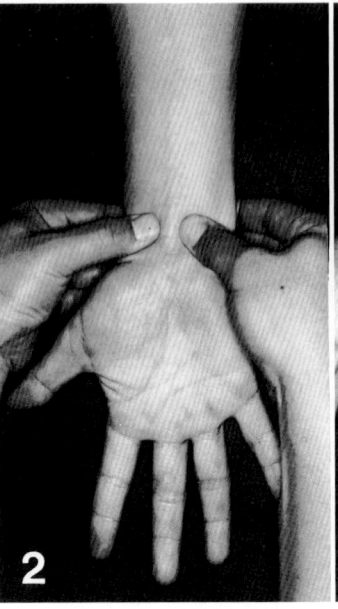

図 26·5 Allen テスト

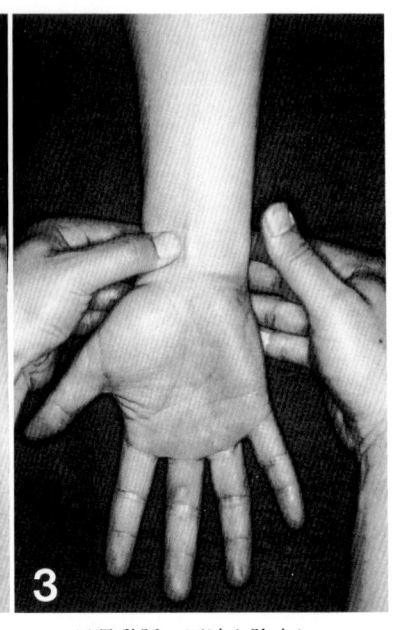

C 術前の評価

　皮弁への血管とその破格，移植床の血管，術前の放射線照射，年齢，全身状態を術前に評価する。そして，切除範囲，欠損の大きさ，立体構造，利用する移植床血管を想定して方針を立て，皮弁のデザイン，手術の手順を前もって計画することは，他科との共同手術の場合，非常に大切である。

　前腕皮弁においては橈骨動脈は容易に触診にて同定できるため，ルーチンに血管造影は必要としない。橈骨動脈を犠牲にすることによる手指の血行障害をチェックするため，Allen テストを必ず行う（図 26·5）。Hosokawa[13] によれば Allen テストの陽性は 3.6% に見られ，年齢とともに増加する。皮静脈の走行も，止血帯をかけて確認しておく。しばしば細くて使用できないことがある。

　足背皮弁の栄養動脈である足背動脈は，足背部で容易に触れることができる。しかし，前脛骨動脈が閉塞していても，後脛骨動脈より深足底枝を通る血行の拍動を触れる場合があるので，注意を要する。また，前脛骨動脈の欠損により腓骨動脈に連なっている場合には，採取できる血管茎の長さに限界がある（図 26·6）。ドップラー血流計で血管の走行を知ることができるが，分かりにくい場合は血管造影を行う。

　放射線照射を受けた血管は組織学的には変化が見られ

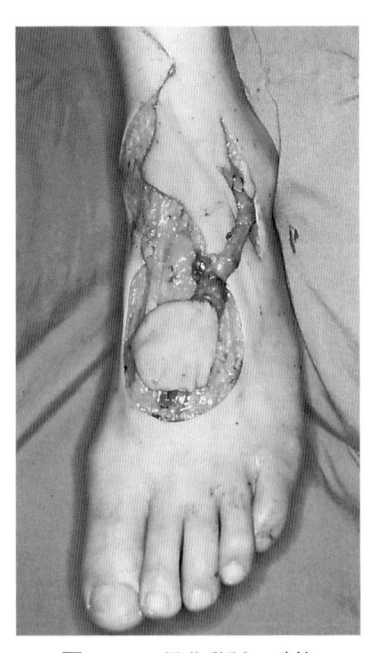

図 26·6 足背動脈の破格
足背動脈は腓骨動脈よりの延長である。

るが，吻合血管の開存にはほとんど影響はない[14]。

　悪性腫瘍においては高齢者が多いが，年齢のみでは free flap の禁忌とはならない。高齢者の血管では動脈硬化による，壁の肥厚，内膜の剥離が見られ，とくに足背動脈では強いので，吻合に細心の注意を払う。

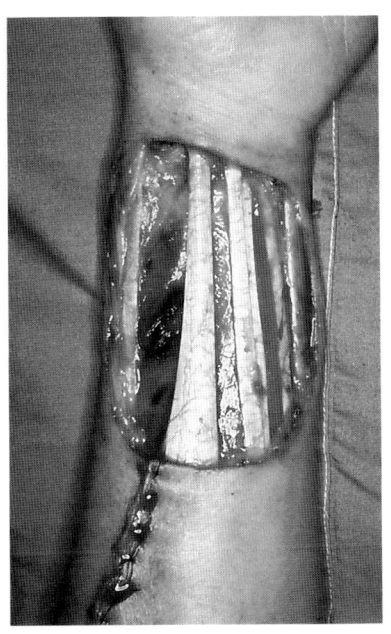

図 26・7 前腕皮弁採取部
長掌筋腱,橈側手根屈筋腱上に薄いパラテノンが残っているため,血管網を認める。

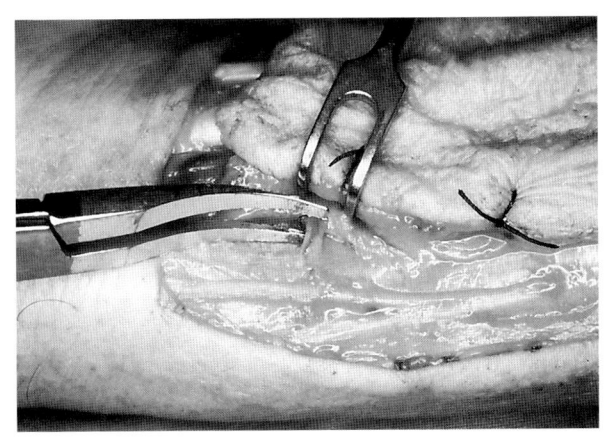

図 26・8 止血クリップの使用
結紮を必要とする分枝は止血クリップを使用すると,手術時間を短縮できる。

D 手 技

1. 前腕皮弁の作成

橈骨動脈を含み前前腕側に必要な大きさの皮弁と,必要な長さの血管茎を作図する。皮弁は前前腕側全体を利用することができ,さらに橈側後前腕側にも拡大できるが,毛を有し,やや厚くなる傾向がある。皮弁に外側前腕皮神経,橈骨を一部,長掌筋腱,腕橈骨筋を含めることができる。

止血帯を利用し,皮弁を遠位部より筋膜下で挙上する。はじめに皮弁の遠位で橈骨動静脈を同定し,これを含めるように筋膜下で作成する。この際注意することは,
① 腱が露出しやすいので,植皮を確実にするため,きわめて薄い膜様物であるパラテノンを1層残す(図26・7)。
② 橈骨動脈は腕橈骨筋の内面を走行しているので,腕橈骨筋上を剥離する時は,皮弁と血管が分離しないようにする(図26・2)。血管の枝はバイポーラー凝固器,止血クリップあるいは結紮を,血管の太さにより使い分ける。クリップは操作が早いので便利である(図26・8)。血管茎として橈骨動静脈と皮静脈を準備し,十分余裕をもった長さを用意する。

皮弁採取部は欠損と同大の全層植皮あるいは分層皮膚を行っているが,腱の部分は過圧迫にならないように注意する。また,手首が動かないように,シーネなどで固定する。小さい欠損の場合は,尺骨動脈を基部とした大きな transposition flap により閉鎖することもできる[15]。骨を皮弁に含める時は,腕橈骨筋と円回内筋の一部を含めて採取する[16]。術後の骨折を防ぐために骨はサジタルソーで舟型に切り,術後ギプス固定する。橈骨動脈の再建は必要ない。

2. 足背皮弁の作成

足背動脈を含めるように,足背に必要な大きさの皮弁と十分な長さの血管茎を作図する。血管茎は伸筋支帯を切開して,前脛骨動静脈をたどることにより,十分な長さを得る。静脈として伴行静脈と大伏在静脈を用意する。手術は止血帯を使用し,はじめに近位にて伸筋支帯を切開し,神経血管束を露出同定し,深腓骨神経は血管に含める。足関節部では多くの枝を出しているので,止血クリップを使って止血する。皮弁は長指伸筋腱のパラテノンを1層残すようにして剥離挙上する。足背動脈は足根骨部では舟状骨・楔状骨の骨膜直上を走行するため,とくに内側からの剥離に際しては長母指伸筋腱があり,皮弁と血管とが分離しないように注意をする。短母指伸筋は皮弁と神経血管束の間を通っているので切断する。足背動脈は中足骨近位1/3の部位で足底に深足底枝を出し,第一趾間部へは細い第一背側中足動脈となって走る。足背動脈と第一背側中足動脈との連続性を保つように皮弁を挙上するが,深足底枝との分岐がかなり深い場合があるので注意する。皮静脈として大伏在静脈あるいは小伏在静脈を用意する。この皮弁は動脈との連結が少なく,止血帯をはずしてもすぐに血行が回復しないことが多い。

皮弁に長指伸筋,あるいは中足骨を含めたり,浅腓骨

神経を含めて知覚皮弁とすることもできる。

採皮部には分層植皮を行うが，長母指伸筋が露出することが多いので，ていねいに筋膜で被覆して植皮を行う。

3．皮弁の縫合

血管吻合の前に皮弁を縫合する。口腔・中咽頭は視野が狭く縫合しにくいため，下口唇の切開，下顎骨の離断を一時的に行い，術野を広くすることも一法である。離断した下顎骨はミニプレートで固定するが，離断前にミニプレートをあて，ネジ穴を開けておくと咬合がずれない。皮弁は縫合しやすいように，挿入しながら，奥より縫合する。歯肉粘膜との縫合は裂けやすいので注意深く行い，歯牙に固定する。口腔の複雑な形態に1枚の皮弁で適合させることはなかなか難しいが，前腕皮弁ではsplitして適合させることもできる。舌部，頬部など可動部は十分伸展させて，皮弁と縫合する。Water-tightに縫合する必要があるが，そのために密に縫合するというよりは，十分な大きさの組織を移植し，マットレス縫合を利用し，正確に接合させる。舌から口腔底にわたる場合は，移行部でZ形成を加えるように工夫している。

4．血管吻合

移植床血管として普通，上甲状腺動脈，頸横動脈，顔面動脈を使うことが多い。静脈は外頸静脈，前頸静脈などを利用する。筆者らは上甲状腺動脈と外頸静脈を多用している。顔面動脈は吻合時に下顎骨が邪魔になりやすく，頸横動脈はやや距離がありすぎる。用意された外頸静脈は，郭清時に枝の結紮操作で狭窄血栓ができていることもあるので，断端を挙上し，静脈が虚脱することを確認して利用する。外頸静脈と吻合する場合，端側吻合することが多い。外頸静脈が使用できない時は前頸静脈を，また頸部に静脈が確保できない時は三角胸筋溝を走る橈側皮静脈を反転して使用するとよい。原則的には動脈1本，静脈1本の吻合で十分であるが，移植床静脈が2本あれば，伴行静脈と皮静脈を吻合する。創部へサクションドレーンを挿入するが，血管と交叉しないように2～3本挿入する。

5．術後の管理

皮弁のチェックは口腔では色調が判定しにくいので，pin-prickテストで行い，鮮紅色の出血を確認する。安静は頸部の運動制限のため，砂嚢で固定する。10日位までは頸部の回旋運動を制限する。ドレーンは5日間位とし，外部よりの圧迫は避ける。歩行は頸部の安静が守られれば，3～4日頃より可能である。足背皮弁の場合は植皮されているため，2週間は歩行を禁じる。経口摂取は2週後頃より開始できる。

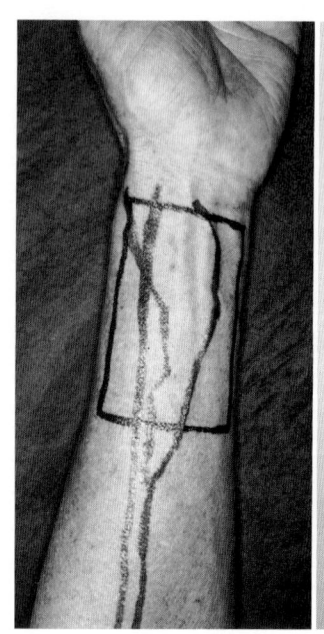

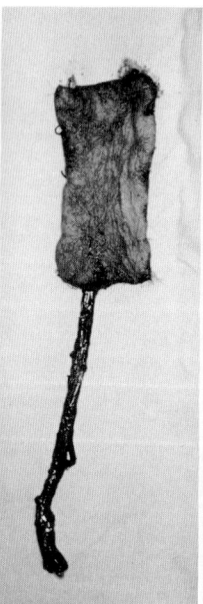

（a）作図　　（b）作成された皮弁

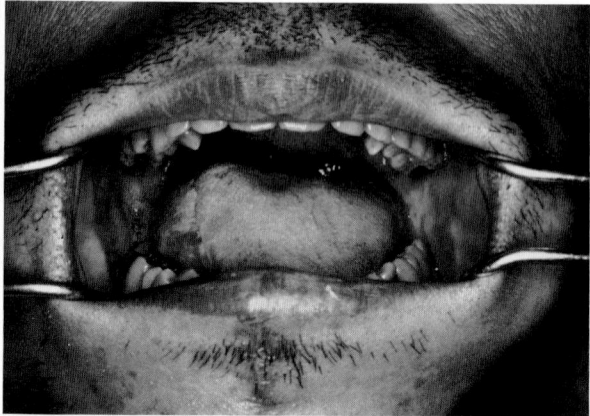

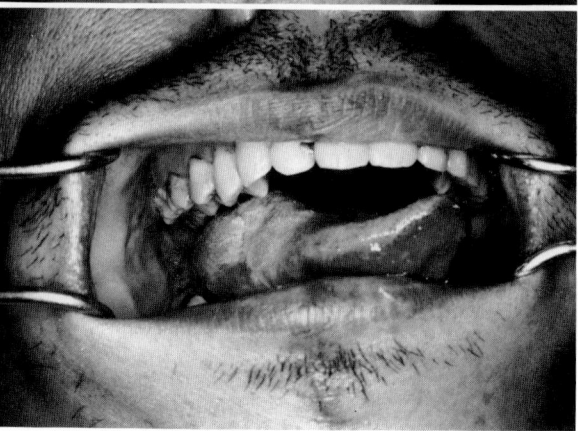

▶（c）舌の動きも良好である。

図26・9　症例1：32歳，男，舌癌，T2N0M0

(a) 作図　　(b) 作成された皮弁

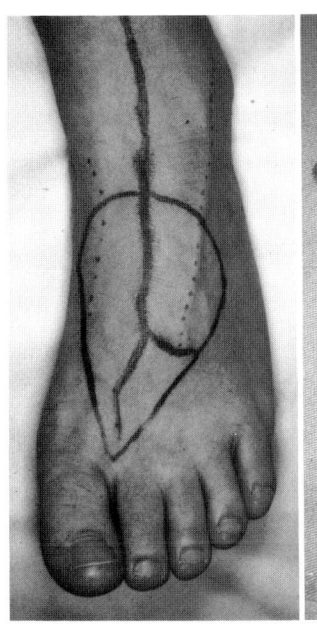

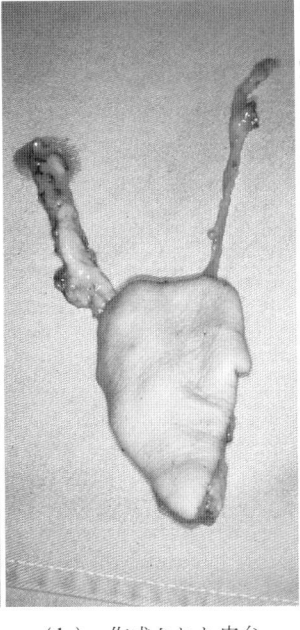

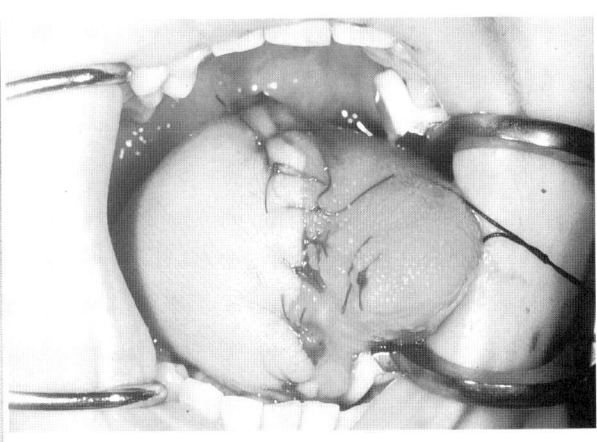

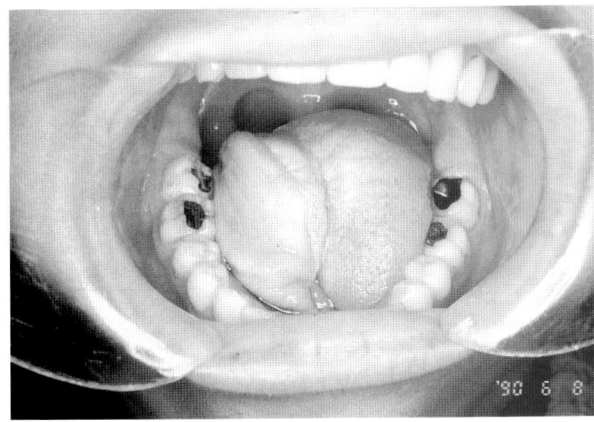

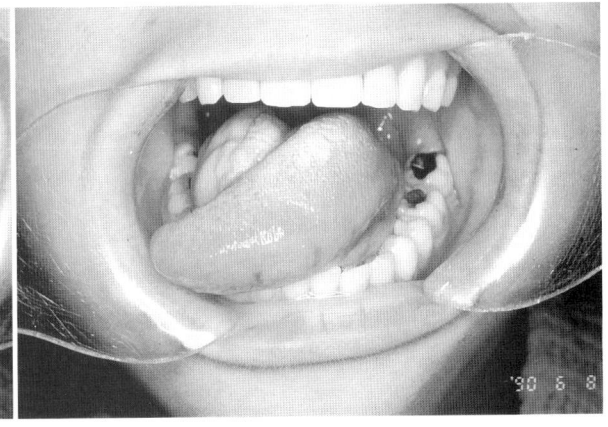

(c) 術直後

(d) 舌の動きがやや制限されている。
図 26・10　症例 2：31歳，女，舌癌，T2N1M2

E 症 例

【症例 1】 32歳，男，舌癌，T2N0M0（図 26・9）
舌・口腔底・中咽頭部分切除，機能的頸部郭清を行う。下顎骨は離断せず，口唇のみ正中断し，口腔前庭に切開を加え，中咽頭の視野を得た。前腕皮弁は 8×5 cm の大きさ，10 cm の血管茎の長さを作成した。皮静脈は細かったため，橈骨動静脈のみとした。動脈は右舌動脈に，静脈は外頸静脈と右前頸静脈とに，それぞれ端側吻合した。術後の経過は良好で，合併症もなく治癒した。術後，大きな物をひと口では飲み込みにくいということ以外は，構音も正常である。

【症例 2】 31歳，女，舌癌，T2N1M2（図 26・10）
術前に Cis. 5-FU による化学療法を 2 クール施行後，下顎離断をせず，右舌半側切除，口腔底部分切除，頸部郭清を行なった。足背に 11×7 cm の大きさ，7 cm の血管茎を有する足背皮弁を作成した。動脈は上甲状腺動脈に，伴行静脈は外頸静脈に端側吻合，小伏在静脈は対側の前頸静脈に端端吻合したが，伴行静脈の方が静脈還流が良好であった。術後の経過は良好で，1 枚の皮弁で舌と口腔底を再建したため，舌の動きにやや制限がある。

F 考 察

1. 適 応

前腕皮弁，足背皮弁は薄くて，柔軟性に富むため，舌の可動性を障害せず，舌再建の良い適応となる。しかし，部分あるいは半側切除までで，亜全摘以上あるいは口腔底あるいは中咽頭側壁の深い欠損を伴ったものにはボリュームのある，血管茎の長い腹直筋皮弁あるいは前外側大腿皮弁を一部 thinning して利用するのがよい。また，口蓋，頬部にも良い適応となる。前腕皮弁はその手

技の容易さ，血行，大きさともに優れ，多用されている。一方，足背皮弁はAllenテストが陽性の場合，採皮部が目立たない，さらに長い血管茎が得られるという点で利用価値がある。女性では目立たず，前腕皮弁よりも薄いという点で，足背皮弁はもっと利用されてよいと考える。

それぞれの皮弁は骨皮弁，知覚皮弁とすることができる。前腕皮弁による軟口蓋の再建で長掌筋腱を含め，これを上咽頭収縮筋を動力源として機能的再建を行った症例が報告されている[17]。また，前腕皮弁の先端部の血管にさらにもう1つの遊離皮弁を吻合する，複雑な再建例も報告されている。

2．禁　忌

前腕皮弁の場合，Allenテストが陽性の場合は禁忌となる。足背皮弁では足底動脈の損傷例では使用できない。

3．合併症

筆者らは遊離前腕皮弁を17例に行い，全例が生着した。2例で再手術を行ったが，1例はドレーンが移植床静脈である内頸静脈を圧迫しており，2日目に再手術を行い，cephalic veinに吻合し直し，生着した。もう1例は皮弁の皮静脈に吻合した例であり，1日目にうっ血を来し，伴行静脈を追加吻合した。術後2例に瘻孔が発生したが，保存的に治癒した。

足背皮弁は，5例で舌・中咽頭へ移植し，全例生着した。1例に縫合不全を来したが，自然治癒した。皮弁採取部の植皮部に腱の露出を1例に認めたが，局所皮弁で被覆した。

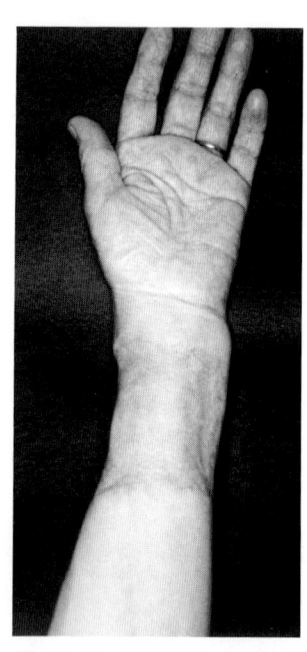

図 26・11　前腕皮弁の採取部
機能障害もなく，変形も軽度である。

4．手技上の問題点

血管吻合において動脈は端端吻合できるが，静脈は外頸静脈と端側吻合せざるを得ないことが多い。しかし，開存率は問題ない。

前腕皮弁の静脈吻合の数は17例中11例は1本のみ，6例に2本行った。1本のみ行った11例中7例は伴行静脈と吻合した。皮弁の静脈は1本のみでも十分である。皮弁の静脈還流は伴行静脈と皮静脈によりなされるが[18]，筆者らは皮静脈と比べて伴行静脈の方が，皮弁の大きさ，位置にかかわらず確実と考え，伴行静脈を第一選択としている。静脈還流に関しては最近さまざまな報告があるが，臨床的にはどちらでもよいと思われる。

前腕皮弁では筋膜を損傷しなければ，いくつかの皮島を作り，口腔内外などを同時に再建できる[20]。

5．長所・短所

D-P皮弁，大胸筋皮弁と比べて，欠損部に合わせて自由にトリミングでき，機能的にも形態的にも良く，瘻孔も生じにくい。また，手術侵襲も少ない。

短所として，マイクロサージャリーによる血管吻合を要し，その失敗により全壊死を生じる。しかし，経験を積んだ術者であれば，ほかの術式と比べて優れた成績が得られる。皮弁の作成は体位変換もなく，移植床の準備と同時進行で行えるので，時間は節約できる。

前腕皮弁の採取部に関しては，いくつかの報告がある[21]〜[23]。高戸[24]は，橈骨神経浅枝の領域の知覚鈍麻は半年位でほとんど消失し，またサーモグラフィーでも循環障害はなかったと報告している。植皮の生着不良を報告しているものもあるが，注意深く行えば問題なく，筆者らも全例生着している（図 26・11）。骨を採取した場合，術後の骨折がかなり報告されているが，取り方の工夫と，術後のケアが必要である。

足背皮弁の採取部においては長母指伸筋腱が露出することがあり，Zukerは皮弁の内側縁が腱にかからないように作図している。また，舟状骨，楔状骨の骨膜上にされた植皮は可動性がないため，靴などで擦れないように注意する。

（鳥居　修平）

文　献

1) McCraw, J. B., Furlow, L. T. : The dorsalis pedis arterialized flap : A clinical study. Plast. Reconstr. Surg., 55 : 177-185, 1975.
2) MacLeod, A. M., Robinson, D. W. : Reconstruction of defects involving the mandible and floor of mouth by free osteo-cutaneous flaps derived from the foot. Br.

J. Plast. Surg., 35 : 239-246, 1982.
3) Zuker, R. M., Manktelow, R. T. : The dorsalis pedis free flap : Technique of elevation, foot closure, and flap application. Plast. Reconstr. Surg., 77 : 93-102, 1986.
4) Yang, G., Chen, B., Gao, Y. : Forearm free skin flap transplantation. Natl. Med. J. China, 61 : 139, 1981.
5) Soutar, D. S., Scheker, L. R., Tannr, N. S. B., et al. : The radial forearm flap : a versatile method for intra-oral reconstruction. Br. J. Plast. Surg., 36 : 1-8, 1983.
6) Soutar, D. S., McGregor, I.A. : The radial forearm flap in intraoral reconstruction : The experience of 60 consecutive cases. Plast. Reconstr. Surg., 78 : 1-8, 1986.
7) Lovie, M. J., Duncan, J. M., Glasson, D. W. : The ulnar artey forarm free flap. Br. J. Plast. Surg., 37 : 486-492, 1984.
8) Lippert, H., Pabst, R. : Arterial Variations in Man, J. F. Bergmann, Verlag, München, 1985.
9) McCormack, L. J., Cauldwell, E. W., Anson, B. J. : Brachial and antebrachial arterial patterns : A study of 750 extremities. Surg. Gynecol. Obstet., 96 : 43-54, 1953.
10) Lamberty, B. G. H., Cormack, G. C. : The forearm angiotomes. Br. J. Plast. Surg., 35 : 420-429, 1982.
11) Timmons, M. J. : The vascular basis of the radial forearm flap. Plast. Reconstr. Surg., 77 : 80-92, 1986.
12) Man, D., Acland, R. D. : The microarterial anatomy of the dorsalis pedis flap and its clinical applications. Plast. Reconstr. Surg., 65 : 419-423, 1980.
13) Hosokawa, K., Hata, Y., Yano, K., et al. : Results of the Allen test on 2940 arms. Ann. Plast. Surg., 24 : 149-151, 1990.
14) 鎌田信悦，川端一嘉，金子省三：前腕皮弁―その基本手技と頭頸部再建術への応用．形成外科，31：240-250，1988．
15) Elliot, D., Bardsley, A. F., Batchelor, A. G., et al. : Direct closure of the radial forearm flap donor defect. Br. J. Plast. Surg., 41 : 358-360, 1988.
16) Cormack, G. C., Duncan, M. J., Lamberty, B. G. H. : The blood supply of the bone component of the compound osteo-cutaneous radial forearm flap-an anatomical study. Br. J. Plast. Surg., 39 : 173-175, 1986.
17) 吉田豊一，佃　守，久保田彰：頭頸部癌機能的再建．頭頸部腫瘍，16：98-102，1990．
18) Khashaba, A. A., McGregor, I. A. : Haemodynamics of the radial forearm flap. Br. J. Plast. Surg., 39 : 441-450, 1986.
19) Demirkan, F., Wei, F., Lutz, B. S., et al. : Reliability of the Venae Comitantes in Venous drainage of the free radial forearm flaps. Plast. Reconstr. Surg., 102 : 1544-1548, 1998.
20) Boorman, J. G., Green, M. F. : A split Chinese forearm flap for simultaneous oral lining and skin cover. Br. J. Plast. Surg., 39 : 179-182, 1986.
21) Timmons, M. J., Mossotten, F. E. M., Poole, M. D., et al. : Complications of radial forearm flap donor sites. Br. J. Plast. Surg., 39 : 176-178, 1986.
22) Boorman, J. G., Brown, J. A., Sykes, P. J. : Morbidity in the forearm flap donor arm. Br. J. Plast. Surg., 40 : 207-212, 1987.
23) Swanson, E., Boyd, J. B., Manktelow, R. T. : The radial forearm flap : Reconstructive applications and donor-site defects in 35 consecutive patients. Plast. Reconstr. Surg., 85 : 258-266, 1990.
24) 高戸　毅，小野　勇，海老原敏ほか：Forearm flap 採取部における後遺症の検討．日形会誌，4：910-916，1984．

IV 口腔・咽頭の再建

27 遊離筋皮弁による口腔・中咽頭の再建

SUMMARY

　頭頸部の中でも中咽頭は形態が複雑で，もっとも機能の重視される部位であるため，再建において困難な点が多い。中咽頭を構成する部位は，側壁，後壁，舌根，軟口蓋と分けられる。再建がおのおのの組織の一部である場合は，残存組織の機能を障害しないために，腹直筋皮弁の薄い皮弁部分を再建に用いると好結果が得られる。口腔でも機能組織の舌の動きを制限しないために，同様に再建可能である。しかし，切除が広範囲であったり，欠損が各部位にまたがる場合は，工夫が必要となる。上咽頭と下咽頭を境する大きな軟口蓋の再建では，鼻咽腔閉鎖機能により構音機能，舌の動きと相まって，嚥下機能を発揮するようにしなければならない。皮弁として大きな組織を充填する方法が，諸家の報告ではもっぱらである。これに対し，筆者らは長掌筋腱付前腕皮弁で残存組織の運動伝達を行うことで，鼻閉を起こすことなく，動く口蓋の機能的再建ができた。その結果として，再建口蓋の萎縮予防もなされた。また，腹直筋皮弁でも，長掌筋腱を合わせて移植して，同様の効果を発揮させることができた。
　舌全摘の場合を含め，舌根の再建でも腹直筋皮弁に筋膜前鞘をつけ，これを咽頭収縮筋で動的に挙上する動的形態を再建して，組織および瘢痕収縮による咽頭腔の前への拡大を阻止し，誤嚥なく喉頭を温存することができた。
　しかし，さらに切除範囲が大きくなる時，これら動的ともいえる再建は不可能となる。この場合，大きな量を付加して残存組織の最小の動きで機能を発揮させる試みがなされ，妥当と思われる結果が得られた。
　さらに，患者の不安を和らげ，専門家によるリハビリテーションを行うことは，機能改善，社会復帰に大きな効果を示し，再建の改善にも役立つ。中咽頭はとくに機能に大きくかかわり，この機能を維持する再建は非常に困難であるが，筆者らはそれを試み，好結果を得ている。

はじめに

　従来，頭頸部の再建は困難なものとされてきた。そのため，悪性腫瘍でも頭頸部となると，切除範囲が狭められる傾向にあった。中咽頭再建には頸部皮弁が古くから用いられたが[1]，頸部に浸潤した症例ではこれが用いられず，また前頭筋皮弁にしても十分ではなかった。
　しかし，D-P 皮弁の開発以来[2]，第一番目ともいえる再建の革命がなされたが，さらに中咽頭悪性腫瘍の治療は困難なものとされ，とくに進行癌では手術治療が主とはなりえなかった。さらに，大胸筋皮弁[3〜6]，広背筋皮弁[7,8]などの筋皮弁の開発で第二の改革がなされ，広範囲切除を可能とされるようになった。しかし，機能を重視すると，その茎は常に牽引する障害物となる。そして今日，広まりつつある血管柄付遊離組織移植[9]により，第三の改革といってもよい再建の改良がなされた。
　ところで，頭頸部の再建において，中咽頭再建はもっとも機能の重視される部位である。口蓋・咽頭による鼻咽腔閉鎖機能が構音機能に大きくかかわり，嚥下機能には舌根・咽頭により形成される口腔咽頭内圧が重要な役割をなすからである。
　そこで筆者らは再建において，その欠損量と欠損組織の質・形態によって再建の仕方を変える必要性を感ずるに至った。そして，その再建形式を分類して，"量の再建""面の再建""動的再建"と称している[10]。おもに量的再建には腹直筋皮弁，面の再建には前腕皮弁，動的再建には長掌筋腱付前腕皮弁あるいは前鞘付腹直筋皮弁を用いている。欠損と機能再建目的に即した再建を行うことにより，広範囲切除術にもかかわらず，多くの症例で術後も社会復帰できる機能を保持することが可能である。
　ここでは本題にのっとり，遊離筋皮弁による再建について述べるが，筋皮弁の定義が問題となる。後で述べる理由で，筋を再建のための組織として用いることがむしろ少なく，筋を血行に障害がないほどに取り除いて用いる場合が多いからである。そこで，それが可能な腹直筋皮弁を多用することになる[11]。再建目的はおもに舌根および軟口蓋の機能的再建を中心に示す。しかし，ここで

手術術式のみならず，再建が大きな場合，リハビリテーションのなす役割が大であることも忘れてはならない。機能の評価から訓練まで専門家が参加することにより，機能の改善ばかりでなく，再建法の改善におおいに役立っていることも示したい。

A 概　念

以前は再建といっても，直接縫合できないために，単に組織の連続性を得るために組織を仲介充填することが多かった。血管柄付遊離組織移植はその形態的・質的選択の自由度と，茎による牽引の心配のないことから，とくに機能の再建まで目指すところとなっている。

面の再建，量の再建，動的再建と再建目的を分類（**表27・1**）し，これを選択した後に再建組織の選択に移ることにしている[10]。現在はまだ元の機能を十分に回復できるところまでは至っていないが，再建の方向を定める一助となると考える。

遊離腹直筋皮弁再建を中心に述べる時，遊離皮弁として頭頸部再建にもっとも広く用いられている前腕皮弁との比較をしておかなければならない。選択の基準を示した（**表27・2**）。

同じ筋皮弁でも，筋を穿通して皮膚を栄養する動態は異なる[12]。大胸筋皮弁や広背筋皮弁では，皮弁部分を安全に用いるには，皮島としてほとんど筋に乗る部分に限られる。これに反し，腹直筋皮弁では，隣の皮膚血行領域である側胸部に皮弁部分を大きく延長して用いても安全である。つまり，筋はあくまでも血行の経路として必要なのであり，純粋に皮弁部分を再建に用いることもでき

る[11]。

B 解　剖

1. 口腔・中咽頭の解剖

模式的に示すと口腔は図27・1-aのようになる。図27・1-bは側面像で，口腔・中咽頭は口蓋と喉頭蓋谷の間の水平レベルで上下に境される。さらに喉頭蓋谷を通る垂線で，前後に口腔と中咽頭が境される。この両者で中間にある舌根，軟口蓋口腔側は中咽頭に含まれる。この部分の再建がもっとも機能的に重要で，かつ困難である。中咽頭の進行癌において，頸部リンパ節と一塊に腫瘍を切除することは困難で，中咽頭間隙組織を十分に切除するには，頸動脈など深部重要組織を傷つける恐れがある。このため，下顎骨を正中で離断して，切除が容易かつ十分にできるようにする。このことは再建組織の縫着も容易にする。

2. 腹直筋皮弁の解剖

Taylorの報告にあるように，術中造影でも図27・2のごとく腹直筋からの穿通血管は筋体上を越え，側胸部の

表 27・1　再建様式と再建法の選択

面の再建	とくに量を必要としないか，量が障害となる再建。口腔底，舌半切，中咽頭側後壁の再建，前腕皮弁か腹直筋皮弁の皮弁部分を用いる。舌半切などではとくに残存組織の動きを障害しないで機能を維持する再建が必要である。
量の再建	口腔底の広い引き抜き切除，咽頭腔拡大する舌中咽頭の大量組織切除に対し，腔を狭めることにより残存組織の最小の動きで機能を発揮させようとする再建。腹直筋皮弁の皮下脂肪を量として当てる。皮膚を剝削して充填に用いればなお大きな量が得られる。
動的再建	再建組織自体が運動して機能するという意味である。長掌筋腱付前腕皮弁で軟口蓋や下口唇再建を行ない好結果を得ているが，さらに腹直筋皮弁に長掌筋腱を付けて軟口蓋を再建し，同皮弁に筋膜を付けて舌根部を再建し，ともに咽頭収縮筋の牽引で機能を発揮した。

表 27・2　前腕皮弁と腹直筋皮弁の比較

	前腕皮弁	腹直筋皮弁
量	薄い（皮膚剝削充填可）	厚い（肥満度によるが，ある程度薄くできる）
大きさ	15×15 cm 程度まで	20×38 cm 程度まで
組織全長*	20 cm 程度	40 cm 程度
恵皮部	植皮	多くは縫縮可
知覚付	前腕反神経を用い知覚付にしやすい	難しい
筋機能	長掌筋腱付として収縮力の介達に用いられる[10]	筋節ごとに収縮機能を付けることは可能[11]
骨付	橈骨を一部付ける小さな骨の再建が可能	難しい
利点・欠点	恵皮部が醜形として意識されることがある 術後恵皮部の疼痛が比較的少ない 植皮部の潰瘍，部分的しびれ感の遷延することあり	瘢痕が目立たない 恵皮部の疼痛が比較的強い 少ないが瘢痕ヘルニアの危惧
注意点	化学療法などによる静脈の障害が多く，吻合静脈は比較的細い伴行静脈になることが多い	開腹手術で深下腹壁静脈が障害されていることがある

*：組織全長は，皮膚剝削により調節できるということもあり，血管端から皮弁末梢端までの全長である。

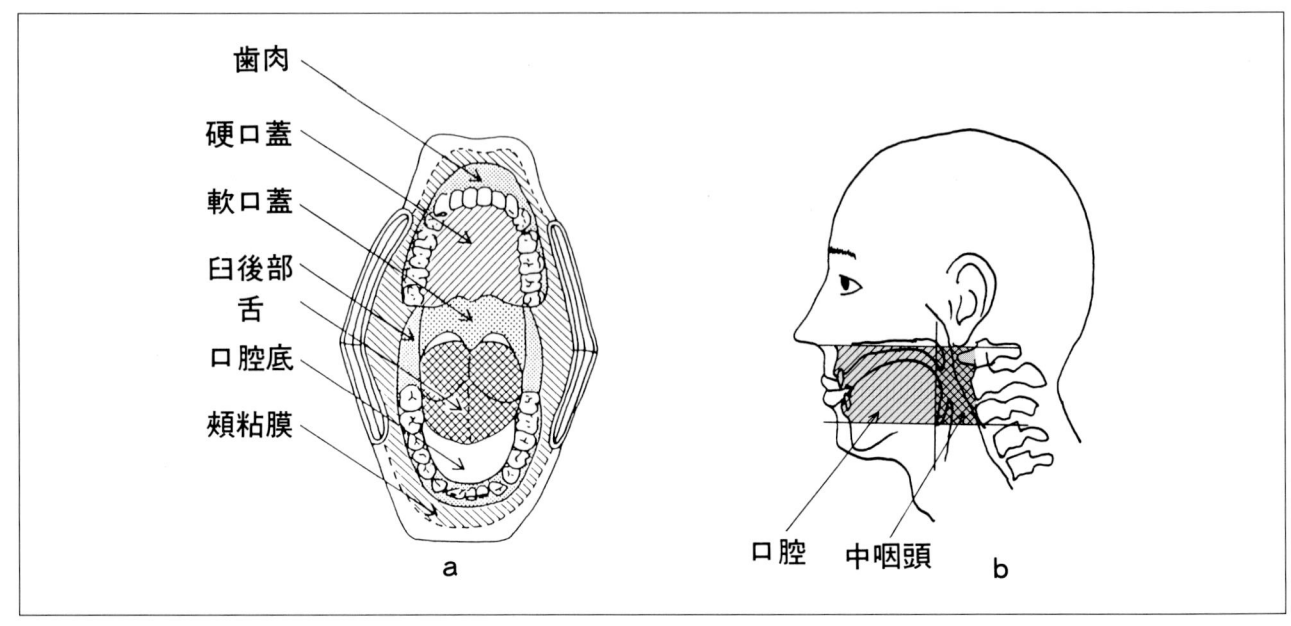

図 27・1 中咽頭の解剖
（a）開口口腔軟口蓋の図，（b）中咽頭矢状断

皮膚栄養血管領域と交通をもっている。このことから，純粋に筋をもたない皮弁部分を広く利用することができる。筋は必要に応じて量を加減でき，ていねいな微細剥離を行えば，ほとんど血管だけにすることもできる。

C 術前の評価

再建チームの役割を忠実に果たすことにより，切除チームは十分な腫瘍に対する治療ができる[13]〜[15]。切除範囲の決定には，できるだけかかわらないようにすべきである。

腫瘍切除については切除チームが評価し，再建チームは組織欠損と機能欠損を予測して再建様式を決定し，再建組織を選択する。ただ，切除量に照らし合わせて，再建しうる機能の限界については，切除チームと再建チームとの間で綿密な打ち合わせが必要である。とくに舌全摘あるいはそれに近い欠損に際し，喉頭を温存できるか否かは，決定困難な問題である。再建舌根および喉頭蓋の挙上を図る再建を 50 歳台で行い誤嚥を克服できているが，70〜80 歳台では試行段階ということになる。また，再建後，年を経るに従い誤嚥が発生することもあることは，念頭に置かなければならない。

血管柄付遊離組織移植を決定するには，患者の予想される血管の状態把握が重要である。動脈硬化の進行度は，年齢よりも，むしろ基礎疾患や体質によることが多い，というのが学会における共通見解である。また，腫瘍切除部の血管の，切除手術後に予想される状態を術前に評価する。血管柄付遊離組織移植では，とくに頸部郭清に

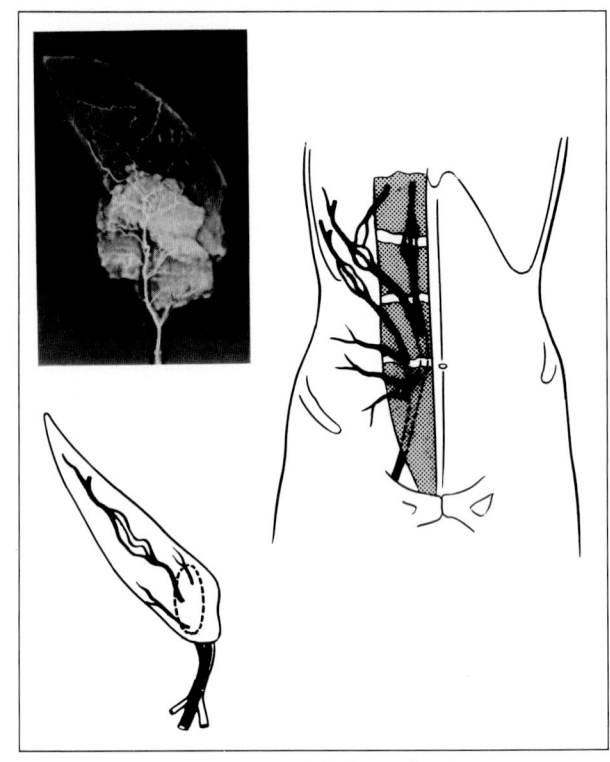

図 27・2 腹直筋皮弁の解剖
深下腹壁動脈の腹直筋穿通技と胸壁皮膚支配血管との交通状態を示すもので，筋皮弁デザインも示している。
左上の写真は同筋皮弁の筆者らの術中造影
(Taylor, G. I. : The versatile deep inferior epigastric (inferior rectus abdominis) flap. Br. J. Plast. Surg.,37 : 335, 1984. より引用)

よる静脈の確保が大切である。

D 手 技

1．腹直筋皮弁採取および血管吻合

まず再建上，左右いずれが適当かを決定し，臍周囲の穿通枝をドップラー血流計で調べる。臍から5 cm 半径で，4～5ヵ所に血流が認められるのが普通である。これらを内側寄りに3本含めるように，皮弁下に付ける腹直筋前鞘のデザインをする。皮弁はほぼ臍より第7または第8肋間に向かう基軸を中心にデザインする。血管茎は皮弁下縁より鼠径靱帯上大腿動脈を触知できる点近くまで皮切を行い，外腸骨動脈および静脈から分岐する深下腹壁動静脈を分別剥離する。切開順序は，腹壁に術創などがあり，血管損傷が危ぶまれる場合は中枢より切開剥離を開始するが，一般には末梢皮弁より切開を始め，剥離は筋膜上を臍に向かって進める。かねて調べてある穿通枝を確認して，筋膜を切除しても無理なく縫縮できる程度の幅3～4 cm を残して，その外の穿通枝は1～2本結紮切離する。縦方向は必要に応じて5 cm 以上とする。つぎに内側に移り，前鞘を縫いしろ5 mm ほど残して切開が1周する。ここで穿通枝を痛めないように皮下組織，筋膜，筋を仮に縫い止めておく。この後は筋をどれだけ利用するかにより，筋体裏面を見ながら筋を減量し，血管茎を中枢に，枝を結紮しながら剥離を進める。静脈は2本動脈に伴行するが，外腸骨動静脈に至る前に1本に収斂する例も認められる。動静脈ともに外径 2 mm 以上ある。剥離中も，順を追って末梢の血行変化には気を配る。ただ，血行を絶たれても1～2時間は明らかな変化が見られないことがあるので，注意を要する。皮弁部分の形態は図27・3のように筋体に乗る部分はもちろん，既述の皮弁形態や，正中を越えて対側も安全に用いることができる。

皮弁採取は腫瘍切除完了予想時間に合わせ，2時間ほど余裕をもって同時進行できる。切除完了と同時に頸部の動静脈を選び，これを吻合に適するよう剥離マイクロクリップで止めておく。条件に合わせ動脈は頸横動脈，上甲状腺動脈，舌または顔面動脈の順に使う頻度が高い。静脈は外頸静脈，上甲状腺または上喉頭静脈，舌または顔面静脈の順に多く使用される。

つぎに皮弁採取部の血管を結紮し，採取部血管にはマイクロクリップをつけて血液の漏れを防止し，組織を移植部に運び，おのおのの再建様式に合わせて組織を縫着固定していく。縫着完了後，顕微鏡下に10-0 ナイロンにて8～12針結節縫合で静脈の吻合を行う。完了後，静脈のクリップをはずし，動脈の開通を確かめ，組織内の血液を洗い流して，動静脈ともクリップをかけて静脈の吻合にかかる。組織の縫着に1～2時間，血管吻合に1時間前後の時間を要している。

2．口腔粘膜—頰部皮膚全層再建

図27・3-①に見るように皮弁中ほどを剥削して折り込み，表裏全層再建を行う。この手技で末梢血行に問題のあった症例を経験していない。

3．舌・口腔底再建

まず舌機能が温存されるか否かで，目的も方法も異なる。舌が2/3以上残る症例では，舌の動きを制限しないことが主な再建目標となる。よって，組織は薄く，しなやかである必要がある。腹直筋皮弁では，皮弁部分末梢を必要に応じて皮下組織を切除し，薄くして，これを舌可動部あるいはその周囲にあて，舌の運動域を維持する。口腔底引き抜き欠損部に対しては，腹直筋上の皮膚剥削部を口腔底欠損に充填することにより治癒を早め，口腔底の収縮，舌の拘縮を予防する。

4．咽頭後側壁の再建

中咽頭では臼後部，扁桃を中心とする癌腫の切除再建がもっとも多い。この部分は，小範囲のものは機能にかかわることがないので，単に被覆することが再建の目的となる。これらは局所頸部皮弁，あるいは広頸筋皮弁にても被覆可能であるが，患側頸部区域リンパ節がかかわることからも，少なくとも頸部郭清例では望ましくない[16]。腹直筋皮弁の皮弁部分を用い，筋部分，あるいは皮弁部分も減量または剥削することにより，郭清引き抜き空間を充填するに用いられる。多くは舌根，軟口蓋一部にかかることが多く，牽引の心配のない再建は，残存組織の動きを障害せずに機能を温存できる。

5．軟口蓋の再建

一部であれば，咽頭弁を大きく用いて再建することもできるが，全軟口蓋，さらにほかの組織にまたがる時には，長掌筋腱付前腕皮弁で好結果が得られている。

これの用いられない症例でも，腹直筋皮弁の皮弁部分に長掌筋を付けて，これを咽頭収縮筋あるいはさらに口蓋挙筋など上部筋組織への癒着を図って，同様の機能を再現できた[10]（図27・4-a）。

6．舌根の再建

舌・口腔底再建後，舌根の前方牽引により，咽頭腔の

238 IV．口腔・咽頭の再建

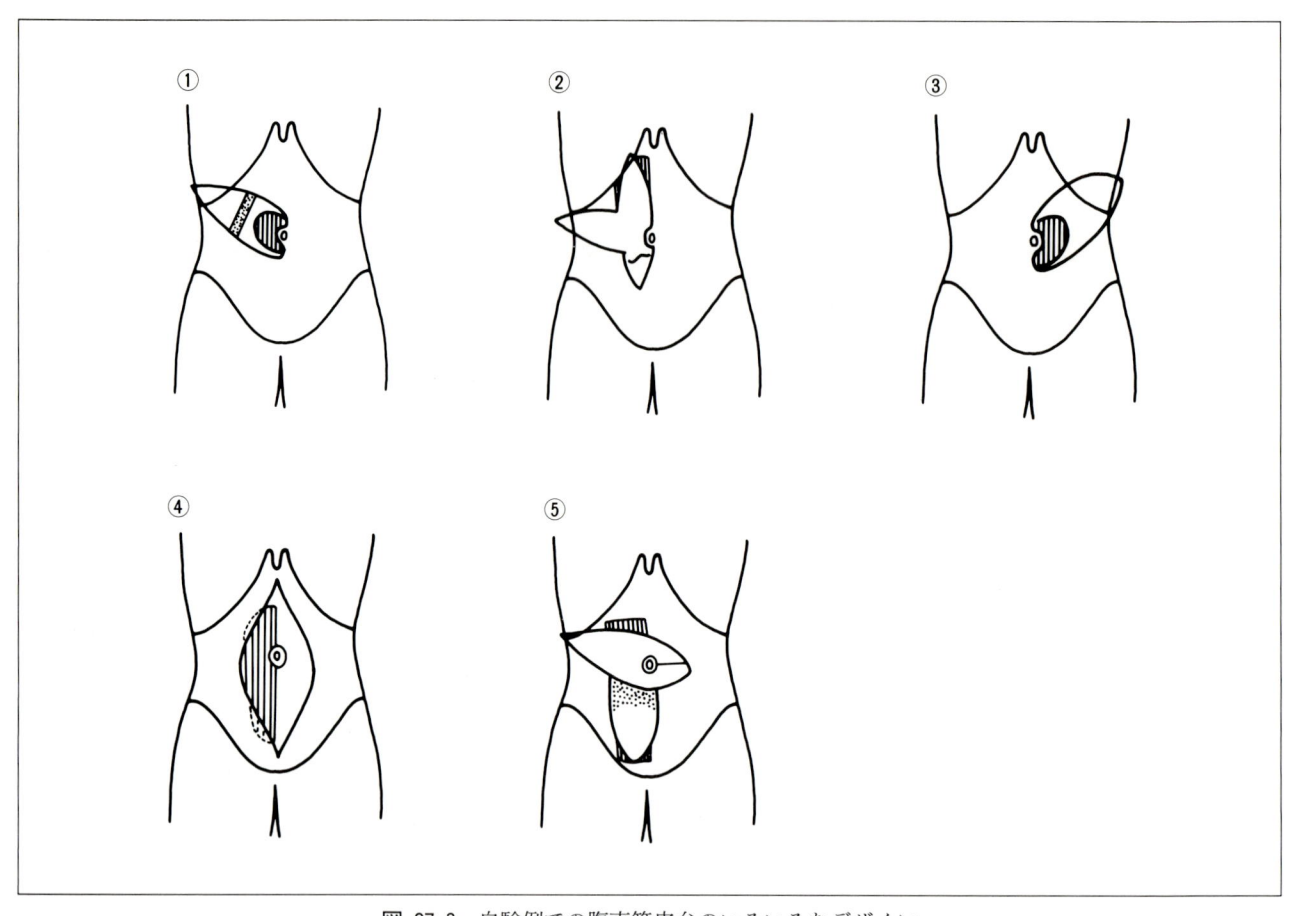

図 27・3　自験例での腹直筋皮弁のいろいろなデザイン
腹直筋，皮弁，皮膚剝削部分を示している．多様な形態，量の加減，面積の広さ，多皮島皮弁とすることができることなどが示される．

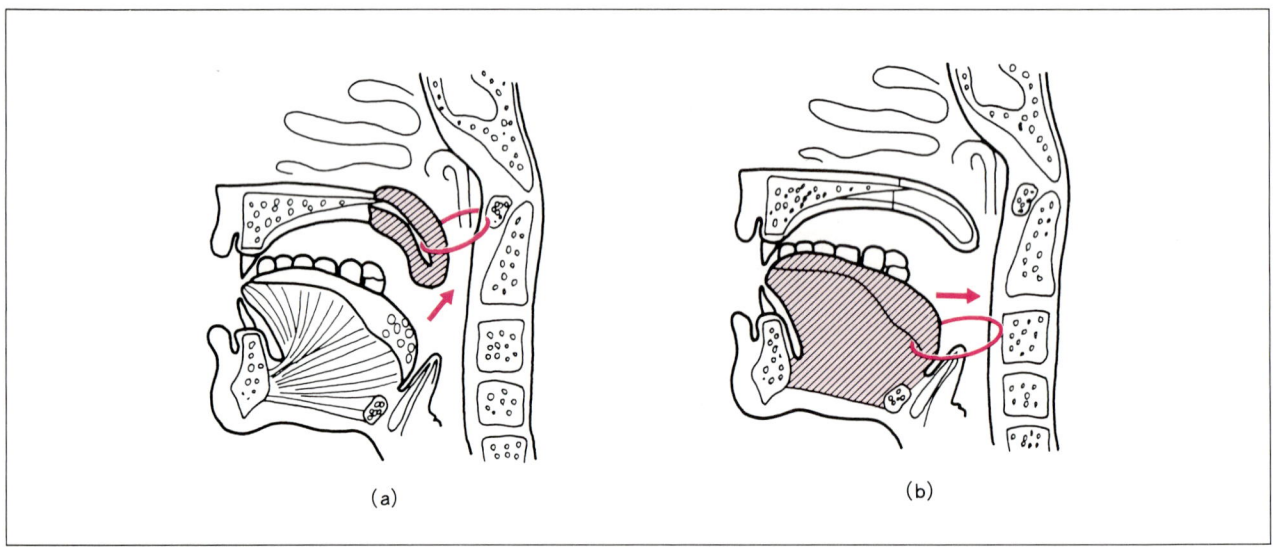

（a）　軟口蓋動的再建の模式図
（b）　舌根または舌全体の動的再建の図．ともに残存筋収縮力を腱または筋膜により介達させようというものである．
図 27・4　軟口蓋，舌根再建図

前後径が増大し，舌根が後退し，食物の送り込みおよび嚥下が困難になる場合がある．舌全摘や舌根部を大きく含む切除で，喉頭を温存する場合には，なおさら再建舌根の後退による喉頭蓋の喉頭閉鎖運動が生じるような再建が必要となる．腹直筋皮弁に筋膜前鞘をつけて採取し，用いることにより，残存咽頭収縮筋の筋膜を介達する牽引力によって，舌根が後上方に引かれ，食物の送り込みと喉頭蓋の喉頭閉鎖運動がなされる（図27・4-b）．

E 術後管理

1．血行モニター

　循環状態は吻合動静脈と移植組織である末梢の循環を見る。前者は手術終了直前に超音波ドップラー血流計で計りうる点をマークしておく。後者は咽頭皮弁を直接圧迫して，血行の圧排と再流入速度（0.5～2秒）を見るか，レーザードップラー皮膚浅層血流計を用いることによって，良否を判断する。末梢循環診断は，多皮島皮弁としてモニターとするべき皮弁が外部にあれば便利である。初期は2時間ごと，できれば5日間点検して，非常時に対応する。異常発見より6時間以内に血栓除去，血管再吻合などの処置ができれば，半数以上は救出できる。

2．使用薬剤

　常時用いるわけではないが，動脈硬化など悪条件が考えられた場合に，術後，全身的に循環改善剤を用いている。使用期間は，予想される血管内皮の被覆完成を基準にしている。

●術中
塩酸パパベリン，10％リドカインの局所投与
ヘパリン生理食塩水：10,000 単位/500 ml

●術後
点滴静注 ｛ プロスタグランジン E_1 製剤：60 μg×2/日×5～10日
ウロキナーゼ：120,000 単位/日×5日

3．安静・食事

3～7日：ベッド上，頸部・顎部安静
10～14日：経管栄養，造影後水分，流動，軟食，常食と，数日で上げる。

4．リハビリテーション

　下半身，上肢肘より末梢は制限せず，術後1週より肩の運動，2週より頸部の運動，3週より全力での運動機能訓練，とくに開口訓練が重要である。機能評価は，可能な限り早期に，リハビリセンターの耳鼻科医およびスピーチテラピストなど専門家が行い，本格的な嚥下を含む構音訓練を中心としたリハビリテーションは，浮腫と瘢痕の硬化が緩和される3カ月時を目安としている[17)～19)]。

F 症例

【症例1】 57歳，男，左咽頭側壁から生じた扁平上皮癌（T4N3M0）

　組織の連続性のみしか望めない広範囲欠損症例。高度の進行癌で，化学療法，放射線療法に反応が少なかった。頸部患側転移巨大リンパ節は，浅層では皮膚に浸潤しており，CTで深層では頸動脈に浸潤が危ぶまれた。諸検査で遠隔転移を認めないことから，頸動脈再建を含めた両側頸部郭清，舌全摘，咽頭・喉頭摘出術を施行した（図 27・5）。

　これに対し，再建組織は腹直筋皮弁による舌口腔底，中咽頭と頸部被覆のための2皮島皮弁とした（図 27・6-a）。図 27・6-b は頸部皮膚を含んで転移巨大リンパ節切除部を，口腔内と一塊に再建完了したところである。大きく筋弁部分，筋皮弁部分，皮弁部分，そして皮膚剥削，折り曲げと組織を酷使しても，末梢血行に何ら不安は感じられない。

　再建機能としては嚥下機能において，流動物の流し込みまでにとどまる。

【症例2】 60歳，男，右扁桃付近に生じた扁平上皮癌（T3N2CM0）

　軟口蓋舌根咽頭側壁切除症例のおもに軟口蓋の再建。上方は軟口蓋後縁を口蓋垂基部まで浸潤し，下方は下咽頭上部側壁，さらに舌一部に浸潤する。術前より腫瘍の影響で軽度鼻咽腔閉鎖機能障害があった。手術は臼後部から舌口腔底1/3切除，咽頭右側壁を下方に延長切除，軟口蓋全切除となった。

　再建は腹直筋皮弁にて連続的に軟口蓋・舌・咽頭を再建。この時，軟口蓋再建皮弁に前腕より採取した長掌筋腱を挟み，上咽頭にこれを手綱のように回し，縫合固定し，上咽頭収縮筋の収縮を確実に伝達できるように図った。

　図 27・7-a, b は長掌筋腱が示されていないが，再建組織の長掌筋腱を合わせ用いた腹直筋皮弁と組織縫着完了の像である。術後咽頭造影に見られるように，嚥下時，再建軟口蓋の後上方への動きによる鼻咽腔閉鎖状態が見られる（図 27・7-c, d）。

【症例3】 61歳，男，舌根右側に生じた扁平上皮癌（T3N2CM0）

　喉頭温存舌全摘症例のおもに舌根の再建。浸潤は舌両側にわたり，全体に硬化し，可動性がほとんど見られない。化学療法に反応が少なく，両側頸部郭清，舌口腔底全摘術を施行した。

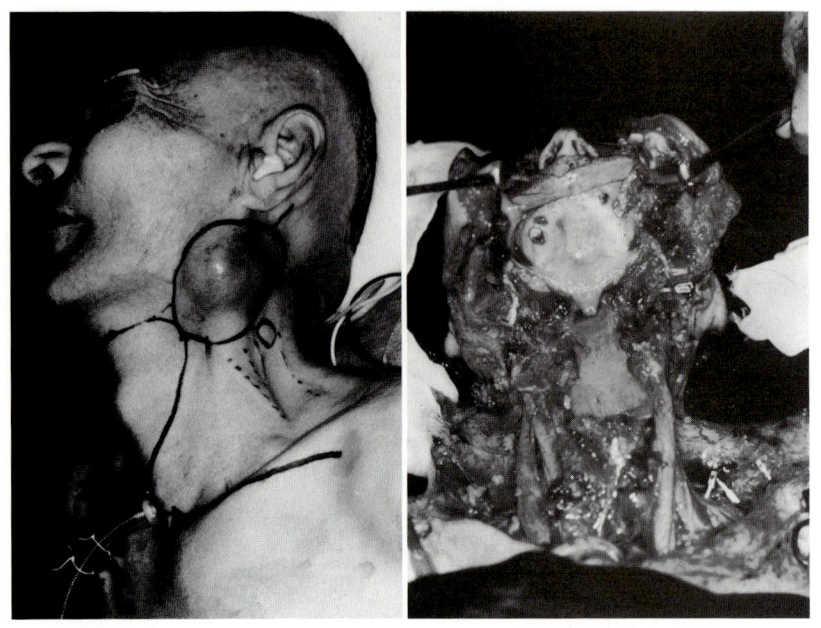

図 27・5　症例1：57歳，男，中咽頭癌，頸部巨大リンパ節転移例
写真右は，両頸部郭清，下顎正中離断，舌全摘，咽喉食摘の欠損像である。

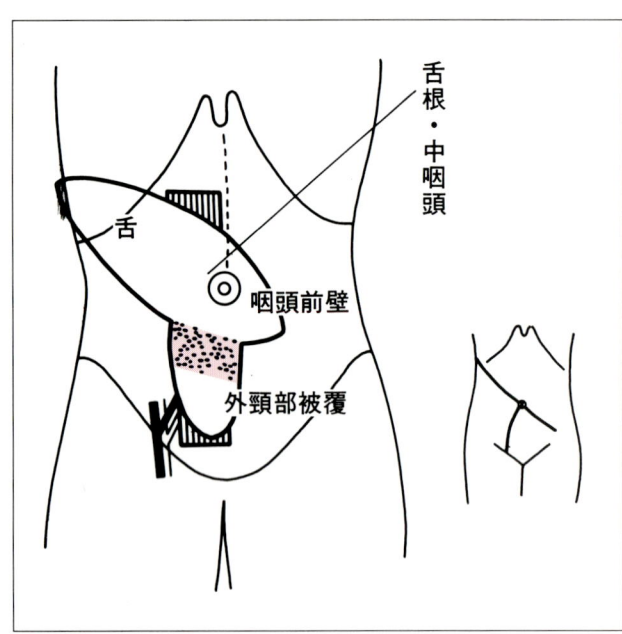

（a）再建組織のデザイン。対応する再建部位，皮膚剝削部などを示す。　　（b）再建手術直後の外貌

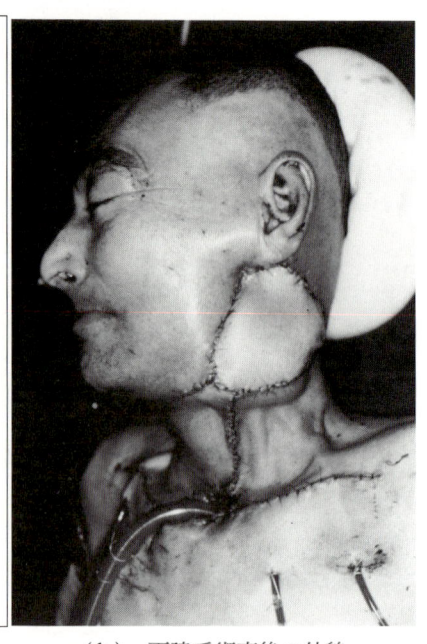

図 27・6　症例1：57歳，男

再建法は腹直筋に前鞘を帯状に付着させ，これを咽頭収縮筋裏面に回して固定し，同筋の収縮で後方上に牽引できる形態とした。

図27・8-aのCT像のように，再建舌が喉頭蓋とともに後方に牽引され，嚥下時にさらに後方への動きが見られ，食事は流動物に限られるが，誤嚥することが少ない。

G 考　察

口腔・中咽頭は嚥下，構音の機能空間であるため，再建する上でとくに機能を重視することとなる。とくに広範囲切除における再建にあたって，血管柄付遊離組織移植の優位性と，遊離筋皮弁移植のほかの再建と対比した位置，そして機能的再建の試みとリハビリテーションについて検討を加え述べたい[20]。

1．血管柄付遊離組織移植の優位性[21]

局所粘膜弁を用いた再建で事足りればそれに越したことはないが，小範囲しか被覆あるいは充填ができないため，被覆に無理が出て，機能を損じたり，切除を加減す

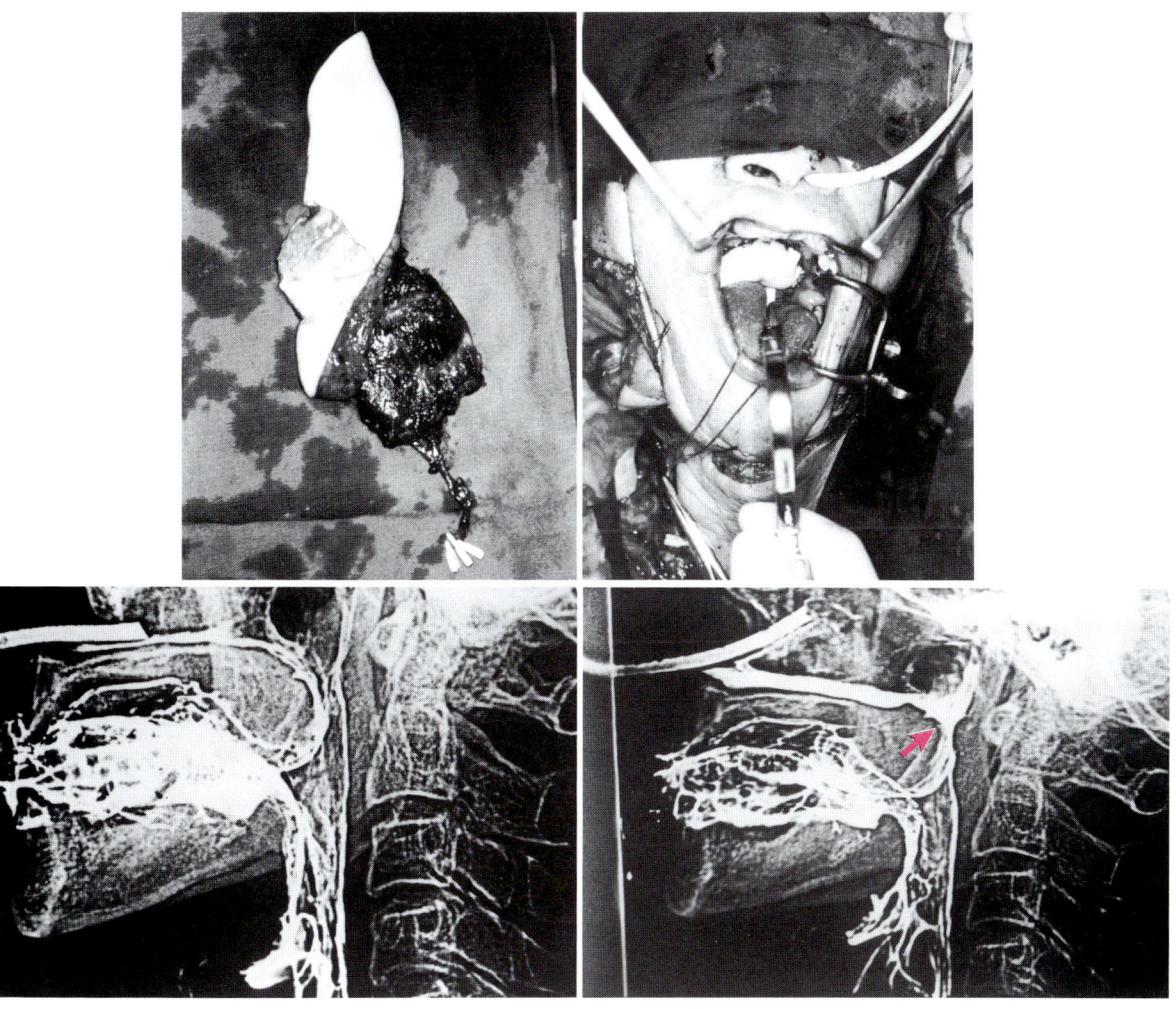

(a) 遊離した2皮島腹直筋皮弁。これに長掌筋を縫着する。
(b) 皮弁を欠損部に縫着したところ。
(c) 静止時の咽頭造影
(d) 嚥下時の咽頭造影。鼻腔にも造影剤を入れてある。

図 27・7　症例2：60歳，男，軟口蓋全摘，咽頭側壁，舌部分切除症例

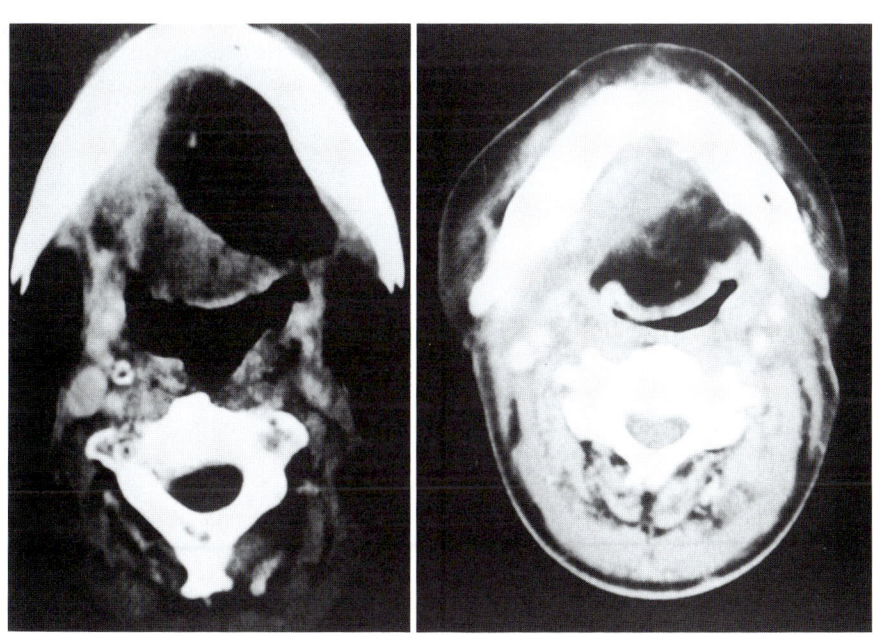

(a) 舌前方2/3切除し，再建舌が前方に拘縮した症例のCT像
(b) 舌全摘，腹直筋皮弁に筋膜を付け，咽頭収縮筋にて牽引した症例のCT像

図 27・8　症例3：61歳，男

るようなことがあってはならない．また，遠隔有茎弁では茎が束縛となり，牽引することにより機能を損ずることが多い．これを防ぐために茎を長くしようとして血管茎の状況を悪くするぐらいならば，初めから遊離で好状況の遊離皮弁を用いる方が望ましい．しかし，何といっても，今でも遊離皮弁形成を行うにあたって懸念されるのは，手術時間と安全性であろう．平たく，いろいろ頭頸部再建に遊離皮弁形成術を行って，有茎皮弁と比較して，腫瘍切除手術と同時に皮弁採取ができるメリットを考慮に入れれば，まず時間的不利はない．安全性も，もっとも血行の良い部位を選んで用いることができるために部分壊死が少なく，血栓による全壊死が，マイクロサージャリーの進歩で，5%前後からさらに改善されつつあることからも，有茎皮弁に劣ることはない．何にも増して，機能再建に適した末梢血行の良好な組織を遠隔部に求め，癌腫と関係のない組織で自由な形態を得られることは，茎の牽引がなく，瘻孔形成も少ないことからも，特別な不都合がない限り，もっとも望ましい組織移植法であると考えられる．

2．遊離組織移植における遊離筋皮弁の位置

頭頸部の再建に用いられる組織は筋皮弁に限らず，皮弁，骨弁，筋膜弁，そしてそれらの複合したものと種々あるが，筋皮弁と比較対照される組織は何といっても皮弁である．頭頸部再建に用いられる遊離皮弁は，前腕皮弁がもっとも一般的である[22]．この両組織の比較はすでに表27・2に示したが，一般に筋皮弁は，皮弁に対して量が大きい，また筋部分の血行が良いという理由で，皮弁に対比して用いられることが多い．腔の充填には好んで用いられる．しかし，神経の支配を保たなければ，筋は萎縮して紙のようになることを念頭に置かなければならない．したがって，当初の量はそのままの形でなく，萎縮後予想される形態で再建されなければならない．

具体的に筆者らは筋を量として用いることは少ない．

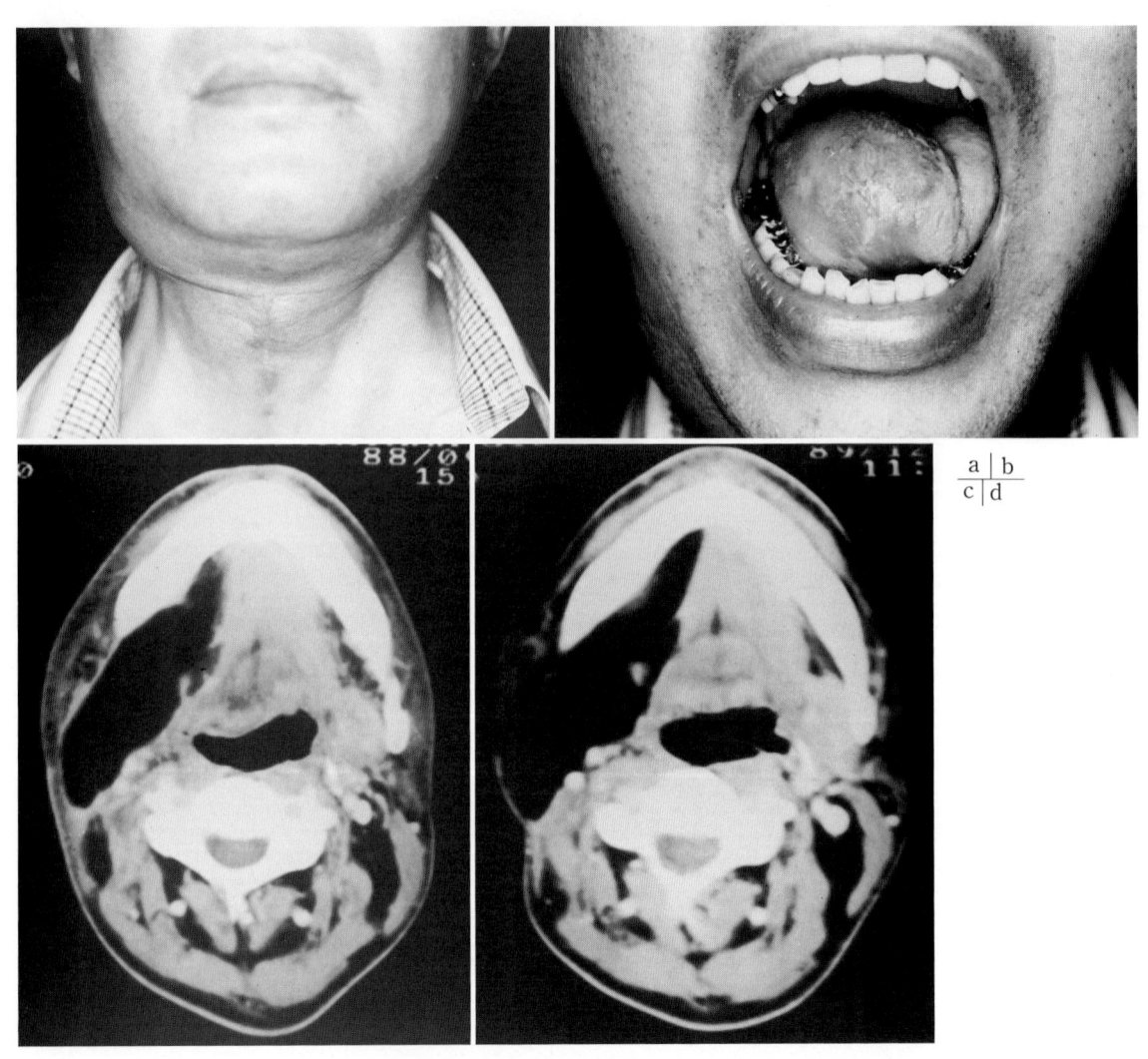

図 27・9　舌右半切，腹直筋皮弁再建例
　手術後 10 kg 以上体重が増し，皮弁部分で再建された舌表面および口腔底の量が増していることが，(a, b) および CT 像 (c) からうかがえる．
　(d) 術後．肥満による移植皮下脂肪組織の増大 CT 像

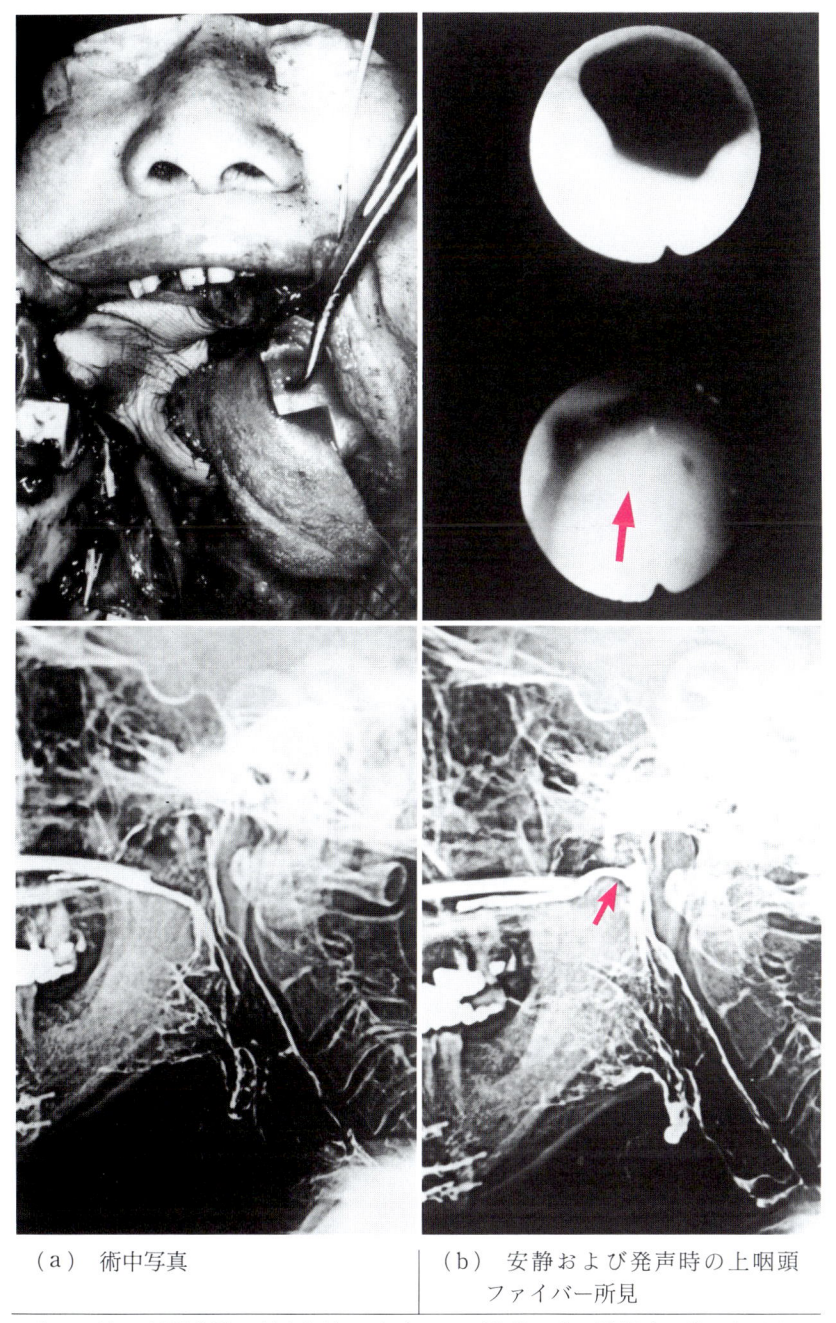

(a) 術中写真　(b) 安静および発声時の上咽頭ファイバー所見

(c, d) 咽頭造影。(b)(d)の矢印は，再建軟口蓋の機能時の動きを示す。
図 27・10　長掌筋腱付前腕皮弁による全軟口蓋，中咽頭側壁，舌一部再建例

筋皮弁としては腹直筋皮弁を用いることがもっぱらだが，量を必要とする場合は皮弁部分の皮下組織または表皮および真皮の一部を剝離してこれを埋没し，これにあてるようにしている。このような訳で，移植筋の機能を利用しない限りにおいて，筋皮弁の皮弁と異なるところはとくにない。強いていえば，筆者らの多用している腹直筋皮弁は皮弁部分の量を加減できることと，茎を含めて非常に長く皮弁全長を採れることにある。皮弁を臍より外側に中腋窩線までとして，これを膝まで有茎で移植し，生着した皮弁作成を経験している。悪性腫瘍切除欠損に対する頭頸部再建においては，移植部血管の状況が多様であるために，血管茎の長さが大きな利点となる。ただ，量として皮下脂肪を用いるにあたり，この量は全身の皮下脂肪量，つまり肥満度により変化するということをつけ加えておきたい（図27・9）。

3．機能的再建の試み

われわれは5年前から，長掌筋腱付前腕皮弁による軟口蓋再建を行なっている。全軟口蓋あるいはそれに舌・咽頭など周囲組織の一部が加わった欠損でも，図27・10のように，内視鏡，咽頭造影で嚥下時の鼻咽腔閉鎖機能が見られる。腹直筋皮弁でも同様の機能再建を試み，症

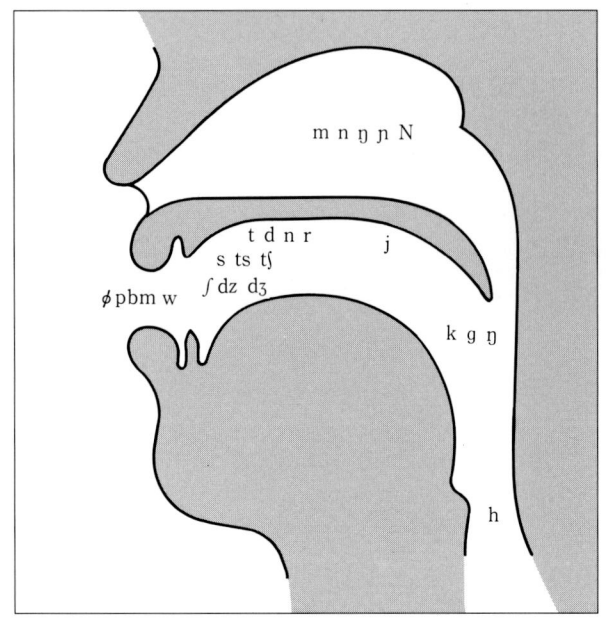

図 27·11 日本語子音の構音点（母音を除く）
(耳鼻咽喉科教科書，「音声言語の生理」，「ことばの生成」より)

例2のように，同様の結果が得られている．これら再建された機能はまだ完全とはいえないが，新たなる再建への一つの方向づけはなされたと考えている．症例3は，従来より行われている舌全摘時に喉頭を温存する場合，これを挙上することにより喉頭蓋を後傾して誤嚥を防ぐという再建を動的にしようとした試みである．図 27·8-a は舌前方2/3切除例の CT 像であるが，組織および瘢痕の収縮で咽頭腔が広く，嚥下第一期から二期の機能が十分発揮できないような障害も予防できると思われる．この再建で嚥下時，舌の後方への動きが見られたが，機能的に動く舌の再建としては未だ試みの段階である．複雑な舌の動きと知覚，そして周囲組織と同調する反射運動を再建することはとてもできないが，何らかの意味でそれに近い再建を目指したい．

4．リハビリテーション

おもに構音機能についての術後評価と治療であるが，動的な軟口蓋再建を行った症例は全例，構音異常は鼻咽腔閉鎖機能不全によって起こったのではなく，舌運動障害によるものであった．舌半切程度では，十分な面積の再建で，会話明瞭度5段階でも，"ときどきわからないことばがある"の2から1まで，ほとんど訓練の必要がないところまで再建できる．しかし，瘢痕拘縮例や，切除がさらに舌尖または舌根に広がると，こうはいかない．動かない舌尖に代わって口唇を使うというように，代償構音で s, t 音を出すというような訓練で，舌全摘例でも会話明瞭度が"ときどきわかることがある"の4から"話題がわかればなんとかわかる"の3へと，それぞれ1段階ほどの歩みを見せている．また，舌全摘を含む舌運動がほとんど期待できない場合は，口唇，口蓋などによる運動で構音できる可能性が見出せる．

図 27·11 に見られる構音点が"せばめ"によるものであるならば，動かない組織はボリューム豊かに再建することにより機能を期待しようという量的再建は，リハビリテーションからヒントを与えられ，効果を上げている．

(吉田　豊一)

文　献

1) Bakamjian, V. Y., Littlewood, M.：Cervical skin flap for intraoral and pharyngeal repair following cancer surgery. Br. J. Plast. Surg., 17：191, 1964.
2) Bakamjian, V. Y.：A two-stage method for pharyngoesophageal reconstruction with a primary pectral flap. Plast. Reconstr. Surg., 36：173, 1965.
3) Mathes, S. J., Nahai, F.：Clinical Atlas of Muscle and Musculocutaneous Flaps, pp. 317-335, The C. V. Mosby Co., St. Louis, 1979.
4) Mathes, S. J., Nahai, F.：Classification of the vascular anatomy of muscles：Experimental and clinical correction. Plast. Reconstr. Surg., 67：177, 1981.
5) Ariyan, S.：The pectralis major myocutaneous flap. A versatile flap for reconstruction in the head and neck. Plast. Reconstr. Surg., 63：73, 1979.
6) 坂東正士：大胸筋を利用した頭頸部の再建法．手術，34：751-760, 1980.
7) 坂東正士：筋皮弁による頭頸部腫瘍術後の再建―大胸筋皮弁，広背筋皮弁を中心に．耳鼻と臨床，27：853, 1981.
8) Quillen, C. G., Shearin, Jr. J. C., Georgiade, N. G., et al.：Use of the latissimus dorsi myocutaneous island flap for reconstruction in the head and neck area. Plast. Reconstr. Surg., 62：113-117, 1978.
9) Harii, K., Ohmori, K., Sekiguchi, J.：The free musculocutaneous flap. Plast. Reconstr. Surg., 57：294, 1976.
10) 吉田豊一：頭頸部癌機能的再建―量的再建と動的再建．頭頸部腫瘍，16 (2)：98-102, 1990.
11) Taylor, G. I.：The versatile deep inferior epigastric (inferior rectus abdominis) flap. Br. J. Plast. Surg., 37：330-350, 1984.
12) 西條正城：有茎皮膚移植の理論．新外科学大系，29 A, pp. 141-159, 中山書店，東京，1988.
13) 海老原敏：治療成績の向上と機能保存を目的とした口腔・咽頭癌の治療に関する研究．厚生省がん研究助成金による研究報告集，1986：321-325, 1987.
14) 犬山征夫，藤井正人：中咽頭癌治療における手術の役割について．耳鼻と臨床，33 (2)：538-543, 1987.
15) 今野昭義，花沢　秀：中咽頭癌に対する集学療法．耳鼻と臨床，33 (6)：983-987, 1987.
16) 村上　泰：側壁型中咽頭癌切除再建手術．JOHNS, 6 (6)：839-843, 1990.
17) Hamlet, S. L.：Tongue mobility in speech after parti-

al glossectomy. Head and Neck, 12：210-217, 1990.
18) 渡辺滋之：舌癌治療後の構音機能—ダイナミックパラトグラフィによる研究．耳鼻と臨床，34：1206-1219, 1988.
19) 今野昭義：口腔癌切除後の再建術と術後機能．JOHNS, 6 (2)：181-188, 1990.
20) 川口壽郎：25語音リストによる口腔癌術後の構音機能．音声言語医学，31：226-234, 1990.
21) 波利井清紀，海老原敏，小野　勇ほか：口腔中咽頭領域の再建における有茎筋皮弁と遊離筋皮弁の成績の検討．頭頸部腫瘍，12：305, 1985.
22) 鎌田信悦，川端一嘉，金子省之ほか：前腕皮弁による中咽頭再建術．耳鼻と臨床，33 (2)：576-579, 1987.

IV 口腔・咽頭の再建

28 術後機能評価に基づく口腔・中咽頭の再建

SUMMARY

頭頸部悪性腫瘍切除後の再建は，術後の摂食会話機能に直接関与してくる重要な外科領域である．しかし，切除範囲のみならず皮弁の選択，移植方法は多種多様に及んでおり，また重要な術後機能という観点からみた再建手技には多くの問題が残されている．そこで本稿では，口腔，中咽頭欠損の中でもとくに問題となる舌亜全摘以上の欠損と，中咽頭上側壁欠損について取り上げ，術後の機能評価に基づく再建手技について言及した．

舌亜全摘以上の欠損に対する再建の目標は，喉頭の温存のみならず，より良い術後の嚥下会話機能の獲得を目指した手技を行うことである．そのためには，口腔内の皮弁形態が隆起型または半隆起型を呈するのが望ましい．
ポイントは
①腹直筋皮弁などの容量のある皮弁を選択する．
②皮弁のデザインで，皮弁に充分な幅をもたせる．
③症例に応じて，術後の喉頭の下垂防止術を行う．
中咽頭上側壁欠損に対する再建の目標は，鼻咽腔閉鎖不全の防止である．ポイントは
①皮弁の縫着法として，残存後壁の咽頭弁を利用した Gehanno 法を選択する．
②後壁が切除されている症例では Denude 法を選択する．
③下顎骨温存症例では前腕皮弁や大腿皮弁などの薄い皮弁を選択する．一方，舌根半切におよぶ切除や下顎区域切除，また Denude 法を選択した場合には腹直筋皮弁を選択する．

はじめに

口腔，中咽頭の悪性腫瘍切除後に生じた組織欠損に対し，マイクロサージャリーを利用した遊離組織移植の技術はもはや一般的なものとなった[1]．そして，欠損部位を移植組織にて充填することにより，ある程度の術後機能を維持することが可能となってきた．しかし，舌や中咽頭における広範囲切除症例では，術後機能という面からすると，まだまだ多くの問題を抱えている．そこで，本稿においては舌亜全摘以上ならびに中咽頭上側壁欠損の再建を中心に，新しい知見を加えて述べることとする．

A 概　念

最近では，舌亜全摘術のみならず，舌全摘術（従来は舌喉頭全摘術）においても積極的に喉頭の温存を目指した再建が行われるようになってきた．しかし，喉頭は温存できたものの，術後の摂食会話機能が良いものから悪いものへと差があるのが現状である．その要因として，口腔内皮弁の容量，年齢，術後の喉頭の下垂，隣接組織の合併切除などが挙げられる[2]．そこで，口腔内の皮弁の容量がいかに術後機能に影響を及ぼしているかを調べる目的で，術後における再建舌の口腔内形態の分類に伴う機能評価を施行した[3]．

一方，中咽頭癌（上側壁中心）切除後の欠損に対する再建の目的は，鼻咽腔閉鎖不全の予防である．しかし，欠損形態が複雑なため切除範囲に伴う再建方法は確立されていないのが現状である[4]．さらに，皮弁を適切な縫合で移植しないと，皮弁と残存軟口蓋断端との間に哆開を惹き起こし鼻咽腔閉鎖不全につながる．そこで，これまで行ってきた各種縫着方法を，術後の創部の哆開という点で比較した．さらに，切除範囲の分類を行い，それに伴う術後機能の評価を施行した[5]．

B 再建形態と術後機能

1. 舌亜全摘以上の欠損に対する再建後の形態分類と機能評価

喉頭挙上術を施行していない再建症例を対象とし，術後の口腔内形態を肉眼的所見とMRIにて便宜的に隆起

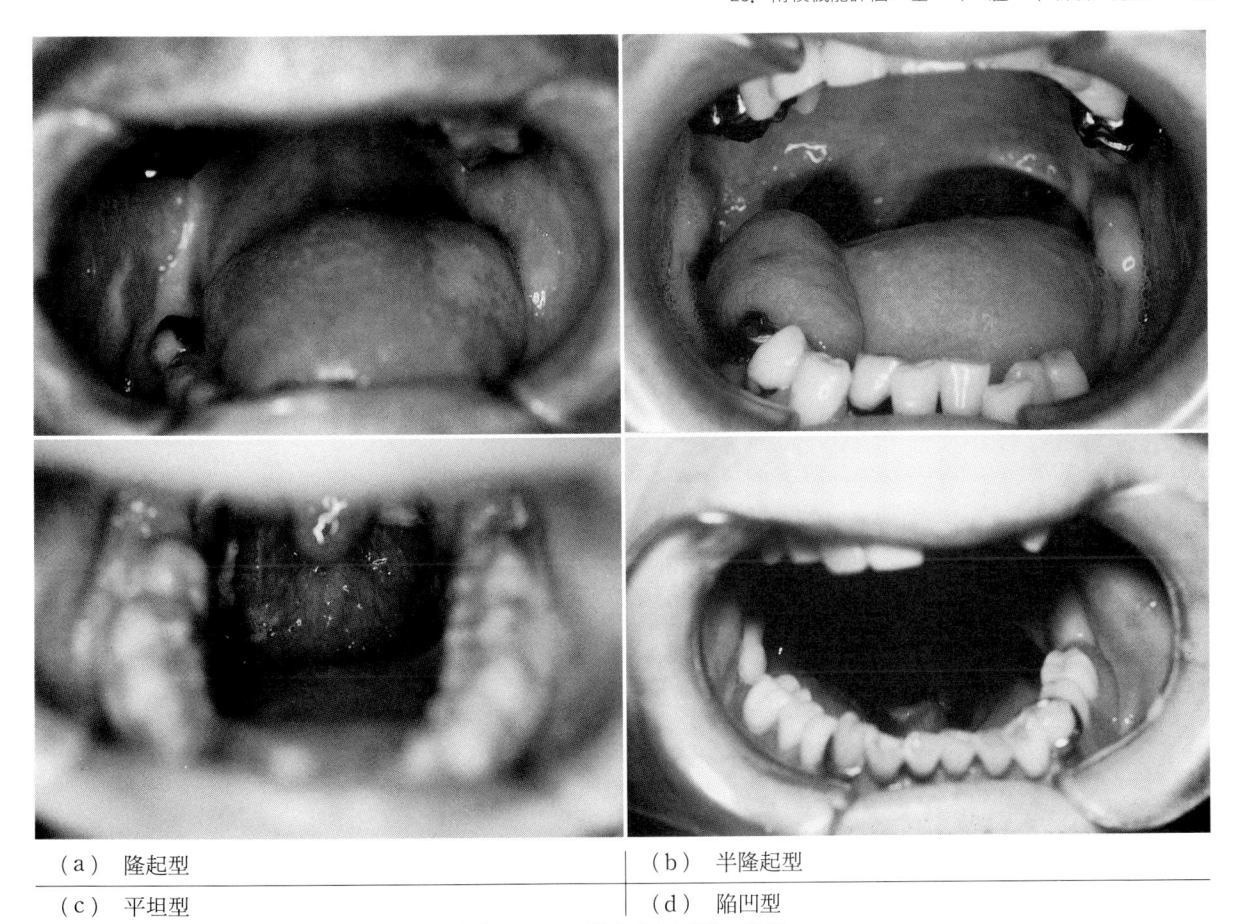

(a) 隆起型　　　　　　　　　　(b) 半隆起型
(c) 平坦型　　　　　　　　　　(d) 陥凹型

図 28・1　口腔内皮弁形態の分類

(木股敬裕, 内山清貴, 桜庭　実ほか：頭頸部領域の再建―口腔中咽頭. 形成外科, 44：841-851, 2001. より一部引用)

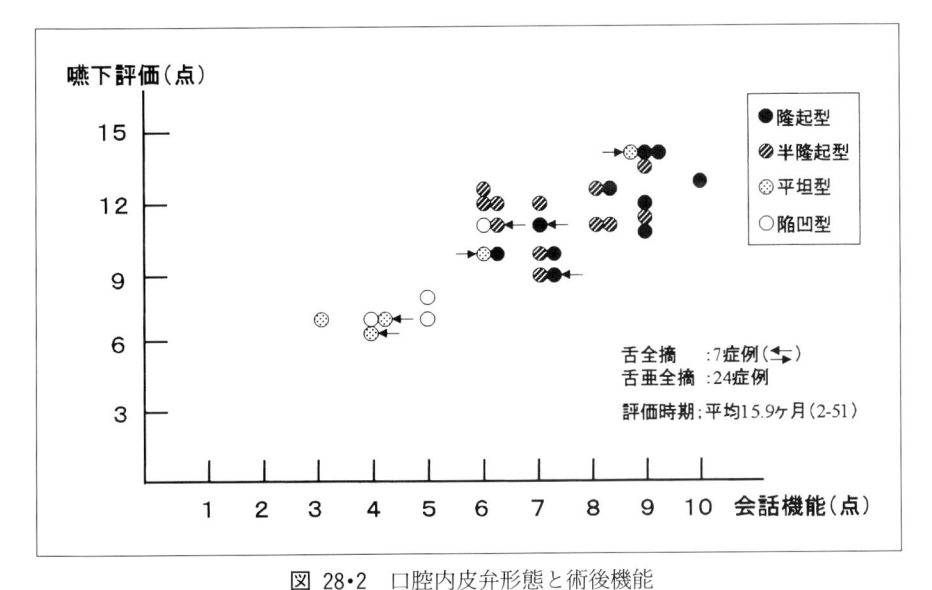

図 28・2　口腔内皮弁形態と術後機能

縦軸 (問診による嚥下機能評価, 3-15 点), 横軸 (広瀬の会話機能, 2-10 点)

(木股敬裕, 内山清貴, 桜庭　実ほか：頭頸部領域の再建―口腔中咽頭. 形成外科, 44：841-851, 2001. より引用)

型, 半隆起型, 平坦型, 陥凹型の4型に分類した (図28・1)[3]。術後の嚥下機能は問診による評価法で, 会話機能は広瀬の分類[6]を用いた。

結果は, 嚥下機能と会話機能との間には相関関係があり, 嚥下機能の悪化に伴い会話機能の悪化が認められた。口腔内の皮弁形態と機能との関係は, 陥凹型, 平坦型では, 明らかに嚥下会話機能が不良であり, 半隆起型, 隆起型になるにつれ, より機能の良い喉頭が温存できていた (図28・2)[3]。しかし, 半隆起型でも良い機能が得られていない症例, 逆に舌全摘でかつ平坦型を呈していても

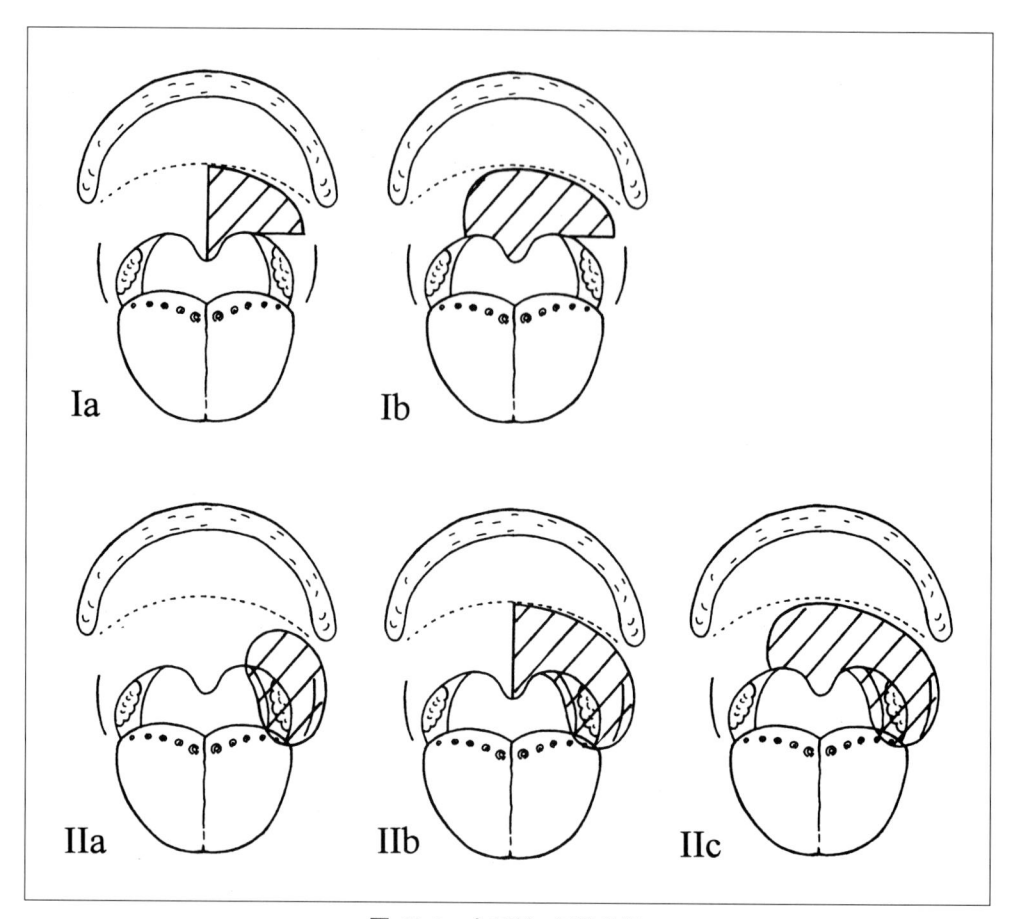

図 28・3 中咽頭の切除分類
Ⅰ型は上壁中心欠損，Ⅱ型は上側壁中心欠損
(Kimata, Y., Uchiyama, K., Sakuraba, M., et al.: Velopharygeal function after microvascular reconstruction of lateral and superior oropharygeal defects. Laryngoscope, in press, 2002. より一部引用)

良い機能が温存されている症例（32歳）もある。これらは，嚥下機能における個人差が大きいことなどに起因され予想が難しい点である。平坦型，陥凹型の原因として，移植皮弁容量の不足，術後の喉頭の下垂が考えられた。

2．中咽頭上側壁欠損の分類と再建後の術後機能評価

中咽頭（上側壁中心）の切除範囲は，上壁中心型と側壁中心型の5型に分類される（図28・3）[5)7)]。さらに，皮弁の縫着方法を Patch, Jump, Denude[7)], Gehanno[8)9)], Fold 法に分類した（図28・4）[5)]。皮弁と残存軟口蓋断端との縫合部哆開に関して各種縫着方法（88症例）を比較すると，Patch法（9.4%），Jump法（32%），Denude法（40%），Gehanno法（6.7%），Fold法（0%）であった。Patch, Fold, Gehanno法では，創部がすべて粘膜または上皮で被覆されているため哆開が起こりにくい。一方，Jump法では皮弁の鼻腔側が部分的に皮膚または粘膜で被覆されないこと，Denude法では残存軟口蓋と皮弁の脱上皮部との縫合部が創部の腫脹のため，術後に哆開しやすいことが原因として考えられた。

つぎに，切除範囲に伴う鼻咽腔閉鎖不全に関する機能評価（Ⅱ型のみ）を，創部の哆開など早期合併症のない症例で行った。評価は食事の鼻腔逆流の有無と soft-blowing 時の鼻からの空気漏出度とし，また会話機能は広瀬の分類を使用した。この結果では，ⅡaとⅡbでは，鼻咽腔閉鎖不全もなく会話もほぼ正常な機能が得られることを示している。しかし，欠損がⅡcに及ぶと，良好な機能の症例もあるが強度の鼻咽腔閉鎖不全が認められる症例まであり安定した成績が得られていない（図28・5）[3)]。このことは，切除範囲が広くなれば術後機能にばらつきが生じること，再建の限界を示す症例もあること，また適切な再建方法がなされないと機能が不良であることを示している。現在，術後早期合併症もなく安定した機能を得るために，ⅡaではPatch法，Ⅱb，ⅡcではGehanno法を第一選択としている。一方，後壁の切除が大きい症例ではDenude法を選択している。

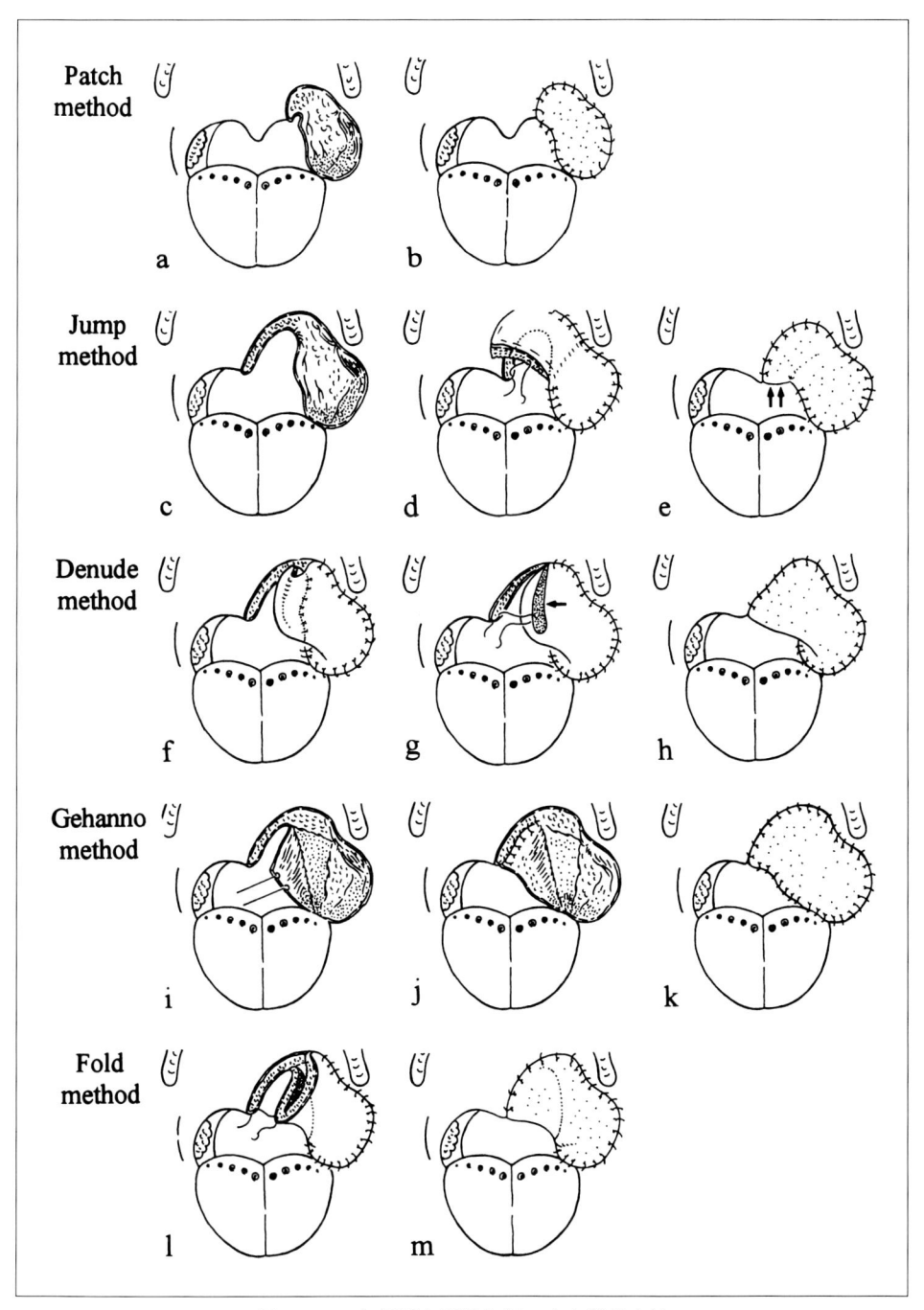

図 28・4 中咽頭上側壁欠損の皮弁縫着方法
Jump法では皮弁裏側にraw surface（矢印）があり，Denude法では皮弁の一部を脱上皮（矢印）して軟口蓋断端と縫合する。
(Kimata, Y., Uchiyama, K., Sakuraba, M., et al.: Velopharyngeal function after microvascular reconstruction of lateral and superior oropharyngeal defects. Laryngoscope, in press, 2002. より一部引用)

C 手 技

1. 舌全摘，亜全摘の再建

再建目標は，口狭部が狭い隆起型または半隆起型の再建舌を形成することである。注意する点として，容量のある皮弁（皮弁の厚さが2cm以上）を選択すること，術後に喉頭が下垂しないようにすることが挙げられる。容量があり，切除側と同時進行が可能な皮弁として腹直筋皮弁が挙げられる。その挙上方法に関しては多くの記述があるため割愛し，重要なデザインについて述べる。

原則として，もっとも皮下脂肪が厚くかつ穿通枝が多い臍周囲を中心とする（図28・6）[3]。肛側を舌根へ，頭側を舌尖方向とする。舌根に相当する部分の幅は，隆起型の再建舌を作る上で重要で，最低でも8～9cmは取りた

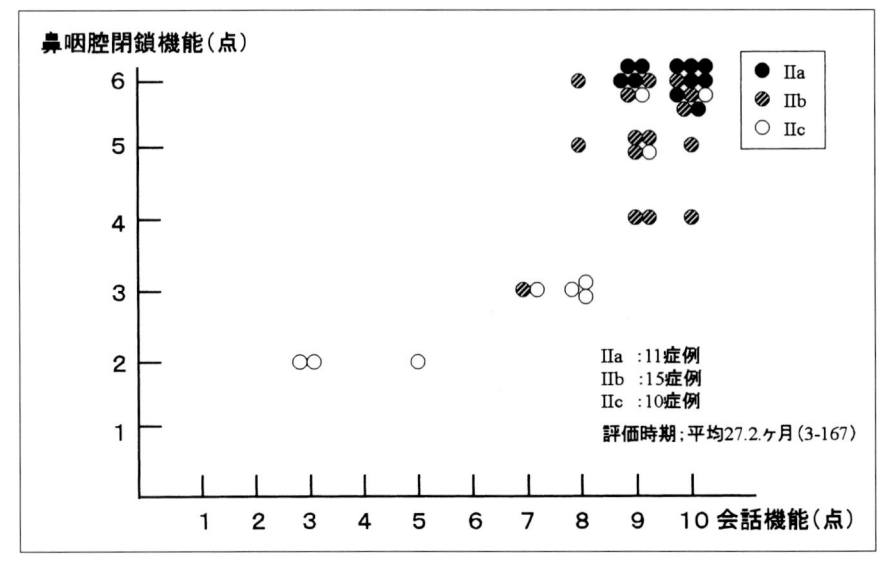

図 28・5 中咽頭の切除範囲と術後機能（II型 36 症例）
縦軸（鼻咽腔閉鎖機能，1-6点），横軸（広瀬の会話機能，2-10点）
（木股敬裕，内山清貴，桜庭　実ほか：頭頸部領域の再建―口腔中咽頭．形成外科，44：841，2001．より引用）

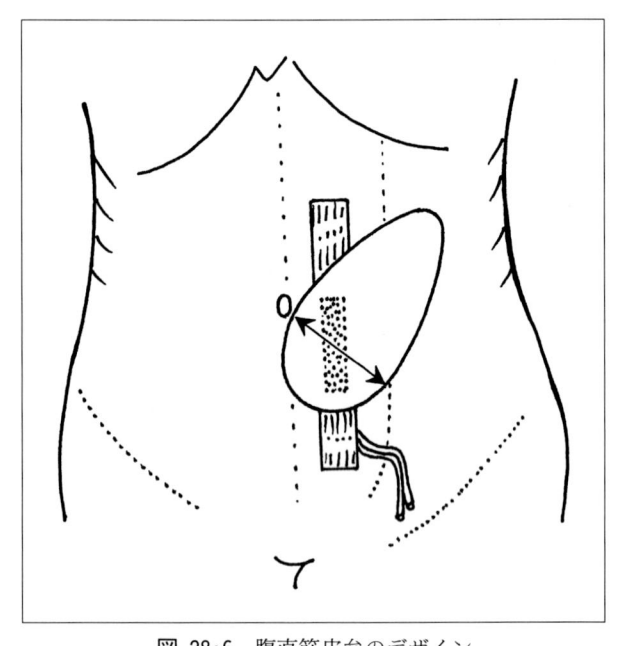

図 28・6　腹直筋皮弁のデザイン
口側を舌尖方向に，肛側を舌根方向にする．幅（矢印）を十分に取る．
（木股敬裕，内山清貴，桜庭　実ほか：頭頸部領域の再建―口腔中咽頭．形成外科，44：841，2001．より引用）

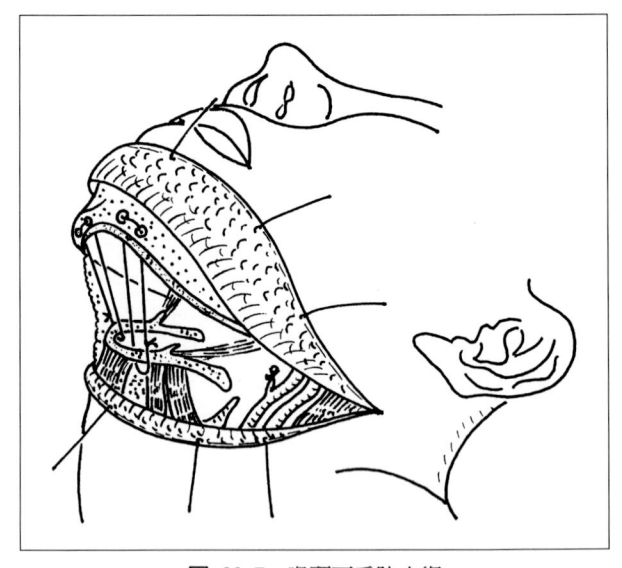

図 28・7　喉頭下垂防止術
7号ナイロンにて舌骨を下顎骨に吊り上げる．舌骨上縁と下顎下縁との距離は2cm程度が目安である．
（木股敬裕，内山清貴，桜庭　実ほか：頭頸部領域の再建―口腔中咽頭．形成外科，44：841，2001．より引用）

い．腹直筋の筋体は，顎下部の死腔の充填に使用する．その容量であるが，基本的に全幅は必要でない．逆に多すぎると，術後における嚥下時の喉頭挙上の妨げとなる．また後に記述するが，喉頭下垂防止術を付け加えた場合には，死腔はさらに狭くなる．したがって，1/2～1/3 幅あれば十分と考えている．筋体の長さに関しては切離前の状態で，両側郭清なら 20 cm 位，片側郭清であれば 10 cm 位が良い．血流の豊富な皮弁を得るために穿通枝を多く含めたデザインが良く，筋体の縦軸方向に前鞘を 1×5 cm 位含めるようにする．

皮弁の縫着は喉頭蓋谷から開始し，粘膜と皮膚が咽頭腔に内翻するように行う．口腔側からの縫合は術野が狭く困難なため，大部分は頸部側より施行する．口腔内に移り皮弁を歯肉粘膜に縫合する．その際，歯肉粘膜が不足している場合には，縫着が不十分となり瘻孔の原因となる．この時には皮弁の辺縁を 5～10 mm ほど脱上皮し中に入れ込むように縫着すると瘻孔を生じにくい．歯肉粘膜との縫合が困難な場合には歯牙部に糸を回し縫合する．最後に口腔前方で余剰な皮膚を切除または脱上皮し

歯肉に縫合する。閉口した際に，再建舌が口蓋に接するくらいに口狭部を狭くした方が機能的によい。顎下部に筋体を充填した後に，頸部で血管吻合をする。

さて，舌骨上筋群に加え，両側顎二腹筋後腹が切除されている症例では，術後に喉頭の下垂が起き，口腔内皮弁の陥凹につながる。この予防策として喉頭挙上術がある。しかし，従来の喉頭挙上術（舌骨と下顎骨を固定する方法）では，air wayが狭くなることや，生理的な喉頭の動きを妨げる可能性がある。そこで「考察」でも述べるが，筆者らは術前における安静時の喉頭の位置まで舌骨を吊る喉頭下垂防止術を施行している（図28・7）[3]。閉創の際には頸部を正中位置に戻し，皮弁の血管柄の捻転や折れ，そして周囲組織からの圧迫などがないことを確認しドレーンを挿入する。最後に，必要であれば気管切開術を施行する。

2．中咽頭上側壁の再建

中咽頭上側壁の再建目標は，鼻咽腔閉鎖不全の防止である。現状では，静的再建に留まるため，いかに鼻呼吸ができる状態で鼻咽腔を狭くするかということになる。上壁中心（Ⅰ型）の欠損は，局所皮弁による再建と遊離皮弁を利用した再建に分けられる。Ⅰa型では，上方茎咽頭弁と頬粘膜弁または口蓋の粘骨膜弁で対処できる。一方，Ⅰb型になると局所皮弁と遊離皮弁の必要性が出てくる。症例的にまれであることや文献的にも少数例の報告のため，確立されたものはない。

方法的には，咽頭弁単独[10]，咽頭弁とほかの皮弁（口蓋の粘骨膜弁，前額皮弁，大胸筋皮弁，前腕皮弁）[11][12]，二つ折り前腕皮弁，二つ折り長掌筋腱付前腕皮弁（長掌筋腱を上咽頭両側壁に固定し，再建鼻咽腔を狭くする）[13][14]が挙げられる。どの方法でも再建可能であるが，筆者らの施設では二つ折り前腕皮弁を施行し，鼻咽腔閉鎖不全が認められた時に咽頭弁を二次的に追加する方針としている。

頻度的に多くかつ機能的に問題となるのが上側壁型（Ⅱ型）である。Ⅱa型は，平面的欠損であるためPatch法による再建でよい。Ⅱb，Ⅱc型になると，欠損が三次元的になるために工夫を要する。前述した通りに鼻咽腔を狭小化し，また縫合部の哆開が少ない縫着法としてGehanno法を第一選択とする。

最初に残存中咽頭後壁の粘膜を椎前部の層で患側から健側に向けて剥離する。つぎに，この剥離挙上した咽頭弁を翻転し，残存軟口蓋の鼻腔側粘膜断端と縫合する。この際，軟口蓋断端の最下方の部分が術後にもっとも哆開しやすいため2層に縫合する。放射線照射後の症例や上壁または後壁の切除範囲が広い時には，より縫合部に緊張がかかる。この場合は，剥離した咽頭弁の外下方にback-cutを入れるとよい[15]。最後に，皮弁をパッチ状に移植する。後壁の切除が大きく，咽頭弁を作成挙上が不可能な場合には，Denude法を選択する。注意すべき点は，皮弁の脱上皮した部分と残存軟口蓋断端との縫合部の哆開である。したがって，この部分は3層に縫合した方がよい。Gehanno, Denude法ともに再建前に気管切開術を行っておく。

Ⅱ型欠損における皮弁の選択には，前腕皮弁や大腿皮弁などの薄い皮弁と腹直筋皮弁などの厚い皮弁がある。舌咽神経の切除を伴うことが多いため，基本的には患側の口狭部を狭くし健側より食塊が流れ込むようにしたい。しかし，下顎骨温存症例では，頸部から欠損部への皮弁の通路が狭いため（指2，3本程度），容量が多い腹直筋皮弁を用いると縫合が困難になり，逆に皮弁のうっ血などを引き起こすことがある。腹直筋でも皮弁が薄い場合や筋体を1/3程度にした場合，そして穿通枝皮弁とすれば移植可能である。原則的には，下顎骨温存症例では，前腕皮弁や大腿皮弁を選択した方が安全である。一方，下顎骨の区域切除や舌根半切に及ぶ切除，またDenude法を選択した場合には，腹直筋皮弁の選択がよいと考えている。

D 症 例

【症例1】舌亜全摘症例（図28・8）
【症例2】中咽頭Ⅱb症例（図28・9）[5]
【症例3】中咽頭Ⅱc症例（図28・10）

E 考 察

1．舌全摘，亜全摘の再建

舌亜全摘以上の再建において，移植皮弁の口腔内形態が半隆起型または隆起型を示す方が，より良い術後機能が得られる可能性が高いのは前述の通りである。しかし，すべての症例が思い通りにいかないのも現状であり，その理由として術前状態，合併切除範囲，嚥下年齢，極度の痩せ，患者の社会復帰に対する意欲などが関与してくる。術前状態として，アルコール性脳障害や脳梗塞などの神経的疾患の既往がある症例では，喉頭温存は厳しい。合併切除範囲では，舌全摘術に加え喉頭蓋までの切除または下顎中咽頭が半分以上切除された症例では，機能の破壊が大きくやはり適応外である[2]。嚥下年齢の評価は，

(a) 左舌根が一部残る舌亜全摘術。　(b) 筋体は中央1/3のみ皮弁と一緒に採取する。
(c) 歯肉粘膜が少ないため,皮弁の一部を脱上皮して縫着する。　(d) 術後1年の状態。隆起型。

図 28・8　症例1:舌亜全摘再建症例

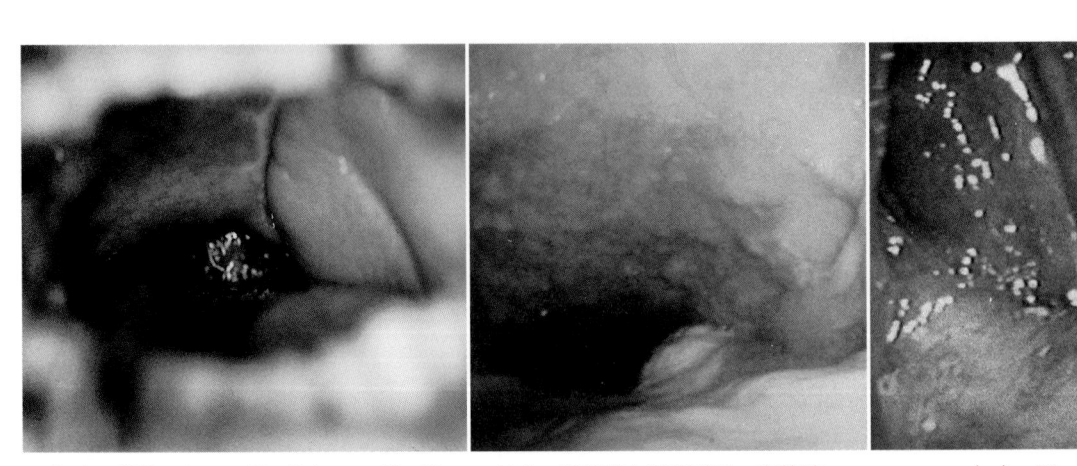

(a) 術後2年5カ月,Gehanno法,腹直筋皮弁,鼻咽腔閉鎖不全なし,会話機能10点。　(b) 鼻咽腔内視鏡所見,安静時。　(c) Blowing時。

図 28・9　症例2:中咽頭IIb型再建症例

(Kimata, Y., Uchiyama, K., Sakuraba, M., et al.: Velopharygeal function after microvascular reconstruction of lateral and superior oropharygeal defects. Laryngoscope, in press, 2002. より一部引用)

確立された方法がないためもっとも難しい問題である。臨床的には70歳以上になると喉頭温存の可能性がかなり低くなると感じている。

術後の喉頭下垂は,同時に移植皮弁の下垂を引き起こし,結果的に平坦陥凹型の口腔内形態につながる。この喉頭下垂の程度は,切除範囲ならびに年齢により異なり,

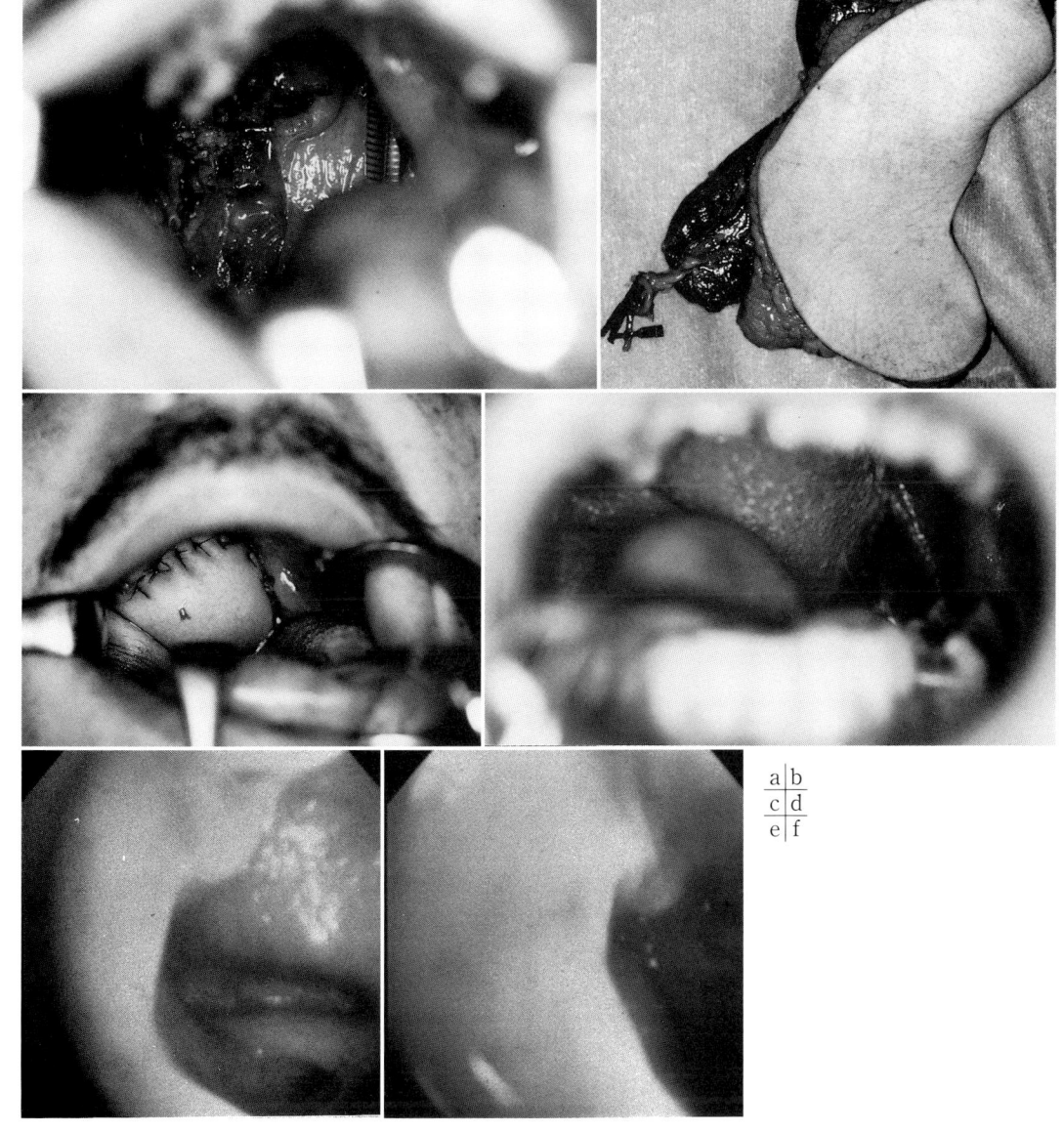

図 28・10　症例3：中咽頭IIc型再建症例
（a）口腔内欠損状態，上壁2/3切除，後壁1/2切除，下顎区域切除，舌根部切症例。
（b）腹直筋皮弁，筋体は全幅採取し下顎欠損部に充填する。
（c）Gehanno法施行直後，鼻咽腔の広さは小指頭大とした。
（d）術後3カ月。鼻咽腔閉鎖不全なし。会話機能9点。
（e）鼻咽腔内視鏡所見。安静時。
（f）Blowing時。左側壁の作用により鼻咽腔が閉鎖されている。

舌全摘術に加え両側顎二腹筋が切除された症例や高齢な症例ほど下がる傾向がある。したがって，これらの症例では喉頭下垂防止術を付け加えた方がよいと考えている。しかし，どの程度喉頭を下顎骨に引き上げたらよいのかは手探りの状態である。

本来，喉頭は頸部に浮いた非固定性の組織であり，それが周囲の組織の動きを円滑にし，良い嚥下ならびに会話に機能に結びついている。また，舌切除後に残された舌根や中咽頭収縮筋などの作用により，多少なりとも喉頭は挙上される。したがって，これらの残存機能を損なわないような，動く喉頭を残してやることが重要と考えている。そこで，従来の喉頭挙上術を避け，術前の安静時の位置に近い高さまで喉頭を吊るようにしている。現在この点に関しては，術前後の喉頭の位置を測定比較し，機能との関係の調査を施行中である。

2．中咽頭上側壁の再建

鼻咽腔閉鎖不全が軽度で，安定した機能を残すのが中咽頭上側壁再建の目標である。そして，IIa，IIb型においては適切な再建の基に，良好な術後機能の獲得が可能である。ところがIIc型のように広範囲な欠損になると，鼻呼吸を可能にしながら鼻咽腔閉鎖不全を防ぐのは容易

でない。これはIIb型では，健側の残存上壁，側壁，後壁の代償作用が大きいのに対し，IIc型ではその作用が少なくなるからである。しかし，IIc型の中でもその欠損範囲によって適切な再建が行われれば，良好な術後機能が得られる。鼻呼吸が可能な最小の鼻咽腔の広さは小指頭大の太さ，または14 Fr位までとの報告がある[12]。したがって，Gehanno法ならば上壁が1/3以上かつ後壁が1/2以上残存している症例，Denude法ならば上壁後壁ともに1/3以上残存している症例が再建可能である。逆にいえば，それ以上の欠損は現段階では再建の限界と考えている。

Gehanno法を施行する際，上壁の欠損が硬口蓋まで及ぶと咽頭弁を翻転しても硬口蓋の部分が被覆できないことがある。この部分における鼻腔側の再建は必要でなく，そのまま皮弁で被覆しても問題にならない。また時として，癌が耳管開口部周辺に浸潤している場合がある。耳管開口部の再建は困難であり，結局皮弁が開口部周辺を充填し被覆する形となる。結果として，術後に耳管狭窄や中耳炎を引き起こすことになり耳鼻科的処置が必要となる。これらの合併症は，欠損範囲が小さくても術後の創部の腫脹によって容易に引き起こされるので，患者に術前に説明しておいた方がよい。　　　　（木股　敬裕）

文　献

1) 波利井清紀：マイクロサージャリーによる口腔・咽頭の再建．頭頸部腫瘍の治療，平野実編，pp. 381-397, 医学教育出版，東京，1987．
2) Kimata, Y., Uchiyama, K., Ebihara, S., et al.: Postoperative complications and functional results after total glossectomy with microvascular reconstruction. Plast. Reconstr. Surg., 106 : 1028-1035, 2000.
3) 木股敬裕，内山清貴，桜庭　実ほか：頭頸部領域の再建—口腔中咽頭．形成外科，44：841, 2001．
4) 海老原敏：中咽頭癌．図説臨床癌シリーズ．山村雄一，杉村隆監修，pp. 86-93, メジカルビュー社，東京，1987．
5) Kimata, Y., Uchiyama, K., Sakuraba, M., et al.: Velopharygeal function after microvascular reconstruction of lateral and superior oropharygeal defects. Laryngoscope, in press, 2002.
6) 広瀬　肇：頭頸部癌取り扱い規約．日本頭頸部腫瘍学会編，改訂第2版，p. 101, 金原出版，東京，1991．
7) 三浦隆男，土師知行，岸本誠司：中咽頭悪性腫瘍摘出後の再建と術後機能評価．形成外科，37：1265-1272, 1994．
8) Gehanno, P., Guedon, C., Veber, P., et al.: Rehabilitation velo-pharyngee apres bucco-pharyngectomie-transmaxillaire elargie a la region velo-palatine. Ann. Otolaryngol. Chir. Cervicofac. (Paris), 102 : 135, 1985.
9) 小村　健：中咽頭上壁・側壁合併切除後の再建法と術後機能．頭頸部腫瘍，24：358-364, 1998．
10) Birt, B. D., Gruss, J. S.: Extended posterior wall pharyngoplasty for immediate reconstruction of soft palate in commando excision of oropharyngeal neoplasms. J. Otolaryngol., 11 : 116, 1982.
11) Shapiro, B. M., Komisar, A., Silver, C., et al.: Primary reconstruction of palatal defects. Otolaryngol Head Neck Surg., 95 : 581, 1986.
12) 今野昭義，持田　晃，花沢　秀ほか：軟口蓋の再建．JOHNS, 6：76-84, 1990．
13) 中塚貴志，波利井清紀，海老原敏ほか：頭頸部領域におけるQOLを考慮した再建法の検討（特に中咽頭及び下顎について）．形成外科，36：1077-1085, 1993．
14) 吉田豊一，佃　守，久保田彰ほか：頭頸部癌機能的再建（量的再建と動的再建），頭頸部腫瘍，16：98-102, 1990．
15) 井上俊哉，辻　裕之，立川拓也ほか：中咽頭側壁および軟口蓋広範囲切除例に対する再建法と術後機能．頭頸部外科，9：105-109, 1999．

IV 口腔・咽頭の再建

29 遊離小腸移植による頸部食道再建術

SUMMARY

マイクロサージャリーを用いた遊離小腸移植による頸部食道再建術について述べた．本法は必要最小限の部分を，類似の組織で再建するという点で，もっとも合目的な方法といえる．かつては微小血管吻合の確実性に対する危惧の念が抱かれていたが，肉眼または低倍率のルーペを用いて血管吻合を行っていた時代と異なり，ほとんど100％に近い生着率が得られるようになっている．また，万一血栓が生じても，頸部創外に露出した小腸の一部の拍動，色調の観察によるモニター法で，即座にそれを発見でき，対処することにより，本法の信頼性をさらに高めている．

本法は一次再建，二次再建ともに用いられるが，二次再建の場合には前回手術瘢痕，放射線治療などの影響のために，移植床血管の選択が問題となる．頸部にまったく移植床血管が求められなくても，鎖骨下動静脈，またはその分枝を用いることで解決できる．

遊離移植された小腸に半永久的に残存する，蠕動運動に起因すると考えられる嚥下困難に対しては，筆者らの開発した二重折り小腸移植法の使用により，症状の軽減が図れる．

はじめに

再建外科の原則は，類似の組織を再建の採取部とすることである．管腔構造を有する頸部食道の再建に管腔構造を有する組織，すなわち腸管を用いることはもっとも合目的なことであろう．しかし，腸管を有茎で移植した場合，健常部である胸部食道を犠牲にせざるを得ない．そこで，最小限必要な部分のみを移植するためには，マイクロサージャリーによる遊離移植ということになる．現在，この技術はきわめて安全なものと認められるようになり，マイクロサージャリーによる遊離小腸移植は，頸部食道再建法の第一選択とみなされるようになった．

A 解 剖

マイクロサージャリーによる遊離移植に用いられる採取部は，closed-circuit system の血行形態を有することが第一条件である．小腸はこの要求によく適合し，腸間膜を透過光で観察することにより，一対の小腸動静脈が支配する範囲の腸管が明らかである．

小腸（空腸，回腸），大腸のいずれを使うかの点では，マイクロサージャリー以前の時代，すなわち肉眼またはルーペで血管吻合を行っていた時代には，太い血管を有する大腸が好まれていた[1,2]．しかし，大腸では採取後の合併症の可能性，腸内細菌の問題などのため，現在では小腸，とくに空腸が好まれている．空腸は頸部食道によく適合する外径を有し，空腸動静脈はマイクロサージャリーの基準から見れば十分に太く，血管アーケードも回腸のそれよりもはっきりしており，腸内細菌の問題も少ないなどの点が好まれている．

B 適 応

ほとんどの頸部食道再建症例が本法の適応となりうる．まず適当な移植床動静脈の存在が必須条件であるが，二次再建例でも後述のように，鎖骨下動静脈にそれを求めることによって解決できる．

欠損の範囲の点では，頭側についてはとくに制限はない．肛側では縦隔内にまで及ぶ場合，胸骨，鎖骨の一部を切除することにより，肛側腸管吻合が可能であるところまでを適応とする．それ以上の場合には，胸部食道の引き抜きと，胃管，小腸，大腸の吊り上げの適応となる．頸部まで引き上げた有茎腸管末梢の血行が危惧される場合には，その末梢部分を栄養する動静脈を温存しておき，頸部の適当な血管に吻合する．この血流増強により壊死の予防を図る（supercharging）．

C 手技

1. 一次再建術

手術は2チームで行う。腫瘍切除チームは，咽頭喉頭頸部食道切除および両側頸部郭清術を行う（喉頭を温存し，頸部食道のみ切除の場合もある）。そして，微小血管吻合に用いる適当な移植床血管を選択し，剝離露出しておく。頸部の左右いずれの血管でもよいが，動静脈ともに同側にあることが望ましい。動脈としては外頸動脈本幹，上甲状腺動脈，顔面動脈，頸横動脈がよく用いられる。静脈としては外頸静脈がもっとも一般的であるが，保存的頸部郭清術が行われ，内頸静脈が温存してあれば，これも用いられる。

再建チームは，切除完了と同時に，移植腸管が用意できるように開腹を始める。小腸は前回開腹術による癒着などの影響がない限り，空腸 (J-2, J-3) を使用する。空腸が採取困難な場合は，回腸でもかまわない[3]。腸間膜を広げて反対側にライトを置き，透過光で空腸動静脈のアーケードを観察して，採取部位を決定する。この際，空腸動脈の拍動を触診し，同じ場所に2本の動脈が入っている場所は避けた方がよい。

採取部位が決定したら，後に自然な状態での空腸の長さが分かるよう，まだ血流が温存されている時に，空腸壁に目印の糸針を 5 cm ごとにかける。そして，透過光で決定された腸間膜切離部位を血管は結紮切断，ほかは電気メスで切開する。また，同時に，後述のモニター用小腸の腸間膜も分離しておく。この操作は後になって，血行のない状態では困難である（図 29・1）。

吻合に用いる部分の空腸動静脈は，切断前にできるだけ長く剝離しておく。当該空腸動静脈に支配される区域の空腸全部を切除する。そして，残存空腸どうしの端端吻合を行う。空腸動静脈の切断は，移植側の受け入れ体制が完了してから行う。遊離された移植腸管は，腸内をイソジン液と生理食塩水で消毒洗浄する。移植腸管の冷却や血管内の灌流は行わない。そして，モニター部分を切離し[4]，さらに欠損と同長にトリミングする。

微小血管吻合と食道吻合とのいずれを先に行うかは，異論のあるところである。血管吻合を先に行う場合，移植腸管を適当な場所に仮固定することにより，もっとも血管吻合がやりやすい場所，方向に血管をセットアップすることができる。そして，もちろん移植腸管の阻血時間も最小限にでき，血管吻合後，創閉鎖までもっとも長い時間，吻合開存の確認ができる。しかし，この場合，

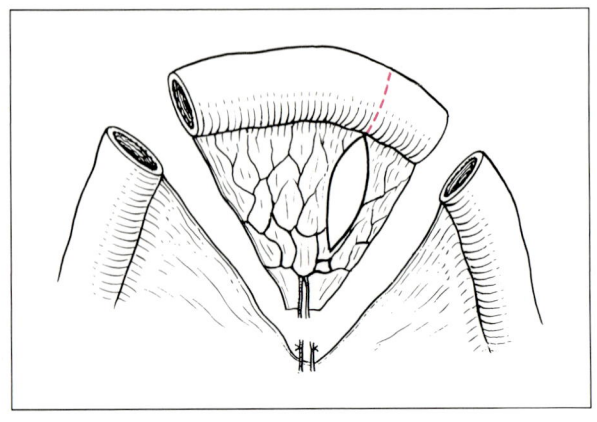

図 29・1 移植腸管の採取
1対の空腸動静脈（J-2，J-3）に支配される領域の腸管をすべて扇状に採取する。腸間膜，腸管の切離が完了したら残りの腸管の端端吻合を行う。まだ血行のある時に，モニター用小腸を支配する腸間膜を切離しておく。移植腸管の栄養動静脈の結紮切断は，頸部での準備がすべて完了してから初めて行うことにより，阻血時間を最小限にする。

吻合血管による制限のため食道吻合，とくに肛側の後壁吻合が困難になる。また，血流再開後，蠕動，小腸液の分泌も再開し，創は汚染されやすい。これと反対の場合には食道吻合はやりやすいが，血管の位置が固定されるために，ときにその吻合が技術的により困難になる。筆者らは肛側に器械吻合を行う場合（EEA 吻合器）には，血管吻合―肛側吻合―口側吻合の順で行い，肛側吻合を手縫いで行う場合には肛側の後壁吻合―血管吻合―肛側前壁吻合―口側吻合の順で行っている。口側吻合は血管吻合終了後でも困難なことはない。なお，喉頭を温存した場合には，気管の後方での食道吻合は困難なため，先にこれを行う。

空腸動脈と外頸動脈の分枝や頸横動脈との端端吻合では，著しい外径の相違はなく，技術的な問題はない。端側吻合で外頸動脈を使用する場合，マイクロ用クランプ（血管鉗子）では小さすぎるため，ブルドッグ鉗子を用意しておく。また，外頸動脈に側孔を開けるためには，11番のメスを使用する。ちょうど適当な大きさの側孔を開けようとするより，思い切って大きな側孔を作り，もし大きすぎたら空腸動脈断端を fish-mouth incision で広げる。小さすぎる側孔を少しずつ拡大しようとすると，切断端の不整が生じやすい。

端側吻合において移植腸管がすでに固定されていて，後壁へのアプローチが困難な時は，前側から後壁を連続縫合する。内頸静脈と空腸静脈との端側吻合でもブルドッグ鉗子が必須で，また後壁連続縫合は静脈においてとくに有用であり，また容易である。

肛側の食道吻合は狭窄を来しやすく，注意を要する。

頸部食道切除が縦隔に及び，手縫い吻合が困難な場合でも，EEA吻合器による吻合が可能である．しかし，最大の直径25 mmの吻合でも狭窄が生じやすい．また，ためらわずに胸骨，鎖骨の一部を切除して，手縫い吻合を行うのも一法である．

手縫い吻合の場合には肛側食道断端に fish-mouth incision を用い，これに対応する小腸壁に三角弁を作成し，吻合径の拡大およびジグザグ縫合により狭窄の防止を図る．口側吻合では咽頭断端と移植小腸断端との間に大きな口径差がありうるが，小腸側に fish-mouth incision を用いたり，端側吻合などにより対処する．後述の二重折り小腸移植法では，この口径の差異の問題も同時に解決できる．なお，欠損長に対しやや短めの小腸を引き伸ばし気味に移植した方が，術後の嚥下が良好であるとの意見が一般的であり，口側吻合前に肩枕をはずして，頸部を正常伸展位とする．

微小血管吻合，食道吻合の完了後，減圧用NGチューブを挿入，再度止血，血管吻合開存を確認の上，閉創する．閉創時にモニター用小腸を創外に固定する際には，これが吻合血管を牽引することがないよう気をつける．頸部創はノベクタンスプレーでシールし，モニター用小腸には人工肛門に用いるプラスチックバッグを貼付して，分泌された小腸液の流出を防止する（図29・2）．

2．二次再建術

頸部食道の一次再建術不成功例や再建食道に狭窄を生じた例，腫瘍の再発例などに，二次再建術が行われる．二次再建術では前回手術瘢痕，とくに両側頸部郭清術に加えるに，放射線治療が行われていることが多く，種々の困難が伴う．一次再建術との最大の相違点は適当な移植床血管の選択と，移植腸管を被覆する皮弁が不足する

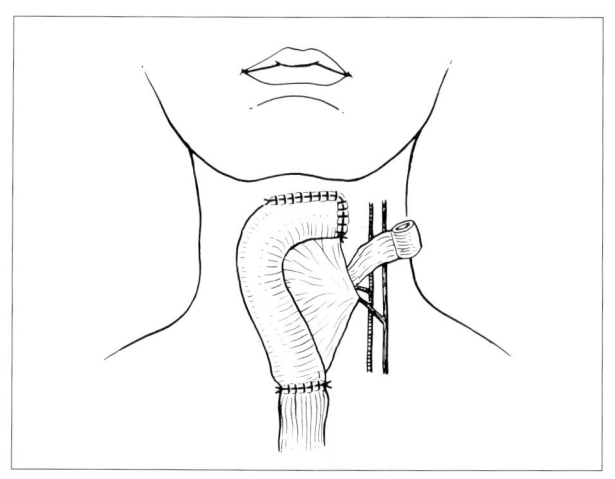

図 29・2　再建完了図
口側吻合は端側吻合とする．モニター用小腸を頸部創外に露出する．

ことである．前回手術できわめて上手な郭清術が行われている場合，頸部の血管を移植床血管として使用することは断念した方がよい．筆者らがこの10数年間に行ったマイクロサージャリーによる頭頸部再建手術例を分析した結果，移植組織壊死の最大の原因は，放射線治療後の二次再建例における遷延性動脈閉塞であった．このような場合，当然のことながら移植床血管はできるだけ放射線の影響の範囲外に求めたのだが，手術時には比較的良いと判断された動脈が実際には予想以上に放射線の影響を受けており，遷延性の動脈閉塞を起こしたようである．また，その閉塞も術後4～7日，すっかり油断している時期に生じるために，その発生を見逃しやすく，移植組織壊死にまで至ってしまう．

頸部の血管が使えない場合，鎖骨下動静脈およびその分枝が用いられる[3]．静脈は橈側皮静脈を上腕にまで追って結紮・切断，反転して用いる．この際，反転部にねじれが生じやすいことに注意する．鎖骨下動脈へのアプローチは，鎖骨を骨切りすると，きわめて容易となる．鎖骨下動脈本幹に端側吻合，または胸肩峰動脈に端端吻合を行うが，血管の長さが不足するので，先に結紮切断した橈側皮静脈の末梢端を移植静脈として用いる．比較的深い場所での吻合であるため，移植静脈をまず鎖骨下動脈に端側吻合すると容易である．

二次再建例においては手術瘢痕，放射線治療などのために，残存食道断端の血行不良がありうる．周囲組織から必要以上に剥離することを避け，断端を十分に新鮮化することにより，縫合不全の発生を防止する．

移植小腸を被覆する皮膚の不足に対しては，移植小腸，腸間膜の漿膜上に直接分層植皮を乗せるだけで事足りる[3]．わざわざD-P皮弁，大胸筋皮弁などを用いることはない．分層植皮に穴を開けておき，漿膜の色調を観察したり，漿膜に直接ドップラー血流計の端子をあててモニターとする．

3．二重折り小腸移植法[5]

遊離小腸移植による頸部食道再建術における最大の問題点は，その小腸に半永久的に残存する，蠕動運動に起因すると考えられる嚥下困難である[6][7]．この蠕動運動は小腸壁内に存在するアウエルバッハの神経叢から発せられる刺激に呼応して生じるものであり，手術後数年経過した症例においても活発に認められる．嚥下困難はこのほかに，最初の腫瘍切除範囲により嚥下の第一・第二相が障害されることや，吻合部の狭窄など複雑な因子が関与して，単純な問題ではない．筆者らは移植小腸の内腔の広さを2倍にし，しかも蠕動が全周性に生じないよう

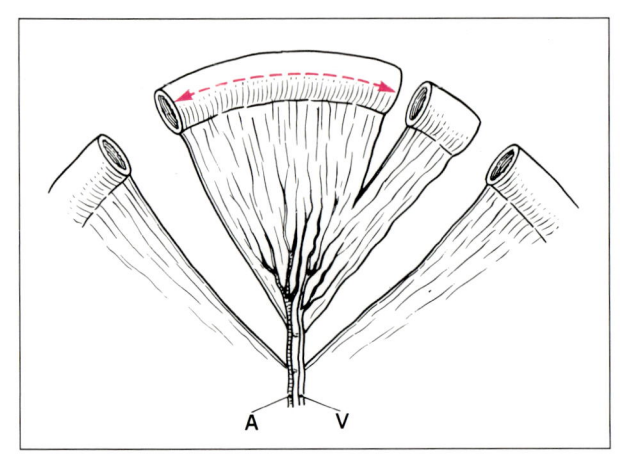

図 29・3　二重折り小腸移植法
　食道欠損の2倍の長さの小腸を使用する。小腸壁を点線に沿って全長切開して管腔を開く。

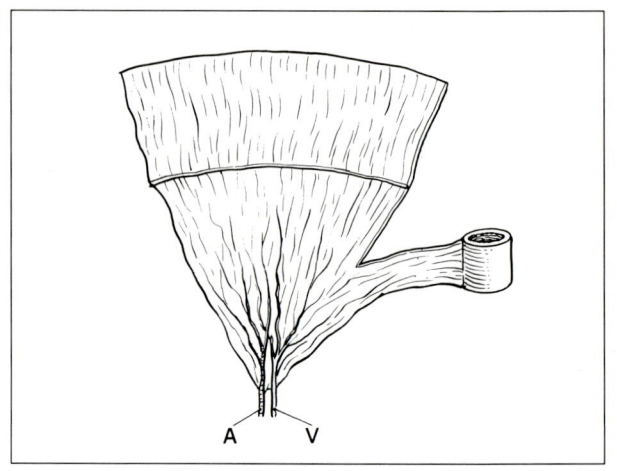

図 29・4　小腸壁を全長切開して管腔を開いたところ
　これを縦軸方向に折りたたみ，その両断端を縫合して2倍の広さの管腔を作製する。

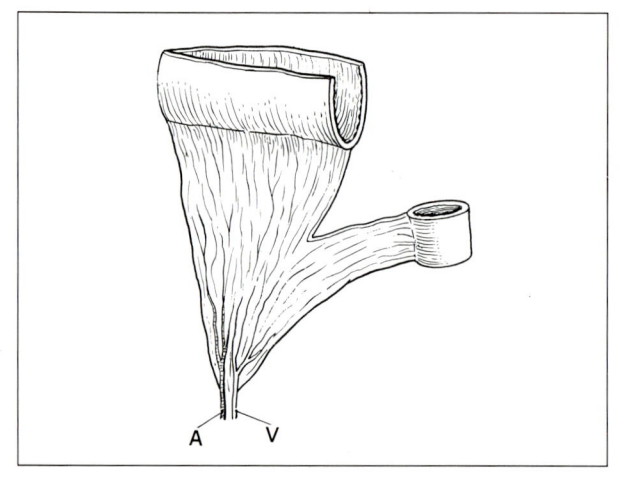

図 29・5　腸間膜付着部に近い方の切断端どうしを縫合したところ
　この状態で微小血管吻合を行い，切断端からの出血点をすべて止血後，反対側切断端を縫合することにより管腔を形成する。

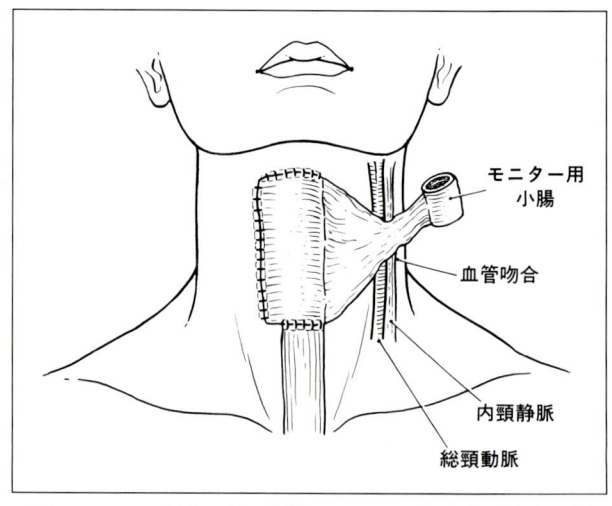

図 29・6　二重折り小腸移植法による頸部食道再建完了図
　肛側吻合は二重折り小腸の盲端に適当なサイズの穴を開けて端端吻合を行う。口側吻合は下咽頭断端が大きくても端端吻合が可能である。

な二重折り小腸移植法（double-folded intestinal graft）を考案して，好結果を得ている。

　採取した空腸をテーブルの上で二重折り小腸にする。モニター部分を切離し，食道欠損の2倍の長さの空腸を食道再建用とし，残りは切除する（図29・3）。この際，血流温存中に小腸壁に付けた5 cmごとの糸針の目印が役立つ。空腸壁を腸間膜付着部より90度の位置で全長切開する（図29・4）。その開いた腸管壁を長軸方向に折りたたみ，その両側を縫合することにより，長さは半分で2倍の管腔が得られる（図29・5）。両切断端を縫合してから微小血管吻合，血流再開すると，切断端からの出血があった場合に止血できないため，実際にはまず腸間膜付着部に近い方の切断端どうしを縫合した上で血流を再開し，出血点をすべて結紮またはバイポーラーで止血の上，反対側を縫合することにより管腔を形成する。両切断端の縫合は，当然のことながら二層縫合とする。

　肛側吻合では残存食道断端に fish-mouth incision を用い，さらに二重折り小腸の盲端に，それに応じた大きさの穴を開けて，吻合径を大きくする。口側吻合ではいかに大きな咽頭断端でも，端端吻合が可能である（図29・6）。

　上述のように二重折り小腸を作成するのに切断した腸管壁を糸針で縫合するのでは時間がかかり，出血も多いため，本法は一般的にならなかった。そこでGIA腸管縫合器を使用することによりきわめて容易に，出血も皆無でできるようになった[8]。

D 術後管理

　術後管理は，一般腹部外科（小腸切除），頭頸部腫瘍切

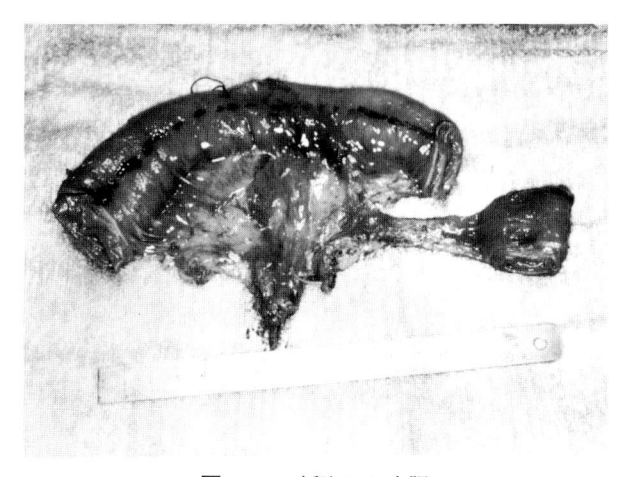

図 29・7 採取した空腸
モニター部分はすでに分離してある。点線部を全長切開する。

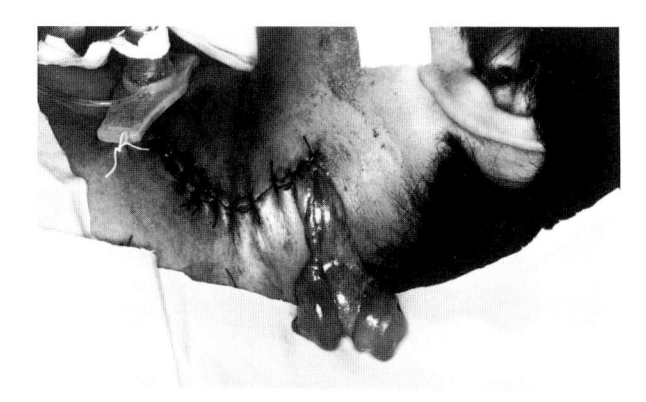

図 29・8 再建完了
モニター用小腸を外に露出してある。これは人工肛門用プラスチックバッグをかぶせて分泌された小腸液を集める。

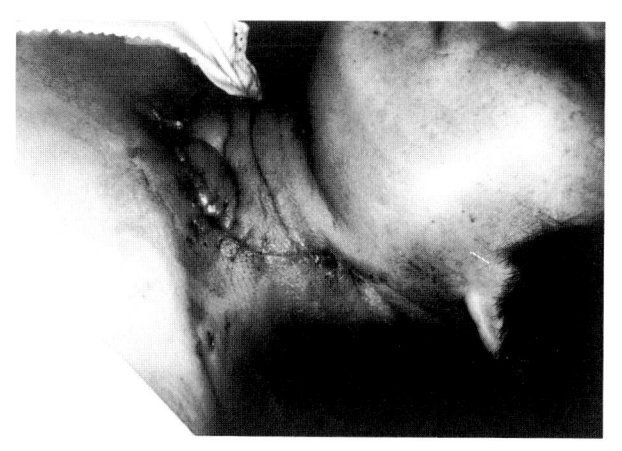

図 29・9 モニター部分は，術後1週間目ぐらいに病室で結紮切断する。

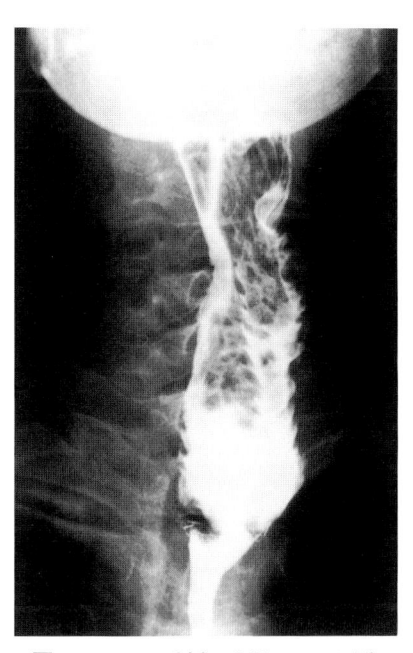

図 29・10 二重折り小腸による再建後の食道透視像
きわめて大きな管腔が形成されている。

除後のそれに加えるに，マイクロサージャリーによる遊離複合組織移植術後の管理がある。すなわち，術後の吻合血管開存のモニターおよび血栓形成予防である。

1. モニター法

遊離小腸移植による頸部食道再建術後の血行のモニター法としては，かつては喉頭鏡で移植小腸の内側面を観察したり，ドップラーで吻合血管開存を確かめようとしていた。しかし，喉頭鏡では移植小腸は必ずしもよく見えず，また患者の苦痛も大きい。ドップラーでは，頸部のどの血管を聴取しているか分からないことが多い。頸部皮膚に小さな穴を開けて漿膜の色調を観察しようとしても，あまりはっきりしないこともある。しかし，前述のように小腸，腸間膜を一部分離して完全に皮膚外に露出しておくと，拍動も確認でき，その色調の変化も捉えやすい[4]。疑わしい場合には，その小腸小部分に直接pin-prickテストやドップラーによる確認ができる。

2. 血栓形成予防

微小血管吻合の開存，閉塞はまったく技術的な問題によるもので，坑血栓剤の使用はほとんど意味がないことが，一般に認められている。しかし，気休めに過ぎないと知りつつも，まだそれを使用している人も多い。筆者らはかつては低分子デキストラン，アスピリンを使用していたが，これだけでも症例により術後，強い出血傾向を来したものがあった。最近ではプロスタグランジンを1日6バイアル使用している。

E 考 察

頸部食道再建術は長い間，外科医にとってもっとも困難な手術の一つであった．

頸部食道切除後の再建法は3つの方法に大別される．すなわち，
　①腹腔内臓器を有茎で挙上して用いる
　②皮膚管を用いる
　③腸管を血管吻合により遊離移植する
などである．これらにはそれぞれ一長一短がある．

①は外科医がもっとも好む方法であり，手術時間は比較的短くてすむが，手術侵襲は大きく，頸部食道のみならず胸部食道も引き抜き，健康な胃，大腸，小腸などを犠牲にせざるを得ない．そして，開腹手術の既往のあるものには用いられないことがある．また，最大の欠点として，挙上した腸管の末梢の血行が不良のため縫合不全を来し，それが致命的にもなりうる．この欠点を補うために，有茎で挙上した腸管の末梢部分を栄養する血管を，頸部の適当な血管に吻合することも行われている（superchanging）．

②は形成外科医，頭頸部外科医が好んで行う方法で，とくに近年ではD-P皮弁，大胸筋皮弁による再建が一世を風靡していた．手術時間は比較的かかるが，侵襲としてはあまり大きくない．しかし，最大の欠点は皮膚と食道との吻合，とくに肛側に狭窄を生じやすい点である．これを防止するためにジグザグ縫合，Z形成術などが用いられるが，腸管対腸管の吻合に比較すれば，その狭窄発生頻度は比ぶべくもない．遊離皮弁（とくに前腕皮弁）を筒状にして頸部食道を再建することも行われているが[9]，ここでも皮膚と腸管の吻合の点が最大の問題となっている．

③は以上の点を鑑みて，類似の組織による必要部分のみの再建という点で，もっとも合理的な方法と考えられる．腸管を血管吻合により遊離移植して頸部食道を再建するというアイデアは，けっして新しいものではない．血管外科の誕生と同時にこのアイデアの実現性はイヌによる実験で証明され，1959年にはSeidenbergら[2]により最初の臨床例が行われた．当時は肉眼または低倍率のルーペを用いて血管吻合を行っており，その開存率への信頼性の欠如から，この手術法は一時期忘れ去られていた．しかし，手術用顕微鏡を用いる現在のマイクロサージャリーの発達とともに，再び脚光を浴びるようになり[10][11]，今日では本法はまったく日常茶飯事の手術といえるまでになった．

その採取部としては前述の理由から，主として空腸が用いられる．しかし，空腸はその蠕動運動がもっとも強く，したがってそれによる再建後の嚥下困難も，もっとも強いことが考えられる．イヌによる実験的研究で，大腸の方が嚥下機能が良いという報告もある．しかし，空腸を用いても，筆者らの開発した二重折り法で管腔の広さを2倍にし，しかもその蠕動運動が全周性に同時に生じないようにすることにより，嚥下困難の症状の軽減が図れる．しかし，この嚥下機能の良否は切除手術の侵襲の範囲，吻合部の狭窄などによるところが大きく，検討の余地が残されているところである．　　（原科　孝雄）

文　献

1) Nakayama, K., Yamamoto, K., Tamiya, T., et al.: Experience with free autograft of the bowel with a new venous anastomosis apparatus. Surgery, 55: 796-802, 1964.
2) Seidenberg, B., Rosenak, S. S., Hurmitt, E. S., et al.: Immediate reconstruction of the cervical esophagus by a revascularized isolated jejunal segment. Ann. Surg., 149: 162-171, 1959.
3) Harashina, T., Kakegawa, T., Imai, T., et al.: Secondary reconstruction of oesophagus with free revascularised ileal transfer. Br. J. Plast. Surg., 34: 17-22, 1981.
4) Katsaros, J., Banis, J. C., Acland, R. D., et al.: Monitoring free vascularised jejunum grafts. Br. J. Plast. Surg., 38: 220-222, 1985.
5) Harashina, T., Inoue, T., Andoh, T., et al.: Reconstruction of cervical oesophagus with free double-folded intestinal graft. Br. J. Plast. Surg., 38: 483-487, 1985.
6) Gluckman, J. L., McDonough, J. J., McCafferty, G. J., et al.: Complications associated with free jejunal graft reconstruction of the pharyngoesophagus—a multiinstitutional experience with 52 cases. Head Neck Surg., 7: 200-205, 1985.
7) Coleman, J. J., Tan, K. C., Searles, J. M., et al.: Jejunal free autograft: analysis of complications and their resolution. Plast. Reconstr. Surg., 84: 589-595, 1989.
8) Harashina, T., Inoue, Y.: The use of the GIA stapler for the construction of the double-folded free jejunal flap. Br. J. Plast. Surg., 52: 418-419, 1999.
9) Harii, K., Ebihara, S., Ono, I., et al.: Pharyngoesophageal reconstruction using a fabricated forearm free flap. Plast. Reconstr. Surg., 75: 463-474, 1985.
10) McKee, D. M., Peters, C. R.: Reconstruction of the hypopharynx and cervical esophagus with microvascular jejunal transplant. Clin. Plast. Surg., 5: 305-312, 1978.
11) Robinson, D. W., MacLeod, A.: Microvascular free jejunum transfer. Br. J. Plast. Surg., 35: 258-267, 1982.

IV 口腔・咽頭の再建

30 遊離皮弁による頸部食道の再建

SUMMARY

下咽頭頸部食道癌に対する咽喉食摘後の再建術は従来，難易度の高い術式とされてきた。この理由として，頸部は隣接領域に再建に供する組織が十分にないこと，また腹腔臓器を移行させるには胸腔を経路する遠隔部位にあること，などが挙げられる。しかしながら，この10余年，筋皮弁の開発，マイクロサージャリーを利用しての組織移植の普及が，頸部食道再建の場にも変革をもたらしたといっても過言ではない。ことに遊離腸管ないし遊離皮弁を用いた頸部食道再建は，わが国の多くの施設で試みられる趨勢にある。この動向はとりもなおさず，マイクロサージャリー手技の信頼性の確立と受け取れよう。

筆者らも過去11年間に頸部食道領域の再建を159例経験してきたが，このうち微小血管吻合による遊離移植は119例(74.8％)を占める。手技的には再建後の瘻孔形成が少ないなどから遊離腸管移植の適応例が多いが，遊離皮弁による再建法は，開腹の手術侵襲を避けたい，riskの高い患者には絶対的適応がある。皮弁の選択としては，①手技的容易さ，②術中体位変換の必要もなく，③手術途中から併行して皮弁挙上操作が可能などから，前腕皮弁がもっとも多く用いられている。手術の留意点としては，瘻孔形成を回避すること，また長期観察からは，皮弁・食道吻合部狭窄に対する対策が挙げられる。

高齢化社会を背景に，今後，本法のニーズは増加するものと考える。遊離皮弁による頸部食道再建の手術手技を中心に，本法の問題点についても言及した。

はじめに

下咽頭頸部食道癌腫切除後の再建は，難易度の高い術式とされてきた。この理由として，
① 隣接部位には再建に供する十分な組織がないこと
② 腹腔より有茎移植として消化管を再建のため移行させるには胸腔を経る必要があること
などが挙げられる。

一方，最近の傾向として，この領域でも高年齢患者の増加，したがって消化管手術既往症のある患者や，糖尿病など既往疾患のある患者にも，手術適応がなされている。また，原病巣の切除拡大傾向もうかがえる。したがって，これらの症例にも対応できる術式が求められる[1]。

近年，この動向に呼応するごとく，有茎腸管移植以外に，頸部食道再建の手術手技として有茎筋皮弁[2]，マイクロサージャリーを利用しての遊離腸管[3〜5]，遊離皮弁移植[6,7]が台頭，おのおの信頼性の高い術式として確立しつつある。いうまでもなく，咽喉食摘後の再建手術の理想としては，
① 少ない手術侵襲
② 術後早期の経口摂取が可能
③ 良好な嚥下状態が得られること
である。

本稿ではこの点をとくに考慮した遊離皮弁による頸部食道再建について，手術手技を中心に述べてみたい。

A 手術手技

1. 遊離皮弁の採取部の選択

遊離移植として皮膚軟部組織を再建に供する皮弁採取部はいまや身体各部位にある。1973年，初めての遊離皮弁移植として用いられた free groin flap から最近の venous flap まで，この間に皮弁採取部位ばかりか，皮弁の血行形態からその採取方法まで変遷があった[8]。これらの推移を見ると，概して容易に挙上しうる皮弁，皮弁採取部の犠牲が少ない皮弁を求めるひたむきな努力の足跡がうかがえる。

下咽頭頸部食道再建において用いられる遊離皮弁の条件も，挙上の容易さや，皮弁採取部としての犠牲面が考慮される。しかも，創治癒にとってもっとも大切な血行

の良好なこと，筒状の管腔を作るために比較的菲薄で操作しやすいこと，また移植床が頸部郭清などで適当な吻合用血管が見つけにくい場合もあり，皮弁の血管柄の長いことが好都合である[6]。これらの観点から1978年中国のYangらにより報告された前腕皮弁[9]は，今やわが国で頸部食道再建にもっとも多く用いられている遊離皮弁となった。このほか，deltoid筋膜皮弁，腹直筋皮弁，anterolateral thigh皮弁などが採取部として選択されることがある。

2．前腕皮弁移植による方法

a．皮弁のデザイン

患者の効き手の反対側の前腕にてAllenテストを行い，橈骨動脈の血行遮断が手指の循環に障害のないことを確かめておく。頸部食道欠損部位の再建に必要な長さと咽頭側・食道側の口径を測り，皮弁で管腔を作成した時この大きさを満たすことができるよう型紙を作る。前腕屈側の手関節側を食道側に，肘側を咽頭側となるよう，型紙通りにデザインを描く。皮弁末梢端・中枢端はゆるやかな波状のカーブを描くようにして，実際の長さに伸展性をもたせておくとよい。皮弁としての挙上は全周の2/3まで可能とされているが，整容的には伸側にデザインが及ばないようにする。

b．皮弁の挙上（図30・1-a〜c）

ターニケットによる止血下に皮弁を挙上するが，橈側皮静脈の走行をあらかじめマークしておくとよい。皮弁の橈側縁から皮切を入れ，なるべくこの皮静脈が含まれるようにして，深部筋膜下に剥離を腕橈骨筋尺側縁までを進める。皮弁遠位端にも切開を入れ，橈骨動静脈を剥離・結紮する。ついで，皮弁の橈側縁へと剥離を進め，橈骨神経の手背に向かう浅枝を見つける。さらに剥離を進めて，皮弁橈側縁から長橈側手根屈筋と腕橈骨筋との間を，中枢側へ走行するこの神経を追い，皮弁から分離・温存する。さらに皮弁の尺側縁に皮切を入れ，同様に深部筋膜下を，パラテノンを温存させながら，橈側手根屈筋・長掌筋腱上を剥離していく。先に離断した橈骨動静脈を中枢側へ剥離・露出していくが，皮弁への栄養枝である筋膜皮膚穿通枝を温存することを心がける。腕橈骨筋の尺側縁下では数本の隣接筋への栄養枝があり，ていねいに結紮・切離していく。長い血管柄を求めるならば，腕橈骨筋と橈側手根屈筋間を開き，橈骨動静脈を肘窩付近まで追うと，橈骨静脈が皮静脈の交通枝で合流するのが見られる。本皮弁はこのレベルまで血管柄として確保しうる。なお，皮弁採取後の創面には分層植皮を行う。

c．管腔作成

皮弁挙上後血管柄を切離する前に，ターニケット下の駆血を除去して，皮弁の血行を確認し，駆血操作を十分に行う。移植後の局所に血腫があると，期せずして瘻孔形成を起こした場合，容易に感染をもたらすからである。筆者らは皮弁への血行を維持したまま，皮弁の管腔形成

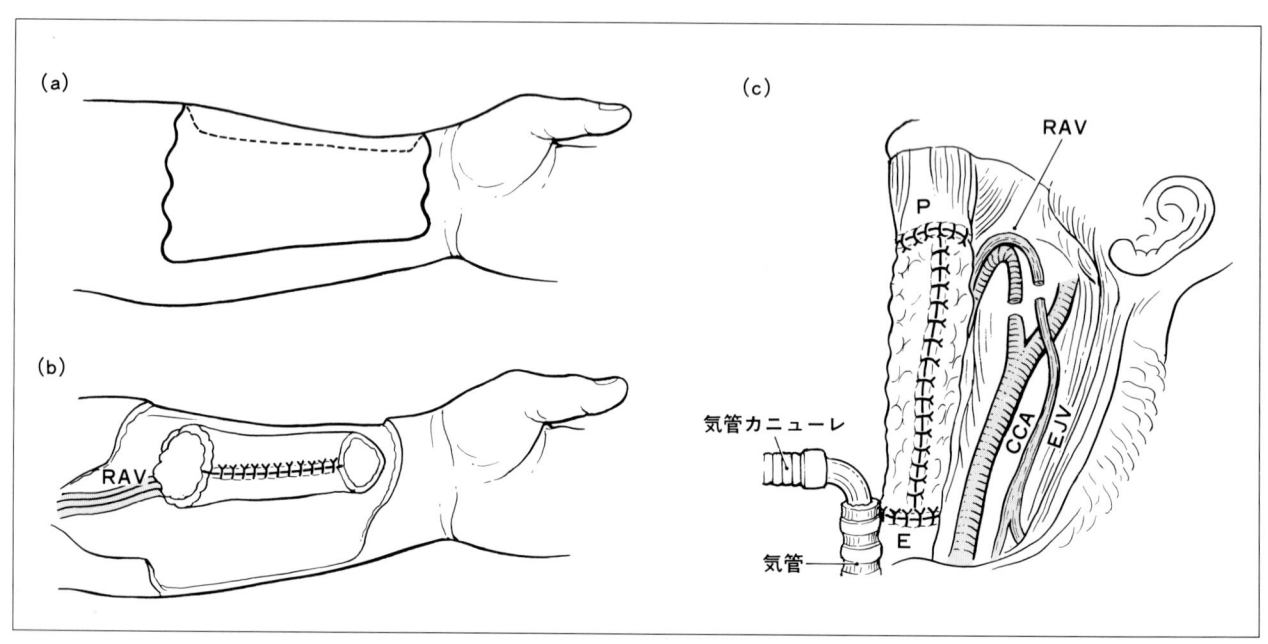

(a) 咽頭口，食道口との吻合に余裕ある皮弁縫合線とするため波状にデザインする。
(b) 血管柄を離断する前に，皮弁を2層縫合で筒状に管腔形成する。
(c) 皮弁を咽頭口・食道口と吻合し，血管吻合を行う。
RAV：橈骨動静脈，P：咽頭口，E：食道口，CCA：総頸動脈，EJV：外頸静脈

図30・1　前腕皮弁による頸部食道再建の実際

を行っている．皮膚側が内側となるように皮膚縫合，ついで真皮縫合と2層に縫合するが，内径が小さくならないよう縫いしろは小さく，water tight に 4-0 ナイロンを使用して行う．

d．頸部への移植

移植床での吻合用血管は，preparation として咽喉食摘時に温存しておくことが必要である．動脈としては舌動脈，上甲状腺動脈，頸横動脈，静脈としては顔面静脈，外頸静脈が多く用いられ，ときに内頸静脈との端側吻合も行われる．移植床である頸部でどの血管を吻合するか，血管柄の長い前腕皮弁を用いた場合，この選択は容易である．管腔形成した皮弁を咽頭口，食道口の順で，腸管吻合と同じように皮膚・全層，真皮・漿膜筋層とをおのおの合わせるように，4-0 ナイロンで2層縫合する．食道の吻合を先にするか，血管吻合を優先するか，その差異はない．おのおのの吻合口径は皮弁デザインの時に合わせてあるので，腸管移植による食道再建と異なり，両側とも端端吻合ができる[6)7)10]．

3．その他の遊離皮弁による方法

皮弁・筋皮弁の採取は身体各所で可能となった．現在，先に述べた咽喉食摘後の頸部食道再建に好ましい条件を満たせば，前腕皮弁以外，遊離皮弁の採取部は随所に求められうる．自験例の中から，deltoid 筋膜皮弁[11)12]を用いた再建方法を述べる．

a．皮弁デザインと挙上（図 30・2）

本皮弁は後上腕回旋動静脈より分枝して，三角筋外縁から皮枝となる栄養血管からなり，その大きさはほぼ全域を挙上しうる．血管柄の長さは 6 cm 位，血管口径は動脈約 2 mm，静脈約 3 mm の内径を有し，その走行の変異も少ない．前腕皮弁に比べてやや厚いが，管腔形成を行なう柔軟性に問題はない．また，皮弁採取にあたり主要血管を犠牲にしないこと，着衣により皮弁採取部の醜形が被覆されることは本皮弁の優れた点である．前腕皮弁の場合と同じく，あらかじめ計測した欠損部位の大きさから型紙を作り，上腕外側に咽頭側が中枢側に，食道側が末梢側となるようにデザインする．皮弁は末梢側から筋膜を含めて挙上していくと，三角筋付着部と後腋窩線起始部とを結ぶほぼ中点，三角筋と上腕三頭筋外側頭の間に血管柄を見つける．三角筋下を後上腕回旋動静脈へたどり，血管柄の長さを確保する．皮弁採取後の創面には，前腕皮弁と同様，分層植皮を行う．

b．管腔形成と頸部への移植

血管柄が前腕皮弁に比べて短いこともあり，栄養血管離断後に皮弁を筒状に管腔形成する．この作り方は前腕皮弁とまったく同じである．皮弁の厚さを念頭に入れた真皮縫合を行い，出来上がった管腔が狭くならないように留意する．この点を配慮して，筆者らは皮弁の厚さ分だけ大きめの皮弁デザインを行っている．頸部への移植方法については前腕皮弁の場合と同様であるが，血管柄がやや短いので，移植床の吻合用血管の選択には制限が

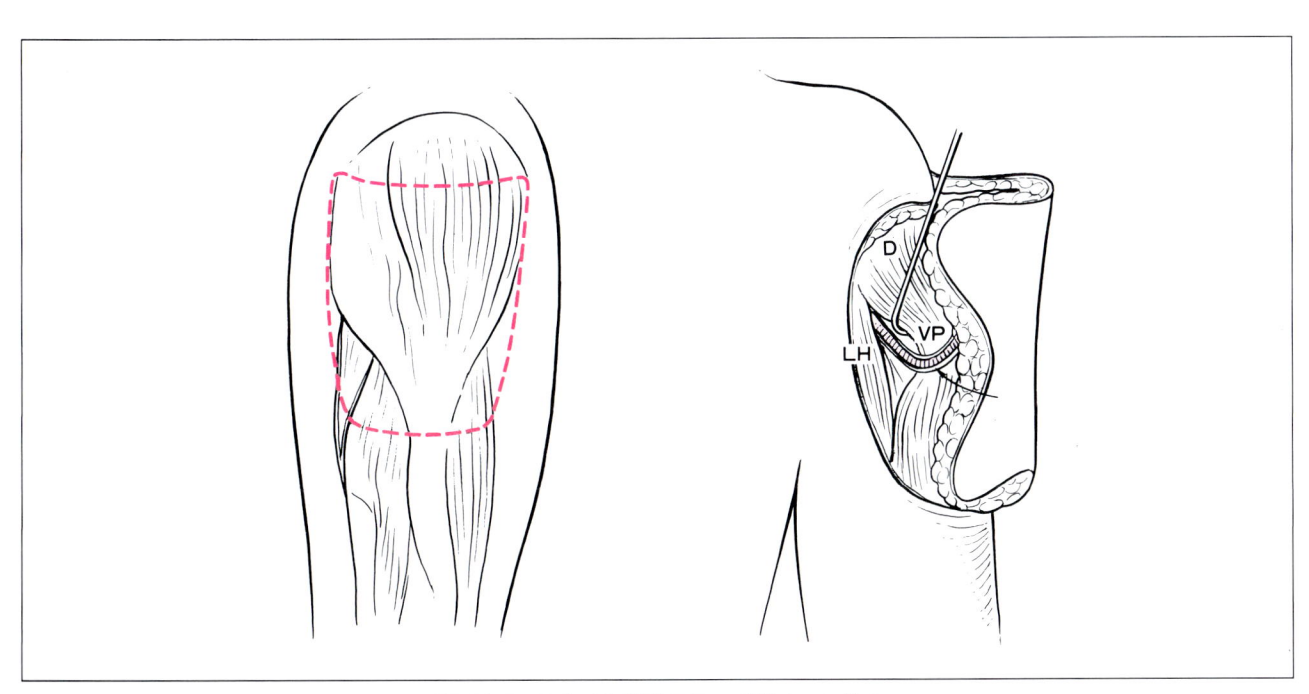

図 30・2 Deltoid 筋膜皮弁のデザインと挙上
皮弁デザイン（点線）と筋肉の位置を示す．血管柄は，三角筋起始部と後腋窩線基点とを結ぶ中点，三角筋と上腕三頭筋外側頭の間に見つける．D：三角筋，LH：上腕三頭筋外側頭，VP：血管柄

B 術後管理

　減圧目的で経鼻チューブを挿入し，栄養補給路として併用している．血管吻合部位に血栓形成を危惧する症例では，プラスチック窓を装着して移植片の色調モニターをすることがある[1]が，前腕皮弁を適用した場合，吻合血管は太い口径を有しており，筆者らは頸部食道再建例で術後壊死に陥った症例は経験していない．水分摂取は早期から行い，2週間を経て経口摂取を積極的に勧める．遊離腸管移植による再建例では，粘膜浮腫などから術後4週間位嚥下障害を訴える患者はまれではないが，遊離皮弁例ではほとんどない．むしろ術後6カ月以後に，皮弁食道吻合部位の狭窄に基づく嚥下機能の劣化・通過障害などに注意したい．

　前腕皮弁による再建例の術後管理でとくに配慮したいことは，瘻孔形成に対するチェックと早期対処である．瘻孔を見過ごし，皮下膿瘍を来し，重篤な合併症を招来する可能性がある．したがって，このモニター目的からも，ドレーン留置を重要視している．

C 症　例

　筆者らが過去11年間(1980〜1990年)に経験した頸部食道再建例は，頸胸境界部を含めると159例になる．このうち遊離皮弁による再建は25例(15.7%)で，遊離腸管による再建例(59.1%)より著しく少ない．しかしながら，回復の手術侵襲を避けたい高年齢患者の中には絶対的適応例がある．使用した皮弁の内訳は，前腕皮弁21例，deltoid 筋膜皮弁2例，anterolateral thigh 皮弁1例，腹直筋皮弁1例である．代表的症例を供覧する．

【症例1】　75歳，男，頸部食道癌
　原病巣に頸部転移を認めた症例で，消化管手術の既往歴がある．肺気腫で内科医より投薬を受けていた．右頸部郭清・咽喉食摘後，開腹による侵襲を避けるため，左前腕皮弁の遊離移植による再建を計画した．前腕に末梢側7.5cm，中枢側10cm，長さ10.5cm の皮弁を挙上，2層縫合で管腔形成し，頸部へ移植した．皮静脈は度重なる点滴のため閉塞していたので，橈骨動静脈を頸横動脈と外頸静脈とに端端吻合した．術後経過は良好で，瘻孔形成もなく，経口摂取も順調に進んだ(図30・3〜30・8)．

【症例2】　58歳，女，下咽頭癌
　右梨状陥凹原発で，右頸部転移を認めた．当初，左前腕皮弁による再建を計画したが，和服着衣時の前腕皮弁採取部の醜形を嫌う患者の希望で，右上腕の deltoid 筋膜皮弁による再建に変更した．末梢側7.0cm，中枢側9.0cm，長さ8.5cm の皮弁を挙上，栄養血管は後上腕回

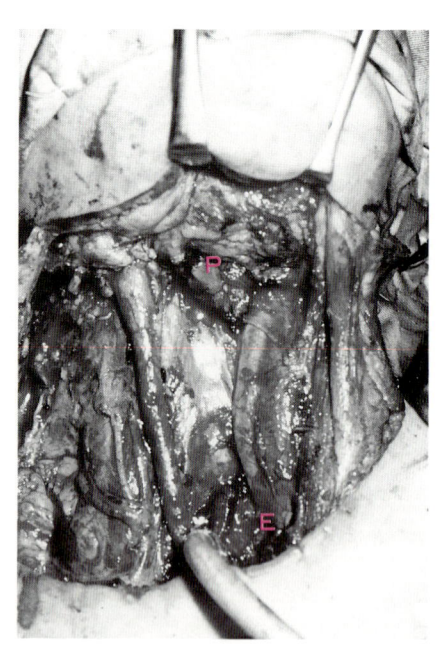

図30・3　咽喉食摘および右頸部郭清後の状態
　吻合用血管として右頸横動脈と外頸静脈が温存されている．
　P：咽頭口，E：食道口

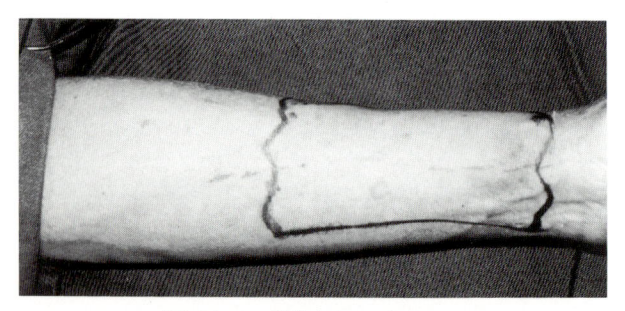

図30・4　前腕皮弁のデザイン
　皮弁末梢側(食道口と吻口)と中枢側(咽頭口と吻合)の波状のゆるやかなカーブの皮切は縫合時に伸展性をもたせてくれる．

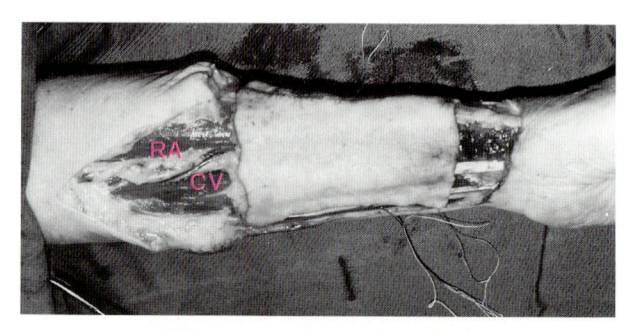

図30・5　皮弁挙上直後の状態
　止血除去し，まず止血操作を行う．
　RA：橈骨動静脈，CV：皮静脈

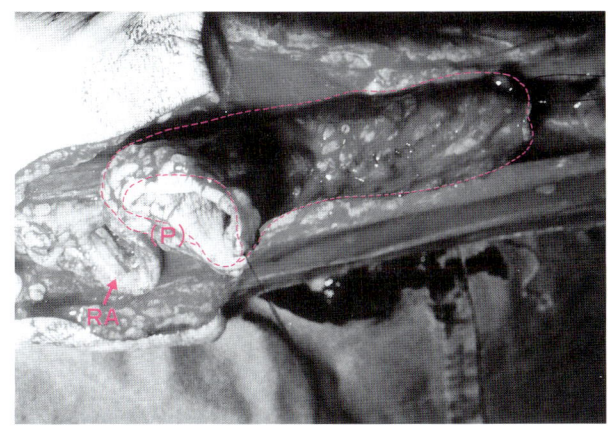

図 30・6　皮弁の筒状管腔形成
前腕皮弁では血管柄に余裕があるので、血管離断前に皮弁の管腔形成を行う。
（P）：咽頭口との吻合部位，RA：橈骨動静脈

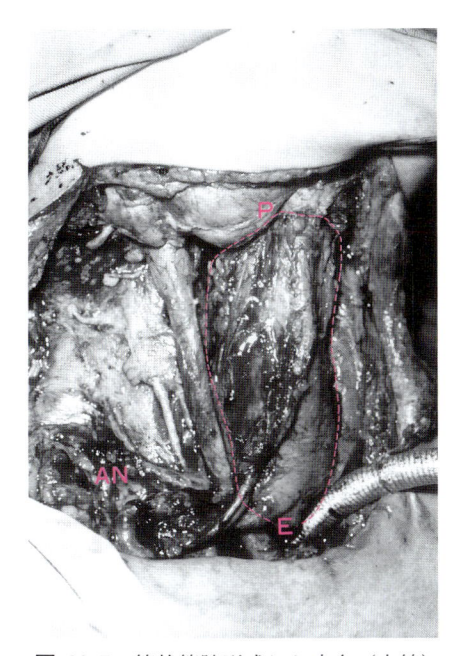

図 30・7　筒状管腔形成した皮弁（点線）の頸部への移植
P：咽頭口，E：食道口，AN：血管吻合部位

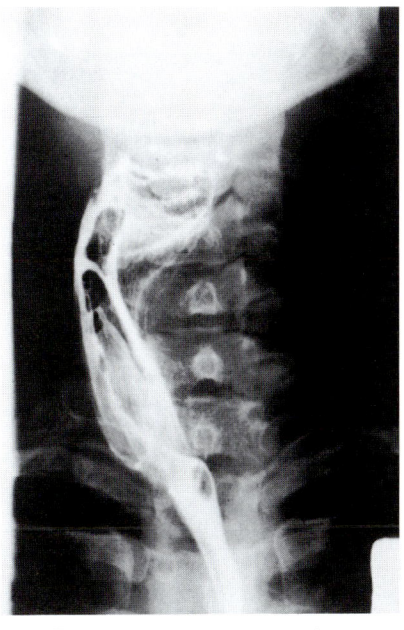

図 30・8　術後のバリウム造影
瘻孔形成もなく、通過良好（術後2カ月）

旋動静脈までたどり、約7cmの血管柄を採取した。筒状に管腔形成した皮弁を、頸部で咽頭口、食道口と2層に吻合後、栄養血管は右舌動脈と外頸静脈に端端吻合した。術後は瘻孔形成もなく、社会復帰し得た（図30・9〜30・13）。

D 考　察

下咽頭頸部食道癌に対する咽喉食摘後の再建には筋皮弁、遊離空腸、遊離皮弁のおのおのが、すでに信頼性のある術式として評価されている。これらの術法の選択にあたっては、患者の局所性因子として再建部位の長さ、放射線照射の有無と影響、移植床における吻合用血管の状態、また全身性因子として性別、糖尿病などの既往疾患、肥満度などが考慮されるべきである[10]。

1980年前後より筋皮弁の中でも、ことに大胸筋皮弁は、広くこの領域の再建に利用されてきた[2)13)14]。血管吻合の特殊技能も必要なく、手技が簡単で、一期再建が行えることは、従来のD-P皮弁よりも優れていた。しかも、血管柄に介在する筋腹で頸部郭清後の頸動脈を被覆しうる利点も有した。しかし、女性や肥満体の患者には適応しにくい欠点がある。一方、1985年前後より頭頸領域へのマイクロサージャリーの目覚ましい普及があり、頸部食道再建においても遊離空腸ないし遊離皮弁移植による臨床報告例が増加した[3)〜6]。この動向はとりもなおさず、微小血管吻合手技の確実性が認識されたことに基づくといえよう。筆者らも現在まで多くの遊離腸管移植による再建を経験し、その優れた点について逐次報告してきた[5]。また、遊離前腕皮弁、大胸筋皮弁などによる再建例との臨床成績の比較検討も報告してきた[1)10]。これらの術式は症例ごとに選択することがベストと考えるが、開腹の手術侵襲を避けたい症例では、筋皮弁ないし遊離皮弁の選択となる。これら両者では皮弁採取部の機能的犠牲や術後瘻孔形成頻度などの面から、大胸筋皮弁よりも遊離皮弁の適応例がことに最近は多いようにうかがえる[15)16]。

前腕皮弁は1978年中国のYangらにより報告[9]されたが、頸部食道再建に適応して、その優れた点は波利井らにより報告を見る[6)7]。筆者らは前腕皮弁以外の遊離皮弁としてdeltoid筋膜皮弁、anterolateral thigh皮弁な

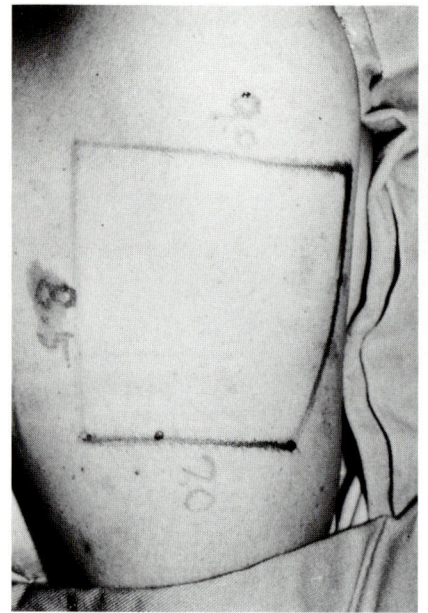

図 30・9　右上腕の deltoid 筋膜皮弁のデザイン
皮弁末梢側 7.0 cm, 中枢側 9.0 cm, 長さ 8.5 cm

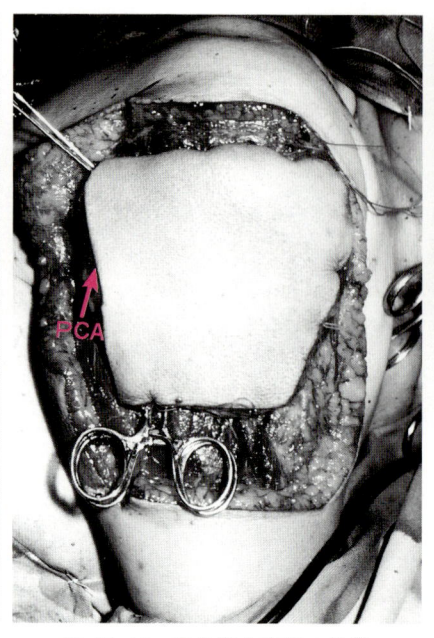

図 30・10　皮弁挙上直後の状態
後上腕回旋動静脈の皮枝（PCA）は，三角筋付着部と後腋窩線起始部との中点付近，三角筋後縁に見つかる。

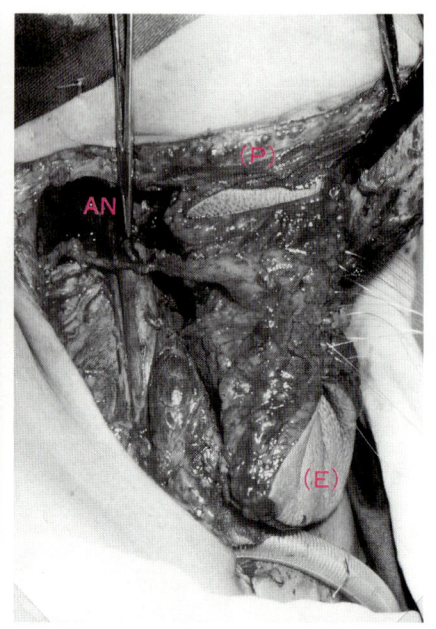

図 30・11　頸部移植床で管腔形成した皮弁
（P）：咽頭口と吻合，（E）：食道口と吻合，AN：血管吻合部位

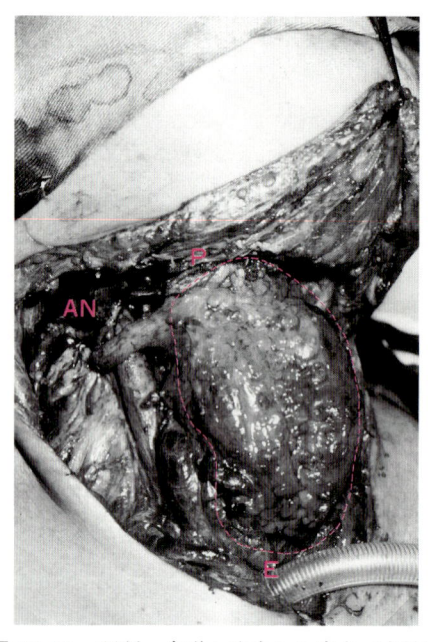

図 30・12　咽頭・食道と吻合した皮弁（点線）
P：咽頭口，E：食道口，AN：血管吻合部位

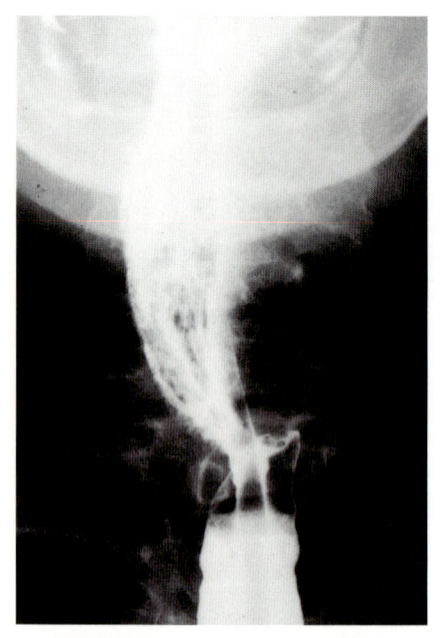

図 30・13　術後のバリウム造影
再建食道は十分な内腔がある（術後 1 カ月）。

どを用いた頸部食道再建を経験したが，術中体位変換の必要がなく，手技的にも容易で，手術途中から皮弁挙上操作が可能であるなどの数々の利点をもつ前腕皮弁は，皮弁採取部に醜形を残すとしても，ほかの遊離皮弁をしのぐものと考えている。

しかしながら，前腕皮弁を用いて再建した場合に，問題点も少なくない。その第一は術後瘻孔形成で，大胸筋皮弁ほど多くはないが，著者らの経験例では約 16％の頻度を示し，遊離腸管再建例の頻度より明らかに多い[1)10)17)]。ついで，術後の吻合部狭窄で，そのおもな場は食道との吻合部位である。この合併症を回避するためには，瘻孔形成を来さない入念な縫合以外に，皮弁側の吻合口径を大きめにとることが肝要である。その工夫として，食道との吻合に際し皮弁縫合線を波状にして伸展性をもたせたり[6)]，皮弁・食道両壁間に Z 形成を行い吻合口径を拡大する試みがある[7)]。しかし，術後狭窄の原因としては，両側頸部郭清例では浅頸部軟部組織の残存が少なく，永久気管孔との間に死腔ができやすいこと，下甲状

腺動脈両側切断例などが含まれており，吻合食道端の血行状態は必ずしも良くないなど，皮弁食道間の吻合部位を取り囲む環境因子の影響も無視できないと考える。したがって，胸鎖関節切除・上縦隔郭清まで及ぶ再建距離が長くなる症例には，本法を勧め難い。

術後機能の評価対象に嚥下能と食道発声が挙げられる。皮弁による再建では，周知のごとく，腸管を用いた再建管腔と異なり，蠕動運動は起こらず，食塊駆動力の圧発生も見られない。したがって，残存する中咽頭の嚥下力で食塊は再建食道に送られ，その後は重力によって再建管腔を通過して胸部食道へ移動していくとされる[18]。この間，食塊と内腔表面の皮膚間の摩擦は，遊離腸管による再建例に比べて，マイナス因子として働くことも推測しうる。したがって，遊離皮弁による頸部食道再建では，皮弁・食道吻合部の内腔を可能な限り大きくすることの重要性を十分に認識し，また嚥下圧が伝達しやすい 10 cm 程度の再建食道の長さにとどまる症例に計画すれば，スムーズな嚥下機能とともに，本法による再建の利点が生かされると考える。

一方，食道発声については，遊離腸管再建例よりも獲得率は高いとされながら，音量，持続時間に乏しい点が，現状で満足できないところである。音声獲得例の内視鏡的検索では，再建食道の前壁と後壁が接していて，唾液貯留の場を提供している所見が見られることが多い。これが neoglottis の役割の一部となっているかどうかは検討の余地があるが，今後は遊離皮弁による頸部食道再建にも，音声機能回復の面から，手術手技の開発が望まれるところである。　　　　　（野崎　幹弘，西嶌　渡）

文　献

1) 野崎幹弘，佐々木健司，平山　峻ほか：癌治療と形成外科―食道再建術の見地から．外科診療，31：1588-1598，1989．
2) Ariyan, S.: The pectoralis major myocutaneous flap. A versatile flap for reconstruction in the head and neck. Plast. Reconstr. Surg., 63: 73-81, 1979.
3) 遠藤光夫，吉田　操，村田洋子ほか：頸部食道癌―外科の見地から．外科，45：683-688，1983．
4) 波利井清紀，小野　勇，海老原敏ほか：食道再建と血管外科．外科治療，48：681-690，1983．
5) Nozaki, M., Huang, T. T., Hayashi, M., et al.: Reconstruction of the pharyngoesophagus following pharyngoesophagectomy and irradiation therapy. Plast. Reconstr. Surg., 76: 386-392, 1985.
6) Harii, K., Ebihara, S., Ono, I., et al.: Pharyngoesophageal reconstruction using a fabricated forearm free flap. Plast. Reconstr. Surg., 75: 463-474, 1985.
7) 中塚貴志，波利井清紀，上田和毅ほか：前腕皮弁による口腔・咽頭の再建．外科 MOOK No. 51，波利井清紀編，pp. 101-114，金原出版，東京，1988．
8) 野崎幹弘，佐々木健司，井砂　司ほか：Free flap donor の選択―皮下脂肪厚さ測定からの検討．形成外科，34：539-548，1991．
9) Mühlbauer, W., Herndl, E., Stock, W.: The forearm flap. Plast. Reconstr. Surg., 70: 336-342, 1982.
10) 野崎幹弘，佐々木健司，平山　峻ほか：頸部食道の再建外科．日外会誌，88：1171-1175，1987．
11) Russell, R. C., Guy, R. J., Zook, E. G., et al.: Extremity reconstruction using the free deltoid flap. Plast. Reconstr. Surg., 76: 586-595, 1984.
12) 野崎幹弘，井砂　司，植木伊津美ほか：頭頸部領域再建への Deltohumeral free F-C flap の適応．頭頸部腫瘍，11：166，1984．
13) 坂東正士：大胸筋を利用した頭頸部の再建法．手術，34：751-766，1980．
14) 村上　泰：頭頸部再建外科の最近の進歩―myocutaneous flap の発展とその現況．耳鼻咽喉，53：77-87，1981．
15) Endo, T., Nakayama, Y.: Pharyngoesophageal reconstruction with a tensor fasciae latae free flap. Plast. Reconstr. Surg., 95: 400-405, 1995.
16) Nakatsuka, T., Harii, K., Asato, H. et al.: Reconstruction of the cervical esophagus with a free inferior rectus abdominis flap. J. Reconstr. Microsurg., 15: 509-513, 1999.
17) 川端一嘉，鎌田信悦，高橋久昭ほか：遊離空腸による下咽頭頸部食道再建．頭頸部腫瘍，17：122-126，1991．
18) 福井康二，丘村　熙，森　敏裕ほか：大胸筋皮弁による下咽頭再建術後の嚥下機能．頭頸部腫瘍，17：127-131，1991．

31 Pectoral arcade flap による下咽頭頸部食道の再建

SUMMARY

Pectoral arcade flap を用いる下咽頭頸部食道の一次的かつ一期的再建法について述べた。Pectoral arcade flap は内胸動静脈の第2・3・4穿通枝を主栄養血管とした axial pattern flap である。その血行形態と血行動態は明らかで，この皮弁の一部を切離および denude することによって，食道管腔を作成する部分と，それを栄養する茎部とに分けることができる。食道の再建は，皮弁の管腔部分を食道欠損部に間置し，咽頭および胸部食道と端端吻合を行う。この際，再建食道内に減圧および吸引用のチューブを経鼻的に留置することはとくに重要である。

本法の特徴は，皮弁を用いて十分な長さの食道を一次的かつ一期的に再建できる唯一の方法であり，さらに胸部食道との吻合部においては，縫合不全による瘻孔や術後狭窄がまったく見られないことである。

Pectoral arcade flap の支配領域，作図，作成法，再建術式を図示し，臨床例を示した。また，それらの要点，合併症についても述べた。

はじめに

頸部食道は単に食物の通路であり，狭窄のない管腔であれば，十分に目的を達する。胃液または胆汁の逆流はないので，必ずしも消化管を用いる必要はなく，皮弁で作成した管腔も優れた機能をもつことができる。皮弁法は手術侵襲も少なく，安全な方法であるが，一次的一期的に再建することが難しく，皮弁茎部の二次的処理を必要とする[1]。Pectoral arcade flap を用いる再建法は，一次的かつ一期的再建を確実に行うことができ，術後の狭窄を生じない優れた術式である。

A 概 念

皮弁法でもっとも大切なことは，皮弁の血流を確実に保つことである。Pectoral arcade flap は axial pattern flap であり，その血行形態と血行動態を正しく理解し，皮弁の基本的扱いを誤らなければ，すべての創治癒は順調に進み，狭窄のない，十分な長さの食道管腔の形成が可能である。頸部に隣接し，十分な組織量を有する胸部に皮弁を求めることは，形成外科手術の原則の一つと考える。

B 解 剖

Pectoral arcade flap の血行形態は axial pattern flap で，その主栄養血管は内胸動静脈の第2・3・4穿通枝である（図31・1）。この穿通枝は皮弁内で2つのほかの axial pattern flap の血行形態と vascular arcade を構成している。その一つは胸肩峰動脈の皮膚枝であり，ほかの一つは頸横動脈の皮膚枝である[2,3]。

Axial pattern flap の血流動態は，主栄養血管を通して，それに隣接する axial pattern の血管まで及んでいる。これ以上の血流の拡大には delay が必要である。

C 皮弁の作図

1. 皮弁のデザイン[2,3]

図31・2に示すAの部分は食道管腔を形成し，Bの部分はそれを栄養する茎である。

2. デザインのポイント

①主栄養血管である内胸動静脈の第2・3・4穿通枝は，それぞれ第3・4・5肋軟骨の上縁に出ている。
②皮弁の上縁は，鎖骨中央部から外側は鎖骨を越えないようにする。
③皮弁の外縁は，三角筋の中央部までが限度であり，

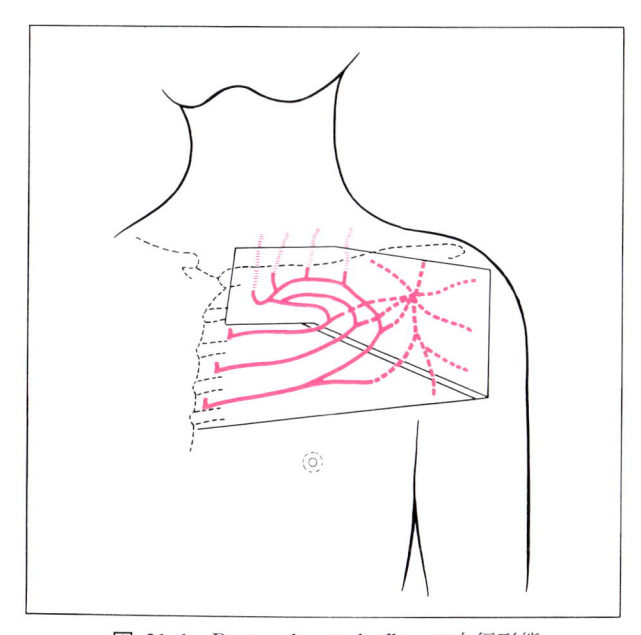

図 31・1　Pectoral arcade flap の血行形態
　──線：内胸動脈の第2，3，4穿通枝
　---線：胸肩峰動脈の皮膚枝
　▥▥線：頸横動脈の皮膚枝

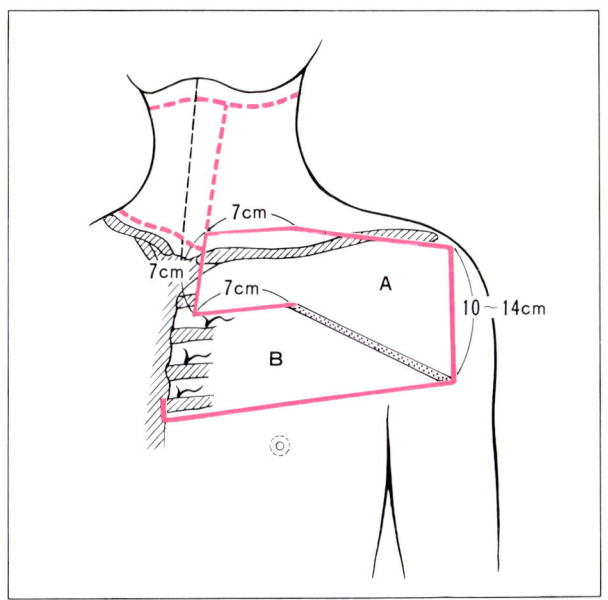

図 31・2　Pectoral arcade flap の作図
　アミ点：denude を行う部分
　点　線：頸部の皮膚切開線
皮弁A部分で，食道となる管腔を作成する。皮弁B部分は，それを栄養し，移動する茎となる。

その幅は 10〜14 cm である。
④皮弁中央部の denude する幅は，約1 cm 位が適当である。
⑤第2肋間において，皮弁のAとBの部分を分離する長さは約 7 cm であるが，これは食道管腔となる部分が鎖骨を楽に越えることを目的とする。皮弁Aの内側の幅は 7〜8 cm とする。

D 手　技

皮弁作成の基本を正しく行うことがもっとも大切である。
①皮弁の上縁，下縁，外側縁の順に，皮切を筋膜まで行う。皮弁側の止血は最小限にする。
②皮弁の剝離挙上は，筋膜下で行う。筋肉から筋膜皮下へ入り込む血管の止血はていねいに行い，筋膜皮弁内の血管網を損傷しないように注意する。
③第2肋間における皮弁の分離は，7 cm 位の長さを目安とし，皮弁移動の多少の調節は皮弁の back cut で行う。
④皮弁中央部の denude は，真皮の深層を残す。
⑤皮弁のAの部分（図 31・2 参照）は，上皮を内側とした管腔に作成する（図 31・3）。縫合は真皮の1層縫合とする。縫合糸は遅く吸収されるものを用い，埋没でも，結び目を内腔に出す方法でもよい。
⑥皮弁Bの部分を茎として，管腔皮弁を食道欠損部へ移動する。
⑦下咽頭部での吻合は後壁から1層に縫合を行う。この際，経鼻的に胃内チューブと，再建食道内の減圧吸引チューブを留置する（図 31・4）。
⑧胸部食道との吻合も，後壁から1層に縫合を行う。管腔皮弁の長さは，その時の食道欠損の程度により適切に短くトリミングし，できるだけ直線的になるようにする。
⑨皮弁Bと頸部皮膚との縫合は真皮層で行い，皮弁の皮下血管網を温存するようにする。
⑩下咽頭周囲および胸部食道との吻合部周囲に死腔を生じないよう，十分な吸引ドレーンを留置する。
⑪胸部および三角筋部の皮膚欠損部には分層植皮を行うが，胸部の皮膚をできるだけ縫縮し，植皮面積を少なくするとともに，腋窩部の瘢痕拘縮を予防する。

E 術後管理

①食道吻合部周囲の血腫に十分注意する。ドレーンがよく効いていない時には開創して，早期に血腫の除去を図り，死腔の予防処置を行う。
②再建食道内腔の減圧吸引チューブは約1週間留置する。このチューブは持続吸引とせずに，鼻腔から出ている部分を短くして開放のままとし，できるだけ頻回に吸引するとよい。目的は食道内に流入した唾液および鼻汁の吸引と，嚥下に伴う食道内圧上昇を

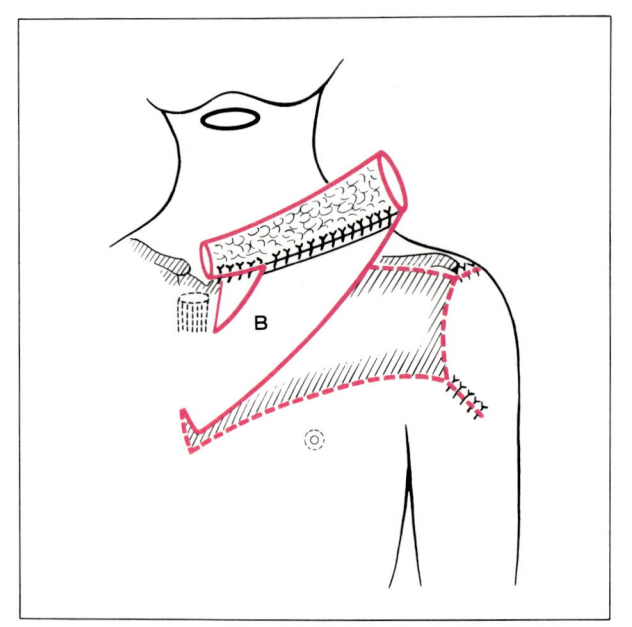

図 31・3 皮弁A部分（図 31・2）を，上皮を内側とした管腔に形成，皮弁B部分（図 31・2）を茎として食道欠損部へ移動

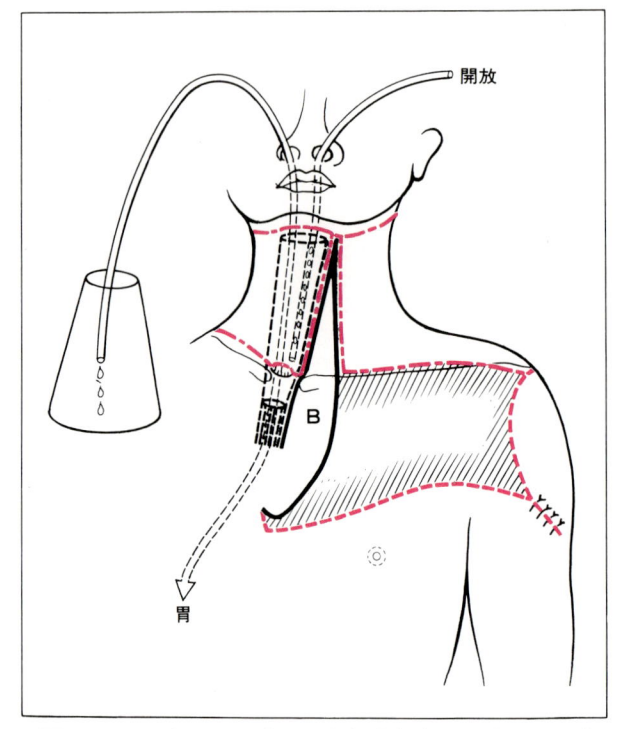

図 31・4 胃内チューブと再建食道内減圧吸引チューブの留置
 ------- 線：頸部皮膚の縫合線

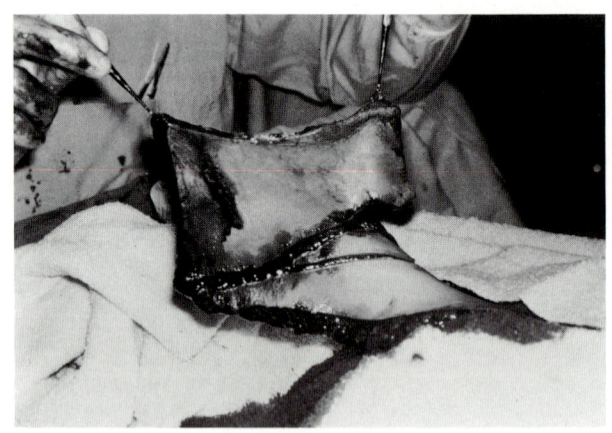

図 31・5 作成した pectoral arcade flap
この症例では，denude を 2 カ所に行った．

減少させることにある．

③縫合不全による瘻孔は，術後 4 日までに皮膚の発赤および皮下貯留などの症状，またチューブからの吸引内容の汚染の状況などによって明らかとなる．できるだけ早期にその部分を開創し，ドレナージして瘻孔を限局させることが重要である．

④食道透視は術後 10 日頃に行ない，瘻孔と狭窄が認められなければ流動食を開始し，術後 2 週から粥食，3 週より普通食とする．栄養チューブは，食事の進み具合を見ながら，適当に除去する．

F 症 例

【症例】51 歳，女，下咽頭扁平上皮癌（T3N0M0）

①術前照射は 30 Gy 行われた．

②切除は，頸部の皮切を横H型に行い，両側の機能的頸部郭清術に続いて，咽頭喉頭頸部食道摘出を行った．

③再建は，まず pectoral arcade flap を作成した．皮下脂肪はかなり豊富であったが，食道となる部分の皮下脂肪はそれほど厚くなく，管腔を作成するのに困難はなかった．Dunude する方向を初め間違い，すぐに修正したため，2 カ所に denude を行う結果となった（図 31・5）．作成された管腔皮弁を食道欠損部に間置し，咽頭と 1 層に端端吻合を行った（図 31・6）．管腔皮弁の下方は十分な長さがあるので，必要な長さにトリミングした（図 31・7）．胸部食道と 1 層に端端吻合を行った．吻合部は縦隔内へ引き込まれる形となったが，緊張はかからず，血行も良好であった（図 31・8）．頸部の皮膚を皮弁の B 部分（茎部）に縫合した．胸三角筋部の皮膚欠損部には網状分層植皮を行った（図 31・9）．

④術後 2 週に食道透視を行い，瘻孔および狭窄のないことを確かめ，流動食を開始した．3 週より粥食とし，徐々に普通食に戻した．食道は舌根から第 1 胸椎のレベルまで再建された（図 31・10）．

⑤術後 3 カ月の頸部および胸部の所見としては，一部に肥厚性瘢痕を認めるが，日常生活に問題はなかった（図 31・11）．食事は普通食を摂取し，通過障害を

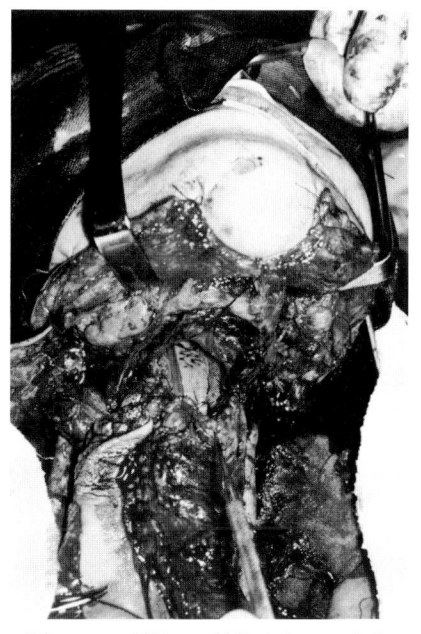

図 31・6 咽頭口と管腔皮弁との吻合

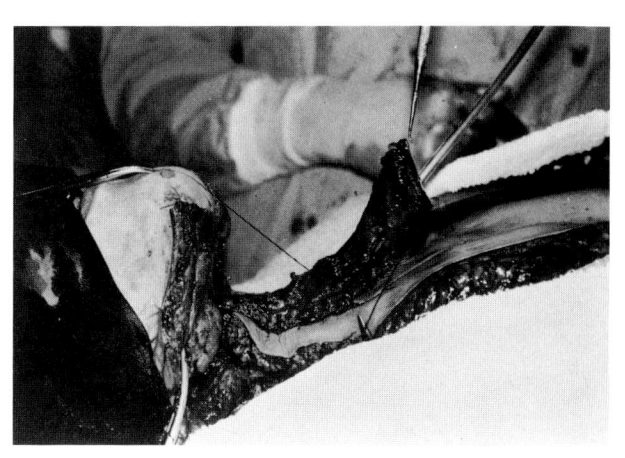

図 31・7 管腔皮弁の胸部食道側の長さは,必要に応じトリミングする。

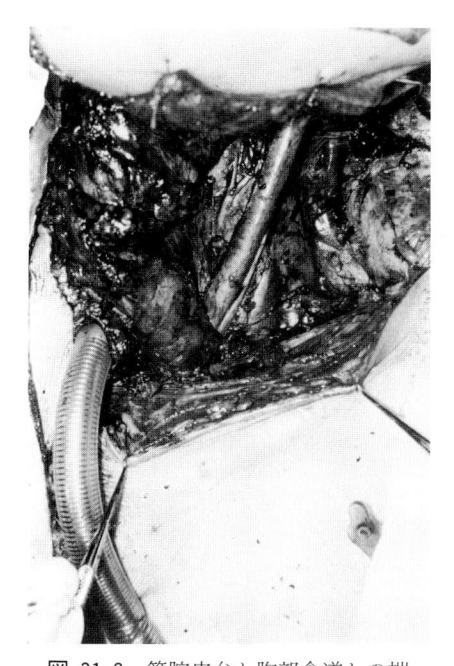

図 31・8 管腔皮弁と胸部食道との端端吻合

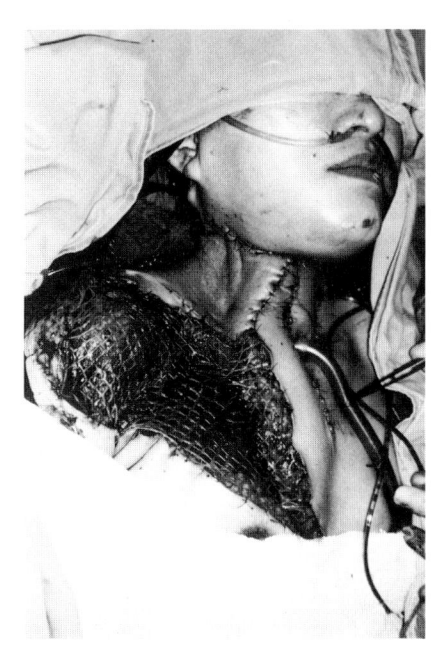

図 31・9 頸部皮膚と皮弁B部分との縫合 胸部皮膚欠損部には,網状分層植皮を行った。

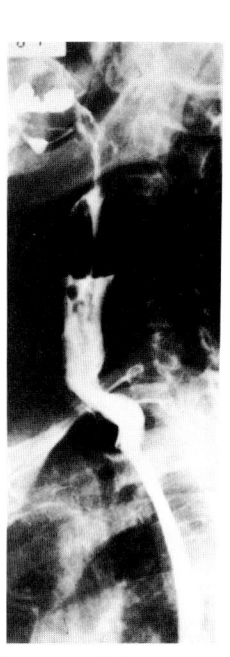

図 31・10 術後2週目の食道造影側面像 通過は良好,瘻孔,狭窄なし。

認めなかった。

網状分層植皮を行った胸三角筋部はその後しだいに瘢痕が軟化し,外見的にも機能的にも改善した。

G 考 察

1. 適 応

①内胸動脈の欠損または閉塞が疑われる時以外は,とくに適応の制限はない。高齢者または栄養状態が不良の場合でも,皮弁の delay を1回行うことにより,安全な皮弁作成が可能である。

②女性の場合でも,皮弁のA部分(食道管腔となる部分)は比較的皮下脂肪が薄く,乳腺を含まないので,食道を作成することに問題はない。

2. 合併症

皮弁Aを用いて作成した食道管腔の側方縫合部に,小さな瘻孔を生じやすい。この部位は上皮を denude した部分であり,真皮のみの縫合であるため,創の接触面積

が少なくなりやすいことによる。通常は再縫合により容易に治癒しうる。

3．手技上の問題点

①もっとも重要なことは，皮弁の支配領域を正確に作図することである。もし，この範囲を越えて皮弁を作成する場合には，delay を1回行うことを厳守すべきである。

②皮弁剥離は筋膜下で行い，筋肉からの穿通血管はできるだけ筋肉寄りでていねいに切断し，止血する。皮弁内の vascular arcade を損傷しないよう注意するためである。

③縫合でもっとも重要なことは，皮弁を denude した部分において，皮下血管網を損傷しないよう注意し，しかも創の接触面積をできるだけ広くすることである。縫合糸はゆっくり吸収されるモノフィラメント糸が安全である。

④頸部の皮膚は皮弁状に剥離され，その切開線はいろいろあるが，創閉鎖の時に過緊張とならないように処理する。

4．手技の長所・短所

●長所
①一次的一期的再建が可能である。
②吻合部狭窄が起きにくく，自験例では1例も認めていない。
③胸部食道側の再建レベルは，第2胸椎上縁のレベルまで容易に再建することができる。
④皮弁採取部が頸部と隣接しており，十分な組織量が得られる。
⑤形成外科の基本的手技で十分な手術が可能であり，特別な技術を必要としない。

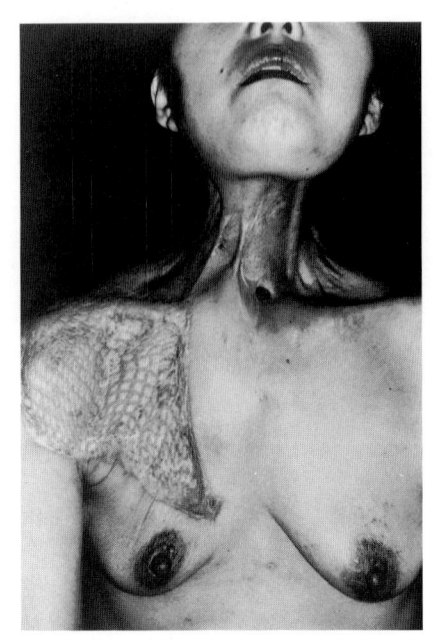

図 31・11　術後3カ月目の所見
食事は普通食で，通過障害なし。

●短所
①症例によっては delay を必要とする。
②皮弁採取部に対し，遊離植皮が必要である。
③胸部・肩に瘢痕を残す。　　　　　　　　（田井　良明）

文　献

1) Bakamjian, V. Y.：A two stage method for pharyngoesophageal reconstruction with a primary pectoral skin flap. Plast. Reconstr. Surg., 36：173-184, 1965.
2) 田井良明，大塚　護，猪　忠彦：下咽頭頸部食道がん治療における再建術式の適応．形成外科，26：495-502, 1983.
3) 田井良明，井上要二郎，清川兼輔：気管食道科における治療の進歩―下咽頭・食道の再建．日本気管食道科学会会報，37：159-164, 1986.

IV 口腔・咽頭の再建

32 TJシャント法による音声の再建

SUMMARY

　下咽頭癌の外科的治療として下咽頭・喉頭・頸部食道の合併摘出（咽喉食摘）が行われた場合，失われる機能は食物通路（嚥下機能）と発声機能の2つである。遊離空腸を移植して，失われた下咽頭・頸部食道に置換することで，食物通路が再建できる。気管と移植空腸との間に小瘻孔—気管空腸瘻（TJシャント）を設けることで発声機能も再建できる。嚥下，発声という2つの機能を同時に修復できる点で遊離空腸移植は優れた再建法といえる。
　TJシャント法は，元来喉摘後の患者に発声機能を再獲得させるための気管食道瘻発声（TEシャント法）の概念を，咽喉食摘後の患者に拡大適応させたものである。肺からの呼気を駆動源として，これをTJシャントを通して，空腸（再建食道）内に導き入れ，空腸内にできた狭窄部を振動させて音声を得る方法である。
　本法は通常の遊離空腸移植による食道再建後約1時間程度の追加手術によって，簡便に作成可能である。術後，比較的短時間の訓練で発声が可能となる。音声の質も呼気を利用するため生理的である。しかし，シャントを通じての空腸から気管への逆流の可能性は否定されてはいない。生命予後を左右する嚥下性肺炎を招来しかねないからである。しかし，筆者らはTJシャントが原因となる誤嚥は1例も経験していない。現在，適応を厳密にして術後経過をみながら適応拡大を模索中である。

はじめに

　下咽頭癌の外科的治療では，咽頭，喉頭，頸部食道の合併切除（咽喉食摘）が一般的である。この咽喉食摘後の再建には，有茎の胃管挙上や遊離空腸移植がさかんに行われている。ほかにも有茎の胸三角皮弁（DP皮弁），大胸筋皮弁や遊離の前腕皮弁などの選択肢が存在する。しかし，これら再建法の大多数は食物の通過路の修復が主眼であり，咽喉食摘によって失われた喉頭の機能—発声についてはあまり顧みられてこなかった。ここに述べるTJシャント（気管空腸瘻）法とは，従来喉頭摘出患者に対して行われた音声再建術式であるTEシャント（気管食道瘻）法[1]を咽喉食摘後の患者にも拡大適応させたものである[2,3]。

A 概　念

　TEシャントは喉摘後に作成する永久気管孔の後壁粘膜と食道粘膜との間に小瘻孔を設けて，肺からの呼気で食道粘膜を振動させ発声を得る方法である[4]。TJシャントはこれと同様の原理で，気管孔の後壁粘膜と，食道に置換した空腸の粘膜との間に小瘻孔を作成する[5]（図32・1）。患者が気管孔を指で塞ぐと，肺からの呼気はTJシャ

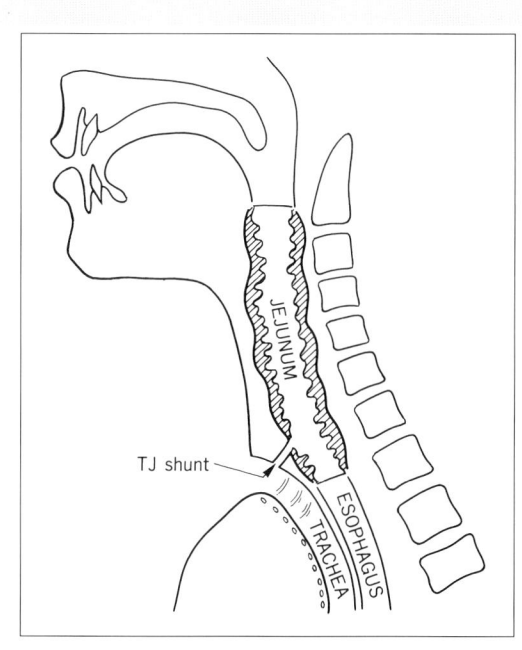

図 32・1　頸部食道に置換された空腸と気管孔後壁の膜様部粘膜との間に設けたTJシャント。患者が指で気管孔を塞いで発声を行うと肺からの呼気はTJシャントを通って空腸内腔へと導かれ，空腸粘膜を振動させて音源となる。

ントを通過して移植空腸内に導かれ，空腸粘膜を振動させて音声が得られるしくみである。

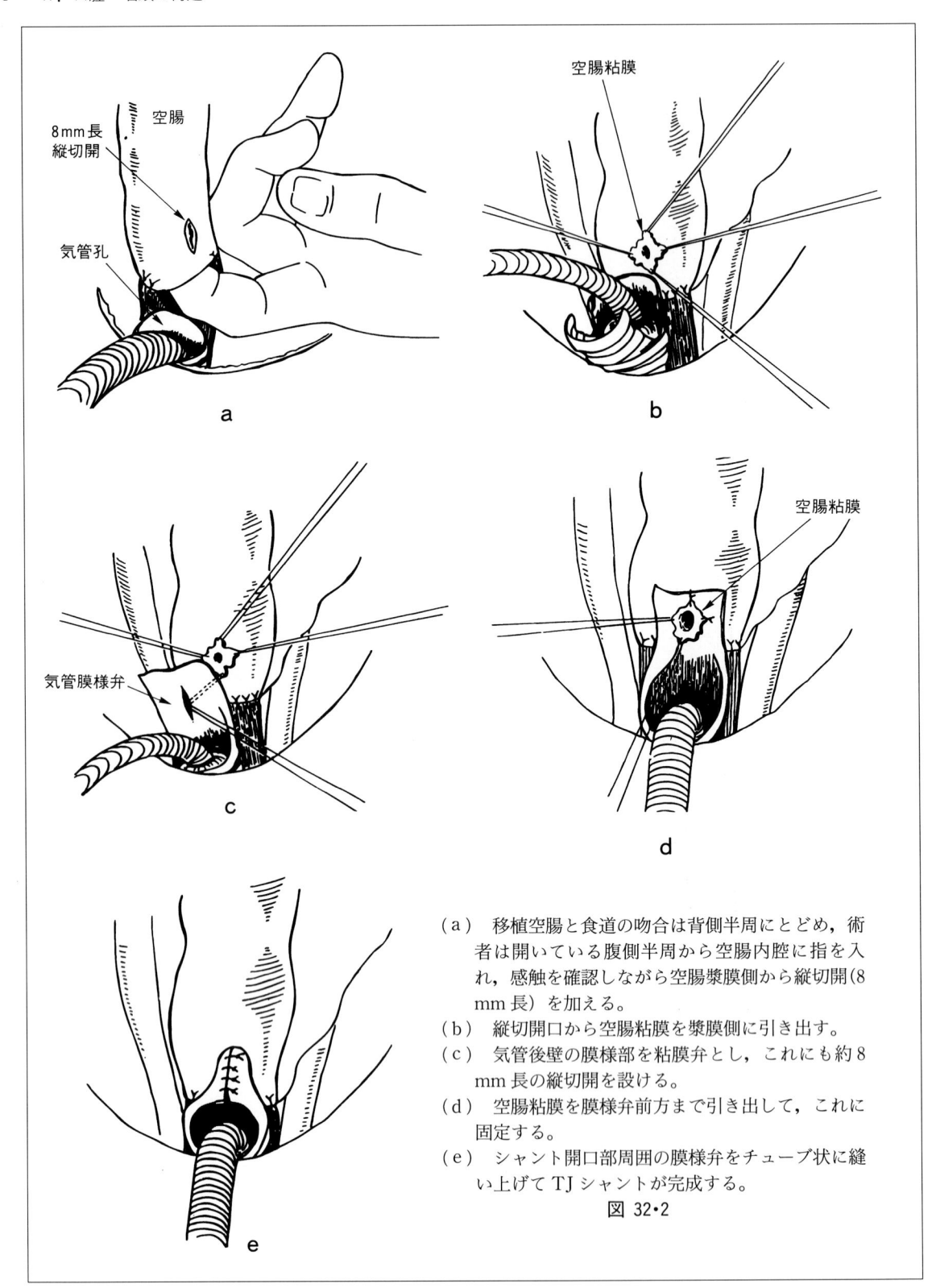

(a) 移植空腸と食道の吻合は背側半周にとどめ，術者は開いている腹側半周から空腸内腔に指を入れ，感触を確認しながら空腸漿膜側から縦切開（8 mm長）を加える。
(b) 縦切開口から空腸粘膜を漿膜側に引き出す。
(c) 気管後壁の膜様部を粘膜弁とし，これにも約8 mm長の縦切開を設ける。
(d) 空腸粘膜を膜様弁前方まで引き出して，これに固定する。
(e) シャント開口部周囲の膜様弁をチューブ状に縫い上げてTJシャントが完成する。

図 32・2

B 術前の評価

　遊離空腸による食道再建と同時にTJシャント術を付加するか否かの術前評価は，患者の全身状態が良好で，とくに呼吸器機能に問題ないことを確認する。下咽頭癌の患者では嚥下性肺炎を併発していることも多い。このような症例では術前の気管切開と呼吸管理を厳密に行い，肺機能，全身状態を改善の後，手術に移行する。通常70歳未満で，術後の音声再獲得に意欲的と思われる症例を対象に選択している。

C 手　技

　両側頸部郭清に合併して，下咽頭・頸部食道が喉頭とともに摘出される。これに対して遊離空腸移植を行って

食道の再建を行う。移植床の動脈として，筆者らは浅頸（頸横）動脈を選択することが多い。静脈は外頸静脈との端端吻合もしくは内頸静脈との端側吻合が行われる。蠕動が順行性となるよう食道を空腸で置換して，空腸断端と上は咽頭断端，下は食道断端と端端吻合する。咽頭側断端の口径が広い場合，空腸口側断端との縫合を端側吻合とすることもできるが，音声再建を目的とする症例では，咽頭断端を縫縮してでも，端端吻合とすることが望ましい。術後発声時に TJ シャントを通過した呼気が咽頭，口腔へとスムーズに導かれ，発語しやすくするためである。

空腸尾側断端と食道との吻合は端端吻合とし，まず背側半周を縫合したら，腹側半周は開けておく。ここから空腸内に術者が左示指を挿入しておき，漿膜側より粘膜までメスで約 8 mm の縦切開を設ける（図 32・2-a）。空腸粘膜をこの小切開口より漿膜前まで引き出す（図 32・2-b）。気管断端の気管軟骨を 2，3 輪切除して気管後壁膜様部のみを残して粘膜弁とする。この気管膜様弁にも約 8 mm の縦切開を設け，空腸粘膜を膜様弁前方まで引き出す（図 32・2-c）。空腸粘膜を膜様部切開口に縫着する（図 32・2-d）。これで空腸内腔から気管後壁まで瘻孔が通じたことになる。さらにシャント開口部周囲の膜様弁をチューブ状に縫い上げて TJ シャントが完成する（図 32・2-e）。

D 術後管理

術後約 1 週間は移植空腸漿膜の色調を頸部皮膚に設けた小切開口より観察する。術後 2～3 週で，空腸―咽頭および空腸―食道吻合部に瘻孔発生のないことを確認して，経口食摂取を開始する。これと時を同じくして，発声練習を開始する。最初は永久気管孔後壁の TJ シャント入口部から圧縮空気などを送気してやり，発声のこつをつかませる。ついで気管孔を自分の指で塞いで，呼気

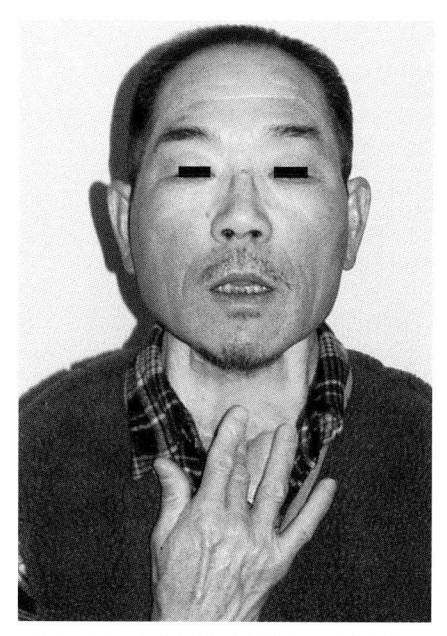

図 32・3 気管孔を指で塞いで発声している患者

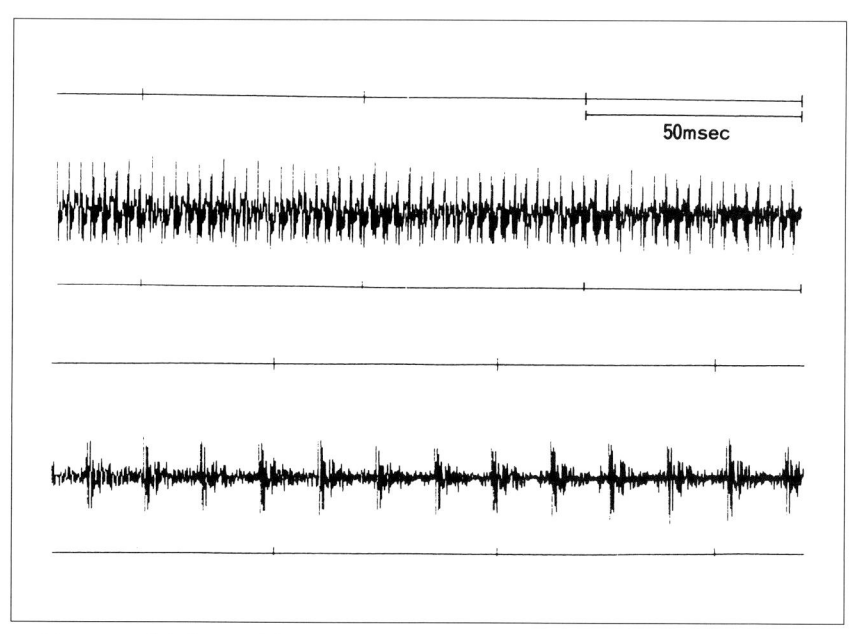

図 32・4 発声音の周波数。同一の発声中に 2 種類の基本周波数が認められた。
（木西　實，天津睦郎，牧野邦彦ほか：下咽頭癌に対する音声再建．頭頸部腫瘍，24：441，1998．より引用）

E 発声のメカニズム

1987年から23症例にTJシャント術を施行した。23例中19例(83%)が術後平均1カ月で発声可能となった。3例でシャント開口部の狭窄・閉鎖で発声不能となり、1例で術後早期の死亡のためシャント発声にまで至らなかった。発声可能となった19例のうち、16例に音声機能検査を行った。最長持続発声時間は6秒から20秒まで、平均11秒で、実用的な日常会話が可能であった(図32・3)。得られた音声は同一発声中に約100Hzと300Hzの2種類の基本周波数がみられ(図32・4)、音圧は65dB SPLから85dB SPLで、平均呼気流率は20mL/sから120mL/sであった[6]。

発声機構については、下咽頭と空腸の縫合部に生じる狭窄部が偽声門として働いていると想定している[7]。また同一発声中に複数の周波数がみられるのは空腸蠕動が偽声門に影響を与えているためと解釈している。

F 考察

1. 手術適応

遊離空腸移植による頸部食道再建術の手術適応についてはここでは省略する。TJシャント術についての適応は空腸移植術のそれに加えて考慮すべき項目がある。音源は振動する空腸粘膜であるが、構音は正常人と同様に舌、中咽頭、軟口蓋などがつかさどる。したがって、これら構音に必要な組織までが犠牲となる症例では適応がない。また、音声に対する患者の意欲、つまり音声を取り戻してしゃべりたいというmotivationや環境はきわめて重要な要素である。

また基礎疾患に喘息、瘢痕治癒後の肺結核など呼吸器不全を有する症例は禁忌といえる。

2. 合併症

合併症としてもっとも留意すべきは咽頭・空腸・食道から気管へ向けての逆流である。嚥下性肺炎の原因となりうるからである。TEシャントでは逆流防止手技を追加して誤嚥を防いでいる[8]。TJシャントの場合、筆者らは特別な逆流防止策は講じていない。腸管を利用した食道再建とともに逆流防止策を考慮した音声再建法も報告されている[9,10]。しかし、筆者らの経験では、幸い嚥下性肺炎を併発した症例はない[11]。その理由として、空腸粘膜は食道粘膜と異なり、ひだを有して粘膜が余剰した状態である。この余剰粘膜が、通常はシャント孔を閉鎖していて、呼気圧が高まった時のみ空気が粘膜の隙間を通ってシャントを通過できる。つまり余剰粘膜が一方弁の役割を果たして逆流防止をになっていると想定している。また、比較的若年で発声に対する意欲の高い症例にしぼって本術式を行っていることも理由の一つかもしれない。今後さらに適応を広げる上で誤嚥の問題は慎重に考慮すべきである。

3. 手技上の問題点

TJシャント作成のポイントは、瘻孔が大きすぎず、小さすぎず、しかも永続的に開存を得ることである。永久開存を得るための"こつ"は空腸粘膜を気管後壁粘膜前まで引き出した後、空腸粘膜断端と気管粘膜切開口断端とを正確に縫合することである。新鮮創(raw surface)同志の縫合を確実に行なえずシャント閉塞を来した症例を経験している。

4. 長所と短所

本法の利点は、空腸による食道再建に引き続いて約1時間弱の追加手術で簡便に作成可能なことである。また、術後患者は気管孔を指で塞ぐだけで発声可能となる。肺からの呼気を利用した発声であるため、音声の質も喉頭発声に近いものが得られる。欠点としては、患者が発声法を会得するのに、やや訓練を要することである。多くの患者は1週間程度の練習で発声可能となっている。最大の問題はやはり誤嚥の可能性である。現在のところTJシャント術自体の適応を厳しく抑えている。しかし、空腸粘膜による一方弁作用が予想以上の効果をあげていることから、適応拡大は可能と判断している。

(田原 真也)

文献

1) Amatsu, M.: A one stage surgical technique for postlaryngectomy voice rehabilitation. Laryngoscope, 90: 1378-1386, 1980.
2) Kinishi, M., Amatsu, M., Tahara, S., et al.: Primary trachojejunal shunt operation for voice restoration following pharyngolaryngoesophagectomy. Ann. Otol. Rhinol. Laryngol., 100: 435-438, 1991.
3) 田原真也, 天津睦郎, 木西 實ほか: 頭頸部再建後のQOLの向上を目指して. 形成外科, 36: 1087-1093, 1993.
4) Mohri, M., Yoshifuji, M., Kinishi, M., et al.: Neoglottic activity in tracheoesophageal phonation. Auris Nasus Larynx, 21: 53-58, 1994.
5) 田原真也, 木西 實, 天津睦郎: 気管空腸瘻(TJシャン

ト)による発声機能再建. 形成外科, 42：229-234, 1999.
6) 木西　實, 天津睦郎, 牧野邦彦ほか：下咽頭癌に対する音声再建. 頭頸部腫瘍, 24：440-443, 1998.
7) 長谷川稔文, 木西　實, 毛利光宏ほか：気管空腸瘻発声の震動源と発声機構. 日気食会報, 52：17-23, 2001.
8) Amatsu, M., Makino, K., Kinishi, M., et al.：Primary tracheoesophageal shunt operation for postlaryngectomy speech with sphincter mechanism. Ann. Otol. Rhinol. Laryngol., 95：373-376, 1986.
9) 野崎幹弘, 佐々木健司, 竹内正樹ほか：遊離腸管移植による咽喉食摘後の食道・音声同時再建. 頭頸部腫瘍, 23：547-552, 1997.
10) 桜井裕之, 野崎幹弘, 佐々木健司ほか：遊離腸管移植による術法の検討. 形成外科, 42：383-388, 1999.
11) Kinishi, M., Amatsu, M., Tahara, S.：Further experience with tracheojejunal shunt speech following pharyngolaryngoesophagectomy. Ann. Otol. Rhinol., Laryngol., 110：41-44, 2001.

33 咽喉食摘後の音声再建
―遊離空腸移植によるエレファント型シャント法―

SUMMARY

咽喉食摘後の再建に，遊離空腸を2分割し単一栄養血管系からなる2つの島状の空腸片を作成，一方を頸部食道再建に，もう一方を音声再建に利用した。音声再建は腸管片の腸間膜付着部の対側に腸管の径の1/2幅，長さ3.5～4 cmの大きさの矩形皮弁を挙上，筒状とし，これを気管と再建食道間に置き気管-食道シャント管（音声管）とすることで行った。
本稿では本法の手技の詳細を紹介し，食物逆流，シャント孔および永久気管孔狭窄などの問題点について注意点，工夫について述べた。さらに本法における発声のメカニズムについても言及した。

はじめに

下咽頭，頸部食道癌の再建術式としては，いまや遊離腸管移植による食道再建が確立された手技となった。そして，さらなる問題としての音声同時再建も Ehrenberger[1]，Kinishi[2]，Kawahara[3]らによる方法が考案され一定の成果が得られている。筆者らは初め Ehrenberger の方法を行っていたが，さらに犠牲腸管を少なくし発声効率を高める目的で遊離空腸によるエレファント型音声再建法（以後 EL 法と呼ぶ）を考案し，それまでのほかの術式の追試例と比較し，その音声機能において遜色がないことを報告した[4]。本稿では EL 法を紹介し，いくつかの問題点について筆者らが行っている本法施行上の注意点，工夫について述べる。さらに本法における発声のメカニズムについて考察する。

A 概念

本法は咽喉食摘後の摂食と音声機能の再獲得のために，再建した頸部食道に気管より導いた呼気を強く吹き出し，再建食道壁に振動を生じさせ原音を作り，上・中咽頭，舌口腔，口唇の働きで音声となす方法である。その再建材としては遊離空腸を用いる。再建食道への呼気導入部分は「音声管，またはシャント部」と称されている。

B 術前の評価

本法の適応は上・中咽頭，舌口腔，口唇の組織が温存されていること，永久気管孔が気管前壁に作成されるので，残存気管端は胸骨切痕より口側にあることが前提となる。また，ある程度の呼気力あるいは分泌物の喀出力が要求されるため，慢性肺気腫，気胸，重篤な心不全症例は除外される。進行癌については適応が少ない。また，開腹歴の有無，腸管採取が可能か否かなど術前に検討しておく。

C 手技

再建はまず気管前壁に2-3気管輪下方に逆U字形の側孔を穿つ（trachestoma）。その気管孔に相対する皮膚に逆Y字切開を加えて逆M形に拡大し，逆U字形気管弁を逢着する。この操作で永久気管孔の肛側半周が作成される。この時点で麻酔用気管チューブをこの永久気管側孔に移動する（図33・1）。

つぎに空腸を約20 cm採取し，腸管膜の血管走行に注意しながら2分割して単一の栄養血管からなる2つの島状皮弁の空腸片にする（図33・2）。

まず片方の空腸片（音声管用腸管）の口側と気管断端を逆蠕動性に端端吻合する。この操作は血管吻合前に施行しないと，腸液が流出して気管に流入し吻合操作が煩雑になる。

つぎに血管吻合を行い，2つの腸管片の蠕動と良好な血行を確認した後，食道再建用腸管片を咽頭-食道断端間に順蠕動性に吻合する。この際，肩枕をはずして首を通常の角度に保ち，移植腸管を弛むことなく吻合する。この操作を血管吻合の前に行うと，弛むことなく吻合したつもりでも，血流再開後に腸管運動開始とともに腸管が弛むので好ましくない。

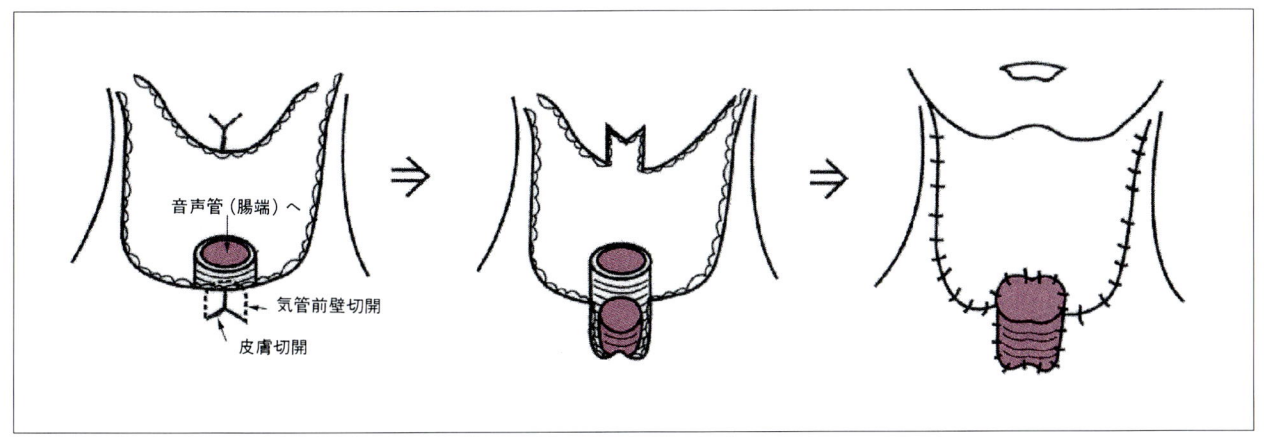

図 33・1　永久気管孔作成法
気管前壁で2-3気管輪下方に逆U字形の気管孔を穿つ。気管孔に相対する皮膚に逆Y字切開を加えて逆M形に拡大し，逆U字形気管弁を逢着する。頭側はY→M切開で拡大した上方の皮弁を気管孔縁に逢着する。

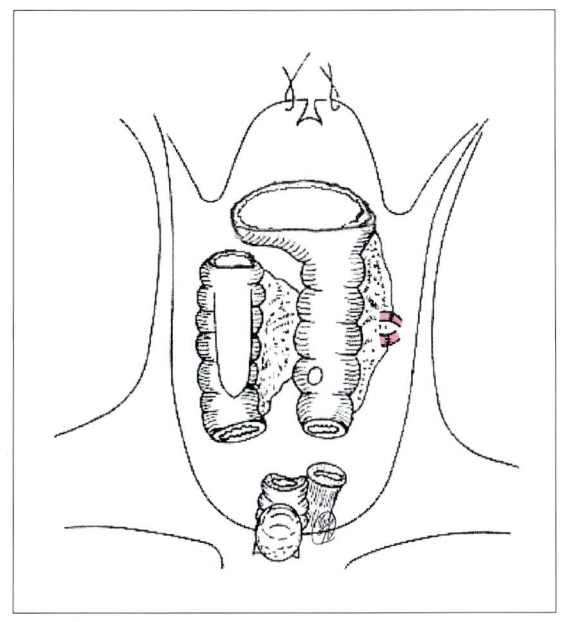

図 33・2　採取腸管を2分割して単一の栄養血管系からなる2つの島状皮弁の空腸片にする。

つぎに音声管作成に移るが，移植腸管片の腸管膜付着部と反対側に腸管の径の1/2の幅の長さ3.5～4.0 cmの筒状弁（シャント管）を小児用の自動縫合器（Linear Cutter® Ethicon社）を用いて作成する（図33・7, 33・8）。この操作は空腸気管断端の吻合前に行うと容易である。筒状弁の尖端（ELの鼻の尖端）を，再建食道の側壁に穿った0.5 cmの孔に端側吻合する。最後に音声管用腸管の肛側断端（位置的には頭側）を3-0バイクリル糸で盲端状に縫合閉鎖し，この部分を顎下部に確実に緊張を保って，ややシャント部が吊り上がるくらいに固定する。この際「鼻」の部分は再建食道腸管に密着させる。すなわち，シャント管と再建食道腸管の角度はほぼ0°に近くする。

胃管チューブを留置するが，さらに減圧用チューブをシャント吻合部のやや肛側付近にも留置する。この操作は皮膚閉鎖前に行う方が留置位置が確実となる。

最後に気管前壁の永久気管孔の口側半周をY→M切開で拡大した上方の皮弁皮膚に，挿管チューブ損傷を避けながら逢着し手術を終了する（図33・1）。

D 術後管理および発声訓練

術後，音声腸管部分の粘液分泌物が気管孔から排出されるが漸減する。2週間ほどカフ付き気管カニューレを装着しておく。

縫合不全・瘻孔，吻合血管の血栓などの問題がなければ，術後10日～2週間で経口摂取を開始する。気管カニューレが取れた術後3～4週間目から発声訓練を開始する。まず，利き手にピンポン玉大のガーゼ塊をもたせ，大きく吸気させて後，ガーゼ塊を気管孔に押し当て閉鎖し呼気させる。その呼気がシャント・再建食道を通過するとき腸管壁が振動し原音が発せられる。この原音を患者は中咽頭の残存筋肉，舌根および口腔を用いて発声するが，原音の発生法を指導するだけで患者は容易に発声を会得することが多い。ただし，初めのうちは，腸管の術後浮腫のためにシャント内腔が狭く原音の発生には強い腹圧を必要とするが，多くの症例は2カ月ほどで会話可能となる。

E 結果および症例

筆者らは本法を最近の3年間に12例施行した（平均年齢57歳）。血栓形成による壊死はなかった。術後6カ月の時点で10例が会話可能，1例が逆流のために再手術を

280　IV．口腔・咽頭の再建

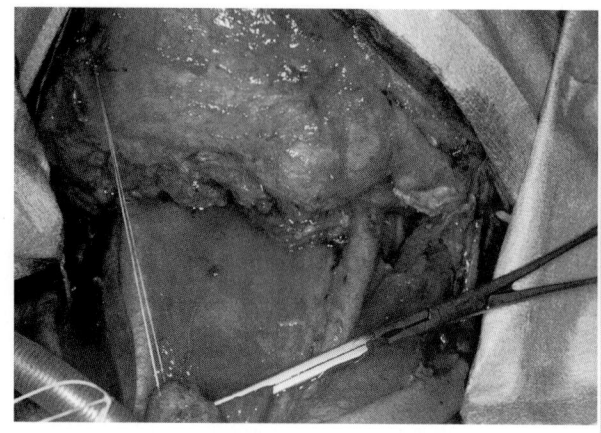

▲図 33・3　下咽頭癌に対して咽喉食摘がなされた。
▶図 33・4　気管前壁に逆U字形の気管孔を作成する。

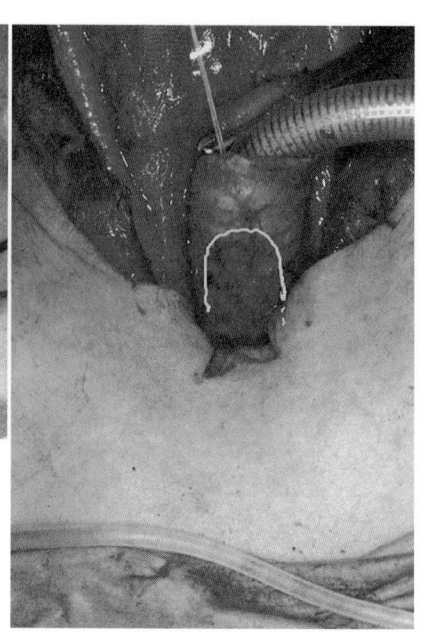

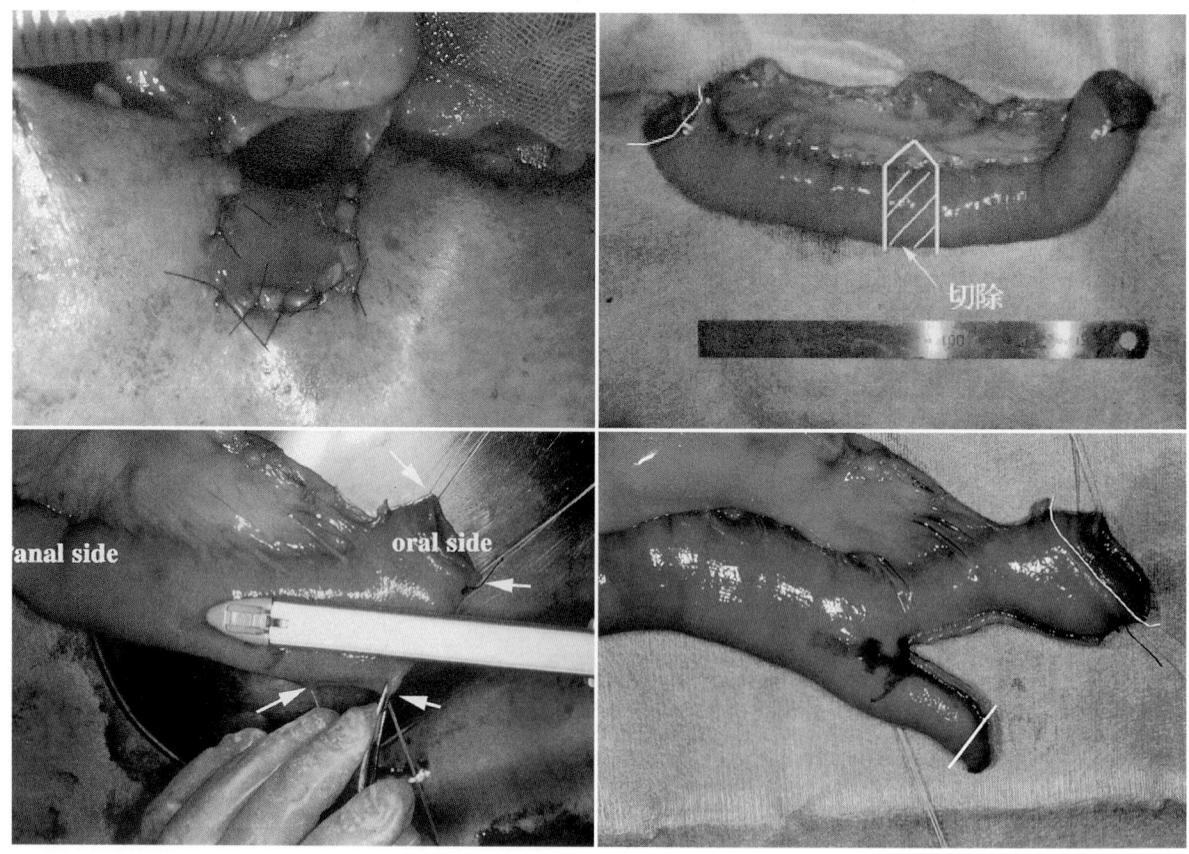

図 33・5　気管弁を逆M字形に皮切拡大した皮膚に逢着固定した。

図 33・6　空腸を採取し，単一血管系の2島に分割する。

図 33・7　音声管の作成を小児用 Linear Cutter® を用いて行う。その際，矢印のごとく支持糸をかけると正確な切離が可能である。

図 33・8　切離終了時。実線は切除する。気管端へ縫合する腸粘膜の切除は気管への粘膜脱出予防のためである。

施行，1例が食道空腸吻合部で皮膚瘻孔を来した。発語機能の検査をし得た9例では最大音声持続時間(MPT)＝7.8±0.9（秒±SD），基本周波数＝108.0±8.0（Hz±SD），最大音圧＝75.7±6.0（dB±SD）であった。会話機能評価（広瀬）では平均7.9±2.1点（Maximum 9点，Minimum 5点）が得られた。

内視鏡所見では，発声時に一致して口腔側の移植腸管粘膜の収縮が観察された。バリウム嚥下による造影透視では，発声時にシャントの呼気吹き出し口付近の移植腸管は著明に拡張，振動し，その上部の口腔側吻合部に近

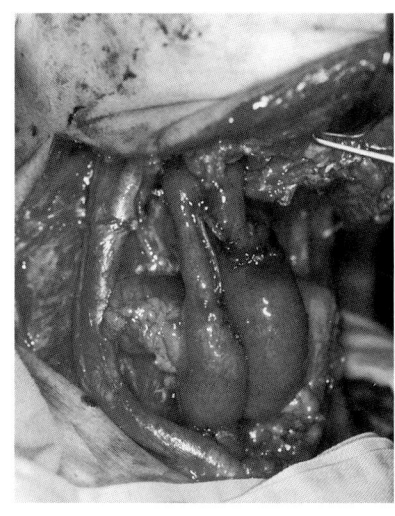

図 33・9　食道再建および音声管作成完了時。

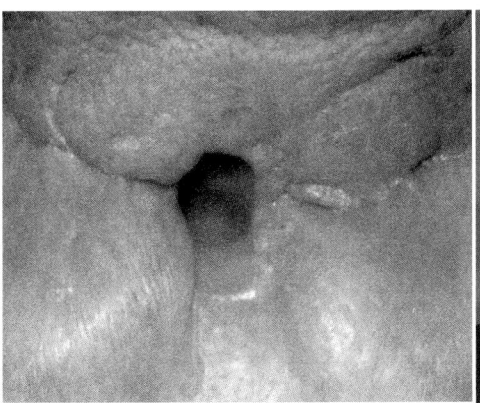

図 33・10　十分広い永久気管孔が作成されている。

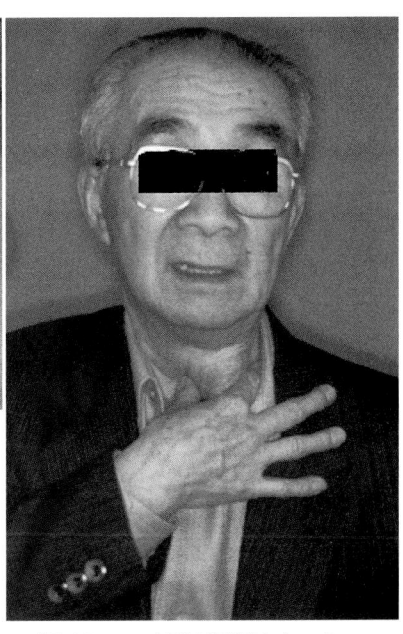

図 33・11　会話が可能となった。

い移植腸管が収縮する所見が観察された[5)6)]。拡張部分の肛側は永久気管孔を閉鎖する患者の指により同時に圧迫され，呼気は胃側に流れ込まない。

【症例】 下咽頭癌に対して咽喉食摘がなされた（図 33・3）。気管前壁に逆 U 字形の気管孔を作成，気管弁は M 字形に皮切拡大した皮膚に逢着固定した（図 33・4, 33・5）。ついで約 20 cm の空腸を採取し，単一血管系の 2 島に分割した。音声管に使用する腸管の口側の粘膜は後に粘膜脱（図 33・14）の原因となるので引き出して切除しておく（図 33・6）。ついで，音声管の作成を小児用 Linear Cutter® を用いて行う（図 33・7, 33・8）。気管断端―音声管口側を逆蠕動性に吻合，再建食道の空腸―食道吻合，血管吻合，肩枕除去，空腸―咽頭吻合，音声管―再建食道吻合，音声管の下顎口腔底への吊り上げ固定の順で行う（図 33・9）。十分広い気管孔が作成され，会話可能となった（図 33・10, 33・11）。

F 考　察

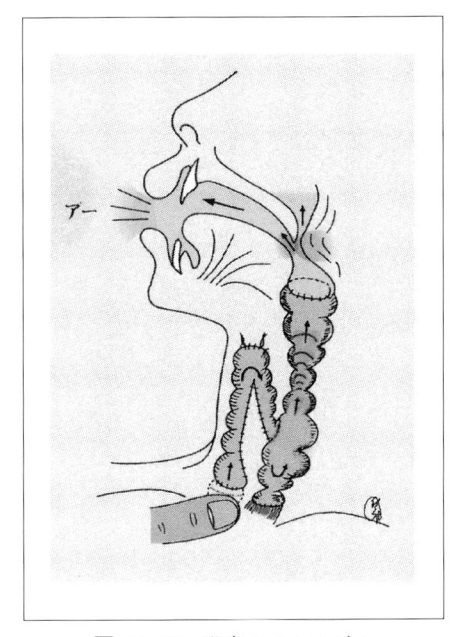

図 33・12　発声のメカニズム
シャント孔より流入した呼気により再建食道が膨張し，その口側は蠕動反射として収縮する。この収縮部分が偽声帯として機能すると考えられる。

1. 発声機能

最大音声持続時間（maximum phonation time：MPT）は，Ehrenberger[1)], Kawahara[3)]ら（2.7〜12.4 秒）および筆者らの EL 法が，Kinishi[2)]ら（8〜12 秒）の術式に比べてやや短い印象を受ける。これはシャント腸管部分に発声に利用しない呼気の消費（発声効率の低下）があるためと思われる。最大音圧，会話明瞭度（広瀬分類）については 3 者ともに差はないようである。発声機能においては，おおむね 3 者とも優劣はつけがたい。術式の選択にあたっては発声機能だけでなく，年齢，手術術式の難易度（腸管採取の容易さ，血管柄の長さ・口径，採取部位への合併症），残存気管量，音声獲得率，合併症，などを考慮する必要がある。

2. 音　源

本法による発声の音源については，シャント孔より口側の再建食道腸管収縮部分の粘膜振動が想定される（図 33・12）。この収縮は Bayliss と Staling（1899）が提唱し

た「腸管の法則（low of the intestine）」に基づく蠕動運動と考えられる[7]。すなわち，腸管壁の機械的刺激部位より上は収縮，下は拡張が起きる。蠕動運動はAuerbach神経叢が関与する腸管筋層反射（局所反射）で外来神経は必要としない。Yokoyamaらは小腸の内圧と，縦走筋と輪状筋の関係を調べ，蠕動発現には一定以上の内圧が必要で，内圧が高いほど蠕動は早期に発現すると述べている[8]。本法における急激な呼気吹き込みによる腸管の拡張がその上部を逆流防止反射として収縮をもたらすものと考えられる。発声の途中でときどき声が途切れることがあるが，この強い収縮反射が原因である可能性が大きい。いずれにせよ，音源についてはまだ不明で更なる検討が必要である。

3．合併症と対策

a．逆流

EL法は逆流が少ないが，このメカニズムとして，①音声管の高低差，②シャント孔が音声管により上方へ引っ張られることによりシャント孔を口側から被うように粘膜皺が形成されこれが食物塊の下降に対して弁状に作用する，③再建食道が食物塊により拡張されると隣接する音声管は圧排されるの3つを考えている（図33・13）。

ときに逆流を訴える症例があるが，この逆流の原因はELの頭部の拡大あるいは下垂か，空腸と食道吻合部の狭窄による。前者はELの鼻部分に弛みが生じないように緊張をもたせ，かつ鼻と再建食道が接するように頭部を確実に下顎，口腔底に固定することで予防される。いったん逆流が生じた症例では，全身麻酔または局所麻酔下に永久気管孔からシャント腸管にネラトンを挿入しELの頭部を確認，その直上で皮膚切開を加え腸管を見出し，ELの鼻の付け根に切れ込みを入れ頭部方向へ縫合し鼻を上方へ延長する。空腸と食道吻合部の狭窄が原因の場合は，バルーンによる拡張術を試み無効の場合は観血的に拡大する。

b．シャント孔狭窄

原因としてELの鼻先部分の循環不全と，シャント孔の縫合不全が考えられるが，後者が多い。これは幅1.5cmの柔らかいシリコンドレーンを永久気管孔から挿入し，再建食道腔にステントとして4〜5日垂らしておくことで予防される。

c．永久気管孔狭窄

気管断端による気管孔より本法の気管側孔による気管孔は狭窄を来しやすい。これは皮膚側の円形孔が拘縮を来し，狭窄を原因する。それに対して筆者らは皮膚をY型に切開しM型に拡大，さらに気管側孔も逆U字に穿ちこのU字型気管弁を気管が落ち込まないようにするために胸骨切痕の骨膜への固定に用いる（図33・8，33・9）。この操作で気管を上方へ引き出すことができるため，気管断端が胸骨上縁付近まで切除されている症例であっても本術式を適用可能となる。

d．粘膜脱出

ときに永久気管孔から音声管の腸管粘膜が脱出して，呼気導入の障害となることがある。腸管気管端吻合時に余分な粘膜は切除しておくことで予防される（図33・8，33・14）。

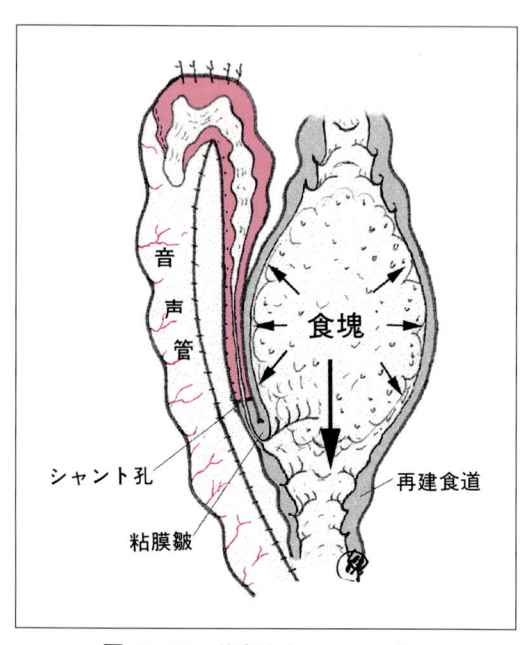

図33・13　逆流防止のメカニズム
①音声管の高低差，②粘膜皺，③食物塊による音声管の圧迫。

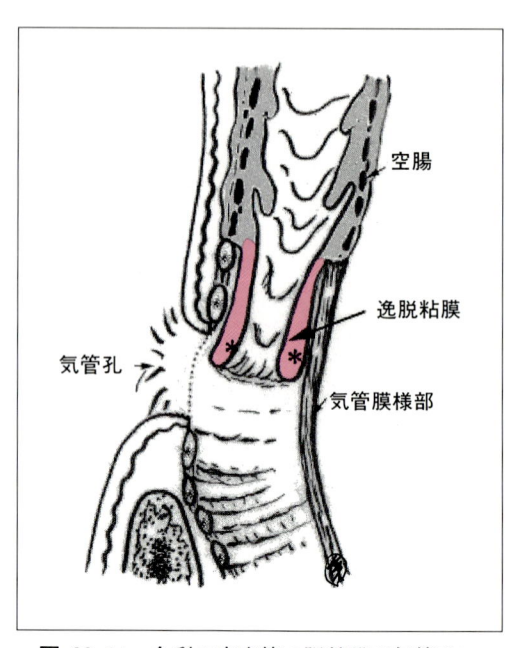

図33・14　余剰の音声管の腸粘膜が気管孔に下垂し発声の障害となる。

e．その他

EL法の利点は，気管断端にシャント腸管を端端吻合するために，気管膜様部を用いて端側吻合する術式に比べ，残された気管に余裕がない症例にも適応があることである。気管逆U字型切開，気管弁吊り上げ固定を用いれば気管断端が胸骨上縁付近にあっても本法を適応できる。

逆流が見られる症例ではEL頭部の切り上げによるシャント管（鼻）の延長，あるいはシャント孔を小さくするなどの修正が容易であることも利点の一つである。欠点はほかの術式同様，腸管蠕動による発声の途絶である。

術後浮腫が存在する間は発声に努力呼気を要するため，心肺機能の弱い人は本法の適応ではない。また，いったん本法により発声を獲得しても再発（局所，遠隔再発にかかわらず）すると発声意欲がなくなり使用しなくなることから，進行症例には適応は少ないと思われる。

（佐々木健司，野崎　幹弘）

文　献

1) Ehrenberger, K., Wicke, W., Piza, H., et al.：Jejunal grafts for reconstructing a phonatory neoglottis in laryngectomized patients. Arch. Otorhinolaryngol., 242：217-223, 1985.
2) Kinishi, M., et al.：Primary tracheojejunal shunt operation for voice restoration following pharyngolaryngoesophagectomy. Ann. Otol. Rhinol. Larygol., 100：435-438, 1991.
3) Kawahara, H., Shiraishi, T., Yasugawa, H., et al.：A new surgical technique for voice restoration after laryngopharyngoesophagec-tomy with a free ileocolic graft：Preliminary report. Surgery, 111：569-575, 1992.
4) 野崎幹弘，佐々木健司ほか：遊離腸管移植による咽喉食摘後の食道・音声同時再建．頭頸部腫瘍，23：547-552, 1997.
5) 佐々木健司，野崎幹弘：咽喉食摘後の音声再建．医学のあゆみ，187 (11)；954-955, 1998.
6) 佐々木健司，野崎幹弘ほか：遊離空腸移植によるエレファント型シャント音声再建法．日本気管食道学会誌，50(2)：242-247, 1999.
7) Bayliss, W. M., Starling, E. H.：The movements and innervation of the small intestine. J. Physiol., 24：99-143, 1899.
8) Yokoyama, S., Osaki, T.：Function of Auerbach's plexus. Jpn. J. Smooth Muscle Res., 7：173-187, 1987.

和文索引

い
移植床血管 201
一期的広背筋移植 120
咽頭後側壁の再建 237

え
エレファント型シャント法 278

お
音声(の)再建 273, 278

か
外側上腕皮弁 207
回腸 256
下咽頭頸部食道の再建 268
下顎(の)再建 159, 165, 173, 181, 188
下眼瞼形成術 117
拡大筋皮弁 131
拡大広背筋皮弁 130, 132
拡大大胸筋皮弁 221
眼窩下壁再建 79
眼角形成 115
顔面・頸部の再建 96, 130
顔面・頸部皮膚欠損創 140
顔面交叉神経移植術 107
顔面骨の再建 147
顔面神経麻痺 105
顔面神経麻痺の再建 120
顔面の再建 47
顔面表情筋 105

き
拮抗筋の調節 118
胸肩峰動脈 213
胸骨・肋骨大胸筋皮弁 186
胸鎖乳突筋皮弁 216
筋肉移植術 111
筋膜 118

く
空腸 256

け
頸神経叢 106
頸部郭清 201
頸部食道再建術 255
頸部食道の再建 261
血管柄付腸骨皮弁 165, 166
血管柄付頭蓋骨移植 147
血管柄付遊離筋肉移植 111
血管柄付遊離肩甲骨皮弁移植 159
血管柄付遊離腸骨移植 165
血管柄付遊離腓骨移植 173
血管柄付遊離皮弁移植術 4

血行モニター 239
肩甲回旋動静脈 161
肩甲下動静脈血管茎 72
肩甲骨付僧帽筋皮弁 185
肩甲骨皮弁 68, 70, 159
肩甲骨弁付遊離広背筋皮弁 85

こ
咬筋移行術 111
口腔・咽頭の再建 212
口腔機能 218
口腔・中咽頭の再建 199, 226, 234, 246
交叉神経吻合術 107
広背筋の採取(法) 112, 124
広背筋皮弁 215
硬膜の欠損 4
骨延長法 188

さ
鎖骨付胸鎖乳突筋皮弁 185

し
実体モデル 38
術後機能評価 246
上顎癌切除後の再建 58
上顎硬性再建 68
上顎骨性再建 82
上顎再建 76
神経移植術 106
神経血管柄付遊離筋肉移植術 112
神経交叉術 107
神経縫合術 106

せ
正中前額皮弁 48
静的手術 115
舌・口腔底再建 237
舌根の再建 237
舌全摘・亜全摘後の再建 201
舌全摘, 亜全摘の再建 249
浅側頭動静脈 4
前頭蓋底 12
前頭蓋底の再建 13
前腕皮弁 226, 229, 262

そ
僧帽筋皮弁 27
側頭下窩 14
側頭筋移行術 109
側頭頭頂骨弁 150
足背皮弁 207, 226, 227, 229

た
大胸筋皮弁 27, 212, 222

ち
知覚広背筋皮弁 134
中咽頭上側壁の再建 251
中咽頭の再建 203
中頭蓋底 14, 15
腸骨 165
腸骨採取 166

と
頭蓋顔面硬性再建 78
頭蓋骨欠損 4
頭蓋骨再建 38
頭蓋骨弁 147
頭蓋底 12
頭蓋底の再建 24
頭蓋軟部組織 3
頭頸部広範囲欠損の再建 221
動的手術 105
頭皮欠損 32
頭部皮膚欠損 4
頭部表層解剖 153
禿髪 4
ドップラー血流計 99

な
軟口蓋の再建 237

に
二次的骨延長 191
二重折り小腸移植法 257

は
ハイドロキシアパタイト 43
薄筋の採取法 112
薄層拡大広背筋皮弁 134
発声機能 281
発声のメカニズム 276, 281

ひ
皮下茎皮弁 47
腓骨 173
腓骨・骨皮弁の挙上 175
腓骨動脈 174
鼻唇溝皮弁 48
腓腹神経 106
眉毛挙上術 117

ふ
腹直筋皮弁 235
腹直筋皮弁採取 237
腹直筋弁 25
分割肩甲骨皮弁 76

ほ
帽状腱膜　19

も
モニター法　259

ゆ
有茎筋皮弁　212
有茎骨筋皮弁　181
有茎頭蓋骨の移植　150
遊離筋皮弁　234,242
遊離筋弁　25
遊離空腸　274
遊離小腸移植　255
遊離前腕皮弁　226
遊離頭蓋骨移植　150
遊離頭皮皮弁移植術　4
遊離皮弁　261
遊離腹直筋皮弁　24,205

よ
翼突窩　14

れ
レーザードップラー血流計　167

ろ
肋骨・胸骨大胸筋皮弁　182
肋骨広背筋皮弁　183
肋骨付広背筋皮弁　134,186
肋骨弁付遊離広背筋皮弁　85
肋軟骨弁付遊離腹直筋皮弁　84

欧文索引

A

Allen テスト 228
angular branch 68,70,72

C

calvarial bone 147
calvarial bone flap 147
calvarial bone graft 38
canthoplasty 115
cheek flap 49,51
craniofacial approach 12
cross-face nerve graft 107
cross-over operation 107

D

de-epithelialized free flap 90
delay 59
deltoid 筋膜皮弁 263
deltopectoral flap 58,59
dorsal nasal flap 49,51
double door approach 14
D-P 皮弁 58,59
dynamic operation 105

E

expanded myocutaneous flap 145
expanded random pattern flap 143
extended musculocutaneous flap 131
eyebrow flap 49,51
eyebrow lift 117

F

free flap 3,96,199

G

galea-frontalis flap 13
galeal flap 18,21
galeal-periosteal flap 20
gold plate 108

J

jejunal patch 207

K

Kuhnt-Szymanowski 法 109,117

L

lateral orbital flap 48,50
lid loading 108

M

mandibulo-marginal flap 48,50
masseter muscle transfer 111
maxillary buttress 82
maxillotomy-mandible splitting approach 15
median forehead flap 48,50
methyl methacrylate 42
muscle transplantation 111

N

nasolabial flap 48,50
nasomaxillary buttress 82

P

palpebral flap 49,51
para alar flap 49,51
para nasal flap 49,51
pectoral arcade flap 268
pericranial flap 13,18,20,21
pericranium 18,19
pin-prick test 99,167
pivot point 50
post-auricular flap 49,51
preauricular flap 48,50
pterygomaxillary buttress 82

R

reservoir 34

S

static operation 115
submandibular flap 48,50
supraorbital bar 13

T

temporal muscle transfer 109
temporo-occipital flap 5
temporo-parietal flap 5,6
thin extended latissimus dorsi m-c flap 134
tissue expander 33,34,141
tissue expansion 法 32,140
TJ シャント法 273

V

vascularized calvarial bone grafting 147
V 字型肩甲骨弁 85
V 字型肩甲骨弁付遊離広背筋皮弁 85

Z

zygomaticomaxillary buttress 82

形成外科ADVANCEシリーズⅠ-1
頭頸部再建外科：最近の進歩 〈検印省略〉

1993年2月1日　第1版第1刷発行
2002年1月20日　第2版第1刷発行

定価（本体20,000円＋税）

編集者　波利井清紀
発行者　今井　　良
発行所　克誠堂出版株式会社
〒113-0033　東京都文京区本郷3-23-5-202
電話（03）3811-0995　振替00180-0-196804

ISBN 4-7719-0244-5　C 3047　￥20000 E　　印刷　三報社印刷
Printed in Japan © Harii Kiyonori 2002

・本書の複製権・翻訳権・上映権・譲渡権・公衆送信権（送信可能化権を含む）は克誠堂出版株式会社が保有します。
・**JCLS** 〈㈱日本著作出版権管理システム委託出版物〉
本書の無断複写は著作権法上での例外を除き禁じられています。複写される場合は，そのつど事前に㈱日本著作出版権管理システム（電話03-3817-5670，FAX 03-3815-8199）の許諾を得てください。

大好評の形成外科 ADVANCE シリーズ

●形成外科 ADVANCE シリーズ I 《波利井清紀 監修》全10冊完

[I-1] **頭頸部再建外科：最近の進歩**　東京大学教授　波利井清紀 編著　本体17,000円

[I-2] **四肢の形成外科：最近の進歩**　東京慈恵会医科大学教授　児島忠雄 編著　本体17,900円

[I-3] **創傷の治療：最近の進歩**　川崎医科大学教授　森口隆彦 編著　本体14,800円

[I-4] **皮弁移植法：最近の進歩**　名古屋大学教授　鳥居修平 編著　本体21,000円

[I-5] **頭蓋顎顔面外科：最近の進歩**　大阪医科大学教授　田嶋定夫 編著　本体23,000円

[I-6] **骨移植：最近の進歩**　香川医科大学教授　秦　維郎 編著　本体18,000円

[I-7] **口唇裂・口蓋裂の治療：最近の進歩**　近畿大学教授　上石　弘 編著　本体20,000円

[I-8] **画像診断と手術シミュレーション：最近の進歩**　藤田保健衛生大学教授　中島龍夫 編著　本体32,000円

[I-9] **マイクロサージャリー：最近の進歩**　埼玉医科大学総合医療センター教授　原科孝雄 編著　本体27,000円

[I-10] **腫瘍切除後の再建外科：最近の進歩**　久留米大学教授　田井良明 編著　本体16,000円

●形成外科 ADVANCE シリーズ II 《波利井清紀 監修》

[II-1] **Tissue expansion 法：最近の進歩**　北海道大学名誉教授　大浦武彦 編著　本体14,500円

[II-2] **レーザー治療：最近の進歩**　東海大学教授　長田光博ほか 編著　本体14,500円

[II-3] **内視鏡下手術：最近の進歩**　東邦大学教授　丸山　優 編著　本体18,500円

[II-4] **美容外科：最近の進歩**　東京警察病院形成外科部長　大森喜太郎 編著　本体23,000円

[II-5] **乳房・乳頭の再建：最近の進歩**　東北大学教授　山田　敦 編著　本体18,000円

[II-6] **各種局所皮弁による顔面の再建：最近の進歩**　関西医科大学教授　小川　豊 編著　本体19,000円

[II-7] **殿部・会陰部の再建と褥瘡の治療：最近の進歩**　東京女子医科大学教授　野崎幹弘 編著　本体19,000円

[II-8] **Facial Rejuvenation：最近の進歩**　東海大学教授　谷野隆三郎 編著　本体15,000円

【今後の予定】

[II-9] **骨延長術：最近の進歩**　北海道大学教授　杉原平樹 編著

113-0033 東京都文京区本郷3丁目23-5-202　克誠堂出版株式会社　Tel. 03-3811-0995　Fax. 03-3813-1866
URL　http://www.kokuseido.co.jp